Wilhelm Griesinger

Handbuch der speciellen Pathologie u
Infectionskrankheiten

SE**V**ERUS
Verlag

Griesinger, Wilhelm: Handbuch der speciellen Pathologie und
Therapie. Infectionskrankheiten
Hamburg, SEVERUS Verlag 2011.
Nachdruck der Originalausgabe von 1857.

ISBN: 978-3-86347-052-4
Druck: SEVERUS Verlag, Hamburg 2011

Der SEVERUS Verlag ist ein Imprint der Diplomica Verlag GmbH.

Bibliografische Information der Deutschen Nationalbibliothek:
Die Deutsche Nationalbibliothek verzeichnet diese Publikation in der
Deutschen Nationalbibliografie; detaillierte bibliografische Daten sind
im Internet über http://dnb.d-nb.de abrufbar.

SEVERUS Verlag

Vorwort des Verlegers

Verehrter Leser,

der SEVERUS Verlag hat es sich zur Aufgabe gemacht, ausgewählte vergriffene Schriften aus dem letzten Jahrtausend wieder zu verlegen. Der schriftlich festgehaltene Teil der Vergangenheit, von Menschen aus der entsprechenden Zeit verfasst, wird so für die Zukunft bewahrt und wieder einer breiten Leserschaft zugänglich gemacht.

Gerade in unserem, dem sogenannten digitalen Zeitalter ist die Gefahr der Vernichtung und vor allem der Verfälschung von Quellen so groß wie bisher in keiner anderen Phase der Neuzeit. Die Bibliotheken sind gezwungen, mit immer geringeren Budgets zu haushalten und können den Interessierten nicht mehr oder nur noch selten den Zugang zu den Schriftstücken im Original gewähren. Die Anzahl antiquarischer Bücher sinkt aufgrund des altersbedingten Verfalls, der unvermeidbaren Zerstörung durch Unfälle und Naturkatastrophen sowie des Abhandenkommens durch Diebstahl stetig. Viele Titel verschwinden zudem in den Regalen von Sammlern und sind für die Allgemeinheit nicht mehr zugänglich. Das Internet mit seinem vermeintlich unbegrenzten Zugriff auf Informationen stellt sich immer mehr als die große Bedrohung für Überlieferungen aus der Vergangenheit heraus. Die Bezugsquellen der digitalen Daten sind nicht nachhaltig, die Authentizität der Inhalte nicht gewährleistet und die Überprüfbarkeit der Inhalte längst unmöglich. Die Digitalisierung von Bibliotheksbeständen erfolgt meist automatisiert und erfasst die Schriften häufig lückenhaft und in schlechter Qualität. Die digitalen Speichermedien wie Magnetplatten, Magnetbänder oder optische Speicher haben im Gegensatz zu Papier nur einen sehr kurzen Nutzungszeitraum. Langzeiterkenntnisse liegen nicht vor oder bestätigen die kürzere Haltbarkeit wie bei der Compact Disc.

Der SEVERUS Verlag verlegt seine Bücher klassisch als Buch in Papierform broschiert, teilweise auch als hochwertiges Hardcover und als digitales Buch. Die Aufbereitung der Originalschriften erfolgt manuell durch fachkundige Lektoren. Titel in Fraktur-Schrift werden in moderne Schrift übersetzt und oft nebeneinander angeboten. Vielen Titeln werden Vorworte von Wissenschaftlern und Biographien der Autoren vorangestellt, um dem Leser so den Zugang zum Dokument zu erleichtern.

Gerne nehmen wir auch Ihre Empfehlung zur Neuauflage eines vergriffenen Titels entgegen (kontakt@severus-verlag.de).

Viel Freude mit dem vorliegenden SEVERUS Buch wünscht
Björn Bedey,
Verleger

INHALT.

———

VI

INFECTIONS-KRANKHEITEN.

(ZYMOTISCHE KRANKHEITEN.)

Von Prof. Dr. W. GRIESINGER in Tübingen.

---

§. 1. Es erhellt auf den ersten Blick, dass die Abtheilung der Infections-Krankheiten vom ätiologischen Standpunkte aus gebildet ist. Man denkt sich beim heutigen Stand unserer Kenntnisse das Wechselfieber, den Typhus, die Cholera, das gelbe Fieber, die Pest verursacht durch die Aufnahme eigenthümlicher giftartiger (inficirender) Substanzen in den Organismus. Eine Infection mit solchen toxischen Stoffen findet auch bei den Pocken, Scharlach, Masern, beim Milzbrand und dergl. statt, und es sind mehr äusserliche Rücksichten, aus denen diese letzteren Krankheiten in andern Abtheilungen dieses Werkes behandelt werden.

§. 2. Die Substanzen selbst, welche man als Ursachen der Intermittens, Pest etc. annimmt und vorläufig theils unter die Miasmen, theils unter die Contagien rechnet, sind ihrem Wesen und ihrer chemischen Natur nach unbekannt. Man kann hierüber nur sagen, dass ihre Entwicklung mit den Fäulnissprocessen organischer Substanzen offenbar in einem gewissen Zusammenhange steht (Intermittens, Ileotyphus, Cholera). — Man schliesst aber theils aus der Entstehungs- und Verbreitungsweise dieser Krankheiten, theils aus der steten Gleichheit der wesentlichen Symptome und aus der Aehnlichkeit mancher ihrer Erscheinungen mit denen anderer Vergiftungen, dass sie eben specifische Ursachen haben. Die wechselnden Einflüsse der physicalischen Ursachen und die wechselnden Combinationen der gewöhnlicheren Schädlichkeiten, der Erkältungen, Diätfehler, Gemüthsbewegungen u. dergl. können zu allen Zeiten vorkommen und können die allerverschiedensten Erkrankungen hervorrufen; welche? das hängt im concreten Falle in erster Instanz von den gegebenen Dispositionen des Individuums ab. Dagegen sind die Ursachen der Infectionskrankheiten in ihrem zeitlichen und örtlichen Vorkommen beschränkt; die specifische Ursache der epidemischen Cholera fand sich nie vor dem Jahre 1831 in Europa, die Pest ist jetzt selbst im Orient erloschen, der exanthematische Typhus herrscht in Deutschland nur zeitweise epidemisch, und Cholera, Pest, gelbes Fieber etc. stellen ein eigenthümliches, im Wesentlichen immer und überall gleiches Erkranken dar, dessen specifische Art so wenig durch individuelle Dispositionen bedingt wird, wie die der Arsenik- oder Strychninvergiftung, wenngleich die Symptome individuelle Modificationen zeigen können.

§. 3. Am deutlichsten erscheint der Process der giftartigen Infection durch specifische Materien bei der contagiösen Entstehung dieser Krankheiten, z. B. des Typhus, der Cholera oder der Pest, bei welch letzterer sogar schon die Uebertragung des Giftes durch Inoculation gelungen ist. Man wird aber bei der völligen Gleichheit der Wirkungen, d. h. der Krankheits-Processe bei der contagiösen, wie bei der sogenannten spontanen oder miasmatischen Entstehung nothwendig annehmen müssen, dass die Ursache auch im letzteren Falle gleichartig mit der bei der Contagion wirkenden Ursache, also auch hier eine giftartige Infection sei. Mag die Ursache unmittelbar von den Kranken ausgehen (Contagium) oder mag sie unabhängig von dem Vorhandensein kranker Individuen in der Luft, im Boden, kurz in der äusseren Natur entstehen und sich verbreiten (Miasma), sie wird einer und derselben specifischen Natur sein müssen, da sie eine und dieselbe specifische Art des Erkrankens setzt.

§. 4. Ist der Begriff der Infectionskrankheiten ganz von ätiologischen Gesichtspunkten aus gebildet, so soll dagegen mit der Bezeichnung der zymotischen Krankheiten (Gährungskrankheiten) etwas über die Art der Processe selbst, nämlich ihre Analogie mit einem Gährungsvorgange ausgesagt werden. Mir scheint es, dass diese Analogie doch eine gar zu vage sei und dass ein robuster Glaube oder eine starke Phantasie dazu gehöre, um die Leerheit der Vorstellung auszufüllen, der Typhus oder die Cholera komme durch Gährung im Körper zu Stande. Wir kennen weder die Fermente selbst, noch die Materialien, deren Umsetzung durch das Ferment eingeleitet werden soll, noch die Producte, die durch die Gährung entstehen sollen; es ist weder erwiesen, noch irgendwie zur Wahrscheinlichkeit gebracht, dass jene Krankheitsgifte unabhängig von den gewöhnlichen chemischen Verwandtschaftskräften und ohne stofflichen Wechsel mit der Materie des erkrankten Körpers nur durch Uebertragung ihres eigenen Umsetzungszustandes wirken. Es lässt sich auch nicht darthun, im Gegentheil spricht Manches dagegen, dass es bei den Infectionen gar nicht auf die Menge des inficirenden Stoffes ankomme, und es gibt ja auch viele andere Gifte, die schon in sehr kleiner Menge wirksam sind. Man beruft sich für jene Analogie mit der Gährung auf die Regeneration und Vervielfältigung der Krankheits- oder Gährungs-Ursachen (des Contagiums) im erkrankten Körper; allein bei mehreren der sogen. zymotischen Krankheiten findet eine solche Vervielfältigung gar nicht statt (Intermittens) und andererseits gehört ja die Reproduction des Ferments gar nicht zu dem Wesen der Gährung. Die wirklichen Gährungsvorgänge, wie solche auch im lebenden Körper im Verdauungscanal und in der Harnblase vorkommen, oder die Zerlegung des Amygdalins durch das Blut Typhöser oder Cholerakranker (aber auch Hingerichteter! Buhl), bieten gewiss nicht den geringsten Anhaltspunkt für die Erklärung des Typhus- oder des Choleraprocesses; die septischen Stoffe wirken chemisch-schädlich, d. h. giftig; es führt zu nichts, unsere Unkenntniss über den Modus dieser Wirkung mit unbestimmten Gährungsvorstellungen zu verhüllen.

§. 5. Beim heutigen Stand unserer Kenntnisse betrachtet man die

Infrctionskrankheiten als Bluterkrankungen, als acute Dyscrasieen. Man vermag zwar keine primäre physikalisch-chemische Veränderung des Blutes nachzuweisen, aber man stellt sich vor, dass entweder das Blut das Vehikel des giftigen Stoffes werde, der in ihm circulire und auf die Nerven- und Nutritionsapparate wirke, oder dass das Blut durch die Intoxication selbst so verändert werde, dass hiedurch der Stoffwechsel in eigenthümlicher Weise gestört und die Solida zu anomalen Functionsäusserungen determinirt werden. Die Hauptgründe für die Annahme solcher primären Blutalterationen liegen in der Multiplicität und wieder in der Unbeständigkeit der Localisation, in der frühzeitigen Veränderung der Secretionen, in der häufigen Erkrankung der Milz, die doch zu den An- und Rückbildungsprocessen im Blute in so naher Beziehung steht, und in dem Umstand, dass das Fieber — wo solches vorhanden ist — der Bildung der Localisationen vorausgeht; die Analogie mit den sonstigen Intoxicationen, deren entfernte Wirkungen wir uns ja auch fast ganz durch das Blut vermittelt denken, kommt dieser Annahme zu Hülfe. Man wird zugeben müssen, dass sie noch hypothetisch, aber sehr wahrscheinlich ist.

§. 6. Indem man aber primäre Blutveränderungen annimmt, wird man sich erinnern müssen, dass doch die gangbare Vorstellung der unmittelbar primären Aufnahme der Krankheitsgifte in das Blut (etwa durch die Respiration) nicht die einzig mögliche ist. Es kann auch sein, und es lassen sich einzelne später anzuführende Gründe dafür beibringen, dass schon auf den Aufnahms-Flächen (weit eher den Schleimhäuten, als der äusseren Haut) die Wirkung beginnt, dass dort zuerst und zunächst anomale Vegetationsprocesse, Zersetzungen der Secrete, neue Combinationen der toxischen Materien mit denselben und dergl. eingeleitet werden, und erst von diesen aus unmittelbar oder durch die Lymphgefässe das Blut inficirt wird. Mag dem so sein oder nicht, die volle Entwicklung der Gesammtstörung wird immerhin erst durch die Blutinfection vermittelt werden.

§. 7. Eine Eintheilung der Infectionskrankheiten in miasmatische und contagiöse könnte, wenn sie sich erfahrungsgemäss streng durchführen liesse, für manche praktische Zwecke von Werth sein; auf die Natur der Ursachen kann sich diese Unterscheidung nicht beziehen. (§. 3.) Wird solche vollends auf Merkmale gegründet, welche empirisch nicht stichhaltig sind, so muss sie ganz missglücken. So hat Mühry *) neuestens Intermittens, gelbes Fieber und Cholera als miasmatische Krankheiten (und zwar vegetabilischen Ursprungs) dem Typhus und der Pest als contagiösen gegenübergestellt. Jene ersteren sollen abhängig sein von der Temperatur, Jahreszeit und Bodenbeschaffenheit, im Beginne ihrer Epidemieen soll eine Regenerationszeit des Miasma (die Zeit vom Auftreten der ersten Fälle bis zum Beginn der Epidemieen) sich bemerklich machen, die Wirkung soll sehr frühzeitig „nach der Invasion" in voller Heftigkeit erscheinen können, die Empfänglichkeit der Individuen soll durch einmaliges Befallenwerden nicht erlöschen. Die beiden letzteren contagiösen Krankheiten dagegen sollen völlig unabhängig von der Beschaffenheit des Bodens, weniger abhängig als jene von der Temperatur und Jahreszeit sein, sie sollen eine langsamere und regelmässigere Incubationszeit haben und in der Regel nur einmal befallen. — Allein die Cholera zeigt sich oft contagiös ohne alle Abhängigkeit von Bodenbeschaffenheit und dergl., wenn

---

*) Die geographischen Verhältnisse der Krankheiten, Leipzig 1856.

ein Fremder mit Cholera oder mit blosser Choleradiarrhoe in einen bisher
ganz freien Ort kommt und alsbald seine nächste Umgebung an Cholera
erkrankt, ohne dass eine Epidemie ausbricht; die „Regenerationszeit" der
Krankheitsursache findet sich bei den Pestepidemieen, wie bei denen des
gelben Fiebers; die Wirkung der Pestursache kann so frühzeitig und
vehement eintreten als bei irgend einer anderen Krankheit; das in der
Regel nur einmalige Befallen ist für das gelbe Fieber fast noch mehr characteristisch als für Typhus oder Pest.

Es lassen sich eben die Fragen über Entstehungs- und Verbreitungsweise der Infectionskrankheiten nach den beiden Categorieen des Miasma
und des Contagium in keiner Weise erschöpfend behandeln, sie lassen
sich überhaupt nicht im Allgemeinen lösen; es wird später bei jeder einzelnen dieser Krankheiten der Stand unserer heutigen Kenntnisse über
diese Verhältnisse im Einzelnen ausgeführt werden. Wollte man vorläufig
eine gewisse übersichtliche Scheidung unter diesen Krankheitsprocessen auf
Grund der Entstehungs- und Verbreitungsverhältnisse vornehmen, so
müsste vor Allem das Intermittens eine eigene Classe für sich bilden, als
ein gar nicht contagiöser, nur durch ein in der äusseren Natur entstehen-
des Gift bedingter Process. Unter der Classe der vier übrigen (Typhus,
Pest, gelbes Fieber, Cholera) müsste die letztere wieder eine besondere
Stellung bekommen, als ein zwar stark contagiöses (durch Kranke ver-
breitbares) Leiden, dessen Ursachen aber doch wahrscheinlich nicht sowohl
in diesen Kranken selbst, als in ihren sich zersetzenden Dejectionsmate-
rieen anzunehmen ist; ebenso das gelbe Fieber, dessen Verbreitungsfähig-
keit durch Kranke überhaupt eine sehr schwache ist etc. Es wäre indessen
nicht zweckmässig, die Auseinandersetzungen hierüber hier zu anticipiren.

§. 8. Intermittens und Cholera, Typhus, Pest und gelbes Fieber kommen sehr häufig, ja vorzugsweise epidemisch vor. Es zeigt diess entweder,
dass die von auswärts hereingekommenen inficirenden Substanzen einer
raschen Verbreitung durch eine Bevölkerung — sei es mittelst Kranker,
sei es unabhängig von diesen — fähig sind, oder dass zu gewissen Zeiten die Entstehung der toxischen Stoffe durch eine Combination chemischer und physicalischer Agentien (putrider Stoffe, Feuchtigkeit, Temperaturverhältnisse und dergl.) an Ort und Stelle selbst in grossem Umfange
gefördert wird. Ein characteristisches Merkmal für diese Krankheitsprocesse liegt nicht in dieser Neigung zum Epidemisiren; sporadische Fälle
(Typhus, Intermittens) kommen bei einer nur beschränkten Bildung der
Ursachen vor.

In Zeiten der Epidemieen, wo wir uns also die Krankheitsgifte in
einer gewissen Verbreitung vorhanden denken müssen, machen erfahrungsgemäss alle den Organismus treffenden Schädlichkeiten in hohem Grade
empfänglich für die Wirkung eben jener specifischen Ursachen (Cholera,
Intermittens etc.). Zufällige Schädlichkeiten werden dann oft für die wahre
Ursache der Erkrankung gehalten und die specifische Ursache wird verkannt, während doch jene Schädlichkeiten zu anderen Zeiten und an andern Orten niemals diese bestimmten Erkrankungen setzen. — Ein anderer
Umstand verdunkelt noch zuweilen die Erkenntniss der specifischen Aetiologie dieser Krankheiten. Während ihrer grösseren Epidemieen beobachtet man fast immer eine grosse Anzahl wenig ausgebildeter, ja sehr leichter Fälle, wie die Diarrhöen neben Cholera, die sogenannten gastrischen
Fieber neben Ileotyphus. Diese leichten Formen gleichen sehr sonstigen
sporadischen und gewöhnlichen Erkrankungen; daher werden dann zuweilen die ausgebildeten Formen nur als Steigerungen solcher gewöhnlicher,

durch allgemeine Krankheitsursachen bedingter Leiden betrachtet, während
in der That jene leichten Fälle als aus irgend einem Grunde schwach aus-
gefallene Wirkungen der allgemeinen specifischen Ursache zu betrachten sind.

Diese Bemerkungen werden hinreichend sein, das Verständniss der
einzelnen Infectionskrankheiten einzuleiten.

MALARIAKRANKHEITEN.

Intermittirende und remittirende Fieber.

Lancisi, de obnoxiis paludum effluviis. Opp. omn. Genev. 1718. — Torti, thera-
peutice specialis ad febres periodicas perniciosas etc. (1712). Francof. et. Lips.
1756. — Werlhoff, observ. de febribus praecipue intermittentibus etc. Hannov.
1745. — De Haën, de supputando calore etc. in Ratio medendi. Pars. II. 2. ed.
Vindob. 1761. — Medicus, Sammlung von Beobachtungen etc. 1. Bd. Zürich.
1764. — Sénac, de recondita febr. intermitt. etc. 1759. (deutsch übersetzt
1772). — Lind, über die Krankheiten der Europäer in heissen Climaten. Riga
und Leipzig 1773. — Trnka de Krzowitz, historia febr. intermitt. Vienn.
1775. — Strack, obs. med. de f. intermitt. Offenb. 1785. — Audouard, nouv.
thérap. des fièvres intermittentes. Par. 1812. — Sebastian, über die Sumpf-
wechselfieber etc. Carlsruhe 1815. — Puccinotti, Storia delle febri interm. di
Roma. 1824. — Bailly, Traité anat. path. des fièvr. interm. Par. 1825. —
Monfalcòn, histoire des marais. Par. 1824. — Mac Culloch, malaria etc.
Lond. 1827. — v. Reider, Unters. über d. epidem. Sumpffieber. Leipz. 1829.
— Nepple, Sur les fièvres rémit. et intermitt. Par. 1835. — Maillot, Traité
des fièvres intermitt. Par. 1836. — Kremers, Beob. über das Wechselfieber.
Aachen. 1837. — Mongellaz, Monographie des irritations intermitt. 2 Vol. Par.
1839. — Eisenmann, die Krankheitsfamilie Typosis. Zürich 1839. — Van
Geuns, natur en genees-kundige beschouwingen. Amst. 1839. — Savi, sull cativ'
aria delle maremme toscane. Pisa. 1839. — Molo, über Epidemieen und Wech-
selfieber-Epidemieen etc. Regensburg 1841. — Boudin, Traité des fièvres intermittentes. Par. 1842. — Boudin, essai de géographie médicale. Par. 1843.
— Fergusson, on marshmiasmata etc. Edinb. journ. 1843. vol. 59. 60. —
Med. Jahrbücher für das Herzogthum Nassau. I. 1843. — Piorry, Traité
de médecine pratique etc. Tom. VI. 1845. — Jacquot, Gazette médicale 1848.
— Heusinger, recherches de pathologie comparée. I. — Steifensand, das
Malariasiechthum etc. Crefeld. 1848. — Pfeufer, Zeitschr. für rationelle Me-
dicin. 1849. 1. u. 2. Heft. — Drake, systematic treatise on the principal disea-
ses of the interior valley of North-America. Cincinnati 1850. Second Series.
Philadelphia 1854. — Canstatt, Prager Vierteljahrschrift 1850. Bd. 4. — Wolff,
Annalen des Charité-Krankenhauses. I. 1850. — Heinrich, med. Zeitung Russ-
lands. 1850. — Meckel, deutsche Clinik, 1850. — Heschl, Zeitschr. d. k. k.
Gesellschaft d. Aerzte in Wien. 1850. I. — Rinecker, Verhandlungen der phys.
med. Gesellschaft in Würzburg. 1851. — Dietl, österreich. med. Wochenschrift.
1852. — Dundas, Sketches of Brazil. Lond. 1852. — Bonnet, Traité de
fièvres intermittentes. 2. ed. Par. 1853. — Bierbaum, das Malaria-Siechthum
Wesel 1853. — Clemens, Henke-Behrend, Zeitschr. f. Staatsarzneikunde. 1853.
— Planer, Zeitschr. d. k. k. Gesellschaft. 1854. — Zimmermann, clin. Unters.
zur Fieber-Entzündungs- u. Crisenlehre. Hamm. 1854. — Jacquot, de l'origine
miasmatique des fièvres intermittentes. Annales d'Hygiène publique. 1854. 1855.
— Frerichs, die Melanämie etc. Zeitschr. f. clinische Medicin. Breslau. 1855.
— Hauschka, Compendium der speciellen Pathologie. 1. Theil. 1855. p. 159 ff.
Grainger, historia febr. anomal. batav. 1753. — Cleghorn, diseases of
Minorca. — Lind, de febre remitt. putrida in Bengalia, Thes. med. Edinb.
Tom. 3. 1785. — Jackson, über das Fieber auf Jamaica, übersetzt v. Sprengel.
Leipzig. 1796. — Moseley, treatise on tropical diseases. Lond. 1789. — Bal-
four, treat. on putrid. intestinal remitt. fever. Lond. 1796. — Dawson, observ.
on the Walcheren diseases. Lond. 1810. — Davies, on the fever of Walcheren
etc. Lond. 1810. — Wright, history of the Walcheren remittent. Lond. 1812.
— Boyle, some remarks of the fevers of Sicily. Edinb. journ. 1815. vol. 8. —

B u r n e t t, pract. acc. of the bilious remittent of the Mediterranean. Lond. 1816.—
C h i s h o l m, manual of the climate and diseases of tropical countries. Lond. 1822.
— A n n e s l e y, diseases of India. I. II. 1828. — B a k k e r, de epidemia quae
1825. Groningam afflixit. 1826. — T h ü s s i n c k, allgemeine Oberzigt etc. deutsch
von Gittermann. Bremen 1827. — T h y s s e n, über das Herbstfieber in Amsterdam. 1827. — H i l l e n k a m p, Hufeland Journal 1827. — B o y l e, an
account of the western coast of Africa etc. Lond. 1831. — S t e w a r d s o n,
americ. Journal April 1841. — M'W i l l i a m, med. history of the expedition of
the Niger. Lond. 1843. — P r i t c h e t t, some account of the African remittent
fever. Lond. 1843. — W i l s o n, Edinb. Journal 1846. Vol. 66. — R o b e r t-
s o n, med. notes on Syria ibid. 1843. Vol. 60. — B r y s o n, report on the climate and princip. diseases of the African station. Lond. 1847. — B a r t l e t t,
history of the fevers of the United states. Philadelph. 1847. — C a m e r o n,
Edinb. Journ. 1848. Vol. 71. — K e h o e, Dubl. journ. 1848. vol. 6. — H a s-
p e l, maladies de l'Algérie. vol. 2. 1852. — E p p, Schilderungen aus Hollän-
disch - Indien. Heidelberg 1852. — M u r p h y, on a recent epidemic of remittent fever at Prome, Burmah. Medical Times and Gazette 1853. VII. p. 7.

§. 9. Man kann die Zusammengehörigkeit dieser Krankheitsprocesse,
die doch so sehr bedeutende Formverschiedenheiten unter sich zeigen,
unter zweierlei Gesichtspunkte stellen. Einmal entstehen sie aus derselben Classe specifischer, nicht contagiöser (miasmatischer) Ursachen, die
vorläufig im Allgemeinen als M a l a r i a bezeichnet werden kann; sodann
haben sie gemeinsame Eigenthümlichkeiten in der Art der Störungen,
soweit man diese bis jetzt anatomisch - physiologisch kennt und in den
Symptomen; namentlich zeichnet sie die grosse Neigung zu einem Verlauf in r h y t h m i s c h e n P a r o x y s m e n aus. Letzteres Merkmal ist
zwar zuweilen nur angedeutet, kann selbst ganz fehlen (anhaltende Malariafieber), aber auch diese letzteren Formen zeigen durch viele sonstige
Eigenthümlichkeiten und durch die stete Möglichkeit eines Uebergangs in
wahre Intermittens die Uebereinstimmung des eigentlichen pathologischen
Processes mit den paroxistischen Formen. Die L o c a l i s a t i o n e n sind
unbestimmt und mehrfach, sie betreffen hauptsächlich die Milz, nächst ihr
die Leber und die Darmschleimhaut. Im B l u t e ist die Aufzehrung der
farbigen Blutkörper und der den schweren Formen zukommende reichliche
Gehalt an körnigem Pigment (Melanaemie) characteristisch. —

§. 10. A e t i o l o g i e. Die Malariafieber kommen in Epidemieen,
in vereinzelten, sporadischen Fällen, vor Allem aber als e n d e m i s c h e
Krankheiten vor. Die Bedingungen ihrer endemischen Entstehung sind
von immens weiter Verbreitung über die Erde. In der heissen Zone
sind sie in den meisten, nur etwas feuchten Gegenden so häufig, dass sie
den ganzen pathologischen Character dieser Länder dominiren und es sind
fast nur hoch gelegene Punkte und einzelne geologische Formationen ganz
fieberfrei. In der gemässigten Zone sind sie mehr auf einzelne, aber oft
sehr ausgedehnte Erdstriche beschränkt; nach N o r d e n reicht das Fieber-
gebiet in America nur bis zum 44 — 47. (D r a k e), in dem wärmeren Europa (in Schweden nach H u s s) bis zum 62. Breitegrad. In America ist
fast das ganze ungeheure Gebiet der vereinigten Staaten Fieberland, in
Europa sind die Niederlande, Ungarn, Polen, die unteren Donauländer,
viele Orte Griechenlands und Italiens hauptsächlich als Malariagegenden
zu nennen. Fast überall haben im Laufe der Zeiten mit besserem Anbau
des Bodens, mit dem Fortschritt der Cultur diese Krankheiten abgenommen; in unsern Städten waren sie früher unendlich häufiger als jetzt; wie
häufig und bösartig müssen z. B. nach der Beschreibung von M e d i c u s
noch in der Mitte des vorigen Jahrhunderts die Wechselfieber in Mannheim

gewesen sein, wo jetzt Intermittens nur noch in ganz mässiger Ausdehnung und ganz milder Form vorkommt. So war es an einer Menge von Orten und dieselbe Veränderung zeigt sich schon jetzt in Amerika. Schon ist die nordöstliche Ecke der vereinigten Staaten mit der zunehmenden Cultur des Landes im Laufe der letzten 100 Jahre vollständig fieberfrei geworden.

§. 11. Die nähere Betrachtung der Umstände, unter denen die Malariakrankheiten endemisch herrschen, lässt auf die Art ihrer wirklichen Ursachen schliessen. Sie kommen vor Allem in Sumpfgegenden vor; durch neu entstehende Sümpfe sieht man sie an Orten häufig werden, wo sie bisher unbekannt waren, mit der vollständigen Beseitigung der Sümpfe sieht man sie verschwinden, und wiederkehren, wenn sich von Neuem Wasserstagnation auf durchfeuchtetem Grunde in Contact mit vielen organischen Substanzen bildet. Freilich sind manche Sumpfgegenden frei von Fieber, selbst solche, die zugleich durch warme Temperatur zur Malariaerzeugung besonders geeignet erscheinen; die Krankheitsgeographie gibt im Grossen eine Anzahl wichtiger Belege hiefür, sie zeigt die Fieberfreiheit der warmen Sumpfgegenden der australischen Küsten, vieler Inseln des stillen Meeres, des ungeheueren Sumpflandes um die La-Plata-Mündungen, selbst vieler solcher Gegenden an der berüchtigten Westküste von Africa. Die Ursachen dieser grossartigen Abweichungen von der allgemeinen Thatsache sind unbekannt; mehr im Kleinen findet man, dass folgende Verhältnisse die fiebererzeugende Wirkung der Sümpfe modificiren.

§. 12. 1) Die Malariaerzeugung variirt nach der Wassermenge. Tiefere Wasserbecken, wenn nicht gerade sehr intense Fäulnissprocesse in ihnen vor sich gehen, erzeugen weit weniger Fieber als dünne Wasserschichten, deren Boden der Oberfläche nahe liegt, also durch die Sonne erwärmt werden kann, womit die Fäulniss in ihnen begünstigt wird. Je mehr schlammiger Sumpfboden selbst beim Vertrocknen bloss gelegt wird, um so stärker ist in der Regel die Wirkung, ja eben eingetrocknete Sümpfe scheinen durchschnittlich die meisten und bösartigsten Fieber zu erzeugen; besonders dann, wenn ein rascher Wechsel der Befeuchtung durch kurze Regen oder starken Thau und eine raschere Wiederaustrocknung durch Sonnenwärme stattfindet. So kommt es, dass es schon öfters gelang, schwere Formen der Wechselfieber wieder ganz zum Verschwinden zu bringen, dadurch dass ein trocknender Sumpfboden wieder unter Wasser gesetzt wurde.

2) Die Mischungsverhältnisse des Bodens und des Wassers scheinen von Einfluss. Ein starker Thongehalt des Bodens wirkt vorzugsweise mechanisch fördernd, indem er dem Wasser keinen Durchgang in die Tiefe gestattet; dass ein starker Salzgehalt des Bodens oder des Wassers Malaria befördernd wirke, lässt sich zwar durch manche Beobachtungen an einzelnen Orten anfechten, doch ist an anderen Orten die intensive Fiebererzeugung an gemischten Salz- und Süsswassersümpfen, an Sümpfen auf früherem Meeresboden, an solchen, in welche Mineralwasser mit vielen schwefelsauren und Chlorverbindungen einströmen (Savi) allerdings sehr auffallend. Die schädliche Wirkung der Brackwassersümpfe kann man vielleicht so deuten, dass in dem zugemischten Salzwasser die Organismen des süssen Wassers, in dem letzteren die des salzigen zu Grunde gehen und dadurch mehr Fäulnissmaterial sich bildet. — Denn sehr viel hängt bei der Malariaerzeugung von dem wirklichen Gehalt des Sumpfes an todten organischen und offenbar vorzüglich vegeta-

bilischen Substanzen, ab; wo dieser sehr gering ist, scheint die Wirkung immer eine sehr mässige zu sein. Wie weit die Wirkung der in den Sümpfen faulenden thierischen Organismen auch zur Malaria beiträge, lässt sich zwar nicht ausscheiden; doch haben die Krankheiten, welche durch Fäulniss-Infection mit rein animalischen Substanzen entstehen, nicht die entfernteste Aehnlichkeit mit den Malariakrankheiten. — Wenn es sich bestätigen sollte, dass einzelne Sümpfe viel Ozon entwickeln und dass diess erfahrungsgemäss gerade solche sind, die keine Fieber erzeugen (Clemens), so hätte man in der Zersetzung der putriden Ausdünstungen durch das Ozon eine dem heutigen Stande unserer Kenntnisse entsprechende Erklärung der Unschädlichkeit, wovon sich vielleicht practische Anwendungen machen liessen. —

3) Viel hängt ferner ab von der Temperatur. Gefrorene Sümpfe erzeugen niemals Fieber, Hitze begünstigt sie in hohem Grade, wahrscheinlich durch Förderung der Fäulniss, der Verdunstung und stellenweissen Eintrocknung. Die Einflüsse des Climas der Jahreszeiten, der Witterungsverhältnisse (§. 22) lassen sich zu grossem Theile hierauf zurückführen.

4) Im Allgemeinen ist die fiebererzeugende Wirkung der Sümpfe am stärksten in ihrer nächsten Umgebung und nimmt mit der Entfernung in horizontaler und besonders in vertikaler Richtung ab. Doch sieht man oft, dass auf mässigen Anhöhen in der Nähe der Sümpfe mehr Fieber vorkommen, als in der Ebene selbst und dass sie sich oft noch auf den jenseitigen Abhang solcher Höhen verbreiten. Viel scheint in dieser Beziehung von dem herrschenden Luftzug, der die Ausdünstungen mit sich führt, viel auch von der Gestalt des Bodens und seiner hygroscopischen Beschaffenheit abzuhängen. Starke Winde zerstreuen und vernichten die Malaria; Zeiten langer Windstille erweisen sich in den warmen Sumpfgegenden als die bei weitem ungesundesten und die Verbreitung der Ausdünstungen trifft zuweilen in sehr umgrenzter Weise einzelne Punkte, eine Seite einer Strasse, einer Schiffsreihe eines Hafens; Mauern, dichte Baumgruppen u. dergl. können die Verbreitung hemmen oder oft auf einen bestimmten Platz fixiren; in einzelnen Schluchten und Winkeln soll sich zuweilen die Malaria in der concentrirtesten Weise anhäufen (Ferguson).

§. 13.   Die Malariafieber kommen aber auch vielfach an Orten vor, welche nicht sumpfig sind. Diess Vorkommen lässt sich zum Theil auf gewisse Beschaffenheiten des Terrains und stagnirender Feuchtigkeit zurückführen, welche im weiteren Sinne noch zu den palustren Einflüssen zu zählen sind. Hieher gehören die beschränktere oder ausgebreitetere Endemicität der Fieber an tiefgelegenen, wasserreichen Landstrichen mit Alluvialboden überhaupt, in den Flussdeltas, in ausgedehnten Reisfeldern in überschwemmtem Lande mit Thon- und Alluvialboden, auch an kleinen aber an faulenden Substanzen sehr reichen Wasserlachen, in feuchten Kellerwohnungen und Casematten, in feuchtheissen Gegenden mit reicher wilder Vegetation und geringem Anbau. Manche Fiebergegenden erscheinen an der Oberfläche trocken und gar nicht sumpfig, zeichnen sich aber durch reichliches Grundwasser aus, das unter einer dürren Rinde unterirdische Sümpfe bildet (Niederrheinische Gegenden, Brabant, algerische Ebene, Oasen der Wüste); durch die poröse Oberfläche, durch die Risse des in der Sonnenwärme zerklüftenden Bodens scheint hier die Malaria als Product der durch den Luftzutritt neu angefachten unterirdischen Fäulnissprocesse auszudünsten.

An anderen Orten sind die Bedingungen ihrer Entstehung noch dunkler. Die sogenannten „Bergfieber" in dem Hochlande Spaniens, an einzelnen hohen, kahlen Punkten Peru's (Tschudi) und Ostindiens dürften sich einer Zurückführung auf analoge Verhältnisse entziehen; doch scheint es, dass auch hier die Erkrankungen wenigstens sehr von der Befeuchtung des Bodens durch vorausgegangenen Regen, durch starken Thau nach heissen Tagen, durch wasserreiche Seewinde abhängen. Ebenso sieht man an manchen trocknen, wasserarmen Orten Italiens und Griechenlands, die in Ruinen, in reichlichen Schutt- und Moderanhäufungen die Spuren früherer Cultur zeigen, jetzt aber öde liegen, die Fieber doch vorzüglich bei wechselnder Trockenheit und Feuchtigkeit des Bodens auftreten, und an solchen mehr trockenen Fiebergegenden scheinen besonders die ersten Regen nach langer Dürre auffallend wirksam für die Fiebererzeugung. Boussingault*) hat neuerlich gezeigt, dass das Regenwasser nach langer Trockenheit viel mehr Ammoniak enthält, als bei wiederholtem Regen und dass alsbald nach Aufhören des Regens das Ammoniak sich wieder in die Atmosphäre verflüchtigt, um so schneller, je wärmer die Luft ist und je mehr die Bodenbeschaffenheit die Verdunstung begünstigt. Es dürfte sich hierin ein Anhaltspunkt für das Verhalten anderer, noch unbekannter flüchtiger Stoffe ergeben oder vielleicht das Ammoniak selbst eine gewisse Rolle bei der Erzeugung der toxischen Fieberursachen spielen.

§. 14. Denn ohne die Annahme eines stofflichen, specifischen Malariagiftes wird man in der Erklärung der Fieber-Endemicität nicht weit kommen. Wie wenig die vielfach angerufenen sonstigen Einflüsse des Clima's, der Feuchtigkeit oder des raschen Temperaturwechsels, welche Erkältung bedingen, hiezu ausreichen, das wird Jeder, der einmal eine beschränkte Wechselfieberepidemie eines kleineren Ortes selbst beobachtet hat, anerkennen; es ist neuestens wieder in der Arbeit von Jacquot (l. c.) in umfassender Weise gezeigt worden. Die allgemeinen climatischen Bedingungen machen die Fieber nicht, denn diese kommen in den extrem verschiedensten Climaten und in demselben Clima kommen die gesundesten Orte unmittelbar neben den fieberreichsten vor, wenn die letzteren eben Sümpfe, oft ganz beschränkte, kleine, das Clima im Ganzen gar nicht afficirende, aber recht putride Sümpfe haben. An einer Menge von Orten, namentlich in Gebirgsgegenden, findet sich trotz der zahlreichsten Erkältungen, trotz der empfindlichsten Unterschiede zwischen heissen Tagen und kalten Nächten bei den exponirtesten Personen niemals Intermittens; viele Fiebergegenden dagegen zeigen eine höchst gleichmässige Temperatur; in den toscanischen Maremmen z. B. sind gerade die Monate die ungesundesten, wo die täglichen Temperaturoscillationen die allergeringsten sind. Ob ein Tümpel klares oder sumpfiges Wasser enthält, dadurch werden die climatischen Verhältnisse, die Feuchtigkeit, die Häufigkeit der Erkältungen nicht modificirt; und doch kann ein kleines, lange nicht vom Schlamme gereinigtes stehendes Wasser im Herbst schnell eine heftige Fieberendemie bedingen, die alsbald wieder aufhört, wenn der faulende Inhalt entleert ist. Aus Erkältungen u. dergl. lässt es sich nicht erklären, wenn zuweilen schon nach kurzem Verweilen in der Nähe eines stark ausdünstenden Sumpfes sogleich bedeutendes Uebelsein eintritt, dem ein Intermittensprocess folgt (Lind, Pringle, Nepple u. A.) und es stimmen andererseits auch die nicht seltenen langen Incubationszeiten der

*) Académie des sciences. Sitzung v. 28. Novbr. 1853.

Malariafieber keineswegs mit dem Verhalten von Erkältungskrankheiten überein; ebenso wenig als der in seiner Totalität aufgefasste Intermittens-process selbst mit der Milzerkrankung, der raschen Blutconsumtion, der eigenthümlichen Cachexie, der specifischen Therapie.

§. 15. Directe Gewissheit über die Existenz materieller toxischer Fieber-ursachen geben die Beobachtungen, wo getrunkenes Sumpfwasser die-selben Malariaerkrankungen hervorrief. In dem bekannten Falle von B o u-d i n *) erkrankten über 100 Soldaten auf einem Schiffe an schweren For-men von Sumpffieber, nachdem sie einige Tage lang ein Wasser getrun-ken, das aus einem Sumpfe geschöpft war, während alle Mannschaft, die ein anderes Trinkwasser gehabt, gesund blieb. Andere derlei Bei-spiele existiren jetzt in ziemlicher Menge**) und wenn in anderen Fällen das Trinken von Sumpfwasser gar keine oder auch andere Krankheiten, namentlich Ruhr, hervorruft, so mag diess eben darauf hindeuten, dass es bestimmte hier und da vorhandene, hier und da fehlende Bestandtheile eines solchen Wassers sind, welche gerade das Fieber erzeugen. Auch dafür aber, dass diese Stoffe in Gas- oder doch in flüchtiger Form vor-kommen und einwirken, scheint es einzelne Beobachtungen von fast expe-rimenteller Beweiskraft zu geben ***).

§. 16. Eine Kenntniss der eigentlichen Natur der Malaria ist uns derzeit nicht gegeben. Die älteren Versuche, die wirksamen Stoffe der Sumpfausdünstungen zu isoliren (M o s c a t i 1795. V a u c q u e l i n 1810. J u l i a F o n t e n e l l e 1823) haben darin nur die Gegenwart einer faulen-den organischen Materie nachgewiesen, was freilich auch schon der Ge-ruch ergibt. In neuerer Zeit wurde der Gegenstand gar nicht mehr expe-rimentell angegriffen. Die mehrfach aufgestellte Hypothese eines Miasma animatum, repräsentirt durch microscopische vegetabilische Wesen, halten wir allerdings mit M ü h r y nicht desshalb für unzulässig, weil dieselben noch nicht aufgefunden wurden, denn sie sind ja noch gar nie ernstlich gesucht worden. Man kann auch zugeben, dass manche Thatsachen der Fieberentstehung recht plausibel durch diese Hypothese erklärt würden, und doch die Gründe noch lange nicht genügend finden, um ihr beizu-treten. — Mag aber die Malaria gasartiger, unorganischer oder organi-scher Natur sein, es ist nicht wahrscheinlich, dass sie stets von derselben chemischen Constitution oder in demselben Zustande ihres Wirkungsver-mögens sei. Die Fieber verschiedener Gegenden und selbst die Fieber derselben Gegend zu verschiedenen Zeiten zeigen oft sehr bedeutende Abweichungen im Gesammtcharacter der Erkrankung und einzelner Sym-ptome; ja einzelne Sümpfe sollen an denselben Orten constant verschie-dene Formen, wahre Intermittens oder continuae, hervorrufen (T s c h u d i). Für den letzteren Fall würde eine Erklärung jener Differenzen aus wech-

---

*) Traité des fièvres intermitt. Par. 1842. p. 66.
**) H e u s i n g e r, recherches I. p. 414. — Report of the general board of health on the epidemic cholera. Lond. 1850. p. 63. — Jacquot l. c. II. p. 298.
***) H u d s o n (an inquiry into the poison of fever. Westminster 1841. p. 24) theilt folgende Angabe von G. Bird mit. Während er sich mit Experimenten über die Sumpfgase beschäftigte, entwickelte sich plötzlich eine Menge sehr stinkenden Ga-ses; er verspürte sogleich Eckel und am folgenden Tage begann Intermittens. Aehnliche Fälle ·sollen in der Schrift von Evans über die westindischen Fieber enthalten sein. Beide Angaben konnte ich nicht im Original verificiren.

selnden individuellen Dispositionen oder gleichzeitiger Mitwirkung anderer Krankheitsursachen nicht zulässig sein, sie würden sehr für die Annahme einer Mehrheit chemisch sich nahe stehender miasmatischer Stoffe sprechen.

§. 17. Bei dem epidemischen Vorkommen der Intermittens muss man zweierlei Verhältnisse unterscheiden:

In den Fiebergegenden selbst, z. B. in Holland etc. bemerkt man oft eine Reihe von Jahren lang eine auffallende Abnahme, dann wieder eine starke, epidemische Vermehrung der Fieber. Letztere tritt zuweilen nach Ereignissen ein, die in einem ersichtlichen Causalnexus zu ihr stehen, nach Meeresüberschwemmungen und darauf folgender starker Hitze (Holland 1826), nach einer ungewöhnlich starken Regenzeit oder nach sehr langer Windstille (Annesley) in den Tropen u. dgl.; in andern Fällen lässt sich keine derlei Ursache auffinden. — Diess sind Endemo-Epidemieen. —

Aber auch in Gegenden, die gewöhnlich nur eine mässige Frequenz der Fieber zeigen oder selbst ganz fieberfrei sind, treten zuweilen Epidemieen auf und die Fieber gewinnen dann zuweilen eine ausserordentlich weite Verbreitung. Wenn so mitunter fast über halb Europa die Malariakrankheiten plötzlich oder allmählig wieder häufig werden, so leiden diejenigen Gegenden immer am stärksten, welche auch der endemischen Entstehung an sich schon günstig sind; die Fieber erreichen z. B. in Deutschland das Maximum ihrer Verbreitung in der norddeutschen Ebene; aber sie befallen dann oft auch grosse Länderstrecken, wo fast alle Bedingungen der Fiebererzeugung ganz zu fehlen scheinen *). — Entweder sind hier die Witterungsverhältnisse mancher Jahre sehr begünstigend für die sehr vervielfältigte örtliche Bildung von Sümpfen oder ähnlichen Malariaheerden, oder die Fieberursache verbreitet sich über die Orte ihrer ursprünglichen Entstehung weit hinaus durch die Luft fort oder es mögen noch versticktere, umfängliche Veränderungen in den Bodenverhältnissen der Malariaerzeugung zu Grunde liegen, für die man wenigstens einen schwachen Anhaltspunkt in der mehrfach und in den verschiedensten Weltgegenden wahrgenommenen auffallenden Fiebervermehrung nach manchen Erdbeben **) besitzt.

§. 18. Die Ab- und Zunahme der intermittirenden Fieber ist in diesem Jahrhundert in Deutschland mehrmals in der grossartigsten Weise bemerklich geworden. Die erste bedeutende Epidemie, welche sich über einen grossen Theil von Europa verbreitete, fällt in das J. 1808—1811 ***); die Fieber verschwanden in Deutschland fast ganz von 1811—1816; im J. 1824 begannen nach den allgemeinen Ueberschwemmungen dieses Jahres neue Epidemieen, mit denen die sogenannte norddeutsche Küstenepidemie von 1826 noch zusammenzuhängen scheint. Es trat allmählig wieder eine Ermässigung, aber kurz vor und mit der ersten Choleraepidemie wieder eine sehr bedeutende Steigerung des Vorkommens der Intermittens ein †).

---

*) S. z. B. die Bemerkungen über epidemisches Wechselfieber in Dänemark von Panum. Würzburger med. phys. Verhandl. 1852. p. 17 ff.
**) S. Epp, Schilderungen aus Holländisch-Indien. Heidelberg 1852. p. 264. 292 und ähnliche Beobachtungen von Tschudi aus Peru, Trapani aus Reggio u. A.
***) Vgl. die Schilderungen von Horn. Dessen Archiv 1808. IV und V. 1810. XII.
†) Im J. 1830 werden aus der ganzen österreichischen Armee bloss 6000, im Cholera-Jahr 1831 über 80,000 Wechselfieberfälle angegeben. Hufeland Journal 1834. p. 49.

Der Stand blieb ein hoher bis zu 1835, nahm im Grossen betrachtet von 1836—1846 wieder ab, von hier bis 1849 wieder zu und hält sich, soweit bis jetzt bekannt, seither auf der' mittleren Höhe.

§. 19. Betrachten wir die Verhältnisse der Intermittens-Epi- und Endemieen zum Vorkommen anderer Krankheiten, so fällt zunächst das eigenthümliche Verhalten zur Cholera auf, das in den ersten europäischen Choleraepidemieen so viel stärker hervortrat, als in den späteren. In den allerverschiedensten Gegenden der Erde gieng damals Intermittens in grosser Ausbreitung der Cholera voran, hörte meistens plötzlich auf mit dem Ausbruch der letzteren, erschien zuweilen wieder für eine Zeit lang nach Ablauf der Choleraepidemie oder verschwand nun gerade für längere Zeit, mitunter für mehrere Jahre, selbst von ihren gewöhnlichen endemischen Sitzen. In manchen Sumpfgegenden Indiens sind Cholera und Wechselfieber die stets neben einander herrschenden Krankheiten; zuweilen beginnen in unsern Malarialändern grössere Intermittensepidemieen mit gehäuften Fällen von Cholera nostras *). Solche Thatsachen vermögen nur den allgemeinen Eindruck zu bestätigen, dass zwischen Intermittens- und Choleraentstehung gewisse, noch ganz räthselhafte Verhältnisse bestehen, aber es lässt sich nicht einmal im Allgemeinen ein Schluss auf die Aehnlichkeit **) oder gerade entgegengesetzt auf eine sich fast ausschliessende Differenz in der Qualität der Ursachen machen.

Kein so erkennbares Verhältniss besteht zwischen Intermittens und Typhus. Die Epidemieen des einfachen Typhus (exanthematische Form und Febricula) kommen nicht selten neben ausgebreiteter Intermittens vor; Ileotyphus findet man seltener zugleich mit Intermittens epidemisch, aber gegen eine zeitliche oder örtliche Exclusion sprechen eine Menge Thatsachen.

Ruhr und Intermittens gehen sehr häufig epidemisch und endemisch neben einander her; sehr oft auch findet sich eine Combination beider Processe an einem Kranken. Warme Fieberländer zeigen besonders, und zwar mehr in der kühlen als heissen Jahreszeit, diese oft so bösartige Verbindung. Nach dem so äusserst frequenten Zusammenvorkommen beider Krankheiten in heissen Climaten könnte man geneigt sein, eine nahe Verwandtschaft zwischen dem Fieber- und dem Ruhrmiasma anzunehmen; andere Erfahrungen sprechen dagegen; einzelne Orte bei uns haben bei einer ausserordentlichen endemischen Frequenz des Wechselfiebers fast nie Dysenterien (z. B. Germersheim am Rhein).

Die grossen Grippepidemieen zeigen ein zwar nicht ganz constantes, aber doch zuweilen sehr auffallendes antagonistisches Verhältniss zur Intermittens. Nicht nur während derselben, sondern zuweilen noch lange nach der Grippe wurde mehrfach und an den ausgeprägtesten Malariaorten ein gänzliches Erlöschen der Fieber beobachtet.

Alle diese Thatsachen, die bei der Zerstreutheit der Nachrichten und ihrem häufigen Widerspruch hier nur sehr schwer im Allgemeinen zu constatiren sind, lassen natürlich bis jetzt keine Erklärung zu. Aber sie deu-

---

*) Holländische Epidemie von 1826 (Thyssen), Epidemie von 1846 in Emden (Stöhr) und Amsterdam (Sybrandi).
**) In der oft citirten Beobachtung von Cassan (Bonnet, Traité p. 308) erkrankten von 28 Soldaten, die in einer Tropengegend an der Urbarmachung eines Sumpfes gearbeitet hatten, 16 an perniciösem Wechselfieber, 3 an Cholera, 5 an Dysenterie, 4 an adynamischem Fieber mit Icterus.

ten darauf hin, dass es noch ganz verborgene, und sehr im Grossen
wirkende Vorgänge gibt, welche auf die Erzeugung oder auf die Bewegung
und Wirkung der Intermittensursache von bedeutendem Einflusse sind und
sie dürften geeignet sein, gegen allerlei einseitige Theorieen über Malaria
vorderhand bedenklich zu machen.

§. 20. Während des Herrschens einer Wechselfieberepidemie zeigt
sich der Einfluss ihrer Ursache oft auch am Verlaufe anderer Krankheiten;
bei Entzündungen, Typhen etc. werden dann oft sonst nicht vorkommende
periodische Exacerbationen und Remissionen bemerkt, welche dem Chinin
weichen; bei grossen Epidemien kommen wohl auch bei sonst Gesundbleibenbenden Mattigkeit, blasses graues Aussehen, allerlei Verdauungsstörungen in
einer gewissen Ausbreitung vor. — Einzelne Epidemieen zeichnen sich durch
Eigenthümlichkeiten im Charakter der Störungen aus, z. B. durch die Häufigkeit der sogenannten biliösen Complication, durch das völlige Fehlen
aller gastrischen Erscheinungen, durch die Frequenz gewisser Nachkrankheiten, durch das öftere Vorkommen schwerer Intermittenten oder remittirender Fieber, die den Formen der heissen Länder sich nähern u. s. w.

§. 21. Von jenem Ausschliessungsverhältnisse, das die Malariakrankheiten
gegen Tuberculose nach einzelnen Angaben zeigen sollten, hat die neuere
Zeit mit genaueren statistischen Forschungen wenig übrig gelassen. Sehr
zahlreich sind die Beispiele von Orten, wo Tuberculose und Wechselfieber
in grosser Ausdehnung neben einander vorkommen *), und wenn manche
gegentheilige Angaben, die übrigens auffallend selten durch grössere Zahlenreihen begründet sind, für die Exclusion zu sprechen scheinen, so darf
gewiss angenommen werden, dass die geringere Frequenz der Phthise in
einzelnen Malariagegenden auf Ursachen beruht, welche nichts mit der
Fieberursache zu thun haben. — Ebenso wenig besteht zeitlicher Antagonismus beider Krankheiten **), und zum mindesten in hohem Grade zweifelhaft ist die individuelle Ausschliessung ***).

§. 22. Clima, Jahreszeit, Witterungsverhältnisse tragen
viel zur Entstehung der Malariafieber bei.

---

*) Nach manchen früheren vereinzelten Angaben über örtlichen und individuellen Antagonismus von Intermittens und Phthise (Bang 1789, Harrison 1802) stellte
zuerst Wells (Transact. of a society etc. Lond. 1812. III.) viele angebliche Thatsachen hiefür zusammen, worunter eine Menge ganz unzuverlässiger mündlicher
Berichte, Schätzungen von Laien etc., durchaus ohne Zahlenbelege. Unter den
Neueren hat Boudin am eifrigsten die Exclusion behauptet und statistisch zu begründen gesucht. Seine Arbeiten führten zu einer Discussion, bei der sich herausstellte, dass es eine Menge Malariagegenden mit sehr zahlreichen Phthisikern
gibt; vor Allem Holland (Guislain, Gouzée, Schedel, Sybrandi u. A.),
Strasburg (Levy und Forget), Bordeaux (Gintrac), Rochefort (Lefévre),
Tours (Charcellay), Corsika (Abeille), Ostindien. Brasilien etc. — In den
von Genest (Gazette méd. 1843. p. 573 ff.) zusammengestellten, 20 Jahre umfassenden Sanitätsberichten über die englischen Truppenstationen in allen Welttheilen findet sich nirgends eine deutliche und überzeugende Thatsache für den
Antagonismus, wohl aber sehr viele gegen denselben.

**) Wolff (Annalen des Charité-Krankenhauses. I. 1850) sah während der letzten
3 jährigen Wechselfieberepidemie in Berlin Phthise eher häufiger als seltener.

***) Finger (Prager Vierteljahrsschrift 1849. III. p. 4) beobachtete das epidemisirende
Wechselfieber nie frischer, fortschreitender oder weit gediehener Tuberculose.
Ganz anders aber lauten die Erfahrungen aus Malarialändern selbst. Schneevogt
gibt unter 381 Phthisischen 99 Wechselfieberfälle an. — Bei bestehender Wechselfiebercachexie entwickelt sich auch nicht selten Tuberculose (s. unten).

Im Norden hören die Fieber da auf, wo die Sonnenwärme nicht mehr den Grad erreicht, dass eine ausgiebige Zersetzung der organischen Substanzen eintritt. In den warmen Ländern scheint die rasche, lebhafte Fäulniss, die stärkere Verdunstung, die grössere Capacität der Luft für Dämpfe, die grosse Differenz zwischen heissen Tagen und kühlen Nächten, in denen die Bodenausdünstungen der Erde nahe bleiben, die wesentlichsten Momente der Fiebererzeugung; doch ist die Ermattung des Körpers durch die Hitze und dadurch gesetzte Empfänglichkeit für alle Krankheitsursachen gleichfalls hoch anzuschlagen; die das Clima Gewöhnten leiden immer viel weniger als die Neuangekommenen. Auch in den Sumpfgegenden der gemässigten Climate begünstigten besonders warme Jahrgänge die Malaria; in Holland gelten heisse dürre Jahre besonders dann für starke Fieberjahre, wenn das Jahr zuvor eine ungewöhnliche Durchfeuchtung des Bodens brachte; grosse Epidemieen kommen fast nur in solchen Zeiten vor und die Fieber nehmen dann gerne den Charakter der anhaltenden und remittirenden Fieber heisser Länder an; nach kühlen und feuchten Sommern ist dort Intermittens zwar sehr verbreitet, aber durchschnittlich milder.

§. 23.   An Orten, wo Malariafieber endemisch sind, kommen sie das ganze Jahr durch, doch immer mit einer sehr merklichen Differenz nach den **Jahreszeiten** vor. Ueberall ist der Winter die fieberfreieste Zeit; die vorkommenden Fälle sind meistens Recidive oder Nachkrankheiten, gemischt — wenigstens bei uns — mit sehr vereinzelten frischen Fällen, besonders bei öfterem Aufthauen des Bodens; die Fälle mehren sich im Frühling, in manchen Jahren schon im Februar, nehmen bis in den Mai zu, und erreichen im Spätsommer und Herbst, wo der Sumpfboden theils durch die Sommerwärme blossgelegt, theils durch neue Regen vielfach befeuchtet ist, ihr Maximum an Ausbreitung und Intensität. Ausnahmen einzelner Jahre kommen vor, wo schon auf den Hochsommer das Maximum fällt, aber der allgemeine Typus einer mässigen Frühlings- und einer starken Herbst-Endemo-Epidemie ist die Regel in allen gemässigten Climaten; in der heissen Zone ist die Regenzeit vorzüglich die Zeit der Fieber.

Schneller Wechsel von Wärme, Trockenheit und Regen ist an den Fieberorten die Witterungsbeschaffenheit, bei der die meisten Erkrankungen vorkommen; trockene Winde mässigen, feuchte begünstigen gewöhnlich die Entstehung; an einzelnen Orten schreibt man besonderen Winden, in Italien dem Sirocco, in England dem Ostwind (Macculoch) eine das Fieber fördernde Wirkung zu.

§. 24.   Ueber die **individuellen Bedingungen**, welche die Entstehung der Malariafieber begünstigen, weiss man etwa Folgendes. — Alle **Lebensalter** werden ergriffen, auch das frühe Kindesalter ebenso häufig, als gefährlich; im mittleren Alter kommen freilich die meisten Fälle vor. Beide **Geschlechter** zeigen im Wesentlichen die gleiche Disposition, Schwangere und namentlich Wöchnerinnen sind vielleicht weniger disponirt *). — Schwächliche Constitutionen erkranken leichter, die verschiedenen Constitutionsverhältnisse (Plethora, Anämie etc.) begründen oft

---

*) Nach Quadrat (Oester. med. Wochenschrift 31. Jul. 1841) kamen in Prag trotz eines fast epidemischen Herrschens der Intermittens unter 8639 Schwangeren und Wöchnerinnen nur 2 Fälle vor. — Nach anderen Erfahrungen würde wenigstens für die Schwangerschaft gar keinerlei Immunität bestehen.

Differenzen im Charakter der Erkrankung, die sehr deutlich hervortreten, wenn eine grosse Menschenzahl zugleich befallen wird, z. B. in einer Armee im Felde u. dgl. — Die Negerraçe soll eine geringere Empfänglichkeit für Malariafieber zeigen; wenigstens scheint diess in Nordamerika der Fall zu sein (Lewis, Bartlett) und ein sehr auffallendes Beispiel bot die englische Nigerexpedition, wo von 145 Weissen 130 erkrankten und 40 starben, dagegen von 180 Farbigen nur 11 erkrankten und keiner starb (M'William). Im Sudan, in Cordofan, am Senegal, ist freilich die ganze eingeborne Negerbevölkerung in grösster Ausdehnung den endemischen Fiebern der Regenzeit unterworfen; aber es scheint, dass diess durchschnittlich mässige und erst durch ihre Folgeleiden bedeutend werdende Erkrankungen sind.

Menschen, welche an den Fieberorten lange den dortigen Einflüssen unterworfen waren, ohne noch am Wechselfieber zu erkranken, erkranken oft bei ihrer Uebersiedlung an einen andern fieberfreien Ort nach Einwirkung leichter Gelegenheitsursachen, welche bei den an letzterm Orte Wohnenden nie Fieber hervorrufen. An Fieberorten leiden die Fremden mehr als die Einheimischen, wenigstens an den wohlcharakterisirten Formen der Fieber. Eine solche Acclimatisation aber, welche die Wirkungen der Malaria aufheben würde, findet nicht statt; bei den Eingebornen und Acclimatisirten ist ein chronisches Siechthum mit Milztumor sehr häufig, welches theils als wahre schleichende Malariavergiftung, theils als Residuum häufig wiederholter aber nur schwach auftretender Fieberanfälle zu betrachten ist. Diese später zu beschreibenden Cachexieen sind den wahren Malarialändern in hohem Grade eigenthümlich.

§. 25. Jede bleibende oder vorübergehende Herabsetzung der Körperkraft erhöht die Disposition. Wer Hunger und Durst leiden, den Schlaf entbehren, sich Strapazen, namentlich der Ermattung durch starke Sonnenhitze und profuse Schweisse aussetzen muss, wird in Fiebergegenden schnell und schwer befallen; bei kriegführenden Armeen in ungewohntem Clima treffen besonders viele solche ungünstige Umstände zusammen. Alles, was die Hautsecretion und die Verdauung stört, Verkühlungen und Indigestionen, können unläugbar zur Hülfsursache der Fieber werden. Man wird hier weniger anzunehmen haben, dass diese Zustände direct die Empfänglichkeit für das Miasma erhöhen, als vielmehr, dass unter der Einwirkung dieser Nebenursachen eine Ausgleichung der durch das Miasma gesetzten Störungen weniger mehr gelingt und desshalb der Process sich entwickelt.

§. 26. Nichts wirkt mehr disponirend zu Intermittens als ein schon früheres Erkranken. Keine wahre Malariakrankheit gibt eine Immunität gegen späteres Befallenwerden, kaum irgend ein anderes Leiden zeichnet sich vielmehr durch eine so bedeutende und so lange dauernde Neigung zu Recidiven aus. In diesem Verhalten zeigen diese Krankheiten einen bedeutenden Gegensatz gegen Typhus in allen seinen Formen und gegen das gelbe Fieber. Die lang dauernde Disposition, welche jene nach einmaligem Erkranken zurücklassen, weist auf eine constitutionelle Störung hin, die, wie bei der Gicht, der Syphilis, der Bleivergiftung lange symptomlos bleiben und allmählig erlöschen kann, die aber durch allerlei Gelegenheitsursachen auch wieder zu acuten Aeusserungen, zu neuen Fieberanfällen gesteigert wird. —

§. 27. Wenig Allgemeines und Positives lässt sich über die Ursachen der

sporadischen Wechselfieber sagen, die zuweilen an fieberfreien
Orten vorkommen, deren Zahl aber in neuerer Zeit sehr gelichtet ist, seit
die solange mit der Intermittens zusammengeworfenen pyämischen Fröste
eine richtigere Auffassung gefunden haben. Auch nach Ausschliessung
der Pyämie dürften manche der sogenannten sporadischen Wechselfieber
nicht dem wahren Intermittensprocesse angehören. Es sollen zuweilen
nach Eingriffen in empfindliche Theile (Catheterismus), auch nach starken
Gemüthsbewegungen regelmässig sich wiederholende Frost- und
Hitzeanfälle vorkommen, ohne Incubation, ohne Anämie und Cachexie, wahrscheinlich rein nervöser Entstehung. Bei Besprechung der
Diagnose der Intermittens werden noch einige andere, eine Intermittens
simulirende Zustände angegeben werden. Es kommen aber auch an im
Ganzen fieberfreien Orten sehr wohl nachweisbare, ganz beschränkte Ma-
lariaheerde vor (überschwemmter Wiesenboden in der Nähe einzelner
Häuser, Gräben mit faulendem Wasser u. dgl.), für welche, wenn auch
ihre beschränkte Wirkung nur ganz vereinzelte Krankheitsfälle setzt, doch
alle oben ausgeführten Verhältnisse gelten.

§. 28. Der Erwähnung werth ist das Verhalten der Thiere zu
der Intermittensursache. Es ist sonderbar, wie in manchen Fiebergegenden, im Rheindelta und Holland (Steifensand, Guislain), in
Ostfriesland und Westphalen (Bierbaum) sich gar kein Einfluss des Miasmas auf die Hausthiere äussern soll, während andere Thatsachen zeigen,
dass fast alle diese Thiere an Malarialeiden erkranken können. In der
Bresse kommt bei ihnen, wie bei den Menschen Sumpfcachexie mit Milztumor (Nepple), auf Minorca bei Schaafen Milztumor (Cleghorn), in der
Umgegend von Rom bei Ziegen zuweilen spontane Milzruptur wie bei den perniciösen Fiebern vor (Bailly); wahre Wechselfieberanfälle sind bei Pferden,
bei Kühen, bei Hunden beobachtet worden. Es scheint die Erkrankungsfähigkeit der Thiere eine mehr ausnahmsweise, viel geringere als beim
Menschen zu sein; wir werden dasselbe Verhalten beim gelben Fieber und
der Cholera finden. — Dagegen kommen in den wahren Malariagegenden
bei Thieren häufig Milzbrandaffectionen vor, was schon zu der Annahme
führte, diese Erkrankungen und die Wechselfieber mögen auf verwandten
Ursachen beruhen.

§. 29. Selten scheinen die Malariaerkrankungen ganz schnell nach
Einwirkung der Ursachen aufzutreten, doch hat man Fälle beobachtet, wo
unmittelbar, nachdem sich ein Individuum den Exhalationen eines putriden
Sumpfes aussetzte, Ermattung, Schwindel und Kopfschmerz, Uebelsein
und Erbrechen eintrat, denen fliegende Schauder und schon nach wenigen
Stunden ein Fieberanfall folgte. In der Regel scheinen wenigstens einige
Tage von der Einwirkung der Ursache bis zum ersten fühlbaren Erkranken
zu vergehen; in einer Reihe von Fällen konnte die Dauer dieser Incubationszeit mit ziemlicher Genauigkeit bestimmt werden. Sie betrug in einzelnen controllirten Beispielen von Fiebern der afrikanischen Westküste 6,
10, 12—13 Tage (Bryson), bei der west-afrikanischen Remittens, von
welcher Tams berichtet, mit grosser Wahrscheinlichkeit 14 Tage, bei der
englischen Nigerexpedition höchstens 16—20 Tage, in Norwegen nach Blich
durchschnittlich 14 Tage. Jene langen Incubationsstadien, von denen öfters berichtet wird, wo mehrere Monate nach dem Verlassen einer Fiebergegend erst die Krankheit ausgebrochen sein soll, sind als seltene Ausnahmsfälle wohl nicht ganz abzuweisen; schwerlich aber wird Jemand geneigt sein, mit Boudin eine 1½jährige erste Latenzperiode anzunehmen.

SYMPTOMATOLOGIE DER MALARIAKRANKHEITEN.

A. Leichtere Formen.

1) Einfache Intermittens.

a) Uebersichtliches Krankheitsbild.

§. 30. Die einfache Intermittens, die bei uns gewöhnlichste Form der Malaria - Erkrankung beginnt in verschiedener Weise, bald ohne vorausgehende anderweitige Frscheinungen sogleich mit einem Fieberanfall, bald mit einem einleitenden Stadium, das entweder bloss in Mattigkeit und leichten Fieberbewegungen ohne Localsymptome besteht oder die Erscheinungen des acuten gastrischen Catarrhs zeigt. In diesem Falle bestehen die Symptome in Mattigkeit, Kopfschmerz, Verlust des Appetits, dickem Zungenbeleg, Druck im Epigastrium, Brechneigung und Erbrechen. Die Erscheinungen dieses Unwohlseins sind bald so leicht, dass der Kranke ausser Bett ist, bald ist das Krankheitsgefühl und die Ermattung bedeutend und es stellen sich von Anfang Fieberbewegungen ein mit Magenschmerz, angehaltenen, seltener diarrhoischen Ausleerungen, eingenommenem heissem Kopf, Schwindel, Pulsbeschleunigung, dunklem Urin. In andern Fällen sind daneben reissende Gliederschmerzen vorhanden und der Kranke bietet das Bild des gastrisch-rheumatischen Fiebers der Alten. Auch leichter Icterus kann sich zeigen (gastrisch-biliöses Fieber). — 6—8, ja 10—12 Tage können solche Zustände der Ausbildung characteristischer Paroxysmen vorangehen, die Milz kann in dieser Periode schon etwas Schwellung und Empfindlichkeit zeigen, die Gesichtsfarbe schon blass und fahl werden und in den Halsvenen Geräusche erscheinen. In dieser Zeit tritt nun zuweilen auf einmal ein heftiger Frost ein, der den Beginn regelmässiger Anfälle macht, oder diese bilden sich auch jetzt noch langsamer aus, indem unregelmässig oder rhythmisch sich zuerst schwache, allmählig stärker werdende, mit Schweiss endigende Paroxysmen von Frost und Hitze einstellen, denen allmälig immer freiere Intervallen folgen.

§. 31. Der einmal ausgebildete Intermittensanfall zegt folgende Erscheinungen. Der Kranke fängt an, sich unwohl und beklommen zu fühlen, bekommt Kopfschmerz, wird müde, wie schläfrig, gähnt und streckt sich öfters, der Puls ändert sich, wird meist klein, soll zuweilen langsamer und etwas unregelmässig werden; in schwereren Fällen kann zu diesen ersten Symptomen gleich heftiger Kopfschmerz, Schwindel und Erbrechen kommen. — Nun beginnt, während die Eigenwärme des Körpers steigt, das Froststadium mit der Kälteempfindung, die bald an Händen und Füssen beginnt, bald vom Rücken und der Lumbalgegend ausgehend den ganzen Körper durchrieselt, anfangs öfters mit vorübergehendem Hitzegefühl wechselt, bald aber allgemein und bleibend wird. Die Haut ist trocken, blass, contrahirt (Gänsehaut), an den Extremitäten oft gerunzelt und von stumpferer Tastempfindung, die Gesichtszüge etwas eingefallen, blass, Lippen und Nägel, zuweilen auch andere Stellen der Haut bläulich. Der Kranke zittert vor Frost, die Zähne können klappern und selbst der ganze Körper mit dem Bett anhaltend convulsivisch erschüttert werden. Die Respiration ist kurz und beschleunigt, die Stimme gebrochen, der Puls klein, frequent, zuweilen ungleich, der Mund trocken und wenn kurz zuvor gegessen wurde, kommt es oft zum Erbrechen. Kopfschmerz in verschiednem Grade, Zerschlagenheit und Mattigkeit, Ziehen im Nacken und Gliedern, Schmerzen in der Lendengegend sind in der

Regel vorhanden. Aber ausserordentlich verschieden ist die Intensität der Symptome. In heftigen Frostanfällen kann neben den genannten Erscheinungen noch starke Beklemmung, Angst, Herzklopfen mit dem Gefühl grosser innerer Hitze, mit Schwindel, Pupillenerweiterung, anhaltendem Erbrechen eintreten; in andern Fällen besteht das ganze Froststadium nur in leichtem Schauder. Ebenso verschieden ist seine Dauer, von $\frac{1}{4}$ Stunde bis zu 6 und mehr, in unseren Fiebern selten über 1 — 2 Stunden.

§. 32. Nun nimmt das Frieren ab; nach kurzem Wechsel von Schauder und Wärmeempfindungen nimmt das Hitzestadium überhand. Die Wärme scheint dem Kranken von innen nach aussen zu strömen, die Haut wird wieder glatt, schnell röthet sie sich und turgescirt, besonders im Gesicht. Rücken- und Gliederschmerzen und Beklemmung nehmen in der Regel ab, aber der Kopfschmerz steigert sich, wird klopfend und oft so heftig, dass es zu etwas Delirium kommt. Ueberhaupt wird der Kranke aufgeregt, unruhig, die Respiration beschleunigt, beim Sprechen oft etwas dyspnoisch, das Athemgeräusch laut, der Herzstoss stark, ausgebreitet, der erste Herzton zuweilen diffus oder von einem schwachen Geräusche begleitet, der Puls voll, öfters härtlich; die Pupillen sind zuweilen auffallend weit. Haut und Mundschleimhaut sind Anfangs noch trocken und der Durst sehr stark; die Hypochondrien, die Nabel- und Nierengegend werden jetzt etwas schmerzhaft oder doch gegen Druck empfindlich; oft kommt fast ein sparsamer, rother, brennender Urin, zuweilen selbst Suppression der Urinsecretion vor.

§. 33. Zuweilen dauert ein solches Stadium wahrer trockener Hitze mehrere Stunden an, aber in sehr vielen Fällen ist es nicht recht ausgeprägt, sondern die turgescent gewordene Haut wird bald auch feucht und schwitzend, so dass das dritte, das Schweissstadium sehr bald nach dem Aufhören des Frostes beginnt. Indem nun das Gefühl der Erhitzung abnimmt, die Haut blasser, die Mundschleimhaut feucht, die Respiration frei und ruhiger, der noch volle und frequente Puls weich wird, bricht ein reichlicher, warmer, stark saurer und salzreicher Schweiss über den ganzen Körper aus. Auch die Urinsecretion wird reichlicher, die Unruhe im Nervensystem und der Kopfschmerz verliert sich, es tritt oft ein erquickender Schlaf ein, nach dem sich der Kranke schwach, aber sonst wohl fühlt. Die copiösen Schweisse des Intermittensanfalls kommen oft in mehrere Schüben, zwischen denen der Kranke bereits wenig Belästigung mehr fühlt; nichts ist z. B. häufiger, als dass bei vormittägigem Beginn des Anfalls der Kranke sich schon Abends wohl fühlt und erst in der Nacht die reichlichstenSchweisse kommen. So lässt sich die Dauer des Schweissstadiums selten recht fest begrenzen, in der Regel nimmt es die längste Zeit im Anfalle, gewöhnlich etwa einen halben Tag ein.

§. 34. So dauert der gesammte Paroxysmus in der Regel von 6—10, hier und da aber auch 24—30 Stunden. Selten kommen bei den gewöhnlichen Fiebern sehr lange, etwa 3 tägige Anfälle vor, wo der erste Tag ganz von Frost, die 2 folgenden von Hitze und Schweiss eingenommen werden und das Ganze einen Quartan-Rhythmus mit in einander laufenden Paroxysmen darstellt.

§. 35. Das Intervall zwischen den Anfällen ist bald eine vollständige, von Krankheitserscheinungen freie, reine Apyrexie, bald von gastrischen Symptomen mit gestörtem Schlaf, Kreuz- und Kopfschmerzen, leichten

Fieberbewegungen ausgefüllt; bei langen Anfällen ist die kurze Apyrexie nie ganz rein, kaum hat der Schweiss geendigt, so bereitet sich schon wieder der nächst kommende Paroxysmus vor. In vielen Fällen bleibt der Puls etwas beschleunigt, der Kranke ist sehr empfindlich gegen Temperatur-wechsel, die Nächte vor dem Fiebertag sind gewöhnlich unruhig. Je mehr wirklich febrile Erscheinungen (§. 41 ff.) im Intervall fortdauern, um so mehr fällt der Fall unter die Categorie der Remittens; nach längerer Dauer der Krankheit sind es vorzüglich die Erscheinungen der Anämie, an denen der Kranke auch in den fieberfreien Zeiten leidet.

§. 36. Nicht immer aber besteht der Anfall aus jener vollständigen Reihenfolge von Frost, Hitze und Schweiss. Es gibt leichte Paroxysmen, nur aus etwas Schauder, nur aus Hitze, aus Schweiss, aus Kopfschmerz bestehend und seit Vervielfältigung der Thermometerbeobachtungen steht es fest, dass einzelne Anfälle, die nur aus der objectiven Tempera-turerhöhung erkannt werden, selbst ohne alle subjective Symptome ver-laufen. Sehr häufig gestalten sich namentlich bei der Heilung der Inter-mittens die leichten Anfälle so fragmentarisch. Andererseits soll auch als endemische Eigenthümlichkeit schwerer Fieber ein Fehlen wahren Frostes an einzelnen Orten vorkommen*), wo es dann durch irgend ein schweres Nervensymptom, heftige Rückenschmerzen u. dgl. ersetzt sein soll.

§. 37. Keineswegs entspricht sich die Intensität der einzelnen Sta-dien: einem ganz leichten Frost folgt oft eine ungemein starke Hitze, einer starken Hitze ein sehr geringer Schweiss etc. und der Gesammt-habitus der Paroxysmen kann bei einem und demselben Kranken er-heblich variiren, der Frost bald schwach und kurz, bald wieder sehr stark sein, der Schweiss zuweilen fehlen u. s. w. Und nicht einmal die Succession der Stadien im Paroxysmus scheint immer regelmässig zu sein; unter der Bezeichnung des Typus inversus hat man solche Fälle begriffen, wo Hitze oder Schweiss vor dem Froste kommen soll. Ich habe nie einen stark ausgesprochenen Typus inversus gesehen, glaube auch, dass die meisten dieser Fälle Quotidianen sein mögen, bei denen der nächtliche Schweiss des einen Anfalls erst kurz vor dem morgendli-chen Frost des nächsten aufhört; aber es bestehen doch glaubwürdige Beobachtungen von Fiebern, deren Paroxysmus mit Hitze beginnt, auf welche nach einigen Stunden der Frost und endlich (kalter) Schweiss folgt**) und ein Typus inversus in dem Sinne, dass bloss mässiges Hitze-gefühl vor dem Froste kommt, ist nicht selten. — Practisch von gerin-ger Wichtigkeit, haben diese, wie übrigens schon alle fragmentären Fälle eine gewisse theoretische Bedeutung, indem sie jene Fiebertheorieen widerlegen, welche die einzelnen Stadien des Frostes, der Hitze, des Schweisses als nothwendige Folgen aus einander hervorgehen lassen. —

§. 38. Das eigentlich prägnante Phänomen der Intermittens ist nun die Succession der beschriebenen Paroxysmen in mehr oder minder re-gelmässigen Zeitepochen, womit die ganze Krankheit zu einer Kette von Anfalls- und Nachlassperioden in einem bestimmten Rhythmus wird. Diese Rhythmen sind verschieden; ihre Differenz ist in der alten Medicin oft pedantisch und spitzfindig behandelt und die Betrachtung noch ausser-dem durch Einmischung bloss vermeintlicher Rhythmen bei ganz anders-

---

*) Graves, clinic. lect. sec. ad. 1848, I. p. 357.
**) Canstatt, Prag. Vierteljahrsschr. 1850, Bd. 28. p. 92.

artigen zeitweisen Anfällen (Pyämie etc.) verunreinigt worden. Ein Theil
dieser Scholastik hat sich wenigstens noch in der Bezeichnung der Rhythmen erhalten.

Die Haupt-Rhythmen sind der quotidiane (täglich ein Anfall, und
die Anfallszeiten etwa 24 Stunden aus einander liegend), der tertiane (je
über den andern Tag ein Anfall, von Beginn des Anfalls bis zu dem des
nächsten etwa 48 Stunden), der quartane (zwei freie Tage zwischen den Anfällen, etwa 72 Stunden vom Beginn des einen bis zu dem des andern
Paroxysmus). Eine duplicirte Quotidiana nennt man den kürzesten Rhythmus, wo täglich innerhalb 24 Stunden, mit 4 — 8 stündigem, oder noch
kürzerem Intervall 2 Paroxysmen kommen, Tertiana duplicata den Fall
täglicher Paroxysmen, aber mit je über den andern Tag wechselnder, z. B.
bald mit 36, bald mit 16stündiger Eintrittszeit, oft auch wechselnder Intensität der Anfälle. Der Rhythmus tertianus duplex, wo an einem Tage
zwei Anfälle, dann ein freier Tag, dann wieder zwei Anfälle kommen sollen,
und der Rhythmus quartanus duplicatus, wo an zwei Tagen hintereinander
ein Anfall, dann ein freier Tag, dann wieder zwei Tage mit Anfällen
kommen sollen, scheinen beim Wechselfieber nicht vorzukommen; wahrscheinlich wurden sie in früherer Zeit aus einzelnen Fällen von Pyämie ab-
geleitet. —

Es ist sonderbar und nicht recht deutlich, warum manche gute ältere
Beobachter (Sénac u. A.) den Quotidian-Rhythmus ganz in Abrede stellten
und alle täglichen Fälle für doppelte Tertianen erklärten; er ist zwar bei
uns etwas seltener als der tertiane, aber immer häufig genug. Der sehr
kurze Rhythmus der doppelten Quotidiana kommt gewöhnlich nur im Beginn der Krankheit, hier aber nicht sehr selten, wenigstens für 1—2 Tage
vor. Längere Rhythmen als der quartane, nämlich quintane, sextane,
octane sind gar nicht sehr selten, sollen sogar an einzelnen Orten sehr
häufig vorkommen*); aber es fragt sich hier sehr, ob die Intervallen hier
wirklich frei sind, ob nicht in den langen, scheinbaren Intervallen sich
leichte, nur thermometrisch erkennbare Anfälle finden, wie solches selbst
schon bei einzelnen Quartanen von Zimmermann gefunden worden ist.

§. 39. Mancherlei Abweichungen, Veränderungen, Uebergänge der
Rhythmen kommen vor, und oft geht der eine in den andern absatzweise
über, z. B. beim Uebergang der Tertianen in die Quotidianen kann ein
36stündiger, beim Uebergang der Tertianen in Quartanen ein 60stündiger
Rhythmus sein. Ganz — wenigstens bis jetzt scheinbar — regellose,
erratische Anfälle kommen besonders bei Individuen vor, welche schon
früher viel Intermittens gehabt und an chronischem Siechthum leiden. Das
jedesmalige Früherkommen des Anfalls, das Anteponiren ist im Allgemeinen viel häufiger als das Späterkommen, Postponiren; unter den
Fiebern meines Beobachtungskreises ist die grosse Mehrzahl der Tertianen
anteponirend. Es kann sein, dass Ante- und Postposition zuweilen nur
eine scheinbare ist, insoferne der Beginn des Frostes nicht präcis den
Beginn des Anfalls anzeigt (Zimmermann); doch sind gerade die Fälle,
wo in der Stundenzahl der Intervallen beim Anteponiren selbst einige
Regelmässigkeit herrscht (jedesmal 2, 3, 24 u. s. w.), dessen nicht verdächtig. Durch Postponiren gehen Quotidianen in Tertianen, beide in
Quartanen über, durch oftmaliges Anteponiren können die Anfälle ver-
schmelzen und die Form der Remittens entstehen. Aeusserst merkwürdig
und so unerklärlich, wie überhaupt die ganze Rhythmik der Intermittens

---

*) Graves, l. c. p. 357.

ist die Art, wie zuweilen eingewurzelte Quartanfieber mit der zähesten Hartnäckigkeit über lange, mehrere Monate dauernde freie Zeiten hinaus ihren Rhythmus beibehalten, indem sie pünktlich auf den Tag wiederkehren, der ein Fiebertag gewesen wäre, wenn die Paroxysmen in der ganzen Zeit fortgedauert hätten*). Ganz dasselbe sieht man schon im Kleinen, indem die Fieberrecidive bei der Tertiana so ungemein häufig — auch nach meinen Beobachtungen nach 13 bis 14 Tagen, an einem Tage eintritt, wo bei ungestörter Fortdauer das Fieber gekommen wäre. — Auch in Betreff der Tageszeiten, zu denen die Anfälle eintreten, bestehen einige merkwürdige Eigenthümlichkeiten. Die Mehrzahl der Paroxysmen fällt in die Zeit zwischen Mitternacht und Mittag, namentlich in die Vormittagsstunden, um ein ziemliches weniger in die Zeit von Mittag bis Mitternacht; in der ersten Hälfte der Nacht kommen bei uns nur sehr wenige Anfälle vor. Der noch nie gemachte Versuch, durch bedeutende perturbatorische Modificationen der hygieinischen Verhältnisse die Zeit der Anfälle abzuändern, dürfte Resultate für die Erklärung der Rhythmik versprechen.

§. 40. Sei es nach dem einen oder dem andern Rhythmus, das einfache Wechselfieber verläuft mit kürzerer oder längerer Dauer in einer später anzuführenden Weise (§. 62 ff.) entweder zur Genesung, wobei immer eine grosse Neigung zu Recidiven stattfindet, oder es geht in Folgezustände über, welche gleichfalls später betrachtet werden. Der bei uns sehr seltene tödtliche Ausgang wird bei den perniciösen Fiebern seine Erörterung finden.

b) Analyse der einzelnen Phänomene des Wechselfiebers.

§. 41. 1) Unter ihnen sind die Temperaturverhältnisse, die doch den Hauptmassstab für das Fiebern der Intermittenskranken geben, in erster Reihe zu würdigen. —

Sénac (l. c. p. 40) hatte schon bemerkt, dass während des Frostes der Thermometer in der Mundhöhle nicht sinke: De Haën wies zuerst die objective Erhöhung der Temperatur im Frost, eine der capitalsten Thatsachen der ganzen Pathologie nach. Gegenwärtig steht es fest, dass mit dem Frost und sehr häufig schon einige Zeit, bald ganz kurz, bald schon mehrere Stunden vor der Frostempfindung, in jener Zeit der sogen. Vorboten des Anfalles, die Eigenwärme des Körpers steigt. Während des Froststadiums nimmt sie rasch zu und erreicht gegen Ende desselben in der Regel ihr Maximum; in der Hitze bleibt sie eine Zeit lang auf dieser Höhe oder steigt noch um etwas (Gavarret, Gierse, Girbal, ebenso in mehreren Fällen meiner Beobachtung), oder nimmt schon während der Hitze langsam wieder ab (Bärensprung). Immer aber sinkt sie schnell während der Schweissperiode, steht indessen am Ende des Schwitzens und im Beginn des subjectiv freien Intervalls noch immer über dem Normal. Bei den reinen Apyrexieen dauert das Sinken im Intervall fort bis der Normalstand erreicht ist und bei vielen Kranken ist selbst der Stand der Wärme eine Zeit lang vor dem Beginn des neuen Anfalles unter dem Normal; vielleicht die Folge der Anämie, die dem Intermittensprocesse selbst zukommt, vielleicht der Nahrungsverminderung. In vielen andern Fällen aber findet man auch im Intervall die Temperatur noch abnorm erhöht, wiewohl immer bedeutend niedriger als im Anfall. Solche unreine, unvollständige Apyrexieen kommen öfters bei starker gastrointestinaler Erkrankung vor; die Erhöhung kann aber auch die Bedeutung haben, dass schon der nächste Anfall sich wieder vorbereitet

---

*) Graves, l. c. p. 369 ff.

oder ein leichter, durch keine subjective Beschwerde kund gethaner Paroxysmus wirkt in dem scheinbaren Intervall auf das Thermometer. In den
beiden letzteren Fällen findet sich die Erhöhung nicht wie im ersteren,
während des ganzen Intervalls.

§. 42. Der Grad der Temperaturerhöhung und Schwankung steht
durchaus nicht in constantem Verhältniss zur Heftigkeit der andern Erscheinungen des Paroxysmus und ist überhaupt sehr verschieden. Fast
immer steigt das Thermometer wenigstens über 39⁰ C., sehr häufig über 40⁰ C.
Die höchste Temperatur, die mir selbst vorkam, war 41,5⁰ C.; es wurde
aber auch schon 42,6⁰, selbst 43⁰ (einmal von Z i m m e r m a n n , und zwar
in einem ziemlich leichten Falle) beobachtet. Das Bezeichnende für die
Intermittens ist aber die s c h n e l l e Erwärmung und Wiederabkühlung, bei
der so häufig innerhalb 12, höchstens 24 Stunden die Temperatur um 4—5
Grade steigt und wieder sinkt, nächstdem die regelmässige P e r i o d i c i t ä t ,
mit der diese Temperaturschwankungen kommen, endlich die doch in der
Mehrzahl der Fälle g a n z f r e i e A p y r e x i e (Normaltemperatur). — In
allen drei Beziehungen wird das Thermometer in einzelnen dunklen Fällen für die Diagnose sehr brauchbar, besonders bei Kranken, die keine
Auskunft über sich zu geben vermögen. In den pyämischen Frösten, deren Unterscheidung von Intermittens hier und da sehr schwierig ist, steigt
die Temperatur auch meistens sehr bedeutend und oft noch schneller als
im Wechselfieber; in den Intervallen liegt schon mehr, doch kein ganz
durchgreifender Unterschied: in manchen Fällen bleibt hier die Temperatur hoch, in andern sinkt sie tief unter das Normal (in einem Fall bei
uns auf 35,2⁰ C.); aber sehr selten zeigen die Fröste eine regelmässige
Periodicität. Sonst gibt es keine acute Krankheit, bei der dieselben Thermometerschwankungen vorkommen; manche Fälle chronischer Tuberculose dagegen machen eben solche Temperatursteigungen mit täglichem
Herabgehen auf oder unter das Normal.

§. 43. Diese Temperaturbestimmungen beziehen sich alle auf die
Wärme der innern Theile und des Bluts, bestimmt nach der Temperatur der
Achselhöhle. Anders verhalten sich die peripherischen Theile. An diesen weist im Frost, wie schon die aufgelegte Hand, so auch das Thermometer eine bedeutende Temperaturerniedrigung, um 6 — 8⁰ C. und mehr,
nach; im Hitzestadium ist sie auch über das Normal erhöht. Jene objective Abkühlung der Hände und Füsse, auch des Kopfes, lässt sich wohl
nicht anders erklären, als aus dem geringeren Einströmen von arteriellem
Blut und damit herabgesetztem Stoffwechsel; auf dieselbe wird von Einigen die ganze F r o s t e m p f i n d u n g des Kranken zurückgeführt. Doch
dürfte die Erkühlung der peripherischen Theile nicht hinreichend sein,
einen so heftigen Schüttelfrost mit den ausgedehntesten convulsivischen
Erschütterungen aller Muskeln als Reflexactionen hervorzurufen. Ich möchte
immer noch den subjectiven Frost, das Zittern, die Gänsehaut für Folgen
der anomalen Eindrücke des Blutes auf die N e r v e n - C e n t r e n halten.
Es ist auffallend, wie das Zittern und Schütteln zwar mit einer starken
Frostempfindung kommt, aber nicht allein durch diese hervorgerufen wird.
Ein intelligenter Kranker, in einem heftigen „Schüttelfrost" über seine Sensationen befragt, antwortete mir: Kälte spüre er eigentlich gar nicht, er
müsse sich bloss schütteln. Es scheint also Fälle zu geben, wo jener
anomale Eindruck des Blutes mehr nur auf die motorischen Actionen
der Centra geht. —

Die Abkühlung am Ende des Anfalls kann nicht als einfacher Effect
des Schwitzens betrachtet werden; denn nicht jeder Schweiss hat Tem-

peraturerniedrigung zur Folge. Das Aufhören des Anfalls muss vielmehr
auf einer anders begründeten Beendigung eben jener Processe im Blute oder
im Gesammtstoffwechsel oder wo immer, beruhen, welche schon vor seinem Beginn die Temperatur erhöht hatten.

§. 44. 2) Circulationsstörungen. Während des Frostes scheint
die Herzthätigkeit matt zu sein, es häuft sich das Blut im venösen Abschnitte des Gefässsystems an; die Arterien sind leerer, wahrscheinlich auch
durch active Contraction ihrer Wandungen. Die Venenüberfüllung zeigt
sich in der Haut an dem Livor; in den inneren Theilen hat sie in einzelnen Fällen venöse Blutungen, Gefäss- *) oder Milz-Ruptur zur Folge. In der
Hitze werden die Arterien wieder weiter, scheinen mitunter wirklich relaxirt
zu werden; das Herz arbeitet mit Energie, die unregelmässige Blutvertheil-
lung wird ausgeglichen; die Haut, in der die krampfhafte Contraction aufgehört hat, wird hyperämisch und turgescirt. — Die Pulsfrequenz
geht im Anfall nicht parallel der objectiven Temperaturerhöhung, sie kann
bei hoher Wärme fast normal bleiben (Zimmermann); auch ihr Sinken
in der Apyrexie geht nicht parallel der Wärmeverminderung, jenes geht
schneller vor sich (Wertheim).

§. 45. Oft schon sehr frühe, oft erst nach mehrwöchentlicher
Dauer des Fiebers kommen Geräusche in den Halsgefässen und häufig
auch im Herzen vor, besonders bei älteren Kindern und jungen Leuten.
Die Herzgeräusche sind systolisch, meist über dem Ursprung der grossen
Gefässe am stärksten und während des Anfalles lauter. — Ich habe auch
oft die Milzgegend bei Wechselfieberkranken auscultirt, und häufig im Anfall,
besonders im Beginn des Hitzestadiums ein anhaltendes Summen oder ein
aussetzendes, mehr hauchendes Geräusch, ähnlich dem sogenannten Pla-
centar- oder Uteringeräusche der Schwangern, über ihr gehört; ich glaube
dass es aus einem der grossen Gefässe, namentlich Venenstämmen des
Unterleibs, schwerlich aus der Milz selbst kommt. — Die Herz- und Ge-
fässgeräusche der Intermittenskranken haben im Allgemeinen ganz den
Character der sogenannten anämischen Geräusche und sind gewöhnlich
von allen Zeichen allgemeiner Anämie begleitet. Doch scheinen Fälle vorzukommen, wo im Laufe einer wahren (endemischen) Intermittens auch
endocarditische Processe auftreten; denn der Beginn einzelner chronischer
Herzkrankheiten lässt sich auf Intermittens zurückführen. Und noch andere Fälle gibt es **), wo wahre, gewöhnliche Endocarditis unter dem Bilde
einer ziemlich regelmässigen Intermittens verläuft. Das Auftreten von Ge-
räuschen am Herzen ist also einer Verwerthung nach diesen verschiedenen Möglichkeiten zu unterziehen; in der ungeheuern Mehrzahl der Fälle
gehören sie freilich der ersten Categorie an. — Die Verbreiterung des
Herzens, welche nach Berichten aus den Prager Cliniken in der Intermittens,
durch Percussion nachweisbar, vorkommen soll (stärkere Füllung des rechten Herzens) will ich hier nur erwähnen; in einem Falle ist sie mir in
der auffallendsten Weise vorgekommen, und das ungemein breite Herz
ging am Ende der Krankheit auf den normalen Umfang zurück; aber gerade diese Beobachtung liess einigen Zweifel zu, ob es blosse Intermittens war.

---

*) Sebastian (l. c. p. 187) führt einen Fall an, wo [es im Froststadium zur Ber-
stung des rechten Vorhofs kam.
**) Hamernyk, Prager Vierteljahrsschr. Bd. 21. p. 189.) hat hierauf aufmerksam
gemacht.

§. 46. 3) Die Respirationsorgane zeigen bei der gewöhnlichen Intermittens keine erhebliche Betheiligung. Im Frost ist die Respiration kurz und das Respirationsgeräusch schwach, der Kranke hüstelt zuweilen und es sollen hier und da bronchitische Geräusche hörbar werden, die mit dem Ende des Anfalls wieder verschwinden (Schwellung der Brochialschleimhaut?). — Mehr zufällig, aber häufig, selbst wahrhaft epidemisch, kommt eine Complication der Intermittens mit Bronchialcatarrh vor; in diesen Fällen steigern sich Husten, Druck, dyspnoische Beschwerden im Anfall, können namentlich im Frost einen hohen Grad erreichen und lösen sich gewöhnlich in der Schweissperiode mit Expectoration. — Einzelne gefährliche Complicationen von Seiten der Lunge werden bei der schweren Form der Intermittens erwähnt werden.

§. 47. 4) Die primäre, durch die Infection gesetzte Veränderung des Blutes, welche man bei der Intermittens als Quelle des Gesammtprocesses betrachtet (§. 5), ist noch nicht nachgewiesen. Die ganz frischen Fälle zeigen nach unseren bisherigen Untersuchungsmethoden keine chemisch-physicalische Abweichung des Blutes vom Normal (Andral, Zimmermann)*). — Ganz anders bei längerer Dauer des Fiebers. Die Analysen**) ergeben hier eine rasche und bedeutende Abnahme der gefärbten Blutkörper, bald auch eine starke Verminderung des Eiweisses, womit dann die Zeichen der Anaemie, Blässe der Haut, Mattigkeit, Palpitationen etc., sehr oft auch Hydrops eintreten. Einerseits Consumtion der Hauptbestandtheile des Blutes durch Urin, Schweiss, Galle, durch massenhaften Untergang gefärbter Körper, deren Farbstoff zu Pigment wird, andererseits Hemmung der Blutanbildung durch das oft vorhandene Leiden der Darmschleimhaut, der Milz, auch der Lymphdrüsen und Leber, scheinen die Hauptmomente dieser Anaemie. Sie bildet sich mit sehr verschiedener Schnelligkeit aus, bei Kindern, jungen Mädchen, zuvor Heruntergekommenen oft schon nach wenigen Anfällen. — Eine Vermehrung der farblosen Blutkörper ist keineswegs constant; eine Abnahme der Phosphate im Blute und ein reichlicher Gehalt von Cholestearin (Cozzi) und an Gallenfarbstoff bezieht sich nur auf einzelne Fälle.

§. 48. Besonders characteristisch ist der oft reichliche Gehalt des Blutes an körnigem, gelbrothem, braunem bis schwarzem Pigment (Melanaemie). Zuerst von Virchow, Meckel und Heschl in den Organen (Hirn, Leber, Milz etc.) nach dem Tode aufgefunden, ist es seither öfters schon während des Lebens im Blute von Intermittenskranken, besonders bereits Cachectischen microscopisch nachgewiesen worden. Die Pigmentbildung scheint den einfachen Wechselfieberfällen gar nicht oder nur in der mässigsten, den schweren Fällen dagegen in ausgedehnter, massenhafter Weise zuzukommen. Es geht jedenfalls aus dem

---

*) Während ich das Manuscript ausfertige, kommt mir ein Fall vor, wo eine Kranke (ein 14jähriges Mädchen) aus einem Wechselfieberorte, wo eben eine Epidemie herrscht, mit einer schweren Pneumonie in das Hospital kommt. Nach Ueberstehen dieser Krankheit, vier Wochen nach Beginn der Pneumonie, bekommt sie Intermittens, und man muss annehmen, dass diese noch in der endemo-epidemischen Ursache begründet ist, der die Kranke vor der Pneumonie ausgesetzt war. Sollte es eine Blutveränderung sein, die noch durch die Pneumonie durch, wo doch das Blut so bedeutende Veränderungen erleidet, hätte wirken können?? —
**) S. namentlich Léonard et Foley, mém. de méd. et de chir. milit. 1846. tom. 60 u. Becquerel et Rodier, Gazette médicale 1852. nro. 24.

Farbstoff der Blutkörper hervor*und ist das Product einer rückschreitenden Metamorphose, einer „Necrose" derselben. In welcher Zeit der Krankheit, ob schon frühe oder erst bei einem gewissen Grade von Cachexie es anfängt sich zu bilden, und wie lange Zeit es etwa hierzu brauchen mag, lässt sich noch gar nicht entscheiden. Da man es in den meisten Fällen nach dem Tode in der Milz am reichlichsten angehäuft findet, so hat die Annahme (Meckel, Frerichs) viel für sich, dass es auch vorzugsweise in diesem Organ, vielleicht unter dem Einfluss der Säure der Milzflüssigkeit, ausserdem aber vielleicht auch in der Leber und in den Lymphdrüsen entstehe. Ganz unaufgeklärt ist bis jetzt die Frage, ob das Pigment in irgend einer Beziehung zur Entstehung der Paroxysmen stehe, solches ist aber sehr wenig wahrscheinlich; deutlich aber sind mehrere andere Folgen seines Circulirens im Blute. Indem es sich hierbei in die verschiedensten Organe ablagert, bedingt es, besonders bei längerer Dauer des Fiebers, characteristische graue Färbungen in der Leber, Milz, den Nieren, den Lymphdrüsen, dem Mesenterium, der Corticalsubstanz des Gehirns, den allgemeinen Decken, und die reichliche Anhäufung der Pigmentzellen und Körner in den Capillaren scheint Blutstockung, und damit zuweilen Gefässzerreissung in lebenswichtigen Organen, namentlich im Gehirn veranlassen zu können, und damit die schweren Symptomencomplexe, welche für manche perniciöse Fieber characteristisch sind und dort beschrieben werden sollen.

Pyaemische Blutveränderung bei der wahren Intermittens ist noch zweifelhaft (s. §. 57.).

§. 49. 5) Die Verdauung ist in sehr vielen Fällen von Intermittens, doch keineswegs so constant gestört, dass man hierin ein wesentliches Element der Krankheit finden könnte. Im Beginn, schon vor oder neben den ersten Paroxysmen, weisen die so häufig vorhandenen Symptome von Appetitlosigkeit, Magenschmerz und Erbrechen auf acuten Catarrh der Digestionsschleimhaut hin, der vielleicht einer primären Einwirkung der inficirenden Stoffe auf Zunge, Mund und Magenschleimhaut (Mühry) zuzuschreiben ist. Sehr häufig verliert sich diese Erkrankung der Digestionsschleimhaut mit Regulirung der Paroxysmen oder nimmt doch sehr ab, so dass die Kranken in der Apyrexie reichlich essen und gut verdauen. Wo dieselbe aber anhaltend und bedeutend ist, da bekommen die Anfälle oft keine vollständige Ausbildung, keinen festen Rhythmus, und die Apyrexie bleibt unrein, so dass der Kranke auch im Intervall fiebert; hierauf beruhen sehr viele Fälle sogenannter Remittenten. — Ein chronischer Gastrointestinal-Catarrh ist sehr häufig Theilerscheinung der Wechselfiebercachexie.

§. 50. 6) Kein Organ erleidet in unserm Wechselfieber so constante Veränderungen als die Milz. Geht den Paroxysmen ein einleitendes, gastrischfebriles Leiden voran, so kann schon in dieser Zeit einige Schwellung deutlich nachweisbar werden. Ziemlich constant aber scheint sie im Anfall zu schwellen*), vielleicht schon im Froststadium, denn sie wird nicht selten in demselben etwas schmerzhaft, hauptsächlich aber im Hitzestadium. Die Ansicht, dass die Milzschwellung im Frost einfach aus der Blutüberfüllung der inneren Theile hervorgehe, ist antiquirt. Bei sehr ge-

---

*) Bei den Sumpffiebern warmer Länder scheint die Schwellung im Anfall noch weniger constant; wenigstens fand man sie öfters in der Leiche nach schnellem Tod in Folge weniger, heftiger Paroxysmen gar nicht geschwollen (Haspel, Wilson, Jacquot und Sonrier). Piorry erklärte diess aus dem gegebenen Chinin.

ringem Froste kann sich eine sehr bedeutende Schwellung bilden; es
gibt chronische Malariacachexieen mit starkem Milztumor mit kaum wahrnehmbaren Anfällen; die pyämischen Schüttelfröste haben nicht nothwendige, nur ausnahmsweise Milzschwellung zur Folge. — Die Vergrösserung ist nach den ersten Anfällen noch gering und scheint in den ersten
Apyrexieen bis zum Verschwinden wieder abzunehmen; nach einer Reihe
von Anfällen, bald früher, bald später, bleibt der Milztumor beständig,
wenn er sich auch in langen Apyrexieen hier und da wieder verkleinern
mag. Die Vergrösserung geschieht bald langsam, bald rasch, stossweise,
so dass innerhalb 24 Stunden das Milzvolum sich fast verdoppelt. Grosse
individuelle Verschiedenheiten kommen übrigens vor; bei alten Leuten ist
die Milzanschwellung, wohl wegen geringer Dehnbarkeit der Capsel, nie
bedeutend; bei Kindern finde ich sie durchschnittlich am stärksten, hier
können nach erst 3wöchentlichem Bestehen eines ersten Fiebers Milztu-
moren vorkommen,| welche oben fast in die Achselhöhle reichen, unten
den Rippenrand um 3 Querfinger überragen; in solchen Fällen ist immer
ein hoher Grad von Anämie vorhanden und diese nimmt im Verhältniss
zur Grösse des Tumors und zur Raschheit seiner Entstehung zu.

§. 51. Die Veränderung der Milz scheint Anfangs in blosser Hyperämie, namentlich starker Füllung des venösen Gefässabschnittes (in den
schweren Fällen bald mit Pigmentanhäufung?) zu bestehen. Ist ein Milztumor in der Leiche nach erst wenigen Anfällen nachzuweisen, so ist das
Gewebe meist sehr weich, bald mehr mürbe, bald zerfliessend, von dunkler, grauer bis violetschwarzer Farbe. Keilförmige Milzentzündungen kommen auch zuweilen in solchen Fällen vor, ohne dass man Grund hätte,
ihre metastatische Entstehung anzunehmen. Bald aber scheint sich eine
diffuse Exsudation ins Parenchym zu bilden (Wedl), in manchen Fällen
neben vielen kleinen, mitunter aber auch reichlichen Blutergüssen. So wäre
also schon der acute Milztumor der Intermittens in gewissem Sinne wieder als eine Art diffuser Milzentzündung aufzufassen, und auch die Milzhülle zeigt sehr häufig sogenannte entzündliche Veränderungen, Trübungen,
Schwielen, Verwachsungen etc. — Mit der Heilung der Intermittens geht
der acute Milztumor zurück, bei Chiningebrauch in frischen Fällen meistens
rasch, im Verlauf von 3 — 14 Tagen. Wird der Process nicht geheilt,
so schwillt in vielen Fällen, auch beim Nachlass oder Aufhören der
Paroxysmen die Milz anhaltend, langsam fort und erreicht eine bedeutende
Grösse und Schwere mit meistens kuchenförmiger Gestalt. Die tiefe und
allgemeine Ernährungsveränderung, die das Organ alsdann erleidet, fällt bis
jetzt unter die Categorie der Speckmilz, ist aber vor allen andern Milztumoren durch den reichlichen Pigmentgehalt, daher dunkle, schiefergraue,
schwärzliche Farbe ausgezeichnet. In anderen Fällen bleibt das Milzvolum
auch bei lang dauerndem Wechselfieber nahezu normal oder sie schrumpft
nach vorausgegangener Vergrösserung später wieder, so dass sie in der
Leiche atrophisch und hart gefunden wird.

§. 52. Erkannt kann der frische, mässige Milztumor nicht durch
Palpation, sondern nur durch Percussion werden, da er den Rippenrand
selten überschreitet und von weicher Consistenz ist; oft auch dringt er mehr
nach auf-, als nach abwärts. Der Längendurchmesser liegt, wie bei der
normalen Milz, parallel dem Rippenrand, und es ist richtig, dass der
Wechselfiebertumor meist mehr nach vorn gelagert gefunden wird, als der
des Typhus; diess dürfte aber kaum einem andern Momente als dem dort
fehlenden Meteorismus zugeschrieben werden. Aeltere, grössere Milztumoren

füllen das linke Hypochondrium, ragen weit in die Bauchhöhle herein und liegen mehr parallel der Mittellinie; das Ligamentum phrenico-lienale wird gezerrt, verlängert, so dass diese Geschwülste, wenn sie später wieder abgenommen haben, zuweilen eine grosse Beweglichkeit zeigen. — Subjective Beschwerden macht die Milzschwellung in vielen Fällen gar nicht; zuweilen ist ein leichter spontaner Schmerz oder wenigstens Empfindlichkeit für Druck in den Anfällen oder kurz nach Beendigung derselben vorhanden; auch diese Erscheinungen finde ich durchschnittlich bei Kindern viel stärker. Ein fixer Milzschmerz, der hier und da längere Zeit nach Heilung des Fiebers zurückbleibt, scheint durch perilienitische Verwachsungen bedingt. — Was die sonstigen Folgen der Milztumoren betrifft, so ist, wenn ien frischer Milztumor auch nach gänzlichem Ausbleiben der Paroxismen zurückbleibt, der Kranke nicht als ganz geheilt zu betrachten. Recidive und Anaemie sind dann gewöhnlich zu erwarten. Am häufigsten hinterlassen die Quartanen einen chronischen Tumor, der oft Anfangs noch zeitweise von schwachen, irregulären, erratischen Paroxysmen begleitet ist und häufig jeder Behandlung trotzt. Alte, sehr lang bestehende Milztumoren vertragen sich aber später oft mit vollständigem Wohlbefinden, besonders weun das Individuum durch Ortswechsel etc. der Wechselfieberursache entzogen ist.

§. 53. 7) Die Leber leidet in unseren Climaten erst nach lange anhaltenden endemischen Wechselfiebern in einer nachweisbaren Weise. Sie erleidet dann eine ähnliche chronische Schwellung wie die der Milz, die aber immer später und gewöhnlich nur in verschleppten Fällen vorkommt, oder ihre Erkrankung besteht nur in starker Pigmentablagerung. In den Fiebern heisser Länder kommt oft schon mit den ersten Paroxysmen eine acute Schwellung, die auf starker Hyperaemie mit Pigmentablagerung zu beruhen scheint; Blutungen aus vielfachen Gefässzerreissungen können hierbei eintreten, man findet dann, wenn der Tod frühe erfolgt ist, die Leber durchaus mit apoplectischen Heerden durchdrungen, zuweilen soll sie fast gleichförmig, wie ein lockerer Klumpen geronnenen Blutes erscheinen. — Bei der chronischen Schwellung ist die Massenzunahme der Leber bald mässig, bald sehr bedeutend, die Vergrösserung geschieht in allen Durchmessern, doch mehr nach der Fläche (platte Kuchenform); die Gewebsveränderung besteht in sogen. speckiger Entartung *), ausgezeichnet durch den reichlichen Pigmentgehalt, der ihr eine graue, graubraune, auch mehr bronzeartige Färbung gibt und oft schon mit dem blossen Auge oder doch mit dem Microscop als dunkle, diffuse oder streifige, nach den Gefässen angeordnete Punktirung zu erkennen ist. Das Volum der Leber kann später, sowohl nach vorausgegangener Schwellung, als nach blosser Durchsetzung mit Pigment, wahrscheinlich durch Obliteration vieler Gefässe, schwinden. Wohl immer ist die chronische Intermittens-Leber von Cachexie, sehr oft von Hydrops begleitet.

§. 54. Ob und in welcher Weise die Functionen der Leber im Wechselfieber gestört sind, ist noch sehr undeutlich. Einzelne ältere Beobachter nehmen an, das im Anfalle die Gallensecretion vermehrt sei, indem zuweilen unmittelbar nach derselben reichliche Gallemengen entleert werden sollen **), auch beim Tode nach einem perniciösen Anfall der

---

*) In anderen Fällen kann man die Leber eher als fetthaltige Muskatnussleber bezeichnen; es kommen auch secundäre Schrumpfungen des Organs vor, wodurch es sich der granulirten Leber nähert.

**) Cyclopaedia of practical medicine. II p. 222.

Dünndarm auffallend reich an Galle sein soll (reichlicher Untergang von
Blutkörpern? Lebercongestion?). Dass die Leberfunction bei den schweren
Fiebern überhaupt gestört ist, scheint aus dem Leucingehalt des Organs
(Frerichs) hervorzugehen. — Die öfters vorkommenden sogen. biliösen
Erscheinungen, leichter Icterus, Druck in der Lebergegend, geringe Schwellung derselben, gehören vorzüglich dem Beginn der Krankheit, der Zeit
des Gastricismus, an; sie beruhen wahrscheinlich bloss auf Catarrh des
Duodenums und der Gallenwege, zuweilen vielleicht auf acuter Schwellung
der Lymphdrüsen in der Leberpforte. In warmen Ländern ist dieser catarrhalische Icterus beim Wechselfieber häufiger als bei uns; Boudin
fand ihn zeitweise in $^7/_{10}$ der Fälle in Algier.

§. 55. 8) Nieren und Urinsecretion. — Die Veränderungen
des Urins im Anfall werden oft noch immer so beschrieben, dass der
Frostperiode ein reichlicher, blasser, der Hitze ein sparsamer, feuriger,
der Schweissperiode ein reichlicher, stark mit Harnsäure oder harnsauren
Salzen sedimentirender Urin zukomme. Es verhält sich zuweilen so, aber
in der Mehrzahl der Fälle wird man diese scharf ausgesprochenen Unterschiede durchaus nicht finden; von einer diagnostischen Verwendung derselben kann keine Rede sein. Vor allem häufig fehlen die Sedimente,
es gibt Zeiten, wo kein einziger Kranker ein solches zeigt; es kann Zufall
sein, aber es schien mir, dass besonders Kranke mit geringer Hitze, und
solche, die später hydropisch werden, sehr selten Sedimente zeigen. Sehr
oft ist der Urin während des ganzen Anfalls gleich, goldgelb, reichlich,
klar, ich fand ihn zuweilen im Hitzestadium blasser als in der vorausgegangenen Apyrexie. Auch Zimmermann l. c. p. 100 ff. fand den
Fieberharn im Allgemeinen reichlicher und wässeriger als den apyretischen, was ohne Zweifel dem reichlichen Trinken zuzuschreiben ist. —
Den am Ende des Anfalls, noch in der Schweissperiode gelassenen Urin
fand ich einigemal rasch alcalescirend und phosphatisch sedimentirend; ob
die Ausscheidung des Harnstoffes und der Chloride während des Frost-
und Hitzestadiums constant vermehrt ist (wie solches Traube und Joch-
mann in einem Falle fanden) *), ob die der Harnsäure oder des Farbstoffs im
Anfall oder in der Apyrexie constante Modificationen erleidet, ob es Regel
ist, dass nach den ersten Anfällen die Menge der Phosphate stark abnimmt,
(Heller) u. s. w., das bedarf alles neuer, ausgedehnter Untersuchungen.
— Beim gegenwärtigen Stand der Dinge lässt sich dem Harn im Intermittens weder diagnostisch, noch prognostisch, noch physio-pathologisch
etwas Sicheres entnehmen. Eine reichliche Urinsecretion in und nach dem
Anfall kann freilich für günstiger gelten, aber Hydrops kommt oft auch in
Fällen mit stets copiosen Urinentleerungen vor. Wie viel hängt nicht hier
von der Menge des Getränkes ab! — Vollständige Suppression der Urinsecretion im Anfall gehört zu den perniciösen Symptomen. — Die blasse,

---

*) Dieselbe vergleichende Untersuchung über Ausscheidung von Harnstoff und Chlo-
riden an den fieberfreien und den Fiebertagen wurde auch in meiner Clinik vorgenommen. Da ich nicht, wie Traube, einen Fall von Quartana benutzen konnte,
so dienten zwei Fälle von Tertiana dazu, bei denen sich aber desshalb keine ganz
zuverlässigen Resultate erhalten liessen, weil es möglich ist, dass das Fieber noch
bald mehr bald weniger in den fieberfreien Tag hereinwirkte. An einzelnen der
Fiebertage, die man am ehesten zu Resultaten benützen konnte, war die absolute Harnstoffmenge gleich der der fieberfreien Tage, an anderen war sie um weniges vermehrt und diese Vermehrung stand im Verhältniss zu der Vermehrung
des Wassers, wie diess auch bei Gesunden die Regel zu sein scheint.

wässrige Beschaffenheit des Harns nach längerem Bestehen des Fiebers
entspricht einfach der Anaemie der Kranken.

§. 56. Man hat bisher die chemischen und physicalischen Veränderungen des Urins im Fieberparoxysmus — wo solche vorhanden sind —
immer als Resultate einer Modification des Gesammtstoffwechsels aufgefasst,
und ist hierzu, was die Ausscheidung des Harnstoffes, der Chloride etc.
betrifft, berechtigt. Es gibt aber noch andere Phänomene von Seiten des
Harns und der Nieren im Intermittens, welche offenbar von wechselnden Zuständen des Nierenparenchyms, also wenn man will, von
einer Erkrankung derselben, die wie bei der Milz, bald ausgesprochen,
bald gering ist, bald ganz fehlen kann, herrühren mögen. Manche Kranke
geben im Anfall ein sehr deutliches Gefühl von Schwere, Empfindlichkeit
oder Schmerz in der Nierengegend an; in einzelnen Fällen kommen sogar
starke Nierenschmerzen vor, und am Ende des Anfalls wird dicker, blutiger
oder doch albuminöser Harn gelassen *), der Albumingehalt verschwindet
aber wieder in der Apyrexie. In weit mehr anderen Fällen **) kommt ein
mässiger Albumin- oder Blutgehalt mit Fibrincylindern vorübergehend
während der ganzen Dauer der Krankheit, auch in der Apyrexie vor; er
verschwindet entweder wieder mit Heilung des Fiebers, oder der Zustand
geht in Morbus Brigthii chronischen Verlaufs, als Nachkrankheit des Wechselfiebers, oder vielmehr als Bestandtheil der allgemeinen Cachexie über.
Die anatomische Untersuchung zeigt dann gewöhnlich Specknieren mit
reichlicher Pigmentanhäufung, und es ist wahrscheinlich, dass eben die
letztere der nächste mechanische Grund von Circulationsstörungen im Gewebe der Nieren und damit von der Albuminurie ist (Planer, Frerichs).
— Nach rasch tödtlicher Intermittens fiel mehreren Beobachtern ein starker
Congestionszustand der Nieren auf, ich selbst habe einmal acute Schwellung
mit bedeutender Lockerung des Parenchyms gefunden; Pigment findet sich
in manchen Fällen reichlich, besonders in der Corticalsubstanz. — Aus heissen Ländern werden Zustände von chronischer Sumpfcachexie beschrieben
(Duchassaing) ***), welche ohne von Intermittens-Paroxysmen begleitet
zu sein, mit Milz- und Lebertumor, Anämie, permanenter Albuminurie und
Hydrops verlaufen und einer Behandlung durch Chinin zugänglich sind.
    Ich habe diese Thatsachen etwas weitläufiger erwähnt, weil die Er-
krankungen der Nieren beim Intermittensprocess bisher noch nicht so wie
die der Milz und Leber allgemeine Beachtung gefunden haben.

    §. 57. 9) Was den Zustand der Haut im Wechselfieber betrifft,
so besitzen wir über die chemische Beschaffenheit der Schweisse im Anfall noch keine Untersuchungen. Prognostisch ist ein reichlicher Schweiss
am Ende des Anfalls günstig, er leitet in der Regel ein recht freies Inter-

---

*) Vgl. Néret, Archiv génér. Decbr. 1847. Defer, mém. de la soc. de' biologie.
    1850. — Abeille, Gazette méd. 24. Sept. 1853. — Frerichs, l. c. p. 336.
    — Hauschka, l. c. p. 172. — Ich habe einen Fall beobachtet, wo Anfangs an
    einzelnen Fiebertagen sehr viel Eiweiss und in der Apyrexie keines, später aber
    auch an fieberfreien Tagen Eiweiss und an den Fiebertagen keines erschien; es
    folgte keine Nierenerkrankung.
**) Viel zu hoch scheint mir freilich das von Martin-Solon (Gaz. méd. 1848 p.
    618) gegebene Verhältniss, dass sich in ¼ der Fälle während der Krankheit
    hier und da Eiweissgehalt zeige; doch sind hier endemische und epidemische
    Verschiedenheiten möglich.
***) Gazette medicale. 1850. nro. 38. — Die Beobachtungen sind aus Westindien.

vall ein. Sehr geringe Schweisse kommen oft den Fällen zu, wo bei starker
gastro-intestinaler Erkrankung die Lösung des Anfalls eine unvollständige ist;
meistens werden die Schweisse auch erst nach einigen Anfällen, mit Regulirung der Paroxysmen, recht copiös. — Auffallend ist die Aenderung, die
die Hautfarbe nach einigem Bestehen des Wechselfiebers erleidet; sie
wird blass, fahl, grünlich, nach Massgabe der Anaemie, später grau,
wahrscheinlich auch durch Pigmentabsatz. Diese Färbungen können, im
Verein mit andern Erscheinungen, einen gewissen diagnostischen Werth bekommen. — Diess gilt auch von dem so häufigen Herpes - Exanthem an
Lippe, Nase, Zunge etc., das ausser der Pneumonie in keiner andern
Krankheit so häufig ist wie im Intermittens und bald im Anfang, bald erst
nach einiger Dauer der Krankheit, mitunter selbst erst, nachdem die Anfälle durch Chinin gehoben sind, erscheint; weniger von den Urticaria-,
Zona-, Erysipelartigen Ausschlägen, die hier und da, in manchen Epidemieen häufiger vorkommen. — Miliarien sahen wir öfters, und zwar in
mehreren starken Anfällen sich wiederholend, allein sie sind trotz der profusen Schweisse doch im Ganzen selten, besonders im Vergleiche mit
Typhus. — Petechien sind selten, kommen aber bei Kindern hier und
da in grosser Ausbreitung vor, namentlich in Fällen angreifender Quotidianen, mit rasch entwickelter Anaemie, wo dann bald auch Oedeme auftreten. — Mehrfache Furunkel und Abscesse kommen zuweilen mit dem
Aufhören der Anfälle; zu gewissen Zeiten und Orten sollen wahre Intermittenten mit der Bildung sehr zahlreicher, als pyaemische aufzufassen-
der Abscesse im Zellgewebe, selbst in den Lungen verlaufen sein. (Stöhr
in Emden 1848).

§. 58. 10) Von Nervensymptomen verdient bei einfacher Intermittens vorzüglich der Wirbelschmerz, auf Druck oder auch spontan, am
meistens an den obersten oder den zwei untersten Halswirbeln und den ersten
Rückenwirbeln, Erwähnung. Er ist ohne diagnostischen Werth, da er
häufig fehlt und auch anderen Krankheiten, wenngleich nicht so oft als
der Intermittens, zukommt. Er ist meistens im Anfall lebhafter und ausgebreiteter als in der Apyrexie, und nicht selten ganz auf die Paroxysmen
beschränkt, und scheint meistens erst nach Ablauf einiger Anfälle einzutreten. Man wird ihn wohl als ein Zeichen von Hyperaesthesie in einzelnen Rückenmarksnerven oder deren Ursprungsstellen zu betrachten
haben, welche vielleicht aus den Veränderungen in der Milz, der Darmschleimhaut etc. sympathisch entsteht oder mit den ausgebreiteten Veränderungen der Innervation in den Anfällen zusammenhängt. — Die von
Piorry für das Wechselfieber so stark premirte Intercostal-Neuralgie wird
man nur sehr selten finden; andere eigenthümliche, zum Theil schwere
Nervensymptome werden bei den larvirten und perniciösen Fiebern besprochen werden.

§. 59. 11) Hydrops. Man muss wohl unterscheiden zwischen
dem Hydrops, der oft sehr frühe, nach wenigen Paroxysmen oder nach
einer Dauer des Fiebers von einigen Wochen, zuweilen unmittelbar nach
der Beseitigung der Anfälle durch Chinin kommt, und zwischen dem Hydrops, der ein Theil ausgesprochener, chronischer Wechselfiebercachexie
ist. Bei jenem, dessen geringste Grade mässige örtliche Oedeme und eine
leichte allgemeine Gedunsenheit, die manche Kranke zeigen, sind, entwickelt sich doch oft auch ein allgemeines Anasarca mit Ascites, und
zwar sehr rasch, innerhalb 2—6 Tagen, meist mit erheblicher Mattigkeit
des Kranken und trägerem Puls; Albuminurie ist in der Regel gar nicht,
oder doch nur spur- und zeitweise vorhanden. Die Mechanik der Ent-

stehung dieses Hydrops ist unklar; man schreibt ihn oft den Störungen der venösen Circulation in den Anfällen zu, allein er müsste alsdann häufiger sein, es müsste bei centralem Sitze der Ursache des gehemmten Venenblutlaufes gerade Albuminurie öfter dabei sein, und es könnte nicht — wie ich diess sah — die einmal begonnene Resorption des Hydrops auch während neu eingetretener Fieberanfälle weiterschreiten; es bleibt nur die Anaemie als hypothetisches Erklärungsmoment übrig. Die Prognose ist günstig; in manchen Fällen fängt dieser Hydrops bei richtiger Behandlung (tonisch, namentlich Wein) schon nach 3—8 Tagen, oder erst nach einigen Wochen an wieder abzunehmen und die Resorption erfolgt dann zuweilen ungemein schnell unter höchst profuser Diurese. — Der spätere cachectische Hydrops ist wie ein solcher überhaupt aufzufassen und nur der Irrthum zu vermeiden, dass hier der Ascites mechanisch durch den Milztumor bedingt sei; Albuminurie ist hier nicht selten, die Prognose ungünstig.

§. 60. 12.) Parotiden kommen den schweren Sumpffieberformen einzelner Gegenden (nach Heinrich z. B. den Fiebern von Sebastopol) nicht selten zu; in unsern Fiebern sind sie selten, und bald mehr zufällige, bald, analog dem Typhus, mit dem Process selbst zusammenhängende Complicationen. — Nasenbluten im Beginne eines ziemlich intensen Falles kam mir neuerlich, in täglicher Wiederholung vor. Beim Schwanken der Diagnose zwischen Beginn der Intermittens oder eines Typhus weist also Nasenbluten nicht mit absoluter Bestimmtheit auf den letzteren.

§. 61. 13.) Ueber die Mechanik des ganzen Fieberparoxysmus und die physiologische Begründung der Rhythmen lassen sich beim heutigen Stande unserer Kenntnisse nur einzelne fragmentarische Andeutungen geben und es ist mehr Sache der allgemein-pathologischen Betrachtung des Fiebers, solche auszuführen. — Dass es sich beim Wechselfieber von etwas ganz Anderem als einer „Neurose" handelt, das zeigt die auffallende Blutveränderung und allgemeine Ernährungsanomalie in den stärkeren Fällen, die Milzerkrankung und die so oft schon vor dem Fieberanfall erhöhte Eigenwärme des Körpers; dass aber in den Phänomenen des Anfalles die Nerven eine bedeutende, vermittelnde Rolle spielen, lässt sich gleichfalls beweisen. Man hat Fälle beobachtet, wo der Einfluss des Rückenmarks mit der grössten Deutlichkeit hervortritt. Ein Kranker*), der in Folge eines Bruchs des 10. Dorsalwirbels an vollständiger sensitiver und motorischer Paraplegie litt, bekam Intermittens; die paralysirten Theile zeigten sich im Anfall ganz unverändert, während der obere Theil des Körpers einen vollständigen Fieberparoxysmus mit Frost und Erblassen, Hitze und Röthung der Haut und Schweiss durchmachte. Die sogenannten örtlichen Wechselfieber lassen sich auch nur aus örtlich veränderten Nerveneinflüssen deuten; in den larvirten Fiebern vollends ist irgend ein beschränktes krankhaftes Nervenphänomen die Hauptsache.— Es steht durch Bernard's und vieler Anderer Versuche jetzt fest, dass

---

*) Diese Beobachtung von Knapp findet sich im Charleston med. Journal 1851. p. 881 aus dem New-York Journal of medicine citirt. — Analoge Fälle hat Eisenmann l. c. p, 84 beigebracht. — Nicht ohne Interesse ist auch der Fall, wo ein Wechselfieber auf Chinin heilte, aber in einem Arme, an dem sich eine eiternde Wunde befand, noch ferner reguläre Paroxysmen von Horripilation und Kälte sich einstellten (Nassauische Jahrbücher I. p. 103).

durch Reizung der Gefässnerven eines Theils derselbe blutarm wird und seine Temperatur abnimmt, durch ihre Lähmung die Gefässfülle vermehrt, die Circulation activirt, die Wärme erhöht wird, auch starke Schweisse entstehen können. Es scheint erlaubt, nach den experimentellen Thatsachen und den Beobachtungen am Krankenbette die Frostperiode als Periode eines ausgebreiteten Reizungszustandes der Nerven der Arterien zu betrachten, wobei diese sich contrahiren und das Blut sich in den Venen anhäuft, im Hitzestadium aber einen Nachlass der Reizung und einen paretischen Zustand der Gefässnerven anzunehmen. Diess nicht so, dass letzteres erst in nothwendiger Succession aus dem ersten hervorgehen müsse; sie können mit einander wechseln, der letztgenannte Zustand selbst vor dem ersten eintreten. — Die örtliche Erwärmung und Erkältung der Theile, wie sie in der Haut und namentlich an den Extremitäten im Fieberanfall gefunden wird, wäre hiernach schon die Folge der durch die Nerven vermittelten Circulationsstörungen; da aber die Wärme des Blutes *) schon mit Eintritt des Frostes und oft schon vor demselben erhöht ist, so dürfte die Ursache des ganzen Anfalles (jener veränderten Erregungszustände der Nerven selbst) auf einer jedesmaligen und zwar sehr rasch erfolgenden Veränderung des Bluts beruhen, und zwar einer solchen, welche mit Erhitzung desselben verbunden ist (also mit gesteigertem Gesammtstoffwechsel? der rasche Verbrauch der Blutkörper spricht dafür).

Die Ursache der Periodicität der Fieber kann demnach nicht, wie man früher vielfach versuchte, auf die Disposition der Nervenapparate zu rhythmischen Lebensäusserungen überhaupt zurückgeführt werden, sondern es muss — wenigstens nach dem gegenwärtigen freilich sehr lückenhaften Stand unseres Wissens über die Ursachen der Wärme — im Blute periodisch etwas geschehen, was mit erhöhter Wärmebildung verbunden ist. Man stellte sich früher vor, ein gewisser Stoff, eine Materia peccans, trete periodisch in das Blut und provocire die febrile Erwärmung und Bewegung; diese Materie bedürfe zu ihrer Erzeugung und Ausbildung bald längerer, bald kürzerer Perioden und hierauf beruhen die Fieber-Rhythmen. Solche Vorstellungen kann man heutzutage weder adoptiren noch ganz verwerfen. Als erklärende Hypothesen leisten sie sicher mehr als die späteren Versuche, Erklärungen über die Periodicität der Intermittens an die auch dem Gesunden zukommenden täglichen Schwankungen der Eigenwärme und der Pulsfrequenz anzuknüpfen. Diese normalen Schwankungen sind, so weit sie nicht von der Zeit der Nahrungsaufnahme abhängen, überhaupt wieder zweifelhaft geworden und der tertiane und quartane Rhythmus, die häufig ganz unregelmässige Periodicität lassen sich ja niemals darauf zurückführen. Nicht etwa bloss die Aeusserung des Leidens an den Nervenapparaten, sondern die Ursache dieses Leidens ist intermittirend; der continuirliche Krankheitsprocess, den die Intoxication hervorrief, erregt periodisch nutritive oder Blutveränderungen, welche die Nervenapparate zu anomalen Acten sollicitiren. Weiter zu gehen in der theoretischen Besprechung, wird derzeit nicht gerathen sein.

c) Verlauf und Folgezustände des Wechselfiebers.

§. 62. Die grosse Mehrzahl der Fieber bei uns verlaufen in tertianem, sodann in doppelt-tertianem oder quotidianem Rhythmus. Der mehrfach

---

*) Es steht allerdings noch nicht absolut fest, was man bei den Temp. Messungen in der Achselhöhle eigentlich misst; doch wird es annähernd die Wärme des Bluts sein.

aufgestellte Satz, dass den warmen und heissen Ländern durchschnittlich kürzere, sich immer mehr der Continua nähernde, dem Norden mehr die längeren Rhythmen, besonders die tertianen, zukommen, bestätigt sich durchaus nicht als allgemein gültig *). Eine Vergleichung der vorhandenen Statistik aus den mitteleuropäischen Ländern ergibt zwar im Grossen durchschnittlich mehr tertiane, aber zu manchen Zeiten und an manchen Orten auch in kühlen Climaten ebenso viel und selbst noch mehr quotidiane Fieber. Ein solches Ueberwiegen der Quartanfieber, wie es von Wolff (l. c.) aus neueren Berliner Epidemieen berichtet wird, ist als seltene Ausnahme zu betrachten; an unsern meisten Fieberorten dürfte die Zahl der Quartanen kaum $1/_{12}$ sämmtlicher Fälle betragen. — Im Beginne unserer Fieber kommen die Anfälle häufig noch nicht streng periodisch, der Rhythmus regulirt sich dann erst nach einer gewissen Zahl von Paroxysmen; in anderen Fällen ist er von Anfang an gleich regelmässig. Sehr häufig ist ein vorübergehender oder alsdann beharrender Uebergang des einen in den anderen Rhythmus, wobei die Umwandlung des quotidianen in den tertianen günstiger ist als die umgekehrte. Die Intermittens, die bei uns als quartane beginnt, geht meist bald in Tertianoder Quotidian-Rhythmus über; aber die grosse Mehrzahl unserer Quartanen ist nicht primär, sondern bildet sich erst nach längerer Dauer des täglichen oder dreitägigen Fiebers, mitunter evident unter dem Einflusse schwächender Ursachen, nach einem Aderlass, bei beginnender Zerrüttung der Constitution etc. Die Quartanfieber sind, vielleicht eben desshalb, die hartnäckigsten und am meisten von Cachexie begleiteten.

§. 63. Bei unseren Fiebern können meistens die Anfälle jeder Zeit durch Chinin gehoben werden. Dass hiermit der ganze Process nicht sogleich erlischt, zeigt der nicht seltene Eintritt von Recidiven. Vollständige Genesung kann desshalb nur angenommen werden, wenn wenigstens 4 Wochen lang keine Andeutung von Fieber mehr gekommen, die Milz ganz abgeschwollen, die Verdauung wieder in Ordnung, das Aussehen wieder gut ist. — Ob der Gesamtprocess in seinem acuten Bestehen eine bestimmte Dauer habe, ob auch er cyclisch verläuft, lässt sich nach den bisherigen Beobachtungen nicht sicher entscheiden, scheint mir aber nicht sehr wahrscheinlich. Sicher ist, dass er einer spontanen Heilung fähig ist, wenn die Kranken den Ursachen entzogen werden und zuweilen sogar, wenn sie ihnen ausgesetzt bleiben, aber ebenso sicher, dass diese

---

*) Maillot (l. c. p. 9) bringt grosse Zahlen dafür, dass in Nordafrika die Quotidianen viel häufiger seien als die Tertianen und dass in der warmen Jahreszeit jene, in der kühlen diese öfters vorkommen. Laveran fand dagegen in Algier selbst fast noch einmal so viel Tertianen als Quotidianen. Nach Epp (l. c. p. 309) soll auf den Molukken, nach Blair in Brittischguiana der gewöhnliche Rhythmus der quotidiane sein; in Ostindien sind nach Annesley die Tertianen sehr häufig. — Die Bemerkung von Nepple, die Quotidianen seien (in Frankreich) in heissen Jahrgängen viel häufiger als in kühlen, ist neuer Untersuchungen werth. —
Unter 53 Fieberfällen, die mir neuerlich in einer kleinen Epidemie in der Umgegend von Tübingen vorkamen, waren 40 von vorn herein Tertianen. Von diesen 40 wurden 7 später zu Quotidianen, 13 andere anteponirten, 4 postponirten, 16 behielten einen festen Rhythmus bis sie in Behandlung kamen. 13 Fälle waren von Anfang an Quotidianen, die 7 obigen wurden es später; eine Quotidiana wurde zur Tertiana. Unter den Quotidianen mögen 1—2 duplicirte Tertianen begriffen sein. Quartanen fanden sich gar nicht. Alle diese Fälle gehörten dem Frühjahr an. —

Heilung sehr häufig ausbleibt und der Process chronisch wird. Wenn man unsere leichteren endemischen Fieber sich selbst überlässt, so dauern nämlich sehr oft die Anfälle verschieden lange fort, verlieren nach längerer Zeit wieder den regelmässigen Rhythmus, werden erratisch und bleiben endlich aus oder machen sich zwar dem Kranken nicht mehr, aber doch dem Thermometer fühlbar; aber die Milz wächst noch, es treten die Zeichen der Cachexie ein und unregelmässige Anfälle kommen von Zeit zu Zeit wieder. Wird der Kranke zweckmässig behandelt, so tritt häufig noch Genesung ein, selbst am Orte der Endemie, sicherer, wenn er dem endemischen Einfluss ganz entzogen wird; in sehr vielen Fällen aber, besonders in den eigentlichen Malarialändern, schreitet die Cachexie zu unheilbaren Zuständen fort oder führt zum Tode.

§. 64. Die Recidivanfälle unserer gewöhnlichen leichten Fieber, die bald nach der Beseitigung der Anfälle durch Chinin kommen, sind zuweilen als neue Wirkungen der Fieberursache, zu der der Kranke zurückgekehrt ist, zu betrachten, viel häufiger aber als Aeusserungen eines unvollständig sistirten, noch acuten, aber im Uebergang zum chronischen begriffenen Gesamtprocesses. Letzteres, und dass sie weniger Effecte der neuen Einwirkung der Fieberursache sind, erhellt aus dem eigenthümlich Rhythmischen, das auch diese Recidive zeigen. Sie kommen bei manchen Individuen mit grosser Regelmässigkeit jedesmal nach 14 Tagen *), nach 3 Wochen, und man kann oft bemerken, dass sie an dem Tage eintreten, wo bei ungestörtem Fortgang der Krankheit ein Anfall gekommen wäre, z. B. nach Quartanen am 7., 13., 28ten Tag u. s. f. — Uebrigens haben auch äussere Schädlichkeiten einen grossen Einfluss; jeder von den Intermittensanfällen Genesene ist noch längere Zeit in permanenter Disposition zu neuen Anfällen; Nässe, feuchte Witterung, Zugluft, Diätfehler rufen sie zuweilen hervor, selbst von mechanischen Verletzungen, einem Stoss u. dgl. will man diess schon bemerkt haben. — Die von Zeit zu Zeit wiederkehrenden, erratischen Anfälle neben ausgebildeter Cachexie sind Recidive in etwas anderem Sinne und von schlechterer Prognose. An unseren, gewöhnlich leichten Fiebern bekommt man keinen Begriff von der Schwere und Hartnäckigkeit dieser, z. B. der ungarischen oder italiänischen Fieber, die so häufig trotz aller Behandlung und trotz des Climawechsels Jahrelang unregelmässig wiederkehren und endlich die Constitution vollständig zerrütten.

§. 65. Die ausgebildete Wechselfieber-Cachexie thut sich kund durch erdfahle oder graugrünliche Hautfarbe, blasse Lippen und Schleimhäute, Abmagerung, rasche Erschöpfung, meist niedergeschlagenen Gemüthszustand, Oedem des Gesichts und der Extremitäten, oft Ascites, Milz - und Leberschwellung (Speckleber), habituelle Gasauftreibung des Darms, erschwerte Verdauung; die Stuhlausleerungen sind oft gallenarm, unregelmässig oder diarrhoisch, der Urin führt öfters Gallenfarbstoff und Eiweiss; scorbutische Veränderungen am Zahnfleisch, Blutungen aus der Nase, den Harnwegen, Geschwüre der untern Extremitäten, Gangrän einzelner Hautstellen kommen vor; dabei hier und da schwache unregelmäs-

---

*) Unter 14 mir neuestens vorgekommenen ersten Fieberrecidiven nach Tertiana kam der neue Anfall 9mal genau am 14ten Tage nach dem letzten, 1mal am 7ten, 2mal am 17ten, 1mal am 19ten, 1mal am 21ten Tag. — Die 2ten Fieberrecidive kamen schon in viel kleinerem Verhältniss am 14ten. —

sige Paroxysmen oder hectisches Fieber. Die noch nicht allzuweit vorge-
schrittenen Fälle lassen Heilung zu und diese soll oft unter lange sich
wiederholenden, erleichternden Schweissen zu Stande kommen. Sehr gewöhnlich aber gehen die Kranken zu Grunde; der Tod erfolgt durch den
allgemeinen Hydrops, Anämie, auch leukämische Zustände, durch Pneumonieen, Pleuriten, Dysenterie. Nicht selten entwickelt sich Tuberculose und die Kranken erliegen dieser; zuweilen erliegen sie schnellen Todesarten, durch Lungenödem oder durch apoplexieartige Hirnzufälle, welche wahrscheinlich Pigmentstockungen in den Hirngefässen zuzuschreiben
sind (Planer). Diese letzteren interessanten Fälle stellen eine Art errati-
scher perniciöser Fieber-Recidive dar, die auch ohne sehr ausgesprochene Cachexie eintreten kann.

Mässige Grade von Intermittens-Cachexie treten zuweilen schon nach
wenigen Anfällen ein oder mit einem an sich leichten Rückfall; es gibt
natürlich keine feste Grenze zwischen ihr und der gewöhnlichen mässigen
Anämie der Intermittenskranken. In Sumpfländern mit intenser Malaria
trägt die ganze Bevölkerung den Stempel der Cachexie; sie entwickelt
sich hier zuweilen ohne dass je wohl ausgebildete Paroxysmen vorhanden
gewesen wären, als chronische Intoxication. —

Von sonstigen Nachkrankheiten der Intermittens sind zu nennen
chronische dyspeptische Zustände, seltener Nervenleiden, Neuralgieen, paralytische Zustände; psychische Störungen, welche aber doch fast nur
nach schweren Fieberformen zurückbleiben und vielleicht auch aus dem
Pigmentabsatz in der Corticalsubstanz des Hirns zu erklären sind (Frerichs).

d) Diagnose.

§. 66. Von mehreren Seiten her können Schwierigkeiten der Diagnose entstehen. — Wenn Intermittens im Beginn von starken Gastricismus, Mattigkeit, Gliederschmerzen, remittirenden Fiebererscheinungen eingeleitet wird, so lässt sich diess, ehe die Paroxysmen deutlicher werden
oder die Milz einige Schwellung zeigt, nicht von einem gewöhnlichen fieberhaften gastrischen Catarrh unterschieden, und es ist sehr möglich, dass
viele leichte Intermittensprocesse, die ohne Ausbildung von Paroxysmen
wieder rückgängig werden, unter den „gastrischen Fiebern" der Praxis
mitlaufen. Hier ist der Schaden nicht gross; wichtiger ist die Diagnose
vom Typhus. Mit diesem wird der genannte gastrisch-febrile Zustand besonders dann öfters verwechselt, wenn etwas Diarrhöe, Bauchschmerz und
Meteorismus da ist und die Zunge leicht trocknet. Auch hier wird die
Diagnose oft erst im Verlauf, wenn die Fieberparoxysmen und Remissionen
sich ausbilden, ganz sicher; Anhaltspunkte hat man vor Allem an dem
endemischen oder epidemischen Herrschen der Intermittens, an etwaigem
Herpes-Exanthem, das immer gegen Typhus spricht, am Fehlen des
Bronchialcatarrhs und besonders der Roseola. —

Kommt der Kranke zur Beobachtung, wenn sich schon starke Remissionen oder Intermissionen und Paroxysmen ausgebildet haben, so
sind namentlich Verwechslungen mit tuberculöser Hectik, mit Pyämie, selten mit Endocarditis (§. 44) möglich. Die sonstigen Zeichen der Tuberculose, das Vorausgehen eines anderweitigen Leidens, das Pyämie bedingen könnte, die Regelmässigkeit des Rhythmus, das Fehlen oder Vorhandensein des Milztumors (bei der Pyämie kann beides der Fall sein),
die Reinheit der Apyrexie (mit dem Thermometer bestimmt), die rasche

und vollständige Wirkung des Chinin, die En- oder Epidemie sind die
Hauptumstände, die beachtet werden müssen *).
   Besonders schwierig ist oft die Diagnose der Intermittens im früheren
Kindesalter. Man bemerke nur, dass die Krankheit schon im Alter von
8—9 Wochen, und jederzeit später vorkommen kann. Der quotidiane Typus
ist bei Kindern bei weitem der häufigste, doch kommt nicht allzu selten Tertiana, ja selbst Quartana vor. Bei ausgebildeten Paroxysmen wird die
Haut im Frost eiskalt, Lippen und Nägel livid, die Kinder zittern, wim-
mern und collabiren; mit der Hitze kommt Unruhe, Aufregung, Trockenheit der Lippen, lebhafter Durst, und am Ende tritt Schweiss ein. Viel
öfter als bei Erwachsenen ist aber der Rhythmus unregelmässig, der Anfall unvollständig ausgebildet. Ein leichtes Froststadium macht zuweilen
den grössten Theil des Anfalles aus: die Kinder werden bleich, kühl, sehr
matt, gähnen und strecken sich viel, bekommen zuweilen allgemeine
Krämpfe; oder der Frost fehlt, es kommt nur Unruhe mit heissem, rothem
Kopf, hier und da mit Sopor, und darauf etwas Schweiss. In den Intervallen sind Appetit und Ausleerungen gestört; die Kinder bleiben verdriess-
lich und sehr rasch entwickelt sich Anämie. Der Milztumor kommt schon
hier, und zwar relativ stark, vor; selbst wahre Wechselfiebercachexie mit
Abmagerung, blasser, schlaffer, gerunzelter Haut, Vergrösserung der Milz
und Leber, Diarrhöe, Hydrops, scorbutischen Erscheinungen wird im früheren Kindesalter beobachtet, wenn das Kind, was nicht häufig ist, ohne
Behandlung die acute Periode überlebt und die Ursachen fortwirken.

e) Prognose.

   §. 67. Die einfache, frische Intermittens unserer Gegenden gibt immer eine günstige Prognose, besonders in den mehr sporadischen oder
auf schwacher Endemie beruhenden Fällen. Viel bedenklicher sind die
Fieber in Gegenden mit starker Malaria, besonders warmen Climaten; hier
genesen namentlich die frisch Eingewanderten selten gründlich vom Fieber, solange sie an dem Orte verbleiben, und unter den Eingeborenen
werden viele ihr halbes Leben lang das Fieber nicht los und erliegen den
Folgen der Cachexie. Die Zufälle, die man im engeren Sinne als perniciöse Fieber bezeichnet, kommen nur in solchen Gegenden oder in bedeutenden Epidemieen vor; aber die Beobachtungen von Planer (§. 65)
zeigen, dass auch bei uns zuweilen lebensgefährliche Zufälle einem etwas
bedeutenden Fieber folgen können, und Kinder, Greise, sehr geschwächte
Personen bei mangelnder Pflege, Verkennung des Fiebers und
unzweckmässiger Behandlung dem einfachen Wechselfieber erliegen. —
Regelmässige Rhythmen sind günstiger; am schnellsten heilbar zeigen sich
im Allgemeinen die Tertianen; Quotidianen bringen auch die Constitution
erheblich schneller herunter; Quartanen sind die hartnäckigsten. Leber-
und Nierenerkrankung gibt eine ungünstige Prognose. — Einen sogenannten depuratorischen Einfluss des Fiebers, eine Heilung anderer Krankhei-

---

*) Die Diagnose von Pyämie kann in einzelnen Fällen sehr schwierig sein. Im Oc-
tober 1855 kam ein 50jähriger, halb blödsinniger Mann aus einem Fieberorte auf
die Clinik, der über sich keine Auskunft geben konnte, von dem man nur hörte,
dass er seit einiger Zeit heftige Schüttelfröste habe. Leichte icterische Färbung, mässiges Oedem der Beine, etwas Ascites, Milzschwellung, Parotis (die schnell in
Eiterung überging), trockene, dürre Zunge, Verworrenheit, heftiges Fieber waren
die Symptome beim Eintritt. Die Temperatur sank in den ersten 12 Stunden von
40,4 auf 37,3 C. Grosse Gaben Chinin. Schnelle Genesung.

)en durch dasselbe darf man nicht erwarten; im Gegentheil, der Einfluss auf eine schon anderweitig leidende Constitution ist in der Regel ein höchst ungünstiger. Nur für Geisteskrankheiten liegen einige wenige Beispiele vor (Jacobi u. A.), wornach während einer Intermittens das psychische Leiden sich bedeutend besserte und selbst Genesung erfolgte; hier allein mag es zweckmässig sein, dem Fieber eine Zeit lang seinen Lauf zu lassen und seinen Einfluss auf die psychische Störung zu beobachten.

2) Larvirte Fieber.

§. 68. Unter larvirten Fiebern versteht man solche Fälle, wo aus denselben (endemisch-epidemischen) Ursachen, auch in einem mehr oder minder regelmässigen Rhythmus und derselben Behandlung weichend wie das Wechselfieber, „statt des Fieberparoxysmus" andere, der gewöhnlichen Intermittens fremde Symptome kommen. Diese Symptome sind unzweifelhaft Aeusserungen des Intermittensprocesses, und nicht selten sind sie auch noch von mässigen, wenigstens fragmentären Fiebersymptomen, von leichtem Schauder, nachher etwas Schweiss, auch einiger Temperaturerhöhung *) begleitet. Einzelne schwere Zufälle, die unter solchen Umständen vorkommen, sollen unter den perniciösen Fiebern näher betrachtet, hier nur die leichteren aufgeführt und ein Ueberblick gegeben werden. Die Zufälle bestehen hauptsächlich in

§. 69. 1) Nervensymptomen, namentlich Neuralgieen. Sie sind am häufigsten im N. Quintus, besonders im Supraorbital-, dann im Infraorbitalast, kommen aber auch im N. occipitalis, den Intercostalnerven, dem Ischiadicus, Tibialis etc., in der Mamma, Zunge, Hoden, in der Herzgegend, — Schmerzanfälle daselbst, welche sich in den linken Arm erstrecken, mit sinkendem Puls, Blässe, Ohnmacht (Neuralgie der Herznerven?), — im Magen etc. vor. — Die so häufige periodische Supraorbitalneuralgie ist gewöhnlich quotidian und macht am häufigsten morgendliche Anfälle, in denen man oft leichte Schwellung der Stirne und des obern Augenlids, mehr oder weniger Injection des Auges, Thränen, Trübung des Sehvermögens, Klopfen in der betreffenden Kopfhälfte, zuweilen Uebelsein und Erbrechen bemerkt; die Gastralgie kann von grossem Durst, saurem Aufstossen, Erbrechen begleitet sein. Es finden sich also hier nicht selten auch Congestionserscheinungen, Veränderungen in den Secretionen der befallenen Theile. — Sodann kommen krampfhafte Erscheinungen vor, anhaltendes Niesen oder Aufstossen, Convulsionen einzelner Glieder, halbseitige oder allgemeine choreaartige Krämpfe, hysteriforme Anfälle u. dergl.; ferner vorübergehende Lähmungen einzelner Glieder, Amblyopie, Taubheit; endlich psychische Störungen, Delirien, maniacalische Anfälle.

2) Intermittirende Congestionen, ohne oder mit nur geringen neuralgischen Störungen: Coryza, Anschwellung der Tonsillen, erysipelartige Hauthyperämieen etc. Die häufigste dieser Formen ist die sogen. intermittirende Ophthalmie, meistens noch als eine leichtere (oder schwerere) Neuralgie des Auges mit vorwiegend starker Congestion aufzufassen. Sie ist fast immer nur einseitig, besteht in einer oft sehr starken Hyperämie des ganzen Auges mit Lichtscheu, Thränen, verengter Pu-

---

*) Es sind mir intermittirende Neuralgieen mit und ohne objective Temperaturerhöhung im Anfalle vorgekommen. Es liess sich nicht bestimmt sagen, ob sie eben der Malariaursache zuzuschreiben waren.

pille, öfters ödematöser Schwellung der Umgebung; bei langer Dauer soll
es zu bleibender chronischer Ophthalmie, Trübung der Conjunctiva, Atrophie
des Bulbus kommen können. — Auch intermittirende Hämorrhagieen,
Nasen-, Magen-, Lungenblutungen etc. werden zuweilen beobachtet.

3) Intermittirende Oedeme kommen theils sehr partiell, an
den Beinen, an der Mamma, theils ausgebreiteter vor; so will man ein
solches an der ganzen obern Körperhälfte beobachtet haben. Verlang-
samungen oder Hindernisse in der venösen Circulation bieten sich hier
für jetzt als einzige Erklärung. —

Ausserdem kommen unzählige andere, seltene Störungen: intermittirende Diarrhöe, periodische Gasauftreibung des Unterleibs, Anfälle
von blossem heftigen Durst u. dgl. als sogenannte Fieberlarven vor.

§. 70. Diese verschiedenen Krankheitserscheinungen dürfen wohl ohne
Bedenken der Affection einzelner sensitiver, motorischer oder sympathischer
Fasergruppen durch dieselbe Grundstörung, welche sonst eine mehr ausgebreitete und allgemeine Nervenaffection hervorruft, zugeschrieben werden. Deutlich zeigt sich in einzelnen Fällen, wie ein schon mehr oder anderwärts ge-
reizter, geschwächter, zum Erkranken disponirter Theil der Sitz der intermittirenden Congestion, Neuralgie etc. wird, wie also oft die Form der Fieber-
larve von individuellen Bedingungen abhängig ist; endemische und epidemische Einflüsse machen sich aber auch darin deutlich geltend, dass diese
abweichenden Formen zeiten- und ortsweise besonders häufig oder selten
vorkommen. Andeutungen der allgemeinen febrilen Phaenomene zeigen
sich übrigens in sehr vielen Fällen;! bei der intermittirenden Ophthalmie ist sogar eine lebhafte Fieberbewegung die Regel. — Unsere
Kenntnisse über die Temperaturverhältnisse, das Verhalten der Milz,
der Secretionen bei den larvirten Fiebern sind noch äusserst unvollständig; die Milz ist meistens nicht geschwollen, die Harnsedimente fehlen
sehr oft, aber diess ist ja auch bei den wahren Fieberparoxysmen oft der
Fall.

Die Diagnose dieser Zustände gründet sich auf den Rhythmus, auf
die Andeutungen begleitender Fiebererscheinungen, auf das Herrschen der
Intermittens an dem Orte. Ihre Prognose ist bei richtiger Erkenntniss in
der Regel günstig, sie weichen meist schnell dem Chinin oder Arsenik
und scheinen weit weniger Anlass zu Cachexie zu geben, als das Fieber
selbst.

B. Schwerere Formen der Intermittens.

Perniciöse Fieber.

§. 71. Seit Tortis classischer Arbeit über die schweren Intermittensprocesse und sodann seit der Ausscheidung der Pyämie (des bösartigen Wechselfiebers der Verwundeten etc.) von der Intermittens hat die
Lehre von denselben eigentlich erst durch die neuerlichen Entdeckungen
über das Pigment im Blute der Fieberkranken einen erheblichen Schritt
vorwärts gethan; dieselben gestatten jetzt wenigstens für manche Fälle
einen werthvollen Einblick in den Mechanismus einzelner gefährlicher Zufälle in diesen Fiebern. Es ist aber noch nicht möglich, die einzelnen Arten und Formen der perniciösen Fieber, wie sie nach den auffallendsten
Krankheitsbildern von älteren und neueren Beobachtern aufgestellt wurden,
aufzulösen und auf bestimmte anatomisch-physiologische Zustände zurückzuführen. Die Betrachtung ist also noch vielfach eine äusserlich symptomatische.

§. 72. Einen schweren, lebensgefährlichen Character kann das Wechselfieber, ohne noch seine gewöhnliche Form zu verändern, theils durch individuelle Umstände, theils durch besondere Intensität einzelner der gewöhnlichen Symptome bekommen. — Sehr geschwächte Individuen, Kinder, Greise, mit anderen Krankheiten oder ausgesprochenen Krankheitsanlagen Behaftete können durch einen gewöhnlichen Anfall in gefahrdrohender Weise mitgenommen werden, demselben sogar erliegen, besonders bei grosser Vernachlässigung, mangelnder Pflege und Behandlung und bei kurzen Apyrexieen, wo sich die Zufälle fast ununterbrochen wiederholen, dem Kranken gar keine Ruhe lassen und höchst erschöpfend wirken. Hier nimmt der Zustand öfters den Character der unten näher zu beschreibenden febr. continua mit typhoidem, adynamischem Status an. Schwangere abortiren zuweilen, Herzkranke können die heftigsten Palpitationen, Ohnmachten u. dergl. bekommen u. s. f. Aber auch der gewöhnliche Frost kann eine besondere Stärke erreichen, so dass die Kranken ganz collabiren, die Gesichtszüge entstellt werden, der Puls schwindet, die Kranken von höchster Angst und Unruhe, unauslöschlichem Durst und Erbrechen gequält werden. Oder das Hitzestadium wird von Erscheinungen der heftigsten Kopfcongestion oder lebhaften Congestionen zu Milz und Leber (Schwellung, Schmerzen in den Hypochondrien), lebhaften Nierenschmerzen, höchstem brennendem Hitzegefühl, schnell trocknender Zunge, hohen Graden von Beklemmung, Unruhe und der tiefsten allgemeinen Angegriffenheit begleitet. Solchen recht schweren Anfällen folgt auch selten ein ganz reines Intervall, die Kranken bleiben sehr geschwächt, leichte Fieberbewegungen dauern fort, die Haut wird früh fahl und gedunsen, allerlei Complicationen, Diarrhöe, frühzeitiger Hydrops stellen sich ein.

Auch Ruptur der Milz, ein im Ganzen sehr seltenes, übrigens schon von Sénac und seither öfters beobachtetes Ereigniss, kann im Anfall vorkommen *), wahrscheinlich durch heftige, rasch gesteigerte Hyperämie und wie es scheint, öfters durch umfängliche peripherische Apoplexieen des Milzgewebes eingeleitet. In diesen Fällen entstehen lebhafte Schmerzen in der Milzgegend, der matte Percussionsschall erreicht einen bedeutenden Umfang, die Kranken collabiren und zeigen das sonstige Verhalten wie bei einer inneren Blutung; der Tod erfolgt gewöhnlich rasch. —

§. 73. Aber ausser diesen höchsten Steigerungen der noch erkennbaren, gewöhnlichen Zufälle des Paroxysmus kommen noch andere, eigenthümliche gefährliche Zustände in den Anfällen vor, bald neben sonst noch deutlichen Intermittenserscheinungen (febris comitatae), bald diese so total modificirend, dass wenig von der Form des gewöhnlichen Anfalls übrig bleibt. Solche aussergewöhnliche Erkrankungen lebenswichtiger Organe, die bei versäumter Kunsthülfe oft schnell einen lethalen Ausgang nehmen, versteht man unter den Perniciosen im engeren Sinne. Diese Formen kommen auch in unseren Malariagegenden bei jeder grossen Epidemie vereinzelt vor, noch im vorigen Jahrhundert waren sie in Deutschland sehr häufig; sie gehören aber doch vorzüglich den Orten mit der intensivsten Malaria, namentlich den wärmeren und tropischen Fiebergegenden, und denen, wo auch viele Remittenten vorkommen, an (Donauländer,

---

*) H a s p e l (Maladies de l'Algérie II, p. 354) beobachtete sie auch beim Erbrechen in Folge eines Emeticums.

Krim *), Rom, Algerien, Indien etc.). Uebrigens ist zu bezweifeln, ob sie an solchen Orten wirklich so häufig sind, als man nach manchen Schilderungen glauben könnte; sehr gerne werden dort auch andere, schwere und nicht fest zu diagnosticirende Erkrankungen als bösartige Intermittens aufgefasst. — Die Gefahr und Form der Zufälle scheint zum Theil durch äussere Umstände, Einflüsse der Jahreszeiten u. dergl. modificirt, zum Theil auch individuell begründet zu werden. In manchen Gegenden treten in der heissen Jahreszeit mehr die perniciösen Phänomene vom Hirn oder obern Verdauungscanal, in der kühlen und feuchten mehr die bronchitischen und dysenterischen Zufälle auf (Maillot). Vorausgegangene Schwächung und Erkrankung begünstigt ihr Eintreten überhaupt; nach Excessen im Trinken, nach psychischen Affecten kommen eher Zufälle vom Gehirn u. dergl. m.

§. 74. Selten kommen die perniciösen Zufälle schon im ersten Paroxysmus; meist gehen mehre, bei der Quotidiana 2 — 5, bei der Tertiana 2—3, oft noch viel mehr, gewöhnliche Anfälle voraus. Diese können allmählig eine Steigerung ihrer Intensität zeigen, oder es kann nach bisher immer milden, schwach entwickelten Anfällen plötzlich eines der perniciösen Symptome auftreten. In manchen Fällen gehen solche Paroxysmen mit den schwersten Zufällen vorüber und hinterlassen eine ganz reine Apyrexie; viel öfter ist das Intervall unvollständig, sei es durch die lange Dauer das Ineinanderlaufen der Paroxysmen, sei es, dass Symptome der ungewöhnlichen Localisationen des Anfalls andauern, z. B. Gehirnstörungen, oder dass wenigstens ein Zustand grosser Schwäche und Erschöpfung zurückbleibt. Diese unreinen Apyrexieen sind es vorzugsweise, die neben der ungewöhnlichen Form der Anfälle und den oft noch irregulären Rhythmen die Diagnose oft so erschweren. — Folgendes sind die wichtigsten perniciösen Zufälle einzeln betrachtet.

§. 75. 1) Schwere Hirn- und Nervensymptome sind die häufigsten. Ungewöhnlich heftige Kopfschmerzen mit Schwindel und Ohrensausen bilden schon den Uebergang zu den schwereren Formen, bei denen in verschiedenen Graden und Weisen delirirt wird. Delirien von ungefährlicher Bedeutung können bei nervösen, irritabeln Individuen im Hitzestadium in Folge der Aufregung und des Kopfschmerzes eintreten; es kommt aber auch ein characteristisches, lautes, furibundes Delirium vor, mit der grössten Unruhe, rothem, brennend heissem, von Schweiss triefendem Kopf, weiten Pupillen, heftig klopfenden Arterien, welches entweder dem Coma oder dem Eintritt von Convulsionen vorausgeht, oder in plötzlichen Collapsus und Tod endigt, oder in günstigen Fällen mit Eintritt des allgemeinen Schweisses nachlässt, wobei der Kranke einschläft und sich des Vorgefallenen später nicht erinnert. — Noch häufiger entwickeln sich soporöse und comatöse Zustände; Fieber mit diesen Zufällen sind schon bei uns nicht allzuselten, in einzelnen Sumpfländern völlig endemisch. Selten kommt ein Anfall von Sopor bei zuvor nicht merklich Erkrankten, nach leichtem Frieren oder selbst ohne solches; in der Regel gehen 2—3 Fieberanfälle voraus, in denen der Kranke ungewöhnlich heftigen Kopfschmerz und Schwindel bekommt oder schon in auffallende Schläfrigkeit oder einen wirklichen tiefen Schlaf verfällt. In dem schwe-

---

*) Heinrich in Sebastopol hatte in 7 Jahren unter 26,386 Intermittenskranken 1153 Todesfälle (Canstatt-Heusinger, Jahresbericht 1846 p. 124).

ren Anfall, zuweilen schon im Frost, gewöhnlich erst im Hitzestadium, wird der Kranke immer somnolenter, stumpfer und verworrener und fällt in einen bleiernen Schlaf, ein wahres Coma, aus dem er sich nicht mehr erwecken lässt. Meistens ist in diesen bewusstlosen Zuständen das Gesicht roth, der Athem langsam, schnarchend, die Haut für die stärksten Reize unempfindlich, die Glieder relaxirt, die Ausleerungen unwillkührlich oder fehlend, der Puls wechselnd, etwas unregelmässig, bald voller, bald leerer. In diesem Zustand kann der Kranke mehrere Tage wie leblos („Todtenfieber") ohne dass es mehr zu einem Intervall kommt, da liegen, bis er stirbt wie ein Apoplectischer. Im günstigen Falle kommt er allmählig nach 12, 20, 36 Stunden mit dem Eintritt von Schweiss zu sich, ist noch ganz verwirrt, fühlt sich im höchsten Grade ermattet und kann nun entweder unter neuem, aber normalem, erquickendem Schlaf in eine freie Apyrexie eintreten, oder er behält einen gewissen Grad geistiger Stumpfheit und Schläfrigkeit und kann in einen adynamischen typhoiden Zustand mit mässigem Stupor und fuliginösen Zungenbelegen verfallen, oder er behält aus dem Anfall wenigstens eine Lähmung, eine Contractur u. dgl. zurück. Krämpfe sind öfters neben Delirien oder Coma vorhanden; die Fälle, wo die Krämpfe vorherrschend sind, hat [man je nach deren Form F. tetanica, epileptica, hydrophobica genannt; sie sind fast noch ungünstiger als die bloss comatösen Formen.

Es darf jetzt als sehr wahrscheinlich betrachtet werden, dass die Pigmentanhäufung im Gehirn die materielle Ursache vieler dieser Hirn- und Nervenzufälle ist, wobei die Verschiedenheiten in der Art der Symptome durch die Affection verschiedener Gehirnparthieen bedingt sein werden. Doch findet sich der Pigmentabsatz im Hirn nicht ganz constant in diesen Fällen; andere anatomische Veränderungen fehlen; aber zuweilen soll die Urinsecretion cessiren und alsdann muss der Verdacht einer urämischen Entstehung des Coma und der Krämpfe entstehen und die Behandlung dieses Moment ernstlich berücksichtigen.

§. 76. Die algiden und cholerischen Zustände in der Intermittens gehören vorzüglich den Fiebern warmer Länder an. Was man febris algida nennt, scheint durchaus nicht eine ungewöhnliche Steigerung oder Verlängerung des gewöhnlichen Fieberfrostes zu sein (Maillot, Haspel); vielmehr kommt in diesen Fällen zunächst ein gewöhnlicher Anfall von Frost und Hitze, und meistens erst nach Eintritt |der letzteren, oder erst mit dem Schweissstadium fängt der Kranke an b/ass und kalt zu werden, wobei er nicht friert oder schaudert, im Gegen heil gewöhnlich über innere Hitze klagt und stets nach kühlendem Getränk verlangt; Puls und Herzschlag werden zum Verschwinden schwach, die Respiration langsam, die Stimme erlischt; an der lividen cyanotischen Haut schreitet die Marmorkälte von der Peripherie nach dem Stamme fort; die Intelligenz ist klar erhalten, die Stimmung gleichgültig; hier und da kommt Erbrechen und einzelne dünne Ausleerungen. Bei Fortdauer dieses Zustandes verschwindet der Puls ganz, die Haut wird faltig, mit kalten klebrigen Schweissen bedeckt, das Gesicht cadaverös und der Kranke stirbt in der Regel ganz ruhig mit bis zum Tode erhaltenem Bewusstsein. — Dieser algide Zustand begleitet in der Regel nur einen Paroxysmus, dauert dann an und wird im Lauf eines oder einiger Tage tödlich. Doch kann auch Genesung eintreten unter Reactionserscheinungen wie bei der Cholera; ja es entwickelt sich zuweilen dann ein typhoider Zustand mit Symptomen von Erkrankung des Hirns, des Darms oder der Lunge, analog dem Choleratyphoid. Der Unterschied dieser Zustände von dem Ver-

halten bei der Cholera, der sie vielfach ähnlich sind, besteht vornemlich
darin, dass bei jenen ein wahrer Fieberanfall vorangeht und dass die
reichlichen Durchfälle fehlen; sie sind anzusehen als Erscheinungen stocken-
der Circulation, wahrscheinlich durch functionelle Störungen am Herzen
(Pigmentanhäufung im Herzmuskel?). Es ist interessant, dass die Sectionen nach solchem Verlauf auch relativ häufig ältere Herzkrankheiten ergeben
sollen (Haspel). — Aehnliche Zustände sind unter andern Bezeichnungen
und mit einigen Modificationen der Symptome mehrfach beschrieben worden; Bell*) erwähnt in seiner Schilderung der syncopalen Fieber (fain-
ting fever) aus Persien ausdrücklich des Aufhörens der Urinsecretion; hier
soll auch zuweilen ein Froststadium, welches aber nicht von Frostgefühl
begleitet ist, eine allgemeine Ueber-füllung des ganzen Venensystems mit
höchster Beklemmung und rascher Bildung wässriger Ergüsse ins Zellgewebe und die Lungen vorkommen.

Bei den wahrhaft choleriförmigen Perniciosen tritt Cyanose und
Algor der Haut bei innerer quälender Hitze, Suppression des Urins, vox
cholerica, Wadenkrampf nach im Anfall vorausgegangenem Erbrechen
und copiösen, in der Regel aber noch gefärbten oder blutigen, fleischwasserartigen Ausleerungen ein. Der Tod erfolgt unter den Erscheinungen der Cholera asphyctica; die Sectionen sollen vorzüglich Ueberfüllung des ganzen Venensystems ergeben; auch hier kann es zu Reaction
und allmähliger Erholung kommen. Erbrechen und Diarrhoe sollen bei
dieser Form zuweilen erst in dem schon ausgebildeten algiden Zustande
eintreten; es ist also auch hier zweifelhaft, ob letzterer nur die Folge profuser Entleerungen ist. — Auch bei den diaphoretischen Perniciosen
— nicht zu verwechseln mit einem blossen starken Schwitzen — wie solche aus Indien von Murray**) beschrieben werden, zuweilen aber auch
in den süd-europäischen Fiebergegenden vorkommen, tritt ein solcher Zustand von Erkalten der Haut, Sinken des Pulses, Oppression neben excessiven Schweissen, meistens zugleich profusen, fleischwasserartigen, später gallenlosen Stühlen und Urinsuppression ein.

§. 77. Die sogenannten cardialgischen Erscheinungen, wie sie
auch ohne vorher bestehende Magenerkrankung zuweilen vorkommen, bestehen in heftigen Magenschmerzen während des Frostes, oft mit Uebelsein, Erbrechen, rother trockner Zunge, grossem Angstgefühl, kalter, blasser
Haut, Ohnmachten; das Erbrechen soll zuweilen blutig sein. Auch intermittirende Darmblutungen kommen vor und wurden einer ausgebreiteten Ge-
fässverstopfung in der Leber durch Pigment zugeschrieben (Frerichs).
Die sogenannte dysenterische Perniciosa scheint vorzüglich solche
Fälle zu begreifen, wo die so oft epidemisch das Fieber complicirende
Dysenterie während der Paroxismen durch besonders schmerzhafte und
frequente Ausleerungen quälend wird; doch habe ich selbst einen Fall
von tertianem Wechsel zwischen dysenterischen Ausleerungen und Fieberanfällen gesehen, wo dann die Darmerkrankung eher als eine direct vom
Intermittensprocesse abhängige zu betrachten ist.

§. 78. Unter den schweren Brustsymptomen, welche in einzelnen
Fällen den Anfall begleiten und zur Aufstellung der Intermittens pleuri-

---

*) Canstatt Jahresbericht 1843. p. 126.
**) Canstatt Jahresbericht 1841. p. 10. Allan Webb, Pathologia indica sec.
ed. 1848. p. XLV.

t i c a (Pneumonia intermittens) Anlass gaben, muss man mehre Arten von Fällen unterscheiden. Eine starke Bronchitis, ein pleuritisches Exsudat, eine tuberculöse Lungenerkrankung, die das Fieber complicirt, kann im Anfall starke Dyspnöe, heftigen trocknen Husten, lebhafte Schmerzen auf der Brust etc. veranlassen. — Sodann zeigen die gewöhnlichen Pneumonien an Wechselfieberorten zuweilen Exacerbationen in Wechselfieberrhythmen, in denen sich die Erscheinungen steigern. — Es kommen aber auch in wahren Intermittens-Anfällen, namentlich bei sonst disponirten Personen, Lungencongestionen vor, welche blutige Sputa, selbst reichliche Hämmorrhagieen liefern und mit eintretender Erstickungsnoth, Angst, Delirien, Sinken des Pulses und Erkalten der Haut einen sehr bedenklichen Character annehmen können. — Endlich scheint es, dass es wirklich in Malariagegenden seltene Fälle gebe, die den Namen der Pneumonia intermittens mit Recht verdienen, in denen sich Frost, darauf Hitze, Dyspnoe, blutige Sputa, Knistern auf der Lunge, einige Dämpfung am Thorax einstellen, wo aber mit dem Schweiss und einer starken Fieberremission auch die objectiven Symptome sehr abnehmen, ja verschwinden; in täglichen oder tertianen Rhythmen wiederholen sich die Zufälle, bei jedem Paroxysmus wird die Infiltration deutlicher und nun natürlich auch im Intervall bleibend; nach 4—5 Paroxysmen stirbt der Kranke in der Regel. Diese Fälle sollen fast durchaus den linken untern Lungenlappen betreffen. Der Process der Infiltration erfolgt hier rhythmisch unter dem Einfluss der Wechselfieberursache; er ist der Milzerkrankung zu vergleichen, welche auch Anfangs in der Apyrexie wieder zurückgeht und nach einigen Anfällen andauert. Erkannt wird der Process nur, wenn es gelingt, wirkliche Intermission oder doch starke Andeutungen solcher nachzuweisen, bei gleichzeitiger Epidemie oder Endemie; von denjenigen seltenen Fällen gewöhnlicher Pneumonieen, die ohne alle Malariaursache von Remissionen unterbrochen, schubweise verlaufen und die Infiltration setzen, unterscheidet er sich hauptsächlich durch den Frost, welcher den Intermittens-Paroxysmus jedesmal einleitet, in den letztgenannten Fällen aber fehlt.

§. 79. Wenn der Tod nach einem perniciösen Anfall, meist i m Anfall, erfolgt ist, so finden sich oft sehr geringe Veränderungen in der Leiche, mitunter nichts als das reichliche Pigment im Blut, in der Milz und Leber. Das H i r n soll sich nach im Hitzestadium erfolgtem Tod z u weilen durch besondere Turgescenz und Schwellung auszeichnen (H e i n rich), ist bald auffallend blutreich, bald, wie ich auch selbst gesehen, ausgezeichnet anämisch. Am wichtigsten ist die oft vorhandene, dunkle, bräunliche, milchchocolade- bis schiefergraue Färbung *) der Corticalsubstanz, oft auch der Hirnganglien. Sie beruht auf der mehrfach erwähnten Anhäufung von Pigmentkörnern in den engen Capillaren des Hirns und diese führt nicht selten zu vielfacher Zerreissung der Gefässe, wo man dann im ganzen Hirn, doch stets überwiegend in der Rindensubstanz eine Menge punktförmiger, flohstichartiger Extravasate findet (M e c k e l, M a r c h a l, H a s p e l). — Die Lungen zeigen zuweilen acutes Oedem, auch hämoptoischen Infarct. Bedeutende Blutanhäufung im rechten H e r z e n und in den grossen Venenstämmen bei sonstiger Blutleere der Organe soll sich besonders nach lethalem Ausgang im Fieberfrost oder in algiden

---

*) Die Sache war schon B a i l l y (1825) bekannt; M a i l l o t (1836) giebt sie unter seinen 27 Sectionen 8 mal an; aufgeklärt wurde sie erst durch die microscopische Untersuchung.

Zuständen finden; der Herzmuskel soll oft besonders blass und schlaff, nach der algid-cholerischen Form sehr weich sein (Maillot). — An der Leber zuweilen Schwellung, Apoplexie (§. 49) und schon nach kurzer Krankheit Pigmentirung; mehr oder weniger acuter Milztumor, zuweilen eine Durchdringung mit Blutextravasaten, wo die Milz, wie oben von der Leber bemerkt ward, als ein lockerer, mit einem schwarzen Blutbrei gefüllter Sack erscheint; zuweilen keilförmige, dunkle oder schon erblasste Infarcte. — Magen und Dünndarm zeigen häufig frischen Catarrh, nach der cholerischen Form allgemeine venöse Hyperämie; die Nieren sind öfters geschwollen und pigmentirt. — Man sieht, diese Daten reichen noch nicht weit zur Erklärung der perniciösen Phänomene; doch geht aus ihnen mit ziemlicher Sicherheit hervor, dass dieselben weit weniger das directe Ergebniss einer intensen Malaria-Intoxication, weit öfter durch secundäre Processe, namentlich mechanische Störungen in der Blutcirculation hervorgerufen sein dürften.

§. 80. Die Diagnose der perniciösen Wechselfieber-Processe gründet sich vornemlich auf die Endemie oder Epidemie, das Vorausgehen einiger gewöhnlicher Paroxysmen, die rhythmische Wiederkehr, wenn der Kranke dem Anfall nicht unterliegt, das Fehlen der objectiven Zeichen anderer Krankheiten, welche ähnliche schwere Symptome bedingen könnten. Da, wo einmal erfahrungsgemäss solche Fieberformen öfters vorkommen, ist bei ganz schwankender Diagnose eher die perniciöse Intermittens anzunehmen, als nicht; besonders aber muss hier jedes ungewöhnliche Symptom in einem Anfall Aufmerksamkeit und die Besorgniss erregen, dass es im folgenden verstärkt wiederkehren werde. Wenn die Kranken in den ersten, noch gewöhnlichen Paroxysmen ein besonderes Angstgefühl, sehr bedeutende Hinfälligkeit, Zerfall der Gesichtszüge, unregelmässigen kleinen Puls, starke Schmerzen in irgend einem Theile zeigen, wenn auch in der Remission Erschöpfung, Apathie, sehr sparsame Urinsecretion zurückbleibt, wenn ferner jeder der ersten Paroxysmen eine stets gesteigerte Intensität zeigt, so dürfen unter diesen Umständen meistens perniciöse Symptome erwartet werden. Aber nichts lässt die Gefahr jener Fälle voraussehen, wo nach 1 oder 2 ganz unbedeuteden Paroxysmen das nächstemal plötzlich tödtliches Coma ausbricht.

Die Prognose ist immer eine im höchsten Grade zweifelhafte; am gefährlichsten sind die algiden und choleriformen, etwas weniger die comatösen Zustände. Geht auch der schwere Anfall noch mit Erhaltung des Lebens vorüber, so verfällt, namentlich bei jenen, der Kranke oft in einen adynamischen, typhoiden Zustand, der ihn ebenso gefährdet. Kräftige Constitution, mittleres Alter, freie Urinsecretion, reine Apyrexie, längerer Rhythmus, der den Kranken wieder zur Ruhe kommen und der Therapie eine gewisse Zeit lässt, sind die relativ günstigen Momente. Im Anfalle ist der Eintritt von reactiven Symptomen viel günstiger als die Fortdauer von depressiven (Kälte, Sinken des Pulses etc.). Alles kommt auf richtige Erkennung des Zustandes und Abschneiden des nächsten Anfalls an; denn sich selbst überlassen tödten die meisten perniciösen Fieber im 2. oder 3. Anfall; und ausserordentlich viel für Rettung oder Tod des Kranken hängt hier oft von Nebenumständen, der Unmöglichkeit zu schlingen, dem steten Wiederabgehen aller Chinin-Clystiere etc. ab. Die Sterblichkeit variirt nach Orten und Zeiten: Bailly hatte in Rom unter 886 Perniciosen 341, Maillot in Algerien unter 186 Fällen 38 Todte; bei Haspel starb etwa $1/3$, bei Nepple (in Frankreich) fast die Hälfte. — Die eintretende Reconvalescenz ist in der Regel lang und schwer.

C. Remittirende und anhaltende Malariafieber.

§. 81. Man versteht hierunter Processe mit zeitweisen Exacerbationen, aber unvollständiger Apyrexie, deren Ursache, wie das endemische Vorkommen zeigt, mit der der Intermittens zusammenfällt, die sehr häufig in gewöhnliche Intermittens übergehen und auch durch den Leichenbefund und die Art der wirksamen Therapie ihre Identität mit dem Intermittens-Process zeigen. In der That sind ja schon manche Fälle unserer gewöhnlichen Intermittenten in der That Remittenten, da die Apyrexie wenigstens in dem Hauptphänomen des objectiven Temperaturstandes unrein ist (§. 41). Wenn man indessen von remittirenden Fiebern als einer besondern Art der Malariaprocesse spricht, so meint man damit doch nicht bloss Fälle mit unreiner Apyrexie, sondern gewisse, meist endemo-epidemisch vorkommende Erkrankungen, die ausser der unreinen Apyrexie noch manche andere Eigenthümlichkeiten im Verlauf, den Zufällen, der Behandlung haben, die eine Formen-Unterscheidung rechtfertigen. In dem extensiv ungeheuren und an positiven Aufschlüssen doch so dürftigen Material, das über die Remittenten, besonders aus warmen Ländern vorliegt, ist freilich offenbar viel Heterogenes zusammengeworfen. Von jenen Nachzüglern der europäischen Medicin, von denen so viele Berichte über die Fieber heisser Länder herrühren, lässt sich nicht erwarten, dass sie Typhusformen durch endemische Einflüsse modificirt, Pyämie, Catarrhe der Gallenwege, Pneumonieen mit Icterus und vielleicht noch manche andere, ihrer Natur nach ganz unbekannte Processe sorgfältig von den wahren Remittenten zu scheiden wüssten. Ich habe mich bemüht, nach gründlicher Sichtung des mir zugänglichen Materials und Ausschluss des Zweifelhaften eine kurze Uebersicht unserer positiven Kenntnisse über diese Krankheiten zu geben.

§. 82. Solche Fieber kommen fast bloss an Orten mit schon ziemlich intenser Malaria oder während ausgebreiteter Epidemieen vor. Vereinzelte Fälle wird man, besonders im Herbst, in manchen Jahren auch an Orten mit geringer Endemie finden, wie ich diess in meiner Umgebung sehe. Ganz überwiegend herrschen diese Formen in heissen Gegenden, in Ländern mit sehr warmen Sommern, z. B. Nordamerica (wo sie die häufigsten aller acuten Erkrankungen zu sein scheinen), in kühlen Ländern (Holland, Norddeutschland) besonders in sehr warmen Jahrgängen. Es ist indessen reiner Dogmatismus, wenn man gegenwärtig alle Fieber der warmen, namentlich der Tropenländer zu diesen Remittenten zählen und damit auf Malaria-Erkrankungen zurückführen will. Ausser Typhus und Intermittens sihd in jenen, von den unsrigen so ganz abweichenden Lebenszuständen noch sehr viele andere, nach Ursachen und Wesen für jetzt unbekannte acute Erkrankungen möglich *) und der oft angeführte, beliebte Beweis der Identität aus der Wirkung des Chinins trifft gar nicht zu, indem gerade so häufig bei den tropischen Remittenten über seine Unwirksamkeit geklagt wird. An den Orten ihres endemischen Vorkommens treten sie häufig in sehr grosser Verbreitung auf und können dann wieder Jahrelang fehlen. Zuweilen zeigen sie eine von den eigentlichen Intermittenten etwas verschiedene topographische Verbreitung; in manchen Tropengegenden herrschen in den Küstengegenden die Remittenten, im Innern, in höheren Lagen nur milde Intermittenten, oder mit der Aus-

---

*) Ich erinnere nur beispielshalber an die noch so wenig aufgehellten acuten Entozoen-Krankheiten warmer Länder.

trocknung der Sümpfe verschwindet die wahre Intermittens, es kommen
zuerst Remittenten, dann Ruhr und Typhus. An den tropischen Malaria-
küsten scheinen die Eingebornen und Acclimatisirten nur an Intermittens
und leichterer Remittens zu leiden, die neuen Ankömmlinge (an einzelnen
Orten fast ausnahmslos; so in Sierra-Leone nach K e h o ë) an der schweren Form der Remittens zu erkranken. Eine Contagiosität *) unter begünstigenden Umständen (Krankenanhäufung u. dergl.) ist selbst für die
schweren Formen zum mindesten zweifelhaft.

§. 83. Im Wesentlichen lässt sich der Process der remittirenden
Fieber auf Verhältnisse zurückführen, welche schon bei der Intermittens zur
Sprache gekommen sind. — Es kommen schon dadurch Remittenten und
Continuae zu Stande, dass sehr verlängerte Anfälle einer etwas schwereren Intermittens ineinanderfliessen, die Kette subintrirender oder stets
anteponirender Paroxysmen kaum mehr durch Nachlässe unterbrochen
wird. — Sehr häufig ferner ist es, dass jenes auch der gewöhnlichen Intermittens so häufig zukommende „gastrisch-febrile" Einleitungsstadium
einen hohen Grad und eine lange Dauer gewinnt. So lange dann ein
starker acuter Catarrh der Verdauungsschleimhaut oder der Gallenwege
besteht, kommen keine Apyrexieen zu Stande, das Fieber bleibt anhaltend-
remittirend, und erst spät, nach Beseitigung dieser Localleiden, kommt es
oft noch zur Endigung der Krankheit mit wahren Intermittens-Paroxysmen.
Diess scheint im Wesentlichen der Hergang bei den so häufigen „gast-
risch-biliösen," von catarrhalischem Icterus begleitete Remittenten zu sein,
welche zu dem Ausspruch mancher älteren Beobachter Anlass gaben,
dass Polycholie das Grundleiden dieser Fieber sei. — Es kann aber auch ein
andersartiges complicirendes Localleiden, z. B. eine dysenterische Darmerkrankung, selbst eine Pneumonie sein, die von vornherein den Fieberzustand zu
einem anhaltenden macht. — Es können sich erst im Laufe einer schon
begonnenen gewöhnlichen Intermittens durch diesen Process selbst oder
durch mehr zufällige Complicationen solche schwerere Localerkrankungen
ausbilden, mit denen das Rhythmische des Fiebers verschwindet und dasselbe zur Cotinua wird. — Ob es endlich schon eigenthümliche Malaria-
Intoxicationen gibt, welche durch die Qualität der Ursachen selbst anhaltende, nicht intermittirende Fieber bedingen, mag dahin gestellt bleiben.

§. 84. Die l e i c h t e r e n Formen der Remittenten und sogenannten
biliösen Remittenten gehören vorzüglich der zweiten Categorie der vorigen
§. zu. Solche herrschen oft in ungeheurer Ausdehnung in Fiebergegenden nach heissen Sommern (z. B. 1826) und oft besteht ein nicht geringer
Theil dieser Epidemieen in Fällen von blossem gastrischem und intestinalem
Catarrh oder catarrhalischem Icterus, bei denen die Erkrankung wieder zurückgeht, ohne dass es zu bestimmten Andeutungen des Intermittensprocesses (annähernd rhythmischer Exacerbation) kommt. In der Mehrzahl
der Fälle sind solche aber vorhanden. — Die Erkrankungen beginnen
meist schnell, mit sehr starkem Krankheitsgefühl, Fieber und Gastricismus.
Bald kommt etwas Milzschwellung, leichter Icterus mit unregelmässigen,
oft gallenlosen Stühlen, häufig Herpes labialis; in den etwas bedeutenden
Fällen ist die Mattigkeit der Kranken, sind die Kopf- und Gliederschmerzenbe-

---

*) Solche wurde von D a w s o n und D a v i e s für das Fieber von Walchern, von
B r y s o n für die afrikanischen Fieber behauptet. Hinsichtlich der letztern, s. den
Abschnitt vom gelben Fieber.

deutend, sind Schwindel und Ohrensausen, wohl auch etwas Nasenbluten, zuweilen auch Bronchitis vorhanden; Fälle, welche einem mässigen Typhus ausserordentlich gleichen und gewiss viel zur Empfehlung des Chinin im Typhus beigetragen haben. Das Fieber verhält sich so, dass sich meistens bald tägliche oder täglich zweimalige, oder tertiane, aber anfangs noch ziemlich irreguläre Exacerbationen einstellen, denen immer mehr Schweiss und subjective Erleichterung folgt, dann häufig deutlicher Frost im Beginn dieser Exacerbationen, regelmässige Endigung mit Schweiss, ein geordneter Rhythmus sich zeigt, kurz eine wahre Intermittens sich ausbildet oder auch ohne solche die Krankheit allmählig in Genesung übergeht. Die Dauer beträgt 3—10 Tage bis 3 Wochen.

§. 85. Die etwas schwereren Formen, die auch schon an unsern Nordseeküsten, in Holland, noch mehr in Ungarn, Italien, Nordafrika, sehr vielen Gegenden Nordamerikas vorkommen, bestehen in einem anhaltenden, aber wenigstens in einzelnen Zeiten der Krankheit stark remittirenden Fieberzustand mit Milzschwellung, schneller fahler Verfärbung der Haut, grosser Hinfälligkeit, typhoidem Zustande (trockener Zunge, Stupor, Delirien); auch hier sind oft, aber durchaus nicht constant, die bezeichneten biliösen Symptome vorhanden, häufig zugleich andere bedeutende Localisationen, Parotis, Pneumonie, Dysenterie, starke Milzentzündung; in manchen Fällen kommen Andeutungen der sogenannten perniciösen Zufälle, leichte comatöse Zustände, beginnender Algor mit kalten Schweissen, starke Fröste mit den heftigsten Kreuz- und Gliederschmerzen. Die Remissionen sind oft anfangs markirter, als später, wo ein anhaltendes adynamisches Fieber, wie im zweiten Stadium des Ileotyphus, durch secundäre Localerkrankungen oder neue consecutive Blutveränderungen unterhalten, mehrere Wochen andauern kann. Sonst ist der Verlauf des primären Processes, wie es scheint, ziemlich begrenzt, von 7—14 tägiger Dauer; Genesung erfolgt unter immer stärker ausgesprochenen Nachlässen und copiösen Schweissen, Rückfälle sind häufig, zuweilen entwickelt sich erst mehrere Wochen später eine wahre Intermittens. Der Tod kann plötzlich unter den sogenannten perniciösen Erscheinungen eintreten.

§. 86. Die höchsten Grade können die Remittensprocesse theils durch sehr ungünstige constitutionelle oder äussere Verhältnisse (zu schwächende Behandlung, septische Einflüsse u. dgl.) theils dadurch erhalten, dass sich die s. g. perniciösen Zufälle (§. 73 ff) in bedeutender Intensität entwickeln. Es entstehen hier natürlich sehr verschiedene Krankheitsbilder. Die schwersten Formen der Remittens beginnen häufig schon mit heftigen Symptomen, plötzlicher tiefster Ermattung, starkem Schwindel, Magen- und Lendenschmerzen, zuweilen schnellem Collapsus, noch ehe es zur Fieberhitze kommt; dann intenser, trockner Hitze, oft mit Kaltbleiben der Finger und Zehen, Glieder- und Gelenkschmerzen, schnellem Trocknen der Zunge. Unregelmässige und undeutliche Exacerbationen wiederholen sich im Laufe der ersten Woche; tritt um diese Zeit nicht allgemeine Besserung ein, so verfallen die Kranken gewöhnlich in einen typhoiden Zustand ohne deutliche Remissionen, ausgezeichnet durch die tiefste Schwäche, Apathie, häufige Delirien, fuliginöse Zungenbelege; dabei wird oft die Haut icterisch, Decubitus, Nasenbluten, Petechien, selbst Blutbrechen, auch blutiger oder wenigstens albuminöser Harn oder zeitweises gänzliches Aufhören der Harnsecretion stellen sich ein, in andern Fällen dysenterische oder choleraartige Darmerkrankungen, eminente Schwellung der Leber und Milz, selbst Abscessbildung in derselben, eitrige Ergüsse in die serösen Säcke,

Pneumonie, partielle Oedeme (Venengerinnung?), Gangrän äusserer Theile.
In diesen Fällen ist der Tod der gewöhnliche Ausgang, der oft unter algiden, comatösen, convulsivischen Zufällen erfolgt. — Es kommen Formen
schwerer Remittens mit Icterus, starker Injection der Conjunctiva, Blutbrechen, Suppression des Harns und Coma vor, und zwar nicht nur in Tropenländern (Ost- und Westindien, südamerikanische Küsten etc.), sondern
schon am Mittelmeer, ja schon in Holland (Thüssinck, Sebastian),
die sich ihren Symptomen nach vielfach dem gelben Fieber nähern; doch
ist ihr Totalverlauf von dieser letzteren Krankheit abweichend, die Milz
viel constanter geschwellt, überhaupt der Leichenbefund ebenso gut als
die Ursachen verschieden (s. später). Uebrigens giebt es so viele Modificationen in der Erscheinung und dem Verlauf der schweren Remittensprocesse, dass ihre Darstellung hier nicht erschöpft werden kann; Sénac
(l. c. p. 158 ff.) beschreibt aus einer einzigen Epidemie so mannigfaltige
Erscheinungen, wie man sie jetzt nur zerstreut in vielen Beobachtungen
aus den heissen Ländern findet. —

   Die Folgeleiden der remittirenden Fieber sind dieselben wie die der
Intermittens, Cachexie mit chronischem Milz - und Leber-Tumor, Hydrops,
lange Zerrüttung der Verdauung, Hirn- und Nervenkrankheiten.

   §. 87. Ich habe mich bemüht, möglichst viele pathologisch-anatomische Thatsachen über diese Remittensprocesse aus vielen Epidemieen
und aus den verschiedensten Gegenden der Erde zu vergleichen. Sie sind
ungenügend, um eine Einsicht in die verschiedene Modification des Processes und deren Verhalten zu den Symptomen im concreten Falle zu gewähren, aber sie gaben mir wenigstens das Resultat, dass der wesent-
lichste Punkt des Leichenbefundes mit dem nach bösartigem Intermittens
ganz übereinstimme, dass also — was in der That bezweifelt werden könnte —
auch von anatomischer Seite die innere Identität beider Formen feststeht. — Vor allem zeigt sich diese Uebereinstimmung in dem Pig-
mentgehalte der inneren Theile auch nach den remittirenden Fiebern.
Im Hirn wird die dunkle Coloration der Rindensubstanz ebenso aus Nordamerika (Stewardson), wie aus Algerien (Maillot) und China (Wilson), aber auch hier wie bei der Intermittens nicht als ganz constant angegeben. In der Leber fiel schon älteren Beobachtern die Pigmentirung
auf; Chisholms Bemerkung, bei der westlindischen Remittens zeige die
Leber zuweilen die Farbe des faulen Korks, Thüssinck's graue, asch-
farbene Leber in der Gröninger Epidemie von 1826, die vielen neueren
Erwähnungen einer bronzefarbenen, olivengrünen, grauen, schieferfarbe-
nen Leber aus Amerika (Stewardson, Anderson, Frick, Drake) beziehen sich alle auf dieselbe Pigmentablagerung *). Die Milz verhält sich
auch wie nach perniciöser Intermittens, zuweilen normal, oft in mässigem
Grade frisch geschwellt, hier und da finden sich starke, selbst bis zur
Ruptur gelangte Schwellungen; auch hier ist oft die fast schwarze Farbe und
die zerfliessende Weichheit den Beobachtern aufgefallen; keilförmige Entzündungen und Abscesse scheinen in manchen Epidemieen häufig zu
sein. — Auch von der Niere wird Pigmentirung, „Bleifarbe" von einzelnen Beobachtern (Thüsssinck) angegeben. — Diese Thatsachen reichen nicht nur zum Erweis einer Identität dieser Fieber mit dem Intermittensprocesse, sondern auch von anatomischer Seite zu einer ziemlich

---

*) Neulich ist auch in Amerika die microscopische Bestätigung geliefert worden. S.
   La Roche, Yellow-Fever etc. Philadelphia 1855. I. p. 610.

festen Distinction derselben von den symptomatisch ähnlichen Typhusformen und dem gelben Fieber hin. — Von den sonstigen Befunden erwähnen wir nur die Häufigkeit des Icterus, bald mit Obstruction der Gallenwege, bald mit auffallend starkem Gallengehalt des Darms, die häufige gallige Durchtränkung der Leber, die hier und da vorkommenden croupös - diphtheritischen Processe in der Schleimhaut der Gallenblase; ferner die Häufigkeit des Magen- und Dünndarmcatarrhs und der dysenterischen Erkrankung des Dickdarms, die ziemlich seltene Haemorrhagie des Magens (Burnett, Bryson, Cameron); die gleichfalls selteneren hämorrhagischen Infarcte der Lunge und lobulären Pneumonieen, die Schlaffheit und Weichheit des Herzmuskels.

Therapie der Malariafieber.

§. 88. Die prophylactischen Massregeln, welche in Fiebergegenden namentlich von Landes-Ungewohnten zu beobachten sind, bestehen vornehmlich darin, Nachtluft und Nebel, alle Erkältungen, alles Nasswerden zu vermeiden, namentlich nie an der offenen Luft zu schlafen, sich möglichst wenig den unmittelbaren Sumpfexhalationen auszusetzen, sumpfiges Wasser zum mindesten filtrirt oder besser gekocht zu geniessen, Wolle auf der Haut zu tragen, sich in geistiger und körperlicher Thätigkeit zu erhalten, sich kräftig zu nähren, sich der Spirituosa nicht ganz zu enthalten, einen höher gelegenen und trocknen Ort zu bewohnen. — An Orten, wo bösartige Fieber häufig sind, namentlich in den tropischen Malariagegenden gelten dieselben Regeln; ausserdem sind hier alle bedeutenden körperlichen Anstrengungen, jede Exposition an die Sonnenhitze, alle Indigestionen und Excesse aufs strengste zu vermeiden; jede gastrische Störung oder Diarrhöe, jedes acute Unwohlsein muss hier den Umständen nach aufs präciseste behandelt werden. Allein wie oft werden alle Schutzmassregeln, die wir kennen, durch die Umstände vereitelt: die raffinirtesten Massregeln auf dem Schiffe der Nigerexpedition v. 1841 konnten in jenem Clima den kläglichen Untergang der Fremden nicht verhüten. Der längere prophylactische Gebrauch des Chinin zeigte sich dort ganz erfolglos; in mehreren andern Expeditionen an jener Küste schien er nützlich (Bryson); Thatsache ist, dass zuweilen auch Arbeiter in Chininfabriken an hartnäckigen Wechselfiebern erkranken*). — Wo es sein kann, ist es am gerathensten, beim Ausbruch der Erkrankung die Fiebergegend zu verlassen; sehr junge Kinder sollten namentlich dem Einfluss der Malaria wenigstens in der gefährlichsten Jahreszeit entzogen werden.

§. 89. Die Art, wie die endemischen Wechselfieberursachen — soweit sie bekannt sind — beseitigt werden sollen, richtet sich nach den Umständen. Verwandlung der Sümpfe in Culturland oder Beholzung des Bodens; wo diess nicht sein kann, oft eher Anlage eines Teichs als unvollständige Trockenlegung, Reinhalten der Canäle, rasches Austrocknen überschwemmt gewesener Wohnungen, Pflasterung in den Städten, Drainage einzelner besonders feuchter Orte, Verlegen der Wohnungen ausserhalb des Bereiches der Ausdünstungen — dürften die wichtigsten Massregeln sein.

§. 90. Behandlung des Intermittens-Anfalles. — Alle, auch die ganz leichten Paroxysmen müssen im Bette abgewartet werden;

---

*) Chevallier, Annales d'hygiène, tom. 47. 1852.

im Froststadium werde der Kranke warm gehalten und vermeide sehr
vieles Trinken ; in der Hitze dient leichte Bedeckung und erfrischendes Getränk ; der Schweiss braucht in der Regel nicht besonders befördert zu
werden. Nach vollständiger Beendigung des Anfalls wird die Wäsche gewechselt ; erst mehrere Stunden nachher darf der Kranke an die Luft
gehen. Das Essen ist während des Anfalls und unmittelbar vor demselben ganz zu vermeiden ; es macht gewöhnlich Erbrechen. Kommt sonst
Brechneigung oder Erbrechen im Frost, so ist etwas Brausepulver, eine
kleine Gabe Opium, in der Hitze eher etwas Eis am Platz. Wo die allgemeine Angegriffenheit im Anfall in wirkliche Kraftlosigkeit übergeht, der
Puls klein und elend wird — wie diess besonders bei älteren Leuten im
Frost vorkommt, — da sind kleine Gaben erregender Mittel, namentlich
Wein, nützlich. —

§. 91. Vielfach hat man versucht, durch stärkere, perturbatorische
Eingriffe den Verlauf des Anfalls zu hemmen oder ihn ganz abzuschneiden. Bald suchte man diesen Zweck durch eine schnelle Erwärmung und
Transpiration zu erreichen, durch starkes Laufen und überhaupt forcirte
Körperbewegungen, durch grosse Mengen warmer Getränke, durch Dampfbäder, selbst durch kräftige Spirituosen, alles dies kurz vor der Zeit des
Anfalls ; bald durch Brechmittel, durch grössere Gaben eines Narcoticums,
durch kalte Douchen über den ganzen Körper und namentlich auf die Milzgegend, 1 — 2 Stunden vor dem wahrscheinlichen Anfall (F l e u r y), durch
kalte Begiessungen, selbst kalte Bäder im Hitzestadium (C u r r i e u. A.).
Alle diese Verfahrungsweisen sind nie zu allgemeiner Anwendung gekommen, da sie sich doch meistens entweder unnütz, oder schädlich zeigen.
Von den unmittelbaren Eingriffen in die Circulation durch den Junod'schen
Schröpfstiefel (ganz unwirksam) oder den ältern und roheren Ersatz desselben, die Ligatur der Extremitäten, durch reichliche Schröpfköpfe im Beginn des Frostes (der Anfall soll häufig nur zu schwacher Entwicklung
kommen), namentlich aber durch Aderlass im ersten Beginn des Anfalles
lässt sich nichts besseres sagen. Ein starker A d e r l a s s*) macht hier zwar
öfters den Frost aufhören und auch Hitze und Schweiss bleiben aus, aber
schon diese Wirkung ist inconstant, in einzelnen Fällen treten gefährliche
Symptome, Convulsionen und Bewusstlosigkeit ein, und die nächsten Anfälle kommen meistens früher und stärker; in der Hitze scheint die Venäsection etwas weniger zu schaden, aber auch nichts zu nützen; frische
Milzschwellungen scheinen öfters abzunehmen, die subjectiven Symptome,
Oppression, Kreuzschmerzen erleichtert zu werden. Blutentziehungen sind
somit durchaus auf einzelne extraordinäre Fälle zu beschränken; wirklich nützlich scheinen sie sich nur in den algiden Perniciosen mit starker Ueberfüllung
des ganzen Venensystems und des rechten Herzens (B e l l, §. 76) zu zeigen, wo aber neben der Blutentziehung jedenfalls zugleich Reizmittel anzuwenden sind. In Anfällen mit bloss sehr heftiger Kopfcongestion bei
plethorischen Individuen fand ich den Aderlass zwar unschädlich und erleichternd, seine Wirkung ist aber auch hier nicht im Voraus zu bestimmen und er ist im Allgemeinen durchaus nicht zu empfehlen ; bei den wahrhaft comatösen Fiebern widersprechen sich noch die Erfahrungen, aber die
Mehrzahl der besseren Beobachter kam zu seiner Verwerfung; zuweilen
soll plötzlicher Collapsus und Tod auf die Blutentziehung folgen.

---

*) Sehr empfohlen von M a c i n t o s h, Edinb. journ. April 1827. — Weitere Experi-
mentation desselben von S t o c k e s (ibid. Jan. 1829), N e u m a n n (Hufeland
Journal 1833) u. A. —

§. 92. Die wirksame Behandlung der schweren und perniciösen Zufälle in den Paroxysmen besteht bei sehr heftigem Frost mit grosser Unruhe namentlich in der Anwendung des Opium oder Morphium mit Frictionen der Haut, äusserer Erwärmung derselben und Hautreizen; bei starkem krampfhaften Erbrechen verordnet man Pot. Riveri, Laudanum, etwas Campher, starke Reize auf die Magengegend; bei algidem Zustand Reibungen mit warmen Tüchern, Campherspiritus u. dgl., in den höheren Graden Reibungen mit Eis oder kalte Begiessungen, innerlich Aether, einige Tropfen Ammoniak mit Laudanum, aromatische Infuse, bei wahrem Collapsus starke Reizmittel; bei Hitzezuständen mit heftiger Kopfcongestion und bei den comatösen Zufällen Kaltwasser- oder Eisumschläge auf den Kopf, kühlende Waschungen des Körpers, starke Gegenreize an die untern Extremitäten, Essigclystire, bei allzustarken ermattenden Schweissen kühles Verhalten und Mineralsäuren. — Bei den meisten bloss nervösen Zufällen des Anfalls, welche oft eine sehr beunruhigende Form annehmen, zeigt sich Opium als das nützlichste Mittel.

§. 93. Während der Apyrexie kann der Kranke, wenn solche frei ist, herumgehen, hat aber alle Verkühlung oder Nässe sorgfältig zu meiden; ist die Apyrexie nicht vollständig rein, so ist steter Aufenthalt im Bette nothwendig. An den Tagen des Anfalls muss die Diät immer leicht sein und so gegessen werden, dass die Verdauungszeit nicht mit dem Anfall zusammentrifft. Im übrigen richtet sich die Diät nach dem Zustand der Verdauungsorgane, bei starkem Gastricismus wird sie sehr reducirt, bei guter Verdauung wird an den fieberfreien Tagen der Appetit vollständig befriedigt. Eine zu entziehende Diät begünstigt die Anämie und die Oedeme, ein zu reichliches und frühzeitiges Essen scheint der Zertheilung des Milztumors und der schnellen Wirkung des Chinin hinderlich. Bei schon etwas andauernder Intermittens und bestehender Anämie ist eine positiv kräftigende Kost und namentlich kräftiger Wein am Platze.

§. 94. Wo ein gastrisch - febriles einleitendes Stadium vorhanden ist, ist der früher so oft angewandte Salmiak, wohl auch Tartarus emeticus in kleiner Gabe u. dgl. unnöthig oder schädlich; Abführmittel sind zu vermeiden, dagegen zeigt ein Emeticum bei dickbelegter, blasser Zunge, Vomituritionen, starkem Stirnkopfweh, namentlich aber bei wahrer Indigestion sehr guten Erfolg, zuweilen scheint durch solches die ganze Weiterentwicklung der Krankheit gehemmt zu werden (vgl. §. 48). Nur bei den intermittirenden Fiebern warmer Länder scheint die einleitende Periode nicht nur durch Emetica, sondern auch durch Laxanzen abgekürzt und der ganze Kranheitsverlauf ermässigt zu werden. — Da man den einleitenden febrilen Gastricismus unserer Fieber im Beginn nicht als solchen, d. h. als dem Intermittensprocesse angehörig erkennen kann, und da die gewöhnlichen gastrischen Catarrhe Vorsicht in Betreff der Brechmittel erheischen, so ist in den meisten Fällen zunächst eine diätetisch-exspectative Behandlung am zweckmässigsten, bis sich die Zeichen der Intermittens deutlicher herausstellen.

§. 95. Der ganze Intermittensprocess geht in leichten und frischen Fällen häufig ohne medicamentöse Behandlung in völlige Genesung über, wenn die Kranken der Fieberursache entzogen und in passende diätetische Verhältnisse gebracht sind. Da man diess indessen bei keinem Falle zuvor weiss, da der Kranke den Ursachen häufig nicht entzogen werden kann, da die Krankheit bei bloss diätetischer Behandlung doch länger dauert, eher Rückfälle macht, bei den schweren endemischen Fiebern manchmal selbst schnell mit übeln Zufällen sich complicirt, so ist auch für leichte Fälle, sobald die Diagnose deutlich ist, ohne weitere Exspectation der Gebrauch der empirischen Fiebermittel indicirt. Im höchsten Grade aber findet die Regel einer möglichst schnellen Beseitigung auch leichter Fieber überall die Anwendung, wo die perniciösen Formen endemisch vorkommen. Wenn die Aelteren den Grundsatz befolgten, das Wechselfieber eine Zeit lang andauern zu lassen und seine eigentliche Bekämpfung mit vorbereitenden, auflösenden, ausleerenden u. dergl. Mitteln zu eröffnen, so war diess kein blos aus der Theorie hergeleitetes und zur Routine gewordenes Dogma. Jener Grundsatz hieng offenbar mit dem Umstande zusammen, dass das wirksame Fiebermittel früherer Zeiten, die Chinarinde in Substanz, allerdings in jener ersten Periode der Krankheit schlecht ertragen wird, wo noch starke gastrische Symptome vorhanden sind. Seit der Einführung der China-Alcaloide, welche diesen Uebelstand nicht haben, ist auch dieser Grund ganz weggefallen, es kann der Intermittensprocess sogleich direct mit ihm angegriffen werden: die Erfahrung lehrt, dass sie auch bei vorhandenem Status gastricus nicht nur gegeben werden können, sondern dieser mit der Wirkung des Mittels auf die Paroxysmen auch meistens schnell beseitigt wird.

§. 96. Das schwefelsaure Chinin, immer noch das empfehlenswertheste Präparat, darf nicht in jedem Intermittensfalle nach derselben stehenden Formel gegeben werden; Gabe, Art und Zeit der Anwendung müssen sich im Allgemeinen nach der Dauer der Krankheit, dem Grade der Milzschwellung, der Intensität und etwaigen Gefahr der Paroxysmen richten, doch lassen sich allerdings für die einfachen Fälle, welche die sehr grosse Mehrzahl bilden, allgemein anwendbare Regeln geben. Ich kann nach meiner Beobachtung in jeder Beziehung dem Verfahren beistimmen, nur eine oder wenige, relativ grosse Dosen zu geben; ein Verfahren, das schon bei der allerersten Experimentation mit dem Chinin (1820, D o u b l e , C h o m e l) so ziemlich beobachtet, später von einzelnen der erfahrensten Aerzte (M a i l l o t l. c. p. 362) festgestellt wurde und das nach der von P f e u f e r angegebenen Weise seither so vielfach als werthvoll bestätigt worden ist. Eine Gabe von 10, in frischen Fällen jüngerer Individuen nur 8, in länger dauernden und schwereren Fällen von 12, selbst 15 Gran auf einmal, als ein Pulver oder in einigen Pillen gegeben, hebt in der Regel die Anfälle in der Weise auf, dass höchstens noch der nächste Anfall, aber schwach, und öfters postponirend, sehr häufig aber selbst dieser nicht mehr eintritt und dann der Kranke zunächst fieberfrei bleibt. Kindern von 4—6 Jahren gebe ich 3—5, von 10—14 Jahren 6—7 Gran. Selbst eingewurzelte Quartanen werden hier und da durch eine einmalige Gabe ganz beseitigt, meistens aber bedürfen solche doch der Wiederholung derselben. Recidive indessen sind keineswegs so selten, als Einige angegeben haben; mir kamen solche bei meistens frischen Fiebern in über $^1/_3$ der Fälle vor, solche weichen aber der Wiederholung der einen Dose sogleich wieder. Dann kommt in etwa $^1/_3$ der ersten Recidivfälle noch eine zweite Recidive, wenigstens bei Kranken, die der Malaria ausgesetzt bleiben. Erst in diesen Fällen lasse ich alsdann Chinin länger fortgebrauchen. Das Milzvolum schien mir nie schon an dem Tage der Chininanwendung ab-, ja vielleicht in einzelnen Fällen noch etwas zuzunehmen; am 3. Tage ist die Abnahme schon erheblich und dauert in den folgenden Tagen stetig an ; bleibt eine ursprünglich starke Milzschwellung nach einigen Tagen noch auf einem mittleren Stande der Vergrösserung, so finde ich es zweckmässig, die halbe oder ganze Gabe wieder auf einmal zu wiederholen, überhaupt die Wiederholung der Gaben und ihre Grösse eben so sehr nach dem Stande der Milz, als nach den Fiebersymptomen zu bestimmen, aber sich durchaus an einzelne stärkere Gaben mit grossen Intervallen zu halten. Diese Anwendungsweisen haben den Vorzug grösserer Schnelligkeit, Sicherheit und Wohlfeilheit vor dem Gebrauch des Chinin in vielen, kleineren, verzettelten Gaben; letztere machen die Anfälle kürzer und schwächer, sistiren sie aber erst spät und zuweilen gar nicht. Will man die Auflösung des Salzes mit Schwefelsäurezusatz geben (doppelt-schwefelsaures Chinin), so ist es räthlich, die Gaben von 6 — 10 Gran nicht ganz auf 1mal, sondern im Lauf des Tages in 2 oder 3 Portionen nehmen zu lassen; diese Verbindung scheint schneller zu wirken, eher Chininsymptome hervorzurufen.

Das Chinin wird in den gewöhnlichen Fällen bloss in der Apyrexie gegeben, besser schon einige Zeit, als unmittelbar vor dem Anfall, bei kurzem Rhythmus sogleich nach Beendigung eines Paroxysmus *). Aber in den perniciösen Fiebern und in den fast anhaltenden Formen kann man nicht auf den Eintritt von Intermissionen warten; hier ist das Mittel zunächst in den Nachlässen des Fiebers, und wo auch solche fehlen, zu jeder Zeit und in grossen Gaben zu geben; 30—50 Gran für den Tag sind hier nicht zu fürchten, Maillot (l. c. p. 397) gab in einem Falle 180 Gran in 24 Stunden mit Genesung des Kranken. — An Orten, wo die Fieberursache anhaltend und stark fortwirkt, ist prophylactischer Fortgebrauch des Chinin oder der China in Substanz nach dem Verschwinden der Anfälle zur Verhütung von Recidiven nothwendig; man wiederholt entweder die relativ grosse Einzelgabe je nach der Intensität der Endemie oder Epidemie, in der Zeit, wo bei fortlaufendem Fieber wieder ein Anfall gekommen wäre, bald am 5., 7., 10. Tag, bald erst um den 20. Tag, oder lässt Chinatinctur oder Pulver oder etwas Chinin mit bitteren Pflanzenmitteln und Wein alle Tage in mässigen Gaben nehmen. Die Anwendung der Chinin-Clystire ist auf die Fälle beschränkt, wo der Kranke nicht schlingen kann oder das Mittel erbricht, oder wo es — wie bei Perniciosen — Aufgabe ist, auf jedem Wege in kürzester Zeit möglichst viel Chinin beizubringen; man nimmt hierzu das mit Zusatz von Schwefelsäure aufgelöste Salz, zu 4 — 10 Gran pro dosi; es wirkt auf diesem Wege mindestens ebenso schnell als vom Magen aus. — Die endermatische Methode ist ganz unsicher; Einreibungen weingeistiger Chininlösungen oder Salben wären noch vorzuziehen, und können bei perniciösen Fiebern neben den übrigen Applicationen gemacht werden.

Von Verbindungen des Chinin ist namentlich die mit Opium nützlich, wenn die Anfälle eine ungewöhnliche Heftigkeit zeigen und diese nur der Erschütterung des Nervensystems selbst zuzuschreiben ist; Calomel neben dem Chinin kann bei der Complication mit Dysenterie, kleine Gaben schwefelsaures Eisen bei hartnäckigen Quartanen mit chronischem Milztumor oder starker Anämie von Nutzen sein. Aromatische Zusätze sind bei empfindlichem Magen, Geschmackscorrigentien, namentlich Caffee, oft auch sonst am Platz.

§. 97.   Alle andern Chininsalze haben keinen wesentlichen Vorzug vor der schwefelsauren Verbindung; das gerbsaure Chinin ist von ge-

---

*) Eine der oben bezeichneten grösseren Gaben, 5 Stunden vor dem erwarteten Anfall gegeben, hebt oft schon diesen auf, 3 Stunden zuvor nach meiner Beobachtung nicht mehr, doch kann er schon schwächer werden.

ringer Bitterkeit und scheint ein gutes Präparat, die Gabe ist dieselbe wie
vom Sulphat; die salzsaure, milchsaure, valeriansaure, citronensaure Verbindung u. s. f. verdienen nicht weiter in Gebrauch gezogen zu werden. —
Das Chinoidin, dessen Zusammensetzung nach seiner Gewinnung variirt,
im Wesentlichen ein Gemisch von schwefelsaurem Cinchonin und Chinin
mit Farbstoffen, ist für die schweren Fälle nicht so sicher, wie das Chinin,
für die leichten fast eben so wirksam; da es gewöhnlich in alcoho-
lischer Auflösung gegeben wird (∋j—Ʒβ auf Ʒjj — Ʒβ Spiritus), so ist es
besser, hier die Gabe zu theilen, alle Stunden oder 2 Stunden 15 — 25
Tropfen zu geben; man kann auch die Gaben des Chinoidin kleiner halten und ihnen noch einige Gran Chinin zusetzen. Die Cinchonin-
salze, namentlich das schwefelsaure, wirken schwächer, als die entsprechenden Chininverbindungen; trotz grösseren Dosen, die demnach gebraucht
werden, hätten sie noch den Vorzug der Wohlfeilheit, wenn bei den schweren Fällen ihre Wirkung ebenso sicher und rasch wäre; für die gewöhnlichen Fälle sind sie durchaus anwendbar, in einer die Chinin stark
um die Hälfte überschreitenden Gabe. — Der Werth der neuerlich entdeck-
ten China-Alcaloide, des Chinidin etc. ist noch nicht festgestellt; das
schwefelsaure Chinidin ist jedenfalls wirksam*). — Die in neuerer Zeit
da-und dort aufgekommene, nach verschiedenen, zum Theil nicht genau
bekannten Vorschriften gemischten Fiebertincturen (z. B. die War-
burg'sche), meist Aloë, Campher und Opium enthaltend, scheinen doch
vorzüglich nach Maassgabe ihres Chiningehaltes wirksam zu sein. — Will
man aus irgend einem Grunde noch die Chinarinde selbst geben, so
geschieht diess am besten in Pulver zu Ʒβ—Ʒij pro dosi in schwarzem
Caffee; man bedarf in der Regel über 1 Unze zur Beseitigung des Fiebers. Auch zu Nachcuren, nach beseitigten Paroxysmen, aber anhaltender Milzschwellung und mässiger Cachexie, wo die China selbst empfohlen wird, scheint sie keine wirklichen Vortheile vor dem Gebrauch des
Chinin in oben bezeichneter Weise zu besitzen. —

Die toxischen Erscheinungen des Chinin kommen bald erst nach sehr
grossen, bald bei jungen reizbaren Individuen schon nach kleineren Gaben, sie bestehen in Ohrensausen und vorübergehender Abnahme des Gehörs, Schwindel und Klopfen im Kopf, leichten Gesichtsstörungen, zuweilen Herzklopfen mit fliegender Hitze, Verlangsamung des Pulses, Dilatation
der Pupille. Sie gebieten ein Aussetzen des Mittels. Nach längerer Fortsetzung grosser Gaben soll zuweilen eine lang dauernde, schmerzhafte
Affection des Magens zurückbleiben. —

§. 98. Es gibt einzelne Fälle, in denen das Chinin gar keine Wirkung auf das Fieber ausübt. Hier muss man sich vor Allem über die
Güte des Präparates aufklären. Ist hieran nichts auszusetzen, und ist in
den hygieinischen, namentlich den Wohnungsverhältnissen des Kranken
nichts aufzufinden, was als auffallend kräftig fortwirkende Fieberursache
betrachtet werden kann, so lässt sich zuweilen durch Hebung einer besonders stark hervortretenden Krankheitserscheinung helfen. Namentlich
andauernde starke Schmerzhaftigkeit der Milz, welche auf ungewöhnlich
starke perilienitische oder lientische Processe schliessen lässt, muss durch
strenge Diät, locale Blutentziehungen und Cataplasmen beseitigt, ein fixer
und sehr lebhafter Wirbelschmerz mit eben solchen, mit narcotischen örtlichen Applicationen und Gegenreizen behandelt werden; starke Störungen

---

*) American. Journ. N. S. XXIX. I. p. 81.

der Verdauung bedürfen einer besondern Behandlung u. s. f. Geht es auf diesem rationellen Wege nicht, so ist eines der andern empirischen Mittel, namentlich der Arsenik zu versuchen. Nach Dietl soll es auch Fälle geben, wo das Chinin im Magen längere Zeit nicht resorbirt wird, liegen bleibt und unwirksam mit dem Stuhl abgeht; sein Nichterscheinen im Harn würde diess anzeigen. — Es kommen aber auch einzelne ganz seltene Fälle vor, wo der Beginn noch ganz versteckter Leiden, Nervenkrankheiten, degenerative Processe in den innern Organen, selbst die Entwicklung eines Krebses u. dergl. mit regulären, dem wahren Wechselfieber äusserlich ganz gleichen Fieberanfällen auftritt und diese sich gegen den Einfluss der Arzneien durchaus refractär zeigen. An diese Möglichkeit ist bei den von vorn herein. sehr hartnäckigen Fiebern zu denken und die Behandlung kann dann nur eine palliative sein. — Anders verhält es sich, wenn im späteren Verlauf des Fiebers dieses dem Chinin und den übrigen Fiebermitteln widersteht; hier finden die §. 103 gegebenen Regeln Anwendung.

§. 99. Die vielfachen Versuche, zu einer Theorie der Wirkung des Chinin gegen Intermittens zu gelangen, haben bis jetzt keine Resultate gegeben. Dass es die oben angegebenen Nervensymptome erregt, dass es die Eigenwärme in jeder Gabe, bei grossen Gaben nach einem unbedeutenden Sinken im Beginne steigern soll (Duméril), dass es die Gallenabsonderung zu verringern scheint (Buchheim), dass es bei grösseren Gaben die Pulsfrequenz herabsetzt und den Herzschlag, oft nach primärer Aufregung, schwächt, dass nach seiner Anwendung im acuten Rheumatismus die Fibrinmenge des Bluts ab-, die Blutkörpermenge zunehmen soll (Legroux), dass bei starken Vergiftungen zuweilen das Blut sich nicht mehr gerinnbar zeigt und spontane Blutungen auftreten (Magendie) — alle diese vereinzelten Thatsachen fördern uns nicht. Mir scheint es auch noch nicht erwiesen, dass das Chinin bei Gesunden die Milz verkleinert (Piorry, Pagès, Küchenmeister); die beigebrachten Experimente an Thieren sind in dieser Beziehung unzuverlässig und Piorry's plessimetrische Bestimmungen bei Menschen verdienen kein Vertrauen, da er die Abnahme der Milz schon eine Minute nach der Darreichung des Chinins beobachtet, eine ebenso augenblickliche Verkleinerung bei Fieberkranken nach gegebenem Kochsalz, dem notorisch solche Wirkung überhaupt nicht zukommt, gefunden haben will und auch über den ferneren Verlauf der Milzabnahme nach Chiningebrauch ganz irrige Angaben macht. Wie wenig wir in der Wirkung auf die Milz noch klar sehen, wie voreilig gegenwärtig die theoretische Verwendung der verschiedenen Angaben wäre, mag daraus erhellen, dass z. B. nach Küchenmeister das schwefelsaure Cinchonin gerade die entgegengesetzte Wirkung als das schwefelsaure Chinin auf die Milz haben soll; jenes soll Milzcongestion, dieses Milzcontraction bewirken*); beide heilen aber das Fieber. — Während die erfahrungsmässige Wirkung des Chinin auf Neurosen verschiedener Entstehung an eine vornemliche Wirkung auf die Nervenapparate auch bei der Intermittens denken lässt, — eine Wirkung, die man sich oft so vorgestellt hat, dass das Nervensystem für den innerlich noch fortlaufenden, durch das Chinin selbst nicht angegriffenen Intermittensprocess „abgestumpft" werde und desshalb die Anfälle cessiren —, so zeigt sein günstiger Erfolg bei noch nicht zu alten, aber schon fieberlosen Milztu-

---

*) Archiv f. physiol. Heilkunde 1851. p. 492 ff.

moren und den damit verbundenen mässigen Graden der Cachexie, wie
auch bei den anhaltenden Fiebern, dass ihm auch ein sehr erheblicher
Einfluss auf die im Intermittensprocesse gestörten vegetativen Vorgänge
und Blutveränderungen selbst zukommt. Milzschwellung, aussetzende oder
anhaltende Fieberanfälle, andere nervöse Störungen, Affection der Gastro-
Intestinalschleimhaut, Nierenaffection, alle diese Vorgänge, insofern sie
durch die Wechselfieberursache bedingt sind, scheinen durch das Chinin
nicht eines nach dem andern und in Folge des andern, sondern wie aus
einem gemeinschaftlichen Mittelpunkt heraus, der wohl in einer Wirkung
auf die Blutconstitution zu suchen ist, modificirt und gehoben zu werden.

§. 100. Ausser den Chininpräparaten ist der Arsenik das wichtigste
der empirischen Mittel. Es steht fest, dass durch denselben die Fieberanfälle häufig sistirt werden, dass diess zuweilen auch da der Fall ist, wo
Chinin nicht mehr wirkt, und dass eine Gefahr bei vernünftiger Anwendung nicht zu besorgen ist. Aber ebenso auch, dass selbst ganz frische
Fälle, wie solche durch eine einzige Gabe Chinin fast immer schnell beseitigt
werden, zuweilen dem Arsenik ganz widerstehen oder sich während seines
Gebrauchs noch in einer Anzahl, wenn auch schwächerer Anfälle fort-
schleppen, dass die Milzschwellung während der Arsenik-Anwendung in der
Regel nicht oder nur wenig abnimmt, dass Recidiven viel häufiger
sind als nach dem Gebrauch des Chinin, dass also längerer Fortgebrauch
nach dem ersten Verschwinden der Fieberanfälle kaum zu entbehren ist.
Die Vorsicht in der Dosirung, welche bei diesem Mittel geboten ist, gestattet keinen Versuch, ähnlich wie bei dem Chinin durch grosse Einzel-
gaben rasche und dauernde Erfolge zu erreichen; die Wirkungen fallen
schon desshalb immer verzettelt aus. Am wichtigsten scheint der Arsenik
einestheils bei den intermittirenden Neuralgieen (wo meistens die Milzschwellung unbedeutend ist oder ganz fehlt), andererseits in einzelnen
Fällen alter, stets recidivirender unregelmässig rythmischer Fälle, wo schon
viele Chinapräparate gebraucht worden sind, zu sein. Die vielfachen Versuche, den Arsenik ganz an die Stelle des Chinin einzuführen, sind ganz
zu missbilligen; die letzte Empfehlung seines unermüdeten Vertheidigers
Boudin (1851) bezieht sich übrigens gar nicht rein auf den Gebrauch
des Arsenik, sondern in dieser neueren Formulirung bildet er nur einen
Bestandtheil eines Verfahrens, in dem Brechmittel, zum. Theil ausleerende
Mittel, kräftige reichliche Nahrung und guter Wein eine gewiss sehr‹wesentliche Rolle spielen. Boudin behauptet die Wirksamkeit des Arseniks
auch im Clysma applicirt. — Der weisse Arsenik wird in Substanz (Pil-
len oder Pulver) zu $\frac{1}{8}$—$\frac{1}{3}$ Gran für den Tag (und diese Gabe wieder getheilt)
oder entsprechend die Tinct. Fowleri zu 5'—6 Tropfen 3 mal täglich ge-
geben; leichte Fälle bedürfen bei diesen Dosen zur totalen Beseitigung
zuweilen nur 5 Tage, andere 10 — 20 Tage. Dieser längere Fortgebrauch
des Arseniks gehört gerade zu seinen Hauptübelständen.; es treten doch
nicht selten die bekannten Arseniksymptome auf und erschweren zum mindesten die Heilung und die Reconvalescenz. Reichliche kräftige Ernährung ist beim Arsenikgebrauch erfahrungsmässig vortheilhaft; da sie aber
(Chevallier, Martin-Solon) auch wieder die Absorption des Arseniks
hindert, so scheint es, dass ihr eigener Nutzen in manchen Fällen den
des Arzneimittels übertreffen mag. Es erklärt sich hieraus auch, wie
Boudin, der auch nach Aufhören der Anfälle oft 30 Tage und noch länger Arsenik neben reichlicher Nahrung fortgebrauchen lässt, keine ungünstigeren Wirkungen bekam. Es wird kaum der Bemerkung bedürfen, dass
der Arsenik nicht für Fieber mit perniciösen Zufällen passt.

§. 101. Unter den zahllosen, weiter empfohlenen Fiebermitteln sind nur wenige der Erwähnung werth. Von den vielen Pflanzenmitteln, welche für China-Surrogate gelten sollten, können wir nur nach fremden Erfahrungen berichten; dass keines derselben auch nur entfernt dem Chinin nahe kommt, darüber ist Jedermann einig. Das Piperin (gr. 10 — 15 in der Apyrexie) und das schwefelsaure Bebeerin (von Nectandra Rodiei) zu Gr. 5—15 täglich, dürften noch die besten unter diesen unzuverlässigen Mitteln sein; das Salicin, Cnicin, Gentianin, wiewohl letzteres nach Küchenmeister ein stark milz-contrahirendes Mittel, scheinen nichts zu leisten. Den kräftiger aromatischen und bittern Mitteln kann ein gewisser Nutzen im Wechselfieber wohl nicht abgesprochen werden, aber er scheint mehr in leichteren Hülfswirkungen zu bestehen; von einem solchen Einfluss auf den Process, wie er sich in rascher Abschwellung der Milz äussert, ist bei keinem derselben die Rede. — Das Opium, ein höchst werthvolles Mittel zur Bekämpfung schwerer Erscheinungen des Anfalls und überhaupt zur Erleichterung desselben, ist gegen die ganze Krankheit vollkommen unwirksam (Horn). Belladonna, seit Theden oft versucht, namentlich bei älteren Fiebern (Quartanen), ist von wenigstens höchst zweifelhaftem Werth. — Das Kochsalz, in neuerer Zeit angepriesen (zu etwa ʒβ kurz vor dem Anfall) ist von Grisolle in jeder Beziehung unwirksam gefunden worden. — Wenn man sieht, wie die allerheterogensten Stoffe und Einwirkungen, Brechweinstein und Caffee, Schröpfköpfe und Terpentinlinimente, Eichenrinden und Spinnweben, warmes und kaltes Wasser, strenges Fasten und sein Gegentheil, wie auch blosse Einflüsse auf die Phantasie Modificationen im Auftreten der Anfälle hervorbringen, ohne dass ihnen desshalb Wirksamkeit auf den Grundprocess zukäme, so erklären sich leicht die vielerlei Empfehlungen und deren schnelles Vorübergehen. Soll ein Fiebermittel wirklichen Werth haben, so muss sich seine Wirkung ebenso auf die gestörten vegetativen Processe, namentlich auf die Milz, wie auf die Fieberparoxysmen, bemerklich machen.— Eigenthümlich sind die Volkskuren mit Diätfehlern, das bei uns sogenannte Wegessen des Fiebers mit grossen Mengen saurer Kartoffeln u. dergl., worauf entschieden auch zuweilen die Paroxysmen schnell sistirt werden. —

§. 102. Die Behandlung des gewöhnlichen Wechselfiebers erleidet einige Modificationen nach der Individualität der Kranken. Bei kleinen Kindern ist das Chinin sehr wirksam, es kann zu Gr. 1 — 4 täglich innerlich, in flüssiger Form oder Latwerge, oder wenn diess Schwierigkeiten findet, in Clysma applicirt oder auch in die Haut eingerieben (Salben von ʒj bis ʒβ mit ʒij - ʒβ Fett) werden. Man thut wohl, hier nicht auf ganz reine Apyrexieen zu warten. Während des Frosts muss für besonders sorgfältige Erwärmung Sorge getragen werden, bei Betäubungszuständen während der Hitze ist Abkühlung des Kopfs und leichte Hautreizung an den Extremitäten zweckmässig; die schnell eintretende Anämie bedarf oft einer besondern Behandlung mit Eisenmitteln. — Bei alten und sonst sehr geschwächten Personen ist eine Unterstützung der Kräfte im Anfall durch kleine Gaben Wein, Fleischbrühe u. dergl., selbst etwas Campher am Platze; namentlich aber mildert Opium die grosse nervöse Angegriffenheit. —

§. 103. Diejenigen leichteren remittirenden Fieber, bei denen die acute Erkrankung der Gastro-Intestinalschleimhaut überwiegt und die dauernden Fieberbewegungen zu unterhalten scheint, bedürfen einer Behandlung dieses Krankheitselementes durch strenge Diät, Schleime, leichte

Säuren, nach Umständen Brech- und Abführmittel. Chinin kann gegeben werden, auch ehe die Fiebernachlässe vollständig geworden sind, sobald die Exacerbationen deutlich, namentlich mit Frost hervortreten. Ebenso bedürfen alle übrigen wichtigeren Localisationen, namentlich Bronchitis, Pneumonie, Dysenterie eine besondere Behandlung, ohne dass man sich für diese ganz auf das Chinin verlassen kann. Ebenso bei den schweren remittirenden Fiebern: specielle Behandlung der einzelnen Localisations-heerde, Chinin in grosser Gabe und bei herrschender Endemie oder Epidemie frühzeitig, sobald immer die Diagnose mit Wahrscheinlichkeit begründet werden kann, und anhaltend fortgegeben. Als Maillot die energische Chininbehandlung in den bis dahin meist antiphlogistisch be-handelten algerischen Fiebern einführte, nahm die Sterblichkeit in einem Jahre um das 5fache ab *); die mit unterlaufende Anwendung des Mittels auch in minder dafür geeigneten Fällen schadet weniger, als seine Unter-lassung in der Mehrzahl. Aber sehr zahlreiche Beobachter fanden das Chinin in diesen Fiebern doch erst dann nützlich, wenn die Remissionen recht deutlich werden. Die eigentlichen Schwächezustände in diesen Fie-bern bedürfen einer symptomatischen, analeptischen Behandlung. Die anhal-tenden typhoiden Zustände sollen durch kaltes Regimen und Pflanzensäuren gebessert werden (Hauschka). In schweren Fällen ist, wenn es die Umstände gestatten, eine alsbaldige Entfernung der Kranken aus der Fie-berluft, noch während des acuten Stadiums, z. B. schon von der Küste auf die offene See, oft ungemein nützlich.

Bei den intermittirenden Neuralgieen sind, wenn Chinin oder Ar-senik nur unvollständig helfen, Opium, Veratrinsalbe u. dergl. daneben zu gebrauchen. Zur Verhütung der Fieberrecidiven ist vor Allem grosse Aufmerksamkeit auf alle hygieinischen Verhältnisse zu richten, Vorsicht und Regelmässigkeit im Essen, Trinken und Arbeiten zu beobachten, be-sonders aber Feuchtigkeit und Kälte zu vermeiden. Der längere Gebrauch des Chinins (§. 96) oder des Chinaweins ist natürlich von Nutzen.

Der in frischen Fällen auftretende Hydrops (§. 59) weicht in der Regel schnell dem Chinin, verbunden mit guter Kost und Wein. Hier-durch allein ohne Medicamente habe ich solche sehr ausgebreitete Was-sersuchten, selbst mit Albuminurie, mit der grössten Schnelligkeit zurück-gehen sehen. Leichtere diuretische Pflanzenmittel unterstützen die Heilung, wenn sie zögert

Der rückbleibende chronische Milz- oder Lebertumor ist, solange noch irgend welche Andeutungen von Fieberparoxysmen zeigen, immer zuerst mit Chinin in mittlerer Gabe lange fortgebraucht, zu behandeln; schon hierdurch bewirkt man oft eine sehr bedeutende Re-duction desselben. Später sind je nach dem sonstigen Zustande des Kran-ken bald mehr die sogenannten auflösenden Mittel, namentlich Trinkcuren mit Carlsbader oder Vichywasser, auch Jodkalium, Salmiak in grossen Gaben, bald die Behandlung mit Eisenmitteln, bald eine Succession oder eine Verbindung beider (Eisensalmiak, Eisen mit Aloë, mit Rheum, Jodeisen) in Gebrauch zu ziehen. — Zeitweise trockene Schröpfköpfe, reizende Ein-reibungen, Compression durch eine Binde, selbst Moxen scheinen zuweilen die Heilung zu befördern. Die Therapie dieser Fälle ist um so wirksamer, je mehr bloss die Milz hypertrophisch ist; bei gleichzeitigem Lebertumor ist die Heilung viel schwieriger. Die ausgebildete Cachexie bedarf einer reinen, sonnigen Luft, Climaveränderung, kräftiger Ernährung mit mässiger

---

*) Haspel l. c. p. 358.

Bewegung, einer stets warmen Bekleidung, eines langen Fortgebrauchs des Chinin oder der Chinatincturen nebst Eisenmitteln (Ferrum sulphur.). Die Albuminurie nach Intermittens scheint auch noch längere Zeit fort dem Chinin zu weichen; der Hydrops Cachectischer ist tonisch und diuretisch zu behandeln.

GELBES FIEBER.

Dutertre, hist. génér. des Antilles. — Labat, nouv. voy. aux îles d'Amérique. Par. 1742. — Desportes, hist. des maladies de St. Domingue. Par. 1770. — Rusk, Beschreibung des gelben Fiebers, w. a. 1793 in Philadelphia herrschte. Deutsch von Hopfengärtner und Autenrieth. Tüb. 1796. — Jackson, R., a. treat. on the fevers of Jamaica. Lond. 1791. — Chisholm, an essay on the malign. pestil. fever etc. Lond. 1801. — Berthe, précis historique de la maladie etc. Par. 1801. — Humboldt, A. v., Essai polit. sur le royaume de la nouv. Espagne. Par. 1802. — Dalmas, rech. hist. et méd. s. l. fièvre jaune. Par. 1805. — Savaresy, de la fièvre jaune etc. Naples 1809. — Areyula, succincta descriptio febris epidemicae Malagae etc. Vienn. 1805. — Palloni, osservaz. med. sulla malatia dominante in Livorno. Liv. 1804. — Gonzalez, über das gelbe Fieber, welches 1800 in Cadix herrschte. Uebers. v. Borges. 1805. — Pugnet, mém. s. l. fièvres de mauvais charactère etc. Lyon 1804. — Bancroft, an essay on the disease called yellow fever etc. Lond. 1811. — Rochoux, rech. s. la fièvre jaune. Par. 1822. — Rochoux, rech. s. l. différ. maladies qu'on appelle fièvre jaune. Par. 1828. — Moreau de Jonnès, monogr. hist. et méd. de la fièvre jaune. Par. 1820. — Audouard, relation hist. et méd. de la fièvre jaune à Barcelone en 1821. Par. 1821. — Waring, rep. on the epidemic disease of 1820. Savannah. 1821. — Bailly, François, Pariset, hist. méd. de la fièvre jaune en Espagne. Par. 1823. — Matthäi, Untersuch. über das gelbe Fieber. Hannov. 1827. — Chervin, examen critique des preuves de contagion de la fièvre jaune. Par. 1828 und viele andere Schriften desselben Verfassers. — Gillkrest, Cyclop. of practical medicine vol. II. p. 264. — Reider, Abh. über das gelbe Fieber. Wien 1828. — Statistical reports on the sickness etc. in the West-Indies. Edinb. journ. vol. 50. 1838. p. 424. — Thévenot, des maladies des Européens dans les pays chauds. Par. 1840. — Strobell, an essay on yellow fever. Charleston 1840. — Bartlett, hist. etc. of the fevers of the United States. Philadelph. 1847. — Imray, Edinburgh med. and surg. Journal vol. 53. 1840. vol. 64. 1845. vol. 70. 1848. — Kelly, observ. on yellow fever. Americ.-Journal. N. S. XIV. 373. — Copeland, Art. haemogastric Pestilence in Dictionary of pract. med. Part. X. XI. — Louis, mémoires de la société méd. d'observation. Tom. II. 1844. — Bryson, rep. on the climate and princ. diseases of the african station. Lond. 1847. — M'William, rep. on the fever at Boa Vista. Lond. 1847. — Thomas, traité pr. de la fièvre jaune. Par. 1848. — Hastings, lect. on yellow fever. Philad. 1848. — Pym, obs. upon. Bulam, Vomito negro or yellow fever. Lond. 1848. — Kehoë, on the fever of the Westcoast of Africa. Dublin Journal. 1848. vol. 6. — Blair, some account on the last yellow fever Epidemic of British Guiana. 2. ed. Lond. 1850. — Ashbel Smith, transactions of the New-York academy of medicine. Vol. I. Part. I. 1851. — Simons, an essay on the yellow fever. Charleston med. Journ. Novbr. 1851. — Ueber Brasilien, nebst Beob. der Gelbfieber-Epidemie v. 1849 — 52. (Anonym.) Hamburg 1852. — Drake, a. systematic treatise on the interior valley of Northamerica. Cincinn. 1850. 54. — Jörg, Darst. des nachtheiligen Einflusses des Tropenclimas etc. Leipz. 1851. — Dutrouleau, Archives génér. 1853. — Lallemant, on the fever of Rio Janeiro. New-Orleans 1854. — M'Kinlay, yellow fever in Brazil. Edinb. Monthly-Journal. Septbr. Novbr. 1852. — La Roche, American Journal 1853. 1854. — Lallemant, Beiträge zur Kenntniss des gelben Fiebers zn Rio de Janeiro. 1854. (Diese nicht in den Buchhandel gekommene Schrift konnte leider nicht benützt werden). — Th. H. Bache, obs. on the pathology of yellow fever. American-Journ. 1854. vol. 28. p. 121 ff. — La Roche, yellow fever etc. 2 tom. Philad. 1855. — Flügel, Bericht über das gelbe Fieber in Paramaribo. Preuss. med. Vereinsztg. 1854.

§. 104. Ich habe das gelbe Fieber nicht selbst beobachtet, bin aber nicht durch blosse Liebhaberei, sondern auch durch practische Bedürfnisse veranlasst worden, ausgedehnte Studien über diese merkwürdige Krankheit zu machen. Ich habe versucht in Folgendem einen Abriss unserer gegenwärtigen Kenntnisse über dieselbe zu geben. Diese Krankheiten warmer Länder bieten ein sehr werthvolles Material für die Pathologie überhaupt, und gerade über das gelbe Fieber besitzen wir jetzt fast ebenso ausgedehnte und positive Beobachtungen, wie über unsern Typhus. Diese Krankheiten haben aber auch ein sehr unmittelbares Interesse. Hunderte deutscher Seeleute sterben alljährlich unter den Tropen am gelben Fieber; dasselbe machte in diesem Jahrhundert mehrfach sehr grosse Epidemieen in Europa; sporadische Fälle auf ankommenden Schiffen kommen nicht allzu selten in den europäischen Häfen, erst a. 1852 wieder einige unzweifelhafte Fälle in einer englischen Küstenstadt, wovon einer am Lande selbst entstanden, vor; fünf westindische Dampfboote, die im November und December 1852 in England eintrafen, hatten zusammen auf der Ueberfahrt 124 Gelbfieberkranke, wovon über 50 starben *). Die Frage nach der Diagnose, Natur und Therapie dieser Krankheit kann also auch für die deutschen Seehäfen jeden Augenblick noch practischer werden, als sie es schon bisher war.

Aetiologie des gelben Fiebers.

§. 105. Das gelbe Fieber kommt unter folgenden allgemeinen climatischen Bedingungen vor. Es ist ganz überwiegend eine Krankheit der westlichen Hemisphäre, Westindiens und des americanischen Continents; die ersten Nachrichten über sein Vorkommen daselbst datiren aus der ersten Hälfte und der Mitte des 17. Jahrhunderts (Dutertre, Labat). In Westindien, an einigen südlichen Küstenstrichen der vereinigten Staaten (New-Orléans bis Charleston) und in den Ländern um den mexicanischen Meerbusen geht die Krankheit nie ganz aus, sie ist dort eigentlich endemisch, macht zeitweise grosse Epidemieen und findet sich wohl immer in vereinzelten Fällen. In den nördlicheren Theilen der vereinigten Staaten (New-York, Boston, Philadelphia etc.), ist die Krankheit nicht heimisch; dieselben sind in der Regel ganz frei, aber die Krankheit kommt von Zeit zu Zeit, oft mit 20 Jahren Unterbrechung, in grösseren oder kleineren Epidemieen vor, bei denen man sich jedesmal über die Einschleppung streitet. In dieser Weise ist sie schon bis zum 46ten nördlichen Breitegrade hinauf (Quebec in Canada) vorgekommen. Ebenso verhält es sich südlich vom Aequator; eigentliche Endemie besteht dort nicht mehr, aber hier und da treten fleckweise, oder auch höchst ausgebreitete Epidemieen auf, und diess ist schon bis Montevideo hinauf (35° südl. B.) der Fall gewesen. Brasilien war wenigstens 30—40 Jahre, vielleicht noch viel länger, ganz vom gelben Fieber frei geblieben, bis es wieder a. 1849—52 von den heftigsten Epidemieen verheert wurde, welche wieder der Einschleppung von aussen zugeschrieben wurden. Auf der ganzen westlichen Hemisphäre sind die Ostküsten weit mehr der Sitz des gelben Fiebers, als die Ufer des stillen Meeres. — In den oben bezeichneten ständigen und Hauptsitzen der Krankheit müssen also die Ursachen local und anhaltend vorhanden, wenngleich zeitweise sehr reducirt und wieder sehr gesteigert, an den übrigen genannten Orten nur vorübergehend vorhanden sein.

---

*) Lancet. 1853. 12. Febr.

Das gelbe Fieber kommt aber auch noch in anderen Tropengegenden, namentlich unzweifelhaft an einzelnen Stellen der africanischen Westküste, besonders Sierra-Leone, nicht eingeschleppt, sondern endemisch-epidemisch vor, so dass von Einzelnen (Pym) diese Länder als der eigentliche Ursitz der Krankheit (ohne Beweis) betrachtet wurden. Weiterverbreitungen aus den dortigen Gegenden kommen zuweilen vor; so hat durch vielerlei Umstände die Gelbfieber-Epidemie eine besondere Celebrität erlangt, welche a. 1845 auf Boa Vista, einer der Inseln des grünen Vorgebirges, unzweifelhaft von Sierra-Leona importirt wurde. — Ob die Krankheit in Ostindien vorkommt, ist im höchsten Grade zweifelhaft: nach den bis jetzt vorliegenden Daten dürften die von dort beschriebenen Fieber mit Icterus und Blutbrechen (Walsh, Johnson, Cameron, Annesley) eher schwere Formen von Remittens (§. 85) sein.

§. 106. In Europa herrscht das gelbe Fieber nirgends endemisch; sein Vorkommen in grossen Epidemieen war bis jetzt immer auf einige Küstenstädte (und ihre Umgebung) am mittelländischen Meere beschränkt (Cadix, Barcelona, Gibraltar 1800 und schon im vorigen Jahrhundert, 1804, 1821, 1828, Livorno 1804 u. a. a. Orten). Seit a. 1828 ist keine grössere Epidemie mehr in Europa vorgekommen; wohl aber sind einzelne ganz kleine Epidemieen und ziemlich zahlreiche Beispiele vereinzelter Entstehung des gelben Fiebers in Folge ganz evidenter Einschleppung (Brest, 1815 u. 1839, Oporto 1851, Passages in Spanien 1823 etc. etc.) beobachtet worden. Es ist zwar zu beachten, dass auch ein ganz vereinzeltes locales Vorkommen des wahren gelben Fiebers an einigen der europäischen Orten, die schon Sitze der Epidemieen waren, von gewichtigen Stimmen *) behauptet wird; es wird sich aber unten herausstellen, dass es vielfach in Europa, und auch bei uns, Krankheiten gibt, die sich den Symptomen nach nicht ganz fest vom gelben Fieber unterscheiden lassen (§. 140.).

§. 107. Wie aus dem Gesagten erhellt, ist das endemische gelbe Fieber eine Krankheit heisser Länder, und an Ort und Stelle wird es durch herrschende oder kurz vorausgegangene Hitze begünstigt. Eine „spontane" Entstehung der Krankheit scheint nach allen bisherigen Erfahrungen nur da möglich, wo längere Zeit anhaltend fort die Tagestemperatur 26—27° R. und darüber erreicht. Gleichförmige Sommerhitze gehört zu den Bedingungen. Es herrscht in Westindien überwiegend vom Mai bis October (heisse Regenzeit); auf dem americanischen Festland, z. B. in New-Orleans, Charleston und weiter nördlich, vorzüglich von August bis October und November und zwar auffallend mehr nach besonders heissen Sommern, welche das Clima dieser Orte dem Tropenclima näherten. Ebendiess lässt sich von den europäischen Epidemieen sagen; sie kamen ohne Ausnahme in oder nach sehr heissen Sommern vor; ausserdem wird wohl besonders eine grosse Schwüle, Windstille und Stagnation der erhitzten Atmosphäre, namentlich durch das Ausbleiben sonst der Jahreszeit zukommender Gewitter (Brasilien 1850) für sehr begünstigend gehalten. Den einmal begonnenen Epidemieen wird freilich durch den Eintritt kühlerer Jahreszeit nicht alsbald ein Ende gemacht, wohl aber geschieht diess sicher und jedesmal durch den Eintritt des Frostes **).

---

*) Vgl. für Gibraltar, Louis l. c. p. 275 ff. Gillkrest, l. c. p. 270.
**) Diese bisher allgemeine Erfahrung soll sich übrigens in den letzten grossen americanischen Epidemieen nicht ohne Ausnahme bestätigt haben. S. Holcombe, das epid. gelbe Fieber etc. in homöopath. Vierteljahrschr. 1854. 4. Heft. p. 377.

— Fälle, an Bord von Westindien zurückgekehrter Schiffe, sind übrigens
in europäischen Häfen auch schon in der kühlen Jahreszeit (in Southampton im November) entstanden. — Eine gleichförmige anhaltende Hitze ist
also zu Erzeugung und Verbreitung der Krankheitsursache im Grossen
nothwendig, nicht aber zu einer noch fortgehenden, schwächeren Wirksamkeit der einmal vorhandenen. Dass indessen die Hitze nicht die einzige und directe, ja nicht einmal die Hauptursache der Krankheit ist, erhellt einfach aus dem völligen Freibleiben so vieler Tropengegenden, ferner aus dem Umstande, dass auch auf den Antillen die einzelnen Jahre
in Betreff der Zahl der Kranken ausserordentlich differiren, während doch
die Sonnenhitze alle Jahre nahezu dieselbe ist, und dass in manchen
Epidemieen grosser Städte nur einzelne Quartiere und Strassen befallen
sind, oder auf einer Insel ein Ort stark befallen ist, ein nahe gelegener
gar nicht. — Auch Feuchtigkeit neben Hitze scheint die Entstehung der
Fieberursache zu begünstigen und ihre Intensität zu verstärken, lange, starke
Trockenheit sie zu schwächen. Wenn in dieser Beziehung die Beobachtungen nicht so übereinstimmen, so ist zu bedenken, dass die heftigen tropischen Regengüsse neben einer (insalubren) Durchfeuchtung des Bodens
und der Atmosphäre auch wieder durch ausgiebige Abschwemmung und Reinigung des Bodens der Städte der Miasmenbildung entgegenzuwirken vermögen. — Besondere locale Ursachen durch Fäulniss organischer Körper,
Anhäufung putrider Substanzen, Exhalationen schlammiger Canäle und andere ungesunde Bodenausdünstungen lassen sich zuweilen nicht verkennen,
so dass ein terrestrischer Ursprung des Giftes für manche Fälle fast nothwendig angenommen werden muss.

§. 108. Das gelbe Fieber ist ganz überwiegend eine Krankheit tief
gelegener Gegenden, vor Allem der Meeresküsten. — Nie entsteht eine Epidemie im Binnenlande; in den grossen Epidemieen kann
es zu einer weiteren Verbreitung ins Innere kommen, z. B. weit hinauf an den Ufern
des Mississippi, bei den spanischen Epidemieen bis nach Cordova und
Granada etc.; aber ohne Ausnahme sind diese Epidemieen zuerst in Küstenstädten ausgebrochen und gewöhnlich bleiben sie ganz auf diese beschränkt. — Es ist nicht bloss die Höhe und Tiefe der Lage, wovon diess
abhängt. Diess Moment zeigt sich freilich in Bezug auf die Entstehung des
gelben Fiebers sehr wichtig, auf Gebirgen kommt dasselbe spontan nicht
vor, und diese Höhengrenze differirt in verschiedenen Gegenden seines
endemischen Sitzes von 500—3000 Fuss über dem Meere [*]; aber verschleppt kann es in noch bedeutendere Höhen werden. Das gelbe Fieber ist aber noch in anderem Sinne eine Küstenkrankheit. Es ist eigentlich
bloss in den Städten der Küsten endemisch. In den meisten Gelbfieber-
Gegenden genügt es vollkommen, nur den Aufenthalt in der Stadt selbst
zu vermeiden und auf dem Lande zu wohnen, um ganz sicher vor der
Krankheit zu sein, und es sind wieder fast nur grössere Städte (über

---

[*] Diese Höhe bildet nach A. Humboldt die „Höhengrenze" in Mexico und sie
wird allgemein (s. den genauen Sammler La Roche l. c.) als höchste Erhebung
betrachtet, in der das gelbe Fieber je vorgekommen; nach einer Notiz von
Tschudi (Canstatt-Heusingers Jahresbericht 1846 p. 154) soll es a. 1842 von
Guajaquil aus in 8—9000 Fuss hohe Dörfer verschleppt worden sein und dort
mit der grössten Heftigkeit geherrscht haben. Auch in den Epidemieen von 1853
wurden in den Unionsstaaten hochgelegene Waldgegenden, Dörfer, die noch
Drake (1850) als sichere Zufluchtsorte vor dem gelben Fieber bezeichnet hatte,
ergriffen.

5000 Einw.) die eigentlichen permanenten Gelbfieberheerde. Nach J ö r g findet sich die Immunität gegen die Krankheit schon in den nächsten Landhäusern um Havannah; nach B a i l l y genügte es bei der furchtbaren Epidemie von Tortosa a. 1821, die Ebrobrücke zu passiren, um ganz geschützt zu sein u. s. f. Doch erleidet auch diese Immunität des platten Landes, der Orte mit frischer, reiner Luft insofern wieder ihre Ausnahmen, als Verschleppungen in Dörfer, Plantagen etc., kurz auf's Land möglich sind; als solche, auf die die Krankheitsursache in den Städten gewirkt hat, oft erst auf dem Lande erkranken, und zwar selten, aber unläugbar zuweilen die Krankheit weiter verbreiten. — In den Küstenstädten bleibt die Krankheit bei den Epidemieen sehr häufig lange oder selbst immer beschränkt auf einzelne, oft kleine Stadttheile; der B e g i n n der Epidemie und ihr Ausgangspunkt und eigentlicher Focus aber findet fast immer in den meist schmutzigen und engen Quartieren, Gässchen und Quaien statt, welche unmittelbar den Seehafen umgeben, wo der eigentliche Schiffsverkehr vor sichgeht, wo sich die Seeleute und Hafenarbeiter, die meisten frisch angekommenen Fremden herumtreiben, wo jene eigenthümlichen putriden Ausdünstungen herrschen, die Jedem, der einen Seehafen eines heissen Landes kennt, unvergesslich sein werden.

§. 109. Alle diese Verhältnisse weisen mit Bestimmtheit darauf hin, dass die Ursache der Krankheit in jenen warmen Ländern in einer gewissen nahen Beziehung zur S e e s c h i f f f a h r t steht und manche Thatsachen scheinen zu zeigen, dass die Schiffe selbst die specifische Ursache des gelben Fiebers in sich erzeugen, und somit auch von Ort zu Ort mit sich führen können. Gewöhnlich bricht zwar die Krankheit auf den Schiffen nur aus, so lange sie in einem jener tropischen Häfen liegen, oder ganz kurz nachdem sie einen solchen verlassen; aber es giebt auch viele Beispiele, wo diess auf offner See geschah. Es ist hier freilich der Beweis schwer zu führen, dass von nirgendsher am Lande noch das Krankheitsgift hätte aufgenommen werden können; doch scheint aus der Zusammenstellung aller dieser Fälle von L a R o c h e (American journal 1853 und Yellow Fever II. p. 424) hervorzugehen, dass allerdings die Krankheit öfters auf Schiffen spontan, ohne dass man sie irgendwie vom Lande herleiten könnte, entsteht und dass die Ursache dann zuweilen wieder in Fäulnissprocessen auf dem Schiffe selbst liegt. Einzelne Schiffe, unzweckmässig und ungesund construirt und gehalten, Schiffe mit viel faulendem Holzwerk, mit gewissen Ladungen, wie Kohle, Zucker, Häuten (Schiffe mit Salzladungen sollen dagegen frei sein, M. K i n l a y), besonders aber Schiffe mit unrein gehaltenen Kielräumen, stark faulendem Kielwasser zeigen sich nach zahlreichen, namentlich in Betreff des letzten Punktes übereinstimmenden Beobachtungen als besonders dem gelben Fieber ausgesetzt, wobei zuweilen eben die Krankheit wieder verschwindet, wenn der Putrescenz auf dem Schiffe gründlich abgeholfen wird. Es gibt glaubwürdige Fälle, dass beim Eröffnen eines solchen Schiffsraumes in einem Hafen alle dabei Betheiligten vom Gelben Fieber befallen wurden, andere, wo mit Eröffnung der Seiten eines solchen Schiffes die den ausströmenden Dünsten zunächst ausgesetzten Häuser alsbald Gelbfieberkranke bekamen *); die Effluvien dieses oft halbe Jahre lang von der Luft abgeschlossenen, in tropischer Hitze gährenden, schlammigen Wassers können schon auf dem Schiffe selbst, während der Fahrt, wirksam werden, und es wird mehrfach hervorgehoben, wie sich oft die Verbreitung der Krankheit auf Schiffen inner-

---

*) G i l l k r e s t, l. c. p. 286 p. 293.

halb des Bereiches hielt, wo die Schlafräume von diesen Ausdünstungen
getroffen wurden, und wie von der Nähe der Pumpen, vom tiefsten, feuchtesten und wärmsten Theil des Schiffes oft die Krankheit ausgeht. Auf
derartige Verhältnisse hat man längst (namentlich v. Reider 1829)
bis neuestens die eigentlich wesentliche Ursache der Krankheit zurückführen wollen und diese Ansichten haben, wie bemerkt, einzelne beachtenswerthe Thatsachen für sich. Einige haben eine bestimmte Art der
Fäulniss des Holzes der Schiffe, Andere die Ausdünstungen, die beim
Vertrocknungsprocess desselben oder aus noch grünem Brennholz in der
Tropenhitze sich bilden, als die wesentlichen Momente betrachtet. Nur
möchte man fragen, warum alle diese nämlichen Verhältnisse nicht auch
in den ostindischen oder anderen tropischen, sondern gerade nur in den
westindischen und americanischen Häfen das gelbe Fieber erzeugen sollen?
und man wird geneigt sein, alle jene faulenden Flüssigkeiten und Ausdünstungen eher für einzelne Hilfselemente zur localen Erzeugung jenes
specifischen Giftes oder für Vehikel des an den Orten der Endemie ein-
gedrungenen Giftes, als für dasselbe schon fertig enthaltend anzusehen.
Für eine am Lande oder vom Lande aus wirksame Ursache spricht auch
die mehrfach gemachte Bemerkung, dass Schiffe deren Mannschaft häufig
mit dem Lande communicirt, am meisten leiden, und man beobachtet auch,
dass am Lande einzelne Häuser in derselben Weise zu hartnäckigen Gelb-
fieberheerden werden, so dass fast Jeder erkrankt, der nur einmal darin
schläft (Imray), wie es für die See einzelne Schiffe von obigen Verhältnissen sind.

§. 110. Alle diese Umstände, die Beschränktheit des Vorkommens,
der Zusammenhang mit dem Schiffsverkehr, aber auch die höchst eigenthümliche Art der Erkrankung machen jedenfalls die Annahme einer specifischen giftigen Ursache nothwendig, deren Entstehung an jene ziemlich
eng umschriebenen Bedingungen geknüpft ist. Sollte dieselbe, wie so
vielfach durchzuführen versucht wurde (Bancroft, Chervin, Piédalu
u. A.), auf Sumpfmalaria, auf die Intermittensursache zu reduciren sein?
— Sicher nicht. Es ist wahr, dass in jenen niedrig und feucht gelegenen
Strichen der heissen Länder oft zugleich Malariakrankheiten und gelbes
Fieber endemisch und epidemisch vorkommen. Aber die letztere Krankheit findet sich auch an einer Menge von Orten, die ganz frei von Sümpfen
und Malariafiebern sind; Orte, wo die Sumpffieber alle Jahre ganz endemisch
sind, bleiben dagegen selbst in America oft viele Jahre ganz frei vom gelben
Fieber (so Brittisch-Guiana, ein höchst ungesundes tropisches Sumpfland, nach
Blair; ebenso Para, Brasilien etc.), oder sie haben noch gar nie solches
gehabt. — Die Art beider Krankheiten auch, sowohl in symptomatischer als
anatomischer Beziehung ist so verschieden, dass eine Artverschiedenheit der
Ursachen angenommen werden muss. Von einer blossen Gradverschiedenheit
in dem Sinne, dass das gelbe Fieber die am intensivsten auftretende Form
des biliösen Remittens sei, kann gar keine Rede sein, denn es gibt viele sehr
leichte, doch wohl characterisirte Fälle von gelbem Fieber. Am wahren
gelben Fieber lässt sich keinerlei rhythmische Wiederholung von Paroxysmen, weder intermittens- noch remittensartig, finden. Ein Einfluss der
gleichzeitig herrschenden Sumpfmalaria aber, wie er in nicht wenigen Orten
vorkommt, auf Form und Verlauf des gelben Fiebers, wie er auch auf
andere Krankheiten sich geltend macht (§. 20), ist allerdings zuweilen zu beobachten; es entstehen dann an den Malariaorten Modificationen des Verlaufes
und der Formen, bei denen man sich immer streitet, ob sie eigentlich gelbes
Fieber oder biliöse Remittens seien, und bei denen in der That am Ende die

Bezeichnung etwas willkürliches hat. Von solchen Orten, z. B. an der west-
africanischen Küste, schreiben sich besonders jene Ansichten her (Bryson u. A.), welche das gelbe Fieber bloss für schwere Formen der endemischen Remittens erklären. Uebrigens hat auch hier die Verwechslung
der leichten Gelbfieberfälle mit anderen gewöhnlichen Krankheiten (§. 8)
vielfach verwirrend gewirkt. — Gelbes Fieber ist eine Krankheit der
Städte, Malariafieber weit mehr des platten Landes; gelbes Fieber,
auch in leichterem Grade durchgemacht, schützt meistens ganz vor weite-
rem Befallen, Malariafieber thut diess im geringsten nicht, sondern erhöht
die Disposition und macht im höchsten Grade geneigt zu Rückfällen; gelbes Fieber endlich ist doch wesentlich epidemisch, importabel durch
Schiffe; die remittirenden Fieber sind immer ganz local bedingt.

Der fast exclusive Sitz in den Hafenstädten hat auf die Ansicht geführt, dass die locale Luftverderbniss daselbst, die durch die Sonnenhitze höchst intensiven Ausdünstungen des Strassenkothes, des Schmutzes
und der vielen fäulnissfähigen Substanzen die eigentliche Ursache seien.
Allein während diese Ursachen an vielen dieser Orte permanent sind,
erscheint das gelbe Fieber nur von Zeit zu Zeit, und viele sehr rein gehaltene Städte bekommen die Krankheit ebenfalls. Auch hier muss man,
wie vorhin bemerkt, sagen, ein gewisser Einfluss, ein Beitrag zur
Bildung der Gelbfieberursache von diesem Moment aus scheint höchst
plausibel, aber die ganze Ursache der Gifterzeugung kann nicht darin
gelegen sein.

Die Ursache muss mitunter äusserst beschränkt, local sein, namentlich im Anfang der Epidemie; ein paar Wohnungen, eine Häuserreihe,
einige wenige Strassen zeigen noch allein die Erkrankungen; wer ihnen
fern bleibt, ist vollkommen sicher vor der Krankheit; unter denen, die
diese auch nur vorübergehend betreten, erkranken sehr viele; es kann
ganz dabei bleiben, und die Krankheit ebendort wieder erlöschen; sie kann
sich aber auch von diesem ersten Sitze weiter verbreiten.

So nöthigen die Thatsachen, ein specifisches immer identisches Gift
anzunehmen, das sich unter verschiedenen äusseren Umständen bilden
kann, von denen bis jetzt gewisse Climate, grosse Hitze und Fäulnissdünste
aus Schiffen und in Seehäfen die bekanntesten sind; ein specifisches
Gift, zu dessen Erzeugung in Westindien und im Süden der vereinigten
Staaten die Bedingungen immer, aber von Zeit zu Zeit in sehr hohem
Grade (Epidemie) sich finden, das auch sonst auf Schiffen sich erzeugen kann, das der Verschleppung durch Kranke und an Schiffen und
Effecten auch ohne Kranke fähig ist, von dem es zweifelhaft ist, ob
es sich in Brasilien, im nördlichen Theil von America, in Südeuropa
zeitweise auch bilden kann, das wahrscheinlich aber nur durch Verschleppung dahin gelangt, wobei wieder die verschleppte Ursache besondere Hülfsbedingungen (Hitze, Schwüle, Schmutz etc.), besonders aber
viele undurchseuchte Menschen voraussetzt, um sich epidemisch auszu-
breiten. Wenn bei irgend einer Krankheit die Hypothese eines Miasma
animatum *) zulässig ist, so ist sie es hier; wie mir scheint hauptsächlich wegen der Beschränkung der Krankheit auf jene ganz bestimmten
Gegenden der westlichen Hemisphäre.

---

*) S. die Gründe dafür, in der That mit Glück zusammengestellt, bei Mitchell, Med.
Times 1849. vol. 20. p. 228 ff.

§. 111. Fasst man also zusammen, was man heutzutage über die Art
der Entstehung und Verbreitung des gelben Fiebers und über die Contagiosität desselben weiss, so werden sich folgende Sätze als haltbar betrachten lassen. — Eine sogen. spontane Entstehung aus örtlichen Ursachen
ist ohne allen Zweifel die häufigste und hauptsächlichste; solche findet
sich in den eigentlichen Gelbfiebergegenden, kann aber auch ausnahmsweise auf Schiffen innerhalb der tropischen Zone vorkommen. Diese localen Ursachen wirken natürlich ganz unabhängig von etwaigen Kranken.
— Eine Verbreitung des gelben Fiebers an bisher ganz freie Orte ist aber
möglich a) durch Schiffe, welche aus Orten kommen, wo Epidemieen
herrschen, ohne selbst bei ihrer Ankunft Kranke an Bord zu haben, namentlich wenn diese Schiffe durch grosse Unreinlichkeit, fauliges Kielwasser und dergl. Infectionsheerde geworden sind, d. h. das Gift oder die
Materialien zu seiner Entstehung in sich beherbergen. b) Durch Schiffe,
welche bei ihrer Ankunft Kranke an Bord haben. Diese Fälle sind viel
häufiger als die vorigen und ganz unzweifelhaft *). Von denen, welche
die „Contagion" läugnen, wird hier angenommen, das Schiff, nicht die
Kranken auf dem Schiffe, theilen die Krankheit mit. c) Auch auf dem Festlande, von der Küste aus ins Innere, geschieht öfters die Verbreitung in der
Art, dass Flüchtlinge aus dem Sitze einer Epidemie unterwegs, an völlig
freien Orten erkranken und kurz darauf ihre nächste Umgebung daselbst auch
erkrankt. Derlei Erfahrungen sind besonders in den letzten grossen und malignen americanischen Epidemieen nicht selten gemacht worden. Es lässt
sich hier darüber streiten, ob die Zureisenden das Gift schon äusserlich mit
sich gebracht, oder bei ihrer Erkrankung in sich selbst erzeugt haben; aber
dieser Streit ist als nicht entscheidbar ganz müssig; indem man sich an die
Thatsache hält, dass von Kranken die Gelbfieberursache ausgehen kann,
wird man diese Krankheit auch zu den contagiösen zu zählen haben. Es
ist sicher, dass sie weder so contagiös, wie die Pocken, noch wie der
exanthematische Typhus ist; und es ist wahr, dass die ekelhaften Versuche
einzelner Aerzte (Chervin, Ffirth u. A.), das erbrochene Blut der Gelbfieberkranken zu trinken, ohne Folgen blieben, und dass man vollkommen
unabhängig von allen Kranken, an Orten, wo kein einziger solcher ist,
das gelbe Fieber bekommen kann. Man muss gewiss auch unterscheiden
zwischen der Importation eines Krankheitsgiftes durch Kranke und unabhängig von solchen; aber man muss diese beiden Vorkommnisse sich
nicht als ausschliessende Gegensätze gegenüberstellen, sondern einfach
sagen, dass beim gelben Fieber beides vorkommt; man muss den Schutz,
den sich einzelne Oertlichkeiten durch rigorösen Abschluss alles Verkehrs
mit Kranken verschafften **), nicht ausser Acht lassen und die allgemeine
Erfahrung erwägen, dass alle contagiösen Krankheiten diess nicht immer,
wenigstens nicht immer gleich stark, sondern zeit- und ortweise viel contagiöser sind als sonst. Beim gelben Fieber noch mehr als bei andern ähnlichen
Krankheiten, scheint für die Ausbreitung durch Kranke oder durch leblose
Effecten viel darauf anzukommen, wie an dem Ankunftsorte die hygieinischen Verhältnisse sind. Eine Mitwirkung dort weiter sich findender örtlicher
Schädlichkeiten, schlechter Luft, Fäulniss u. dgl., scheint ausserordentlich
viel zur Verbreitung der Krankheit, namentlich aber zur Entstehung der

---

*) Cadix a. 1800 (Berthe l. c. p. 55.), Livorno 1804, Boavista 1845 und in sehr
   vielen anderen Fällen. Vgl. d. Schriften von Strobell, Bartlett u. A.
**) In Cadix 1803 (Pym), in Barcelona 1821 (Bally), ebenso in einzelnen kleinern
   brasilianischen Häfen in den letzten Epidemieen.

Epidemieen beizutragen; aber zu einer beschränkten Ausbreitung in der nächsten Nähe der angekommenen Kranken etc. scheint diess Moment nicht unumgänglich nothwendig; wirksam aber ist es auch bei andern, unzweifelhaft contagiösen Krankheiten, der Cholera, dem Typhus. — §. 112. Was das zeitliche Herrschen, das Epidemisiren des gelben Fiebers betrifft, so muss man hier wieder die verschiedenen Orte seines Vorkommens unterscheiden In Westindien und im Süden der Union erlischt die Krankheit nie ganz; d. h. nicht überall, sondern an einzelnen Orten kommen jedes Jahr zum mindesten vereinzelte Fälle vor und in der ungünstigen Jahreszeit häufen sich dieselben mehr oder weniger. — Oft verstreicht eine Reihe von Jahren, wo eben an den sonstigen Hauptsitzen des Fiebers, trotz der sich gleichbleibenden Ankunft disponirter Europäer, dasselbe kaum mehr beobachtet wird; dann freut man sich des Ausbleibens oder der vermeintlichen Ausrottung oft als eines Triumphes der Sanitätspolizei über die Krankheit. Da erscheint sie — wie eben in den ersten Jahren dieses Jahrzehends — auf einmal ausgebreiteter und mörderischer als je und zeigt ihre Unabhängigkeit von dem, was ihr bis jetzt menschliche Kunst entgegenzusetzen wusste; die Bedingungen dieser epidemischen Wiederkehr sind vollkommen unbekannt. — Im nördlicheren America und in Brasilien, wo nicht beständig sporadische Fälle vorkommen, sind die Epidemieen noch viel seltener und in Europa am seltensten. In vielen Fällen dieser Epidemieen lassen sich keine begünstigende, atmosphärische oder anderweitige Ursachen erkennen; in anderen scheint diess der Fall zu sein. So ergeben die Berichte aus den letzten brasilianischen Epidemieen sehr merkwürdige Verhältnisse, die deren Auftreten vorangingen. 3—4 Jahre zuvor waren die Sommer sehr schwül, die sonst so häufigen und wohlthätigen Gewitter sehr selten geworden und eine bis dahin unbekannte, aber leichte acute Krankheit, die einem ganz schwachen Anfall des gelben Fiebers glich (sogen. Polkafieber), trat epidemisch auf. Unter diesen Verhältnissen scheint das wahre gelbe Fieber aus Westindien, wo eben neue grosse Epidemieen begonnen hatten, in einzelne brasilianische Häfen importirt *) (?) worden zu sein und einen höchst günstigen Boden für seine rasche Ausbreitung gefunden zu haben; es traten bald da, bald dort ohne regelmässige Verbreitung ungemein heftige Epidemieen **) auf und dauerten 3—4 Jahre fast ununterbrochen fort, sind aber in den letzten Zeit wieder fast ganz erloschen. In diesen Beispielen scheint eine gewisse vorausgegangene epidemische Constitution, d. h. eine Reihe besonderer accessorischer Hülfsbedingungen die eigentliche grosse Verbreitung der Krankheit begünstigt zu haben. Aehnliches, wenigstens von Seiten der Temperatur (ungewöhnlich heisse, schwüle Sommer) ist in einzelnen der frühern europäischen Epidemieen aufgefallen, und was die Möglichkeit eines neuen Epidemisirens in Europa betrifft, so könnte diess nach den bisherigen Erfahrungen für die nördlicheren Länder jedenfalls nur in den heissesten Sommerzeiten zugegeben werden (Pym).

§. 113. Die Epidemieen des gelben Fiebers beginnen gewöhnlich in sehr beschränkter Weise, halten sich eine Zeit lang ganz umschrieben an einzelnen Schiffen, Strassen oder Häusergruppen eines Hafens und brei-

---

*) M' William, Med. Times. vol. 23. 1851.
**) In Bahia waren vom November bis Februar 1850 96 Procent der Bevölkerung befallen worden und 7000 Menschen waren gestorben. In Rio Janeiro starben vom December 1849 bis September 1850 etwa 15,000.

ten sich zunächst langsam, dann aber in einer gewöhnlich sehr raschen Steigerung, schnell aus. Man bemerkt auch, dass sehr häufig ein Zeitraum von 8 Tagen bis 3 Wochen von den ersten hereingekommenen und unmittelbar um die hereingekommenen entstandenen Fällen bis zu den folgenden Erkrankungen verstreicht. Diese Thatsache wird von den Anhängern des Miasma animatum so ausgelegt, dass sich in dieser Zeit die lebendigen Keime erst vervielfältigen. — Der Fortschritt der Krankheit kann zuweilen in einer kaum läugbaren Weise gehemmt werden durch Zerstreuen der Kranken, durch Wegräumung aller Materialien, welche Fäulniss-Effluvien liefern, durch Entfernung von Schiffen, die einen Infectionsheerd bilden, u. dergl. Massregeln. — Die Ausbreitung der Epidemieen in noch nie durchseuchten Bevölkerungen ist oft eine ganz ungeheure *), in anderen Epidemieen sehr mässig. In der ersten Zeit der Epidemie zeigt die Krankheit gewöhnlich die grösste Bösartigkeit. Je und je zeigen auch einzelne Oertlichkeiten, einzelne Strassen einer Stadt, eine ausnehmende allgemeine Bösartigkeit des Fiebers. Ueberhaupt ist die Krankheit zuweilen sehr malignen Characters, zu andern Zeiten sehr mild **). — In manchen grossen Epidemieen übt das gelbe Fieber eine völlige Alleinherrschaft im Kreise seiner Verbreitung, alle anderen acuten Krankheiten verschwinden; anderemale ist diess durchaus nicht der Fall, die meisten gewöhnlichen Krankheiten, namentlich auch Intermittens und Remittens, Cholera kommen vor, auch Ileotyphus ***). Fragmente von Gelbfiebersymptomen zeigen sich dann häufig im Verlaufe dieser anderen Erkrankungen; Einzelne bekommen Icterus, Andere sterben schnell unter Blutbrechen etc. (Bryson); viele im Ganzen gesund Bleibende verspüren den Einfluss der Epidemie in gestörter Verdauung, schlechterem Schlaf, leichter, icterischer Färbung der Conjunctiva u. dergl. — Die einzelnen Epidemieen differiren sehr in Bezug auf Form und Character der Krankheit; so sind z. B. die schweren Erscheinungen von Störung der Urinsecretion bald sehr häufig, bald sehr selten, selbst das Blutbrechen kommt in einzelnen Epidemieen nur selten zur Beobachtung (Dalmas u. A.).

§. 114. Thiere erkranken in den Epidemieen zuweilen am ganz wohl characterisirten gelben Fieber, besonders Hunde †); selbst Federvieh und zwar aus Europa eingeführtes, starb während der Epidemie in Brittisch-Guiana unter blutigem Erbrechen (Blair).

§. 115. Aeusserst merkwürdig sind die Umstände, welche eine individuelle Disposition zur Erkrankung an gelbem Fieber begründen oder aufheben.•— In Westindien ist es fast ganz eine Krankheit der Fremden; am empfänglichsten sind die frisch angekommenen Europäer, um so mehr, je kürzer sie eben erst im Lande sind, aus einem je kühlern Lande sie kommen (Norweger, Russen, Deutsche, Holländer etc., schon weniger die Italiener, Spanier und Franzosen), und je kürzer sie zur Ueberfahrt gebraucht haben. Ganz allein unter diesen Fremden kommen in Westindien sporadische Fälle vor, ganz überwiegend wüthen unter ihnen die

---

*) In Sevilla a. 1800 wurden von 80,568 Einwohnern 76,448 befallen (14,685 Todte); in Xeres von 33,000 Einw. über 30,000 (über 12,000 Todte (Berthe) u. s. f.
**) In Murcia genasen von den ersten 130 Fällen nur 3 oder 4 (Gillkrest) u. s. f.
***) Dieses an der Leiche constatirt, von Louis in Gibraltar, von Harrison in New-Orleans. .
†) Blair p. 63. Imray l. c. p. 328. Gonzalez l. c. p. 19.

Epidemieen; je ausgedehnter diese sind, um so mehr werden allerdings auch einzelne Acclimatisirte und Eingeborene, aber doch immer in viel leichterer Weise, befallen. Ist ein Fremder im ersten und zweiten Jahre dem gelben Fieber entgangen und wird er im dritten Jahr befallen, so ist schon die Erkrankung gewöhnlich eine milde; entgeht er ihr auch im dritten Jahr, so hat er sehr viele Chancen ganz frei zu bleiben. Die in Gelbfiebergegenden Eingeborenen, häufig ebenso sehr die lange in solchen wohnenden Eingewanderten sind dort ganz frei; es gibt also hier eine Acclimatisation, wie man solche für keine andere Krankheitsursache mehr kennt. Und es ist nicht etwa die Gewöhnung an die tropische Hitze, der diese Acclimatisation zuzuschreiben ist. Im Süden der vereinigten Staaten, wo schon Epidemieen sehr häufig sind, die Endemicität aber doch nicht so bedeutend wie in Westindien, wird schon (diess ist schon auf Cuba angedeutet) nur durch längeren Aufenthalt in den Städten, nicht auf dem Lande, an der Küste, nicht im Binnenlande, wo doch die Hitze dieselbe ist, die Immunität als freilich nicht ganz ausnahmslose Regel erworben; wird man dort aber auch ausnahmsweise befallen, so geschieht diess in viel milderer Weise *). Während unter genannten Umständen die acclimatisirten Bewohner der Städte eine fast vollständige Immunität besitzen, genügt für die Landbewohner und die Nichtacclimatisirten oft schon ein Aufenthalt von wenigen Stunden in einer inficirten Stadt ohne allen Verkehr mit Kranken, um befallen zu werden. In Brasilien, wo Epidemieen seit vielen Jahren nicht mehr vorgekommen waren, zeigte sich trotz derselben Hitze keine Immunität der Eingeborenen und der acclimatisirten Europäer, wenn gleich dort auch die neuen Ankömmlinge zuerst und am meisten befallen wurden; in Nordamerika endlich und in Europa ist das gelbe Fieber in keiner Weise mehr ein Fremdenfieber, sondern die Epidemieen ergreifen die ganze einheimische Bevölkerung gleich stark, und unter den Fremden bemerkt man, dass Südländer, namentlich Leute die lange in der heissen Zone gelebt, mehr verschont bleiben als Nordländer (Philadelphia nach Rush, Cadix nach Berthe, Gibraltar nach Pym). Unter diesen hat keine jener constitutionellen Veränderungen stattgefunden, welche die lange Einwirkung einer hohen Temperatur, verbunden mit den Städtemiasmen (eine Art chronischen, allmähligen Einflusses des Miasmas, dessen Wirkung dann allmählig Immunität folgt) der Tropenländer, im Organismus hervorruft, welche vor dem gelben Fieber schützen. Und es gibt Thatsachen, welche zeigen, dass diese durch Eingeborensein oder Acclimatisation erworbene Immunität auch wieder verloren geht, durch einen einzigen Winter nun in einer kühleren Gegend zugebracht, um so mehr, je länger der Aufenthalt ausser den Tropen dauerte und je nördlicher die Gegend war, in der er gemacht wurde. Solche Wieder-Angekommene scheinen gerade ebenso disponirt wie die zum erstenmale Eintreffenden. —
Einen ähnlichen Unterschied in der Disposition zum gelben Fieber begründet die Raçendifferenz. In Westindien, im Süden der americanischen Union gilt im Ganzen der Satz: je dunkler die Hautfarbe, um so geringer die Disposition; die Neger sind fast vollkommen frei; wenn einmal Erkrankungen unter ihnen vorkommen, sind sie leicht und milde; aber die durchschnittliche Immunität wird auch wieder durch zeitweisen Aufenthalt in einem kühlen Clima eingebüsst. In den zeitweisen Epidemieen der nördlicheren Städte, Philadelphia etc. und in den europäischen Epidemieen,

---

*) In New-Orleans waren 1841 unter 1800 Todten nur 3, a. 1843 unter 692 Todten nur 2 in der Stadt geboren. La Roche II. p. 29.

in Brasilien etc. zeigen die Neger keine Immunität, doch sind ihre Erkrankungen immer noch seltener und milder als die der weissen Raçe. So starben im Beginn der grossen brasilianischen Epidemieen an einzelnen Küstenorten fast alle Nordländer und kein einziger Neger, aber in einigen americanischen Städten erlagen in der grossen Epidemie der letzten Jahre die Neger in Menge. Im Westafrica dagegen an Orten, wo auch die Krankheit nicht anhaltend, sondern nur in seltenen Epidemieen auftritt, werden die Neger durch dieselben in Menge befallen und hingerafft; auch ein Umstand, der zeigt, dass es nicht bloss die Hitze ist, sondern die Gewöhnung an einen noch anderen Einfluss, die aber eben bei den Negern viel schneller vor sich zu gehen scheint, welche das Schwinden der Disposition zu gelbem Fieber vermittelt. Die Creolen zeigen die obige Immunität schon weniger als die Neger, aber viel mehr als die Weissen *). Die kupferrothen Indianer sollen wenig oder nicht befallen werden (Humboldt, Simons).

Je kräftiger, blühender, plethorischer die Constitution, um so grösser ist im Allgemeinen die Erkrankungsfähigkeit der frischen Ankömmlinge; die leichten Grade von Anämie, die eben der Aufenthalt in den heissen Climaten mit sich bringt, scheinen zum Theil die Schutzkraft desselben zu vermitteln. Andere Krankheiten scheinen keine Immunität zu gewähren, man kann an Intermittens, Hydrops, Jodkrankheit, Bleicolik, Syphilis, Phthise, Delirium tremens leiden und doch gelbes Fieber bekommen (Blair u. A.).

Weiber erkranken seltener als Männer und im Durchschnitt mit viel geringerer Mortalität; Schwangerschaft gewährt nicht den geringsten Schutz. — Das jugendliche und kräftige Mannesalter scheint am meisten disponirt; aber es kommen ganz ausgeprägte Fälle auch bei Säuglingen (Rush, Strobell) und Greisen vor. — Seeleute und europäisches Militär geben in Westindien das bei weitem grösste Contingent der Erkrankungen. In den Epidemieen scheinen Leute, welche sich der Hitze, auch der Feuer- und Ofenhitze viel auszusetzen haben, Schlosser, Bäcker, Köche die meisten, Fleischer und alle diejenigen, deren Beschäftigung sie an faulige Ausdünstungen gewöhnte, die wenigste Disposition zu haben (wie letzteres auch bei vielen anderweitigen Epidemieen bemerkt wird). — Vorausgegangener Missbrauch der Spirituosen wirkt disponirend. —

Nichts aber scheint eine so gründliche Immunität gegen die Wirkung der Gelbfieberursache zu geben, als eine frühere Erkrankung selbst. In der Epidemie von Gibraltar 1828 kam auf je 9000 Kranke nur ein wirklich erwiesener Fall eines zweimaligen Erkrankens; von 61 Krankenwärtern eines Hospitals hatten alle mit Ausnahme von zweien, die Krankheit früher gehabt und alle, ausser diesen zwei, blieben frei **). Auch von der Allgemeinheit dieser Immunität kommen Ausnahmen, namentlich in den grossen Epidemieen vor, doch sind sie nicht häufig und die zweiten Erkrankungen fast immer mild. Die Thatsache der Immunität kann als eine im Allgemeinen so wichtige betrachtet werden, dass neuerlich officielle englische Quarantäne-Maassregeln darauf begründet wurden ***).

---

*) In der Epidemie von New-Orleans a. 1853 hatte die Creolen-Bevölkerung der Stadt eine Mortalität von nur 4—5 Tausendtheilen. La Roche l. c. p. 34.
**) Louis, l. c. p. 255.
***) Eine Verordnung von a. 1853 bestimmt, dass, wenn ein Schiff wegen gelben Fiebers in Quarantäne gesetzt wird, allen denjenigen Passagieren freie Ausschiffung gestattet wird, welche beweisen können, dass sie das gelbe Fieber schon früher gehabt. — Gazette médicale. 23. Jul. 1853.

§. 116. Als Gelegenheitsursachen werden die gewöhnlichen allgemeinen Schädlichkeiten betrachtet: Furcht, Schrecken, Diätfehler, schon leichte Indigestionen, etwas Diarrhöe, die auf der Höhe der Epidemieen allerdings sehr wirksam zu sein scheinen, prophylactischer Aderlass und Purgiren, Erkältung, besonders aber die Einwirkung directer Sonnenstrahlen, die unmittelbare directe Abmattung des Körpers durch tropische Hitze, namentlich bei gleichzeitiger körperlicher Arbeit, Schlafen in der Nachtluft u. dgl. Alle diese Dinge können zur Zeit der Epidemieen und an Orten des endemischen Vorkommens sehr wichtig werden, ihre Vermeidung zur Erhaltung der Gesundheit dienen.

§. 117. Die Incubation scheint beim gelben Fieber meistens nicht länger als einige Tage zu dauern und sie kann selbst sehr kurz sein, indem zuweilen fremde Ankömmlinge am Orte der Epidemie schon in den ersten 24 Stunden befallen werden (Blair); aber derselbe gute Beobachter hält auch eine 14tägige Incubation für häufig *).

Symptomatologie des gelben Fiebers.

1) Uebersicht des Krankheitsverlaufes.

§. 118. Das gelbe Fieber ist eine sehr acut verlaufende, 3—10 Tage dauernde Krankheit. Trotz sehr mannigfacher Abweichungen im Einzelnen ist doch der Krankheitsverlauf in der ungeheuren Mehrzahl der Fälle regelmässig und im Wesentlichen stets derselbe; er besteht in einem einzigen starken, mehrtägigen Fieberanfall mit characteristischen Veränderungen des Habitus, sodann einer Remissionsperiode mit Icterus und Pulsverlangsamung, endlich in den schweren Fällen einem dritten, auch apyretischen, durch Blutungen, namentlich Magenblutung, durch Störungen in der Urinsecretion und Collapsus ausgezeichneten Stadium.

§. 119. Die Krankheit beginnt meistens plötzlich, so dass sich die Stunde der Erkrankung angeben lässt, ohne vorausgegangenes Unwohlsein; oder sie wird von einigen Prodromalerscheinungen, Mattigkeit, verlorener Esslust, Schwere des Kopfes, Schwindel, Nasencatarrh eingeleitet. Der Beginn wird bezeichnet durch mässigen Frost oder einen Wechsel von leichtem Schauder mit Hitze. Bald befindet sich der Kranke in lebhaftem Fieber mit grosser Hitze und Trockenheit der Haut oder nicht erleichterndem Schwitzen, einem characteristischen, sehr starken Kopfschmerz in der Stirne und Orbita, frequentem (90—120), vollem, gespanntem Puls; das Gesicht wird injicirt, turgescent, besonders die Augen roth, wässrig mit glänzendem, gläsernem, wie trunkenem Blick; lebhafte Schmerzen in der Lumbalgegend **) und den Extremitäten erhalten den Kranken in Unruhe und rauben den Schlaf. Der Appetit ist ganz geschwunden; Uebelsein, Erbrechen alles Genossenen, lebhafter Durst, Druck und grosse Empfindlichkeit in der Magengegend stellen sich schon im Beginn oder bald nach demselben ein; die Ausleerungen sind angehalten oder träg und werden in vielen Fällen bald gallenarm; nur ausnahmsweise kommt

---

*) Ebenso bei Bartlett, fevers of North Amer. p. 493. La Roche I. p. 508.
**) So characteristisch, dass die Krankheit davon im französischen Westindien früher die Bezeichnung coup de barre erhielt.

Diarrhöe mit zuweilen blutigen Stühlen: der Urin ist sparsam und dunkel-roth; hier und da wird aus der Nase geblutet. — Die physische, noch mehr die moralische Kraft der Kranken ist von Anfang an in merkwürdiger Weise gebrochen; sie klagen viel, zeigen sich angstvoll und theilnahms-los, sie werfen sich höchst unbehaglich herum und finden nirgends Ruhe. — Diese Symptome dauern, meist gegen Abend gesteigert, gewöhnlich 2—3, selbst 4 Tage, in sehr schweren Fällen auch kaum einen Tag; dann tritt eine sehr auffallende Aenderung der Erscheinungen ein und das zweite Stadium beginnt.

§. 120. Es tritt eine bedeutende subjective Besserung ein, Kopf- und Gliederschmerzen schwinden, der Kranke fühlt sich wohl, wird heiter und freut sich bald zu genesen; das Fieber hört auf, der Puls wird sel-tener (70—80), das Auge verliert die Injection und den Glanz, die Haut wird kühl und weicher, Durst und Magenschmerzen verlieren sich. In der That geht es hiemit in den leichten Fällen wirklich der Genesung zu, wobei oft Schweisse eintreten, die Stühle stark gallig werden, wohl auch noch etwas Icterus kommt, oder ohne diese Erscheinungen die Reconva-lescenz beginnen kann. Allein in der Mehrzahl der Fälle hört zwar das Fieber auf und kehrt auch nicht zurück, aber doch ist die Bes-serung eine ganz trügerische, indem gerade einige wichtige Symptome der ersten Krankheitsperiode zurückbleiben, zu diesen hin sich eine neue Symptomengruppe entwickelt und der Kranke nun erst in die Periode der Gefahr tritt.

§. 121. In diesen Fällen dauert, nachdem sich das Fieber gelegt, die Empfindlichkeit der Magengegend und die Reizbarkeit des Magens gegen alle Ingesta fort; mit dem Verschwinden der Congestionsröthe der Haut zeigt sich eine leicht icterische Färbung an derselben und an der Sclero-tica, der Urin wird etwas gallig gefärbt, der Puls fällt etwas unter das Normal; der Kranke ist matt und zeigt einen benommenen, etwas stupiden Ausdruck. Allmählig, nach 1—2 Tagen solchen Zustands steigern sich die Magenschmerzen, werden brennend, die Zunge belegt sich und trocknet, der Durst wird gross, es kommt häufiges Aufstossen und neues Erbrechen; zuerst werden copiöse saure Flüssigkeiten entleert, dann fängt das Erbre-chene an Blut zu führen. Angstempfindungen, Beengung, grosse Apathie bei meist hellem Bewusstsein oder mit leichten Delirien, ganz verstörte Gesichtszüge werden bemerklich; es kommen reichliche, leicht ausgewor-fene Ergüsse ganz blutigen, schwarzen Erbrechens, viel Blut wird noch mit den Stühlen entleert, in manchen Fällen kommen noch andere Blu-tungen (aus Nase, Mund, Urin, Petechien); die Urinsecretion wird sehr sparsam oder hört ganz auf, oder es findet wenigstens keine Excretion aus der Blase mehr statt; die Erschöpfung wird immer grösser, die icterische Färbung der Haut immer dunkler bis zum Mahagonibraun, die Kranken verfallen gerne in einen halbcomatösen Zustand mit stetem Aufstossen, Schluchzen und häufigem Erbrechen, kühler Haut, kleinem Pulse, und sterben gewöhnlich in diesem Zustande. Einige mit bis zuletzt erhaltenem Bewusstsein und während sie angeben, sich ordentlich zu befinden, ja mitunter wieder aus dem Bette aufstehen, Andere in Coma, Delirien und heftigen Convulsionen. Genesung erfolgt höchstens noch mit dem Beginn dieser Symptomenreihe des dritten Stadiums, doch in sehr seltenen Fällen noch nach schon eingetretenem Blutbrechen, unter allmähliger Mässigung aller Erscheinungen, zuweilen unter erleichternden warmen Schweissen. — Die letzte Krankheitsperiode dauert in der Regel 1—3 Tage bis zum le-thalen Ausgang. —

2) Pathologische Anatomie.

§. 122. Im Folgendem finden sich die wichtigeren Thatsachen über den Leichenbefund aus den Originalbeobachtungen zusammengestellt. Unter diesen finden sich viele ältere, unvollkommene und ohne Verständniss des Befundes selbst, aber doch ohne den Stempel subjectiver Ansichten mit soviel Genauigkeit angestellte, dass sich ihnen manches Wichtige entnehmen lässt; einzelne Punkte von gewissenhaften Beobachtern. nur gelegentlich erwähnt und nicht in ihrer Bedeutung gewürdigt, erhalten an der rechten Stelle ihren Werth. Manches Andere, was von Interesse wäre, mag den Beobachtern in den Gelbfiebergegenden bis jetzt entgangen sein. Im Ganzen aber stimmen die Berichte aus Westindien, aus Amerika und aus den europäischen Epidemieen im Wesentlichen so überein, dass hierin eine Bürgschaft für ihre Richtigkeit liegt und die Mittel gegeben sind, das Wesentliche vom mehr Zufälligem oder irrthümlich Aufgefassten zu unterscheiden.

§. 123. Die Leichen zeigen in der Regel inneren und äusseren Icterus, an der Haut vom leichtesten Strohgelb bis zur dunkel Orange-, Bronze- oder Mahagonifarbe, letztere mehr nach längerer Dauer des Leidens; sehr rasch entstehende und starke Leichenhypostasen sowohl in der Haut als in den inneren Theilen, öfters Petechien und grössere ecchymotische Striemen; die Muskeln bald dunkel und trocken, bald auffallend blass, einzelne Bauch- und Schenkelmuskeln zuweilen ganz von sehr umfangreichen Blutextravasaten durchdrungen (Rochoux, Gillkrest u. A.).

Hirn- und Nervenapparate bieten nichts Characteristisches; nie findet sich die schwärzliche Färbung der Corticalsubstanz wie nach der tödtlich gewordenen Remittens; auffallende Turgescenz des Hirns (Jackson, Jörg), wie sie häufig auch bei unserm Icterus gravis gefunden wird, Meningealapoplexie (Dalmas, Savaresy, Blair, Bally) wurden hier und da beobachtet.

Die Respirationsorgane sind in der Regel ganz gesund; acuter Bronchialcatarrh, apoplectischer Lungeninfarct kommt vor (Louis, Harrison u. A.), öfter noch Ecchymosen der Pleuren; das Herz schlaff, blass *), hier und da Ecchymosen im Pericardium und Blutextravasate (oder hämorrhagische Pericarditis?) in seiner Höhle (Catel, Bally); das Herzblut sehr verschieden, sehr oft flüssig und schwarz, auch braunroth, unvollständig geronnen, nicht selten voluminöse, weiche, gelbe Fibringerinnsel machend; eine saure Reaction des dunkeln, schlecht geronnenen Leichenbluts wurde mehrfach bemerkt (Davy, Blair), zuweilen aber auch Ammoniakentwicklung.

§. 124. Der Magen enthält fast in allen Fällen mehr oder weniger, zuweilen eine sehr beträchtliche Menge schwarzen, dick oder dünnflüssigen Bluts, wie dasselbe am Ende des Lebens erbrochen wird; in diesem soll Hassall (in dem Fall von Southampton 1852) eine eigenthümliche, bisher unbekannte microscopische Vegetation gefunden haben; verkohltes bröckliges Blut füllt oft die grösseren Venen des Magens. Die Magen-

---

*) Die Angabe von Riddell (La Roche I. p. 392), dass die microscopische Untersuchung des Herzens bei 30 Leichen einen völligen Verlust der Streifung der Muskelfasern und eine ganz granulöse Beschaffenheit gezeigt habe (acute fettige Entartung?), mag vorläufig dahin gestellt bleiben.

schleimhaut ist oft blass und sonst ganz normal, aber viel häufiger finden
sich die Merkmale des acuten Catarrhs mit Ecchymosirung und zahlreicheu
und tiefen hämorrhagischen Erosionen; auch in der Schleimhaut des Oesophagus finden sich sehr häufig tiefe Erosionen, wahrscheinlich durch die
corrosive Beschaffenheit des Erbrochenen (B l a i r). — Auch der Darm
enthält viel verändertes, braunes oder schwarzes Blut; Gallengehalt des
Darms wird bald ausdrücklich als gewöhnlich, bald als sehr selten angegeben. Die Schleimhaut des Dünndarms ist sehr oft, wenn gleich nicht
ganz so häufig wie die des Magens, acut catarrhalisch erkrankt, zeigt starke
Hyperämie der Zotten, dicken Schleimbeleg, Schwellung der Solitärdrüsen
und Peyerschen Drüsen (H a s t i n g s, B l a i r), zuweilen sehr ausgedehnte
Ecchymosirung; einzelne Angaben können als croupöse Veränderungen der
Schleimhaut gedeutet werden ; der Dickdarm ist fast immer normal, die
Mesenterialdrüsen selten erheblich geschwollen, noch seltener die Drüsen
um die Leberpforte. —

§. 125. Die L e b e r, deren Veränderungen in neuerer Zeit die meiste
Aufmerksamkeit auf sich zogen, verhält sich beim gelben Fieber im Allgemeinen so, wie in unsern sporadischen Fällen von sogenanntem Icterus
gravis und in dem von mir beschriebenen biliösen Typhoid. Sie wird
zwar in einer gewissen Anzahl von Fällen als normal, in andern als mehr
oder weniger geschwellt, hier und da stark hyperämisch (schwarzroth)
angegeben; manche ältere Beobachter aber (M o u l t r i e, C h i s h o l m u. A.)
und fast alle neueren (seit L o u i s auf diesen Punkt aufmerksam gemacht
hat) beschreiben sie in der Mehrzahl der Fälle als blutarm, gleichmässig
oder gesprengt gelb *) (icterisch), meist von normalem Volum oder leicht
geschwellt, oder auch verkleinert, sehr schlaff, zähe, gallenarm, weich und
trocken (acute gelbe Atrophie). Die Volumsverminderung ist so wenig constant als in unserm Icterus gravis und im biliösen Typhoid, und findet sich
im gelben Fieber in der That nur in einer kleinen Anzahl von Fällen erheblich ausgesprochen; die Anämie der Leber soll besonders bei Frauen
und Kindern auffallend sein. Die microscopische Untersuchung (B l a c h e
l. c.) ergab die Leberzellen sehr blass, wenig granulirt, meist kernlos und
mit Fetttropfen gefüllt, auch viel freies Fett im Parenchym (acute fettige
Degeneration); diese Beobachtung bedarf weiterer Bestätigung, stimmt aber
auch mit dem Verhalten in den obigen analogen Krankheitsprocessen überein **). — Es ist hier nicht der Ort die Bedeutung dieser Veränderungen, ihre primäre oder secundäre Entstehung, den Einfluss der starken
Blutentleerungen aus der Pfortadervertheilung auf die Anämie der Leber,
die Art der Entstehung des Icterus u. s. w. zu discutiren; L o u i s fand
übrigens die icterische, blasse Leber constant auch nach nur 3tägiger
Krankheitsdauer. — Die Gallensecretion scheint auch beim gelben Fieber,
wo sich die bezeichneten Veränderungen der Leber finden, meistens stark
darniederzuliegend oder ganz zu cessiren, die Gallenblase enthält oft nur

---

*) L o u i s, D a v y, Imray, Harrison, Catel bei B a r t l e t t, B l a c h e, La
   R o c h e u. A.
**) Wenn in mehreren älteren und neueren Berichten auch die graue und schwärz-
   liche Färbung der Leber, wie nach den Sumpffiebern, angegeben wird, so ist zu
   bemerken, dass diese Beobachtungen alle aus Ländern stammen, wo diese
   Krankheiten endemisch sind und die betreffenden Individuen daher früher daran
   gelitten haben können; L o u i s fand sie in der spanischen Epidemie 1828 nie,
   viele andere neuere Beobachter, seit man auf diesen Punkt sehr aufmerksam ist,
   gleichfalls nicht. —

etwas Schleim, oder Blut, in andern Fällen dicke, zähe, dunkle Galle; catarrhalische ¡Verstopfung des Choledochus soll vorkommen (D a v y), ist aber sicher nur eine ausnahmsweise Complication und nicht die gewöhnliche Ursache des Icterus; Oedem der Gallenblasenwände, Entzündung ihrer Schleimhaut wurde hier und da notirt.

Die Milz zeigt in der grossen Mehrzahl der Fälle gar keine Veränderung, öfters wird sie als mässig geschwellt, blutreich uud erweicht angegeben, sehr selten als stark geschwellt und die letzteren Beobachtungen stammen fast ausschliesslich aus Malariagegenden. Diese Thatsachen sind sehr wichtig, sie begründen von anatomischer Seite den Hauptunterschied des gelben Fiebers von dem biliösen Typhoid.

Die Nieren zeigen sich in sehr vielen Fällen entartet. Schon zu einer Zeit, wo der anatomische Zustand dieser Organe noch viel weniger beachtet wurde, fiel mehreren Beobachtern (S a v a r e s y, P u g n e t u. A.) die Schwellung, Hyperämie, zeitweise Ecchymosirung der Nieren auf. Die Neueren (B l a i r, D a v y u. A.) beschreiben als sehr häufig, aber nicht constant, die Corticalsubstanz als geschwollen, einen „der Brightschen Erkrankung ähnlichen Zustand," Ecchymosirung, Catarrh und Blutgehalt des Nierenbeckens. — Die Harnblase enthält zuweilen mehr oder weniger, oft gar keinen Urin; bei den schnell, nach dem bösartigsten Verlauf tödtlich gewordenen Fällen, wo fast immer Urinsuppression vorhanden ist, ist sie immer leer (G i l l k r e s t). Die Harnblasenschleimhaut ist öfters ecchymosirt und zeigt acuten Catarrh.

§. 126. Als die constantesten Resultate der Obduktionen können wir demgemäss den Icterus und die Ecchymosen verschiedener Theile, den Blutgehalt und die hämorrhagischen Erosionen der Magenschleimhaut. die icterische blutarme Leber, als die zunächst häufigsten den acuten Catarrh des Magens und Dünndarms, und die acute Niereninfiltration betrachten.

3) A n a l y s e   d e r   e i n z e l n e n   P h ä n o m e n e   d e s   g e l b e n   F i e b e r s.

§. 127. 1) F i e b e r s y m p t o m e. Fast keine Symptomenreihe beim gelben Fieber ist so characteristisch als das Verhalten des Fiebers. Es stellt fast immer nur einen einzigen, anhaltenden, einige Tage währenden Paroxysmus dar, fällt dann ziemlich rasch und die weitere Krankheit verläuft entweder ganz fieberlos oder doch mit Fieber von viel geringerer Intensität und anderem, mehr adynamischem Character. Einzelne Abweichungen von diesem allgemeinen Verhalten kommen besonders in manchen Epidemieen vor und sollen unten näher bezeichnet werden. — Die Intensität jenes ersten Paroxysmus ist natürlich ausserordentlich verschieden, in einzelnen Fällen sehr gering, bei der Mehrzahl der Kranken durch starke Haut - Hitze, Pulsfrequenz, Turgor der Haut und grosses Krankheitsgefühl ausgezeichnet. In einzelnen Epidemieen, namentlich bei gleichzeitig herrschendem Malariafieber, zeigt die erste febrile Periode deutlich ausgesprochene Remissionen und Exacerbationen mit neuem Frieren, Hitze und Schweiss; aber diess ist durchaus nicht die Regel. Schweisse können von Anfang an bei heisser Haut vorhanden sein; eine erleichternde Wirkung und günstige Bedeutung haben sie nur am Ende der ersten Periode; der mit warmen, copiösen Schweissen eingeleitete Fiebernachlass erhält sich am ehesten und geht am leichtesten in definitive Besserung über. — Mit diesem Nachlasse sinkt dann auch die Pulsfrequenz schnell und hält sich von jetzt an entweder um das Normal oder zeigt ein wahrscheinlich

dem Icterus zuzuschreibendes tieferes Sinken (50—45) mit voller, aber
sehr weicher Beschaffenheit; vor dem Tode wird der Puls wieder frequent
und klein. — Der mit dem Nachlass natürlich gewordene Habitus und
Gesichtsausdruck verändert sich im dritten Stadium wieder in so auffallender
Weise, dass sich die Beobachter in Bildern und Worten erschöpfen, um
die eigenthümliche, abschreckende Decomposition der Züge, die Hohläugig-
keit und den Ausdruck von Schrecken und Resignation, den das Gesicht
zum Theil ganz im Widerspruch mit dem, wie sich der Kranke selbst über
sein Befinden ausspricht, zu zeichnen. —

§. 128. 2) E x a n t h e m e. — Es scheint mir von grossem Interesse,
dass sich aus manchen Schilderungen neuerer Beobachter das öftere
Vorkommen eines R o s e o l a - E x a n t h e m s bei gelbem Fieber erkennen
lässt. Unter R u s h 's Kranken hatten Viele einen „den Muskitostichen gleichen" Ausschlag; B a l l y berichtet von „rosenfarbenen Petechien"*), L e -
c o m t e **) fand in der Epidemie von Cayenne 1850 kleine rosenrothe
Flecke „analog denen des Typhus" an Brust und Vorderarmen. Regelmässig vorhanden oder auch nur sehr häufig dürfte diess Exanthem nicht
sein, aber es ist um so interessanter, als es sich auch entschieden in
manchen Fällen unseres sporadischen Icterus gravis findet. — Ausserdem
wird, aber nur ganz ausnahmsweise, von pockenartigen, pustulösen Efflores-
cenzen, von Herpes labialis und erysipelatösen Exanthemen berichtet
(R u s h, C h i s h o l m, I m r a y u. A.). — Wahre Petechien und Vibices
im Stadium des Collapsus und der Blutungen haben die bekannte Bedeutung. —

§. 129. 3) Die S c h l e i m h a u t d e r D i g e s t i o n s o r g a n e zeigt sich
von Anbeginn an erkrankt. Anfangs sind es Erscheinungen, wie sie einem
acuten Magencatarrh verschiedener Intensität zukommen, Druck, Uebelsein,
Aufstossen, Erbrechen der Ingesta, von Schleim und Galle, wobei die Bemerkung von Interesse ist, dass in schweren Fällen das Erbrochene neutral (schon beginnende Urämie?) reagiren soll (F l ü g e l). Diess dauert
gewöhnlich durch den ganzen Fieberparoxysmus fort, während der Durst
lebhaft und die Zunge meist am Rande roth, in der Mitte stark belegt
ist. Mit dem Fiebernachlass lässt zunächst das spontane Erbrechen nach,
der Kranke wünscht wohl auch etwas zu geniessen, aber Alles liegt ihm
schwer im Magen und wird wieder erbrochen und bald kommt wieder
spontanes Aufstossen sauerer Gase und Erbrechen von anderer Beschaffenheit, nämlich einer klaren, oft copiösen, sehr sauren Flüssigkeit, welche
unter heftigem Würgen heraufbefördert wird, im Oesophagus und Schlund
Schmerz erregt, die Zunge reinigt und röthet und lebhaften brennenden Schmerz erregt. Es scheint, dass in dieser Zeit eine eigenthümliche, reichliche, saure Secretion auf der Magenschleimhaut stattfindet,
die einen corrosiven Einfluss auf diese selbst ausüben dürfte. In den
schlimmen Fällen zeigt sich sehr bald hierauf ein Blutgehalt des Erbrochenen in allen den Modificationen, welche eine Magenblutung zeigen
kann, im Anfang oft als sparsame Spinnweben-, Russ- oder Caffeesatzartige
Partikeln, bald als homogene, dunkelbraune oder schwarze, dickere oder
dünnere Flüssigkeit, als jenes „ominöse schwarze Erbrechen," über des-

---

*) Wie lange nannte man ja auch die Roseola des exanthematischen Typhus Petechien!
**) Medical Times 1851. Bd. 2, p. 686. — Noch andere Berichterstatter erwähnen
Masern- oder Fleckfieberähnliche Exantheme ; s. L a R o c h e I. p. 251.

sen Natur beim gelben Fieber so viel Unnöthiges geschrieben worden ist. Die Flüssigkeit ist in der Regel geruchlos, scharf und stark sauer schmekkend, Lacmus röthend *), die saure Reaction soll (Blair, Cathrall) von Salzsäure herrühren (?). Einzelne ältere Beobachter (Savaresy, Pugnet) haben übrigens das schwarze Erbrochene hier und da mit Säuren aufbrausend und viel Ammoniak entwickelnd, also kohlensaures Ammoniak (ohne Zweifel aus zersetztem Harnstoff, s. unten) enthaltend gefunden. Beides widerspricht sich natürlich nicht. — Die gleichen dunkeln, blutigen Materien aus dem Magen werden begreifllich auch durch den Stuhl entleert; es scheint, dass aber auch die Darmschleimhaut selbst Sitz der Blutung werden kann und die schwarzen Stühle sollen zuweilen auch intensiv sauer und ätzend sein. — Sobald die Magenblutung erfolgt ist, geschieht der Brechact sehr leicht, ohne alle Anstrengung, ruckweise, mit leichtem Aufstossen, während der Kranke sich im Bette umdreht, spricht u. dergl.; mit seiner Wiederholung tritt immer mehr Kraftlosigkeit, Kühle der Haut, anhaltender Singultus, Collapsus ein und meist erfolgt nun der Tod im Lauf von ½ — bis 2 Tagen. — Schwarzes Erbrechen kommt, je nach der Schwere der Epidemieen in sehr verschiedener Häufigkeit vor (in Blair's Beobachtnngen z. B. unter 2071 Kranken bei 17 Procent); es kommt am häufigsten am 4. — 5. Tag der Krankheit. Es gehört natürlich zu den allerschlechtesten, doch noch nicht absolut lethalen Symptomen; unter denen, welche bloss Blutspuren im Erbrochenen hatten, genest noch eine ziemliche Anzahl (Rush u. A.), nach massenhafter Blutentleerung nur noch sehr Wenige. Sehr viele sterben auch ohne dieses Symptom; meistens findet sich dann doch Bluterguss im Magen.

Der Unterleib ist während der ganzen Dauer der Krankheit in der Regel weich, ohne allen Meteorismus und nur im Epigastrium empfindlich, aber diese Empfindlichkeit erreicht in der letzten Zeit der Krankheit oft einen sehr hohen Grad. — Die Ausleerungen verhalten sich nicht immer gleich; meist sind sie Anfangs angehalten, seltner und wie es scheint ungünstig sind Diarrhöen vom Beginn an, sie haben mehr oder weniger dysenterischen Charakter. Die Stühle sind meistens gallig gefärbt, in einzelnen Fällen fast ganz gallenlos (ungewöhnliche Complication mit Catarrh des Choledochus oder cessirender Lebersecretion). Zur Zeit des Nachlasses lässt die Verstopfung nach, es kommen öfters von selbst einige dünne gallige Stühle.

§. 130. 4) Icterus kommt den leichten Fällen in der Regel gar nicht oder kaum angedeutet, dagegen der grossen Mehrzahl der schweren, und den tödtlichen fast constant zu. Er ist prognostisch bei weitem nicht so ungünstig wie das blutige Erbrechen, zeigt aber doch schon eine nicht geringe Intensität der Krankheit an. Uebrigens verlaufen auch manche, namentlich innerhalb 2—3 Tagen lethal werdende Fälle bis zum Tode ohne Icterus; oft macht sich dann erst an der blassen Haut der Leiche die gelbliche Färbung bemerkbar. Manche Epidemieen zeigen sehr viele, andere sehr wenige Fälle mit Icterus. Am häufigsten wird er am 4. — 5. Tage der Krankheit deutlich, da wo in den schweren Fällen auch die Magenblutungen beginnen; aber gar nicht selten lassen sich schon nach 24—48 Stunden die ersten Spuren erkennen und das Serum des Bluts und der Vesicatore erscheint um diese Zeit schon intensiv gelb. Der Process,

---

*) Blair brauchte zur Saturation von 12 Unzen der Flüssigkeit 1 Drachme kohlensaures Kali.

durch den der Icterus entsteht, muss also schon frühe, sehr bald nach dem ersten Beginn der Krankheit, nicht erst in der Zeit des Nachlasses, eintreten.

Unbegreiflich ist es, wie die sonderbare Ansicht (Pugnet u. A.), die gelbe Hautfärbung beim gelben Fieber sei eine blosse Folge der starken Hautcongestion, eine Art Ecchymosenfärbung, noch immer Wiederholer findet. Diese Ansicht ist offenbar dadurch entstanden, dass die Färbung erst recht deutlich wird, wenn die Hautröthe der ersten Krankheitsperiode nachgelassen hat; allein jeder Icterus ist an einer blassen Haut viel deutlicher als an einer blutreichen, desshalb aber nicht die Folge des Blutreichthums. Es genüge die Bemerkung, dass der Icterus gewöhnlich zuerst in der Sclerotica erscheint, dass er sich an der Leiche in allen inneren Theilen und am Fibrin des Bluts findet, dass der Urin oft, der Schweiss zuweilen (Gillkrest) reichlichen Gallenfarbstoff führt. Die sehr dunklen, Mahagoni- und Bronzefärbungen der Haut, die man beim gelben Fieber mehr als bei andern Krankheiten mit Icterus findet, kommen vielleicht von einer Mischung der galligen Färbung mit der Farbe der Haut, in der ein sehr dunkles Blut circulirt; wenigstens soll auf Fingerdruck die dunkle Färbung verschwinden und die gelbe fortbestehen (La Roche). — Die Art der Entstehung des Icterus ist noch so wenig positiv ins Reine gebracht, wie beim Icterus gravis überhaupt; die Annahme blosser Wieder-Resorption schon secernirter Gallenstoffe aus der Leber stösst auch hier auf die grössten Schwierigkeiten; man wird nicht umhin können, Anhäufung von nicht secernirten Gallenstoffen im Blute bei darniederliegender Leberfunction anzunehmen. Möglich wäre es, dass die letztere von der schnell eintretenden und allgemeinen fettigen Entartung der Leber herrührte. — Schmerzen in der Lebergegend sind sehr selten; es lässt sich nicht entscheiden, ob sie etwa nur den Fällen mit Atrophie zukommen. —

§. 131. 5) Der Urin ist in der ersten Periode mehr oder weniger febril und concentrirt, mitunter von normalem Aussehen, in vielen Fällen bald etwas Gallenfarbstoff führend. Fast constant ist ein um den 2. Krankheitstag beginnender, in leichten Fällen geringer, in schweren sehr reichlicher Eiweissgehalt, im 3. Stadium findet sich nicht selten Blut beigemischt. Dabei kann die Urinmenge von Anfang bis zu Ende copiös sein, aber in vielen Fällen wird sie mit dem Eintritte des Nachlasses, ja schon am Ende der febrilen Periode immer sparsamer und die Secretion versiegt endlich ganz. Hievon sind die ziemlich häufigen Fälle wohl zu unterscheiden, wo sich der Urin in der Blase durch Unempfindlichkeit und Trägheit derselben anhäuft. Die wahre Suppression des Urins, bei der zuweilen mehrere Tage lang der Catheter keinen Tropfen entleert, ist in einzelnen Epidemieen selten, in andern sehr häufig, kommt gewöhnlich mit dem Fiebernachlass, selten schon nach den ersten 24 Stunden, wird sehr oft durch heftige Lendenschmerzen (coup de barre), die gegen Rücken, Becken und Schenkel ausstrahlen, oft ihrem Sitze nach ganz deutlich als Nierenschmerzen zu erkennen und mit Anziehen der Testikel verbunden sind, begleitet, und ist ohne Zweifel Folge einer acuten Nephritis. In einzelnen neueren Epidemieen wurde diese gefährliche Erscheinung in etwa 80 Procent der tödtlichen Fälle beobachtet. Nehmen wir dazu den nachgewiesenen reichlichen Harnstoffgehalt des Bluts, das zeitweise Vorkommen von kohlensaurem Ammoniak im Erbrochenen, die Beobachtungen, wo zwar noch Harn secernirt wurde, derselbe aber nur Spuren von Harnstoff enthielt (La Roche), so wird man nicht zweifeln können, dass eine Reihe der schlimmsten Symptome, der Stupor mit Unruhe, der comatöse

Zustand, die Convulsionen und viele Todesfälle der sogenannten Urämie zuzuschreiben sind; über einen Zusammenhang der Magensymptome mit derselben enthalten wir uns eines Urtheils. — Es kommen Fälle vor, wo die Kranken fast kein erhebliches Symptom als Schmerzen im Kreuz und den untern Extremitäten und Urinsuppression (ohne Erbrechen etc.) zeigen, anscheinend sehr wenig erkrankt sind und nach einigen Tagen plötzlich unvermuthet sterben. Ein solcher heimtückischer Verlauf der Krankheit beruht auf dem jeden Augenblick möglichen Ausbruch der Urämie und zeigt auch, wie in einzelnen Fällen, fast mit gänzlicher Umgehung der übrigen Organe, das Krankheitsgift electiv auf die Nieren wirkt. — In den günstigen Fällen schwindet der Eiweissgehalt des Harns mit der Reconvalescenz, hier und da setzt er sich noch lange in diese hinein fort, aber chronischer Morbus Brighthii als Nachkrankheit wird nie beobachtet.

§. 132. 6) Blut und Blutungen. — Das aus der Ader gelassene Blut scheint im Anfang der Krankheit in seinen physicalischen Eigenschaften unverändert; in schweren Fällen wird es später mehr und mehr unvollständig gerinnend; aber mehreren Beobachtern fiel es auf, dass bei Kranken mit schwarzen, flüssigbleibenden Mund- und Magenblutungen ein fest gerinnendes, florides Blut aus der Ader floss (örtliche Ursachen des Mangels an Gerinnung?); erst zuletzt wird das Aderlassblut sehr dunkel und bleibt flüssig. Im 2. Stadium führt das Blut Gallenfarbstoff, sehr viel Harnstoff[*]) und in der Leiche reagirt es zuweilen sauer, zuweilen entwickelt es viel Ammoniak. — Die Blutungen gehören durchaus dem 2. und 3. Stadium an und sind von sogenanntem passivem Character; ausser der Hämorrhagie des Magens und Darms erfolgt solche am häufigsten aus der Nase und Mundhöhle (aus aphthösen Erosionen), seltener aus dem Uterus, oder in die Haut, ins Zellgewebe, in die Lunge, die serösen Häute und in die Muskeln, wo dann Schwellung und heftige Schmerzen entstehen. Bei allen diesen Blutungen zeigt sich das Blut dunkel, schwärzlich, wenig gerinnbar; sie gehören allerdings durchaus schweren Fällen an, sind aber von nicht so ungünstiger Prognose als das schwarze Erbrechen.

§. 133. 7) Unter den Kopf- und Nervensymptomen ist der starke, klopfende Kopfschmerz in Stirn, Schläfen und Orbita gewöhnlich das erste und fehlt in der That selten, er nimmt noch in der febrilen Periode wieder ab und verschwindet immer mit dem Fiebernachlass ganz, ebenso verschwinden die nervösen Gliederschmerzen der ersten Periode; diess eben trägt soviel zu dem subjectiven Besserbefinden der Kranken im zweiten Stadium bei. — Der allgemeine Kräftezustand ist in der ersten Periode noch ziemlich erhalten und bleibt es sogar bei einzelnen Kranken so sehr, dass sie schon icterisch aufstehen und ihren Geschäften nachgehen; doch zeigt die Mehrzahl der Kranken eine frühe und grosse Hinfälligkeit. — Allgemeine Unruhe, Rastlosigkeit, Aufgeregtheit und Irritation scheinen keiner andern acuten Krankheit in dem Masse zuzukommen, wie dem gelben Fieber; sie dauern in der ersten Periode an und scheinen dort besonders durch die Schmerzen unterhalten, hören mit dem Fiebernachlass für einige Zeit auf und kehren meist in der 3. Periode zurück, auch in Fällen, wo heftige Schmerzen und Delirien nicht vorhanden sind. — Dabei aber ist ein ziemlicher Grad von Stumpfheit, Versunkenheit und Gleichgültigkeit und bei allem ängstlichen Verhalten, Staunen und Ver-

---

[*]) Chassaniol, in Comptes - rendus 12. Dec. 1853.

zweiflung ausdrückendem Blick eine unrichtige Perception des eigenen Befindens vorhanden, so dass die Meisten ihren Zustand gar nicht für bedenklich erklären. Delirien sind während des ganzen Krankheitsverlaufes ziemlich selten ; sie kommen in einer gewissen Anzahl von Fällen im 3. Stadium oder in der letzten Lebenszeit und haben meistens den Charakter eines blossen Divagirens im Gespräch oder einzelner fixer Ideen ; als Aeusserung eines delirirenden Zustandes sind auch die seltenen Fälle zu betrachten, wo die Kranken schon in der Periode des schwarzen Erbrechens und mit ganz entstellten Zügen aufstehen, sich ankleiden und allerlei Verrichtungen vornehmen. — Die Pupille erweitert sich in vielen Fällen schon frühzeitig oder später und in einzelnen Epidemieen hat man dieses Symptom selbst bei vielen Solchen bemerkt, die das gelbe Fieber nicht bekamen (R u s h, M. 'K i n l a y); selten kommt Amblyopie und Amaurose (Urämie?). — Gesteigerte Hautsensibilität im Verlauf der Krankheit kommt zuweilen vor, wie auch in einzelnen Fällen unseres Icterus gravis vor; Subsultus tendinum ist nicht häufig, ausgebreitete Convulsionen, tetanische Krämpfe noch seltener und erscheinen erst kurz vor dem Tode. —

§. 134. 8) S c h w e l l u n g e n p e r i p h e r e r L y m p h d r ü s e n g r u p p e n, der Hals- und Achseldrüsen, Ellbogen-, sehr selten der Leistendrüsen kommen zuweilen vor und gehen entweder in Eiterung über oder bleiben längere Zeit stationär. — Die öfters beobachteten P a r o t i t e n mögen theils Folge des reichlichen Quecksilbergebrauchs, theils, wo sie neben Abscessen und Furunkeln kommen, eines pyämischen Zustandes sein, von dem es sich ebenso schwer, wie in einzelnen andern acutspecifischen Krankheiten sagen lässt, aus welcher Quelle er entsteht. Wiewohl man gegenwärtig keine andere Deutung kennt, als die aus Pyämie, so ist d o c h die Thatsache zu beachten, dass diese Eiterabsätze im gelben Fieber nach fast allgemeiner Ansicht als sehr günstig zu betrachten sind. — Auch grosse harte c a r b u n k u l ö s e E n t z ü n d u n g e n der Haut, hier und da auch Gangrän an den Genitalien oder Fusszehen kommen vor; ebenso ausgebreitete, schwere M u s k e l e n t z ü n d u n g e n von eigenthümlichem Character *). Alle diese sogen. metastatischen Processe finden sich im ganzen selten und kommen fast bloss in den Fällen protrahirten Verlaufs vor, und mehr in einzelnen Epidemieen als mit einer gewissen Allgemeinheit. —

§. 135. All diess zusammengefasst, erscheint das gelbe Fieber als ein acuter Vergiftungsprocess, der in vielen Fällen nach kurzen febrilen Erscheinungen, ohne dass noch irgend ein Localleiden, als vielleicht ein gastrischer Catarrh sich nachweisen lässt, wieder rückgängig wird, in anderen Fällen aber zu cholämischer Intoxication von der Leber und zu urämischer von den Nieren aus führt. Die Störungen in den Organen und im Blute, welche die schweren Symptome geben, bereiten sich vor in den Krankheitsheerden, die sich in der febrilen Periode etabliren. Die wesentliche Bedeutung der ersten Periode ist eben diese Ausbildung der verschiedenen Krankheitsheerde; die zweite Periode ist die der secundären Blutalterationen. Ob es sich neben Cholämie von toxischer Beschaffenheit und Urämie vielleicht noch in einer gewissen Krankheitszeit auch von einer Uebersäuerung der Blutmasse handelt? ob die meist copiösen sauren Magensecrete nicht einen grossen Theil des i n d e n L e i c h e n n a c h w e i s b a r e n Magen- und Darmcatarrhs erst bewirken, eine ätzende Wir-

---

*) J ö r g l. c. p. 214 ff.

kung auf die Schleimhaut ausüben, z. B. die hämorrhagischen Erosionen hervorrufen, aus denen ein weniger gerinnfähiges Blut im Magen sich entleert? worauf endlich wieder die allgemeine Neigung zu Hämorrhagieen beruht? diess sind Fragen, die wir nur andeuten wollten, zur Zeit aber nicht zu lösen im Stande sind.

4) Modificationen des Verlaufs, der Dauer und Ausgänge des gelben Fiebers.

§. 136. Die vielfachen, hier nicht ausführlich zu schildernden Modificationen in der Erscheinung und im Verlauf der Krankheit lassen sich nur zu geringem Theile, in schon bezeichneter Weise, aus bekannten Veränderungen der Organe oder des Chemismus ableiten. Desshalb wurden immer verschiedene Formen der Erkrankung aufgestellt. Ein grosser Theil dieser Formen kann auf einen zweifach verschiedenen Grundcharacter der Phänomene zurückgeführt werden; in der einen Reihe von Fällen tragen dieselben den sogenannten sthenischen, in der anderen von vornherein einen entschiedenen Character der Schwäche und Erschöpfung. In diesen letzteren Fällen ist die erste febrile Periode weniger·distinct ausgesprochen; bei grosser Mattigkeit und Prostration vom Anbeginn, kleinem frequenten Puls, Oppression, frühe trockner Zunge bleibt doch die Haut kühl und blass, die Gesichtszüge verfallen frühzeitig und ohne eine deutlich markirte Scheidung des Nachlasses von der ersten Periode kommt der Icterus, die Blutungen, das vollständige Cessiren der Urinsecretion und endlich der tödtliche Ausgang. Doch kann auch mild verlaufenden Fällen dieser durchaus adynamische Character zukommen; solche haben aber immer etwas Heimtückischeres, als die Fälle der ersten Reihe. — Merkwürdig ist die ambulatorische Form des gelben Fiebers, ganz wie bei unserem Typhus. Die Kranken gehen ihren Geschäften nach, fühlen sich matt, haben Kopfweh, trübe injicirte Augen, Druck im Magen, Verstopfung und Lendenschmerzen. Diese Erscheinungen dauern etwa eine Woche lang und gehen allmählig zurück oder aber es kommt mitten in dem anscheinend mässigen Unwohlsein plötzlich ein Anfall von Blutbrechen, rascher Collapsus und tödtlicher Ausgang.

§. 137. In den günstigsten Fällen kommt es gar nicht zur Entwicklung des Icterus, noch weniger der Blutungen; nach einigen Tagen des febrilen Stadiums tritt Schweiss und reichliche Urinsecretion ein und alle Symptome bilden sich rasch zurück. In anderen erfolgt dieselbe günstige Wendung, nur etwas allmähliger, unter Schweissen, stark gefärbten Stuhlausleerungen, Excretion eines dunklen, dicken, schleimigen, sedimentirenden Urins, nachdem schon eine Andeutung von Icterus und Pulsverlangsamung gekommen. In diesen leichteren Fällen zieht sich die Krankheit oft 8—10 Tage hinaus. Nach einmal eingetretenem stärkeren Icterus und noch mehr nach Blutbrechen, ist ein Wiedererwarmen der Haut und warmer Schweiss noch das günstigste; hiermit genesen noch Einige, Andere selbst ohne Schweiss; aber die grosse Mehrzahl ist verloren. Der Tod tritt in über der Hälfte der Fälle am 4—5. Krankheitstag, nächstdem am 5—7. ziemlich selten vor dem 4. oder erst um den 9. — 11. Tag ein. Die Dauer der Krankheit ist bei den Genesenden im Mittel 5—6 Tage. Einzelne Fälle protrahiren sich durch Entwicklung secundärer Complicationen z. B. Dysenterie, oder indem die Kranken in einen, den Beschreibungen nach dem Choleratyphoid ähnlichen Zustand von 8—14 tägiger Dauer verfallen, der auf der Fortdauer oder den Folgen der secundären Blutalterationen, namentlich der Urämie zu beruhen scheint, indem dann zuweilen die oben aufgeführten metastatischen Erscheinungen, Parotis, Abscesse u. dergl. auftreten.

Die Reconvalescenz vom gelben Fieber ist da, wo die Kranken nicht durch die Behandlung (Mercurialien u. dergl.) zu sehr heruntergebracht wurden, in der Regel rasch und leicht. Der Magen bleibt lange reizbar und Diätfehler haben oft schwere Folgen; hier und da verliert sich auch der Icterus nur langsam, oder mehr oder weniger Schwäche, successive Eruption von Furunkeln und Abscessen, etwas Oedem verzögert die vollständige Genesung. — Rückfälle, in dem Sinne, dass der ganze Process neu beginnt, sind im Ganzen selten, kommen aber in gewissen Epidemieen *) häufiger, ja hier und da so häufig vor, dass sie an das Verhalten bei der Recurrensform des Typhus (s. später) erinnern.

§. 138. Die Mortalität variirt ausserordentlich in den einzelnen Epidemieen, so dass sich wenig Allgemeines darüber sagen lässt. Es kommen Epidemieen mit kaum 15, andere mit 50, selbst mit 75 Procent Todten und darüber vor. Die Zahl der Todesfälle ist gewöhnlich im Beginne der Epidemieen sehr stark und einzelne Orte, Strassen u. dergl. behalten zuweilen während des ganzen Verlaufs diese hohe Mortalität.

5) Vergleichung des Gelbfieberprocesses mit ähnlichen Krankheiten. Diagnose.

§. 139. Das gelbe Fieber hat mit einzelnen bei uns vorkommenden Erkrankungen und mit anderen Fiebern warmer Länder so viele und nahe Aehnlichkeiten, dass es theoretisch und practisch unerlässlich ist, über sein Verhältniss zu denselben ins Klare zu kommen.

Viele — aber lange nicht alle — der bei uns vorkommenden, sporadischen Fälle von sogen. Icterus gravis nähern sich so sehr dem gelben Fieber, dass ihnen von Einzelnen (Andral, Monneret) ebenselbst dieser Name beigelegt wurde. Es ist lebhaftes Fieber, zuweilen eine Periode auffallenden Nachlasses **), Icterus, Blutbrechen und andere Hämorrhagieen, endlich ein comatöser Zustand vorhanden und die Leichen geben denselben Befund, in denselben verschiedenen Modificationen, wie er oben vom gelben Fieber angegeben wurde. Albuminurie und Urämie sind seltner, kommen aber auch vor und sind auch bei einzelnen Gelbfieberepidemieen selten. Weder die Form der Krankheit noch der Leichenbefund reichen also in diesen Fällen zur festen Unterscheidung vom gelben Fieber aus. Die Ursachen müssen daher berücksichtigt werden; sie sind für das gelbe Fieber ohne allen Zweifel specifische, endemische und epidemische, unter der Begünstigung der oben angegebenen Momente, namentlich hoher Wärmegrade entstehende; für unsere sporadischen Fälle von Icterus gravis ist zwar zuweilen eine localmiasmatische Entstehung wahrscheinlich, wie namentlich da, wo mehrere Personen einer Familie daran erkranken (Budd u. A.), aber die Identität der Ursachen im Allgemeinen mit denen des gelben Fiebers ist doch ganz abzuweisen. Es ist unbedingt unmöglich, in einem heissen Küstenlande, wo gelbes Fieber vorkommt, etwaigen sporadischen Icterus gravis von jenem zu unterschei-

---

*) Blair l. c. p. 86. — La Roche l. p. 474.
**) Vergl. die Zusammenstellung von Lebert, Virchow's Archiv 1854. VII. und für das Folgende die Fortsetzung im Bd. VIII. 1855.

den, aber es ist nicht gerechtfertigt, im Binnenlande kühler Climate vom gelben Fieber zu sprechen. Dieser Name ist einmal doch für eine specifisch bedingte, sehr wahrscheinlich contagiöse und in sanitätspoliceilicher Hinsicht besonders aufzufassende Krankheit speciell reservirt. — Das Verhältniss beider Krankheiten ist eben das, dass sich in den schweren Fällen des gelben Fiebers der ganze Complex von Störungen, den man bis jetzt dem Icterus gravis, mit anderen Worten einer gewissen Art von Cholämie und cholämischer Vergiftung zuschreibt, aus anderen Ursachen und wahrscheinlich als Theilerscheinung eines ursprünglich anderen Allgemeinprocesses *) als der sporadische Icterus gravis, ausbildet; die leichten Fälle dagegen jenen Störungscomplex gar nicht entwickeln.

Aehnlich verhält sich das gelbe Fieber zu dem von mir aus Egypten, von Lange aus Königsberg beschriebenen biliösen Typhoid. Diese Krankheit ist von der deutlichsten local-miasmatischen Entstehung, sie hat in ihren Symptomen, Fieber mit heftigem Stirn- und Orbitalschmerz, Injection des Auges, später Icterus, typhoiden und urämischen Erscheinungen, öfters Magen- und anderen Blutungen sehr grosse Analogie mit dem gelben Fieber; es fehlt zwar die characteristische, mehr vollständige Remission, aber diese ist auch in einzelnen Epidemieen des gelben Fiebers nicht deutlich ausgesprochen und die Pulsverlangsamung mit dem Eintritt des Icterus kommt auch dem biliösen Typhoid als Regel zu. Hier aber begründet der Leichenbefund eine entscheidende Differenz, und vornemlich auf diese gestützt, habe ich im Sommer 1851 die Verantwortung des officiellen Ausspruchs, der vom grössten Einfluss auf die Verkehrsverhältnisse im mittelländischen Meere war, über mich genommen, dass die damals in Damiette herrschende Krankheit nicht das „gelbe Fieber" sei. Die Hauptdifferenzen des Leichenbefundes bestehen in der beim biliösen Typhoid constanten und meistens höchst characteristischen und schweren Erkrankung der Milz **) (s. später), der häufigen Erkrankung innerer Lymphdrüsen, im Vorkommen des Larynxgeschwürs wie im Ileotyphus und einigen andern mehr untergeordneten Momenten. Also auch beim biliösen Typhoid entwickelt sich sehr häufig jener ganze cholämische Intoxicationsvorgang, wie beim gelben Fieber, und auch sehr häufig neben dem urämischen, aber eingeleitet und angezettelt durch einen ursprünglich anderen Grundprocess, den der Leichenbefund und die Erscheinungen der Milzerkrankung im Leben aufzeigen.

Dasselbe gilt für die biliöse Remittens. Neben zahlreichen Unterschieden des Vorkommens trifft wieder für manche schwere Fälle der Remittens die Aehnlichkeit zu, dass sich cholämische Intoxicationssymptome nebst Blutungen einstellen. Diess Verhalten hat wieder zu einer Identificirung beider Krankheiten und zu der ganz irrigen Ansicht geführt, das gelbe Fieber sei die schwerste Form der Remittens. Auch hier dient für jene schweren Fälle von Remittens, die unter cholämischen Symptomen und Blutungen tödtlich werden, vorzugsweise der Leichenbefund,

*) Auch bei uns treten ja die Erscheinungen der cholämischen Vergiftungen, des Icterus gravis, selbst mit Atrophia flava hepatis, nicht bloss als idiopathische Krankheit und als Folge vorausgegangener anderweiter Erkrankung des Gallenapparats, sondern auch als Folgen oder Theilerscheinungen anderer Allgemeinleiden, z. B. des Puerperalfiebers, auf.

**) Schwellung der Milz kommt wohl hier und da beim gelben Fieber vor (§. 125), aber von keiner einzigen Epidemie ist die weitere Milzerkrankung beschrieben.

vor Allem durch den Pigmentgehalt des Blutes und der Organe neben der
Milzerkrankung zur Unterscheidung vom gelben Fieber.   Die vielen Differenzen, die in den gewöhnlichen, leichteren Fällen zwischen beiden Krankheiten bestehen, lassen sich aus einer Vergleichung der geschilderten
Symptome leicht unternehmen.

Dasselbe Verhältniss trifft endlich zu für das dem biliösen Typhoid
so höchst nahe stehende, vielleicht im Wesentlichen und Grundprocesse
mit ihm ganz indentische Relapsing fever der Engländer, welches unten
als febris recurrens beschrieben werden soll.   Auch hier in Einzelnfällen
der ganze Symptomencomplex des Icterus gravis, auch epidemisches Vorkommen, auch manche Aehnlichkeit der Symptome, besonders in den irischen Epidemieen des biliösen Relapsing, aber doch gewisse, dem gelben
Fieber wenigstens nur ganz ausnahmsweise (§. 38) zukommende Eigenthümlichkeiten des Verlaufs, starke Milzerkrankung, viel geringere Mortalität und die Nothwendigkeit, andere, nicht mit Hitze, nicht mit den Verhältnissen der Küstenländer zusammenhängende Ursachen anzunehmen.

So sehen wir, dass eine scharfe Abgrenzung der aufgezählten Krankheiten vom gelben Fieberprocesse, wie er sich in den Symptomen kund thut,
nicht thunlich ist und dass die Diagnose in manchen der wirklich eine
Verwechslung zulassenden Fälle, zu grösserem Theile eine ätiologische
ist. So ist sie auch in den Gelbfiebergegenden selbst für die vielen leichteren Fälle, welche einen grossen Theil der meisten Epidemieen und
eine wahre Febricula des gelben Fiebers constituiren (s. später bei der
Lehre vom Typhus). Weder Icterus noch schwarzes Erbrechen entwickelt
sich hier, der Process wird frühzeitig rückgängig, und nur einzelne Symptome der febrilen Erkrankung, starker Stirn-, Orbital- und Lendenschmerz,
Injection des Auges u. dergl. deuten bei epidemischem Herrschen
des gelben Fiebers, auf den Zusammenhang dieser leichten Erkrankungen mit der Epidemie, d. h. auf ihre Entstehung aus derselben Ursache,
freilich in einer nicht vollkommen streng beweisbaren Art, hin. — Wo
es sich aber von verdächtigen Fällen auf Schiffen in europäischen Häfen
handelt, von Fällen mit Icterus, schweren Allgemeinstörungen und gar mit
Hämorrhagieen, da sollte, indem doch unter diesen Verhältnissen sporadischer Icterus gravis vorkommen kann, die Diagnose nur dann mit grosser
Wahrscheinlichkeit für „gelbes Fieber" gestellt werden, wenn das Schiff
vor Kurzem ein Land verlassen hat, in dem diese Krankheit selbst epidemisch herrscht.

6) Behandlung des gelben Fiebers.

§. 140. Die Prophylaxis des gelben Fiebers bezieht sich theils
auf das was zu geschehen hat, in Ländern, wo dasselbe heimisch ist zur
Verhütung der Vermehrung der sporadischen Fälle und in Epidemieen,
theils für die Maassregeln, welche in europäischen Häfen gegen die Einschleppung desselben zu nehmen sind. Beide Punkte können hier kurz
betrachtet werden. In ersterer Beziehung ist hauptsächlich wichtig die
Entfernung oder Zerstörung alles dessen, was eine Fäulnissquelle abgeben kann, aller Ansammlungen von Unrath, aller faulen, stagnirenden
Wasser u. dergl.; auf Schiffen möglichste Reinhaltung des Kielraums und
des ganzen Fahrzeugs; bricht irgendwo eine Epidemie aus, so scheint das
Verlassen der Stadt oder des Stadttheils in möglichst grosser Ausdehnung
— wie schon z. B. in New-Orleans systematisch durchgeführt wird —
die zweckmässigste Massregel zur Beschränkung derselben; diejenigen,
denen Flucht möglich ist, kehren dann erst mit Eintritt des Frostes wieder
zurück. Am meisten müssen sich Fremde, Nicht-Acclimatisirte in solchen

Zeiten ferne von dem Sitz der Epidemie halten. Die Versuche dem Gift selbst durch hohe Hitzegrade, Kälte, chemische Mittel (Zinkchloridlösung, Chlor u. dergl.) beizukommen, sind nur in beschränkter Weise, namentlich auf Schiffen anwendbar und die Resultate bis jetzt nicht nennenswerth; durch möglichste Ventilation und ausgiebige Waschung wird wohl mehr erreicht. Die individuelle Prophylaxe zur Zeit der Epidemieen besteht in bekannter Weise in Vermeidung aller Gelegenheitsursachen zu irgend einer Erkrankung, grosser Mässigkeit in Spirituosen, Freihalten des Stuhls, Erhaltung frischer Luft in Wohn - und Schlafräumen. — Die Quarantainefrage in den europäischen Häfen ist von demselben Gesichtspunkte, wie bei der Pest angegeben werden wird, zu betrachten. Ganz unnöthig und zwecklos sind jedenfalls die permanenten Quarantainen auch in Zeiten, wo in den Gelbfieberländern gar keine Epidemieen herrschen; sie dürfen immer nur temporäre Maassregeln sein. Ganz unnöthig sind sie ferner im Winter, in allen etwas nördlicher gelegenen, wahrscheinlich aber in sämmtlichen europäischen Ländern; denn wenn auch im Winter an Bord der aus Gelbfieberländern ankommenden Schiffe oder im engsten Connexe mit diesen ein oder der andere Fall noch vorkommen kann, so ist doch nie irgend welche weitere Verbreitung zu befürchten. Quarantainen dürften um so nothwendiger sein, je stärker in dem Hafen, aus dem das Schiff kommt, eben das gelbe Fieber grassirt, je kürzer seine Ueberfahrt dauerte, je mehr unterwegs Gelbfieberfälle auf dem Schiffe vorkamen, je mehr der Ort, wo das Schiff ankommt, die Hülfsbedingungen der Ausbreitung epidemischer Krankheiten überhaupt, Feuchtigkeit und faulige Ausdünstungen bei herrschender grosser Hitze, darbietet. Ist auf einem Schiffe, das aus Westindien kommt, auf der Ueberfahrt gar kein Gelbfieberfall vorgekommen, so ist wohl eine Quarantaine nicht als nöthig zu betrachten, denn hier dauert die Ueberfahrtszeit jedenfalls so lange als die Incubationszeit mit Recht angenommen werden kann; bei den Dampfschiffen, welche aus Nordamerika jetzt den Weg in die englischen Häfen in 10 — 11 Tagen machen, ist unter denselben Umständen vielleicht etwas mehr Vorsicht nöthig *). Demnach ist ein Quarantaineverfahren gegen das gelbe Fieber eigentlich doch nur practisch, wenn das Schiff auf der Ueberfahrt selbst Gelbfieberfälle am Bord hatte; in diesem Falle aber und bei Ankunft in der heissen Jahreszeit scheint eine Quarantaine-Beobachtung auch unerlässlich. — Gegen die örtlichen Ursachen, welche in manchen Schiffen selbst liegen können (§. 110), sind hafenpoliceiliche Maassregeln nöthig, wodurch die Schiffe zur allgemeinsten und ausgiebigsten Ventilation und zum vollständigen Auswaschen des Kielraumes angehalten werden können.

§. 141. Die Therapie des einmal bestehenden gelben Fiebers steht in keiner Weise fest. Die theoretischen Ansichten, die derselben zu Grunde gelegt worden, sind natürlich im höchsten Grade disputabel, zur Beurtheilung der empirischen Erfolge fehlen genaue und gewissenhafte statistische Untersuchungen in einer und derselben Epidemie. — Die leichten Fälle genesen bei bloser Expectation und häufig trotz eines offen-

---

*) In der neuesten Sanitätsconvention zwischen Frankreich, Sardinien etc. v. 27. Mai 1853 ist bestimmt, dass eine Quarantaine überhaupt nur stattfindet, wenn am Abfahrtsorte des Schiffes eben gelbes Fieber „wirklich existirt;" ist in diesem Fall auf der Ueberfahrt das Schiff gesund geblieben, so wird es 3 — 7 Tage in Quarantaine gesetzt; sind Krankheitsfälle auf ihm selbst vorgekommen, so dauert diese 7—15 Tage. Tardieu, Dictionn. d'hygieine. III. 1854. p. 275.

bar verkehrten Einstürmens mit Arzneien oder einer ganz närrischen sogenannten homöopathischen Behandlung, die aber mit zweckmässiger Diät
verbunden ist. — In den schwereren Fällen wird für das erste Stadium
des lebhaften Fiebers der gesammte antiphlogistische Apparat, Venaesec-
tion, Nitrum, grosse Gaben Calomel, von der einen Seite ebenso gepriesen,
als von der andern für unnütz und schädlich erklärt.   Die tüchtigen Beobachter der neueren Zeit (B l a i r u. A.) verwerfen den Aderlass entweder
ganz oder beschränken ihn doch sehr; Brechmittel können jetzt als von
allen Seiten verworfen und für schädlich erkannt betrachtet und von den
grossen Calomeldosen kann fast dasselbe gesagt werden.   Möglichst frühzeitige strenge Diät, anhaltende kalte Umschläge auf den Kopf, kalte Abwaschungen des Körpers, reichliche Getränke mit Pflanzensäuren, mässige
Vermehrung der Darmausleerungen durch Senna-Infus, Tamarinden, Salze,
Ricinusöl und Clysmata scheint das zweckmässigste Verfahren im ersten
Stadium; kann es sein, so soll der Kranke noch mit Beginn des Leidens
aus dem Orte der Endemie entfernt werden. — Auch die Remissionszeit
und das dritte Stadium können bis jetzt nur symptomatisch behandelt werden.   Stillung der Magenschmerzen und des Erbrechens durch Eiswasser,
Brausepulver, Selterwasser, Opium, hier und da Creosot in sehr kleinen
Gaben, kalte Umschläge oder Senfteige auf die Magengegend; möglichst
reichliche Anwendung von Alkalien, Liq. cal. carbon., kohlensaurer Kalk
oder Natron; ein Versuch mit Alaun oder Plumb. aceticum; reichliche Anwendung leichter Alcoholica, Champagner oder nach B l a i r am besten
ein nicht saurer Rheinwein, vielleicht hier und da einige Gaben Moschus
oder Campher dürften die wichtigsten Maassregeln zur Erleichterung des
Kranken und möglichster Beförderung einer noch günstigen Wendung
der Krankheit sein.   Gestatten es die Magensymptome, so kann ein Verfahren, wie bei der Urämie überhaupt, mit Purganzen, Säuren und diuretischen Mitteln versucht werden. — Verschiedene, bis jetzt in Europa
unbekannte Pflanzenmittel der Tropenländer als Specifica im gelben Fieber
haben bis jetzt kein näheres Interesse ; man hört nicht, dass die Epidemieen dadurch weniger mörderisch geworden wären. Ueber das Chinin,
dem nach der Analogie ähnlicher Krankheitsprocesse Wirksamkeit zuge-
traut werden könnte, lauten die Erfahrungen äusserst verschieden.   Den
neueren sehr lebhaften Empfehlungen des Mittels (J ö r g , L e c o m t e u. A.)
stehen in anderen Epidemieen sehr viele andere*) Erfahrungen gegenüber,
denen zu Folge es gar nichts geleistet hätte.   Eine Erklärung dieser Differenzen und ein bestimmter Rath hinsichtlich seiner Anwendung kann für
jetzt nicht gegeben werden.

TYPHUS UND TYPHOIDE FIEBER.

Die Literatur der einzelnen Formen, s. bei diesen.   Für den Typhus
im Allgemeinen sind aus neuerer Zeit die wichtigsten Schriften:

E i s e n m a n n, die Krankheitsfamilie Typhus.   Erlangen 1835. — B u z o r i n i, der
  Typhus und die Typhus-Septosen.   Stuttgart 1836. — B a r t e l s, die gesammten
  nervösen Fieber. Berlin 1837. — G a u l t i e r d e C l a u b r y, recherches sur les
  analogies et les différences entre le typhus et la fiévre typhoïde. Paris 1838. —
  S c h ö n l e i n, Vorles. über die Krankheitsfamilie Typhus. Zürich 1840. — S a u e r,
  der Typhus in vier Cardinalformen. Wien 1841. — R i e c k e, der Kriegs- und

---

*) Vgl. La R o c h e l. c. II. p. 720 u. a. a. O.

Friedenstyphus in den Armeen. Nordhausen 1850. — J e n n e r, on the identity or non-identity of the specific cause of typhus etc. Med. chir. transactions. vol. 33. Lond. 1850. — J e n n e r, Medical Times. 1853. VI. — J e n n e r, (trad. par V e r h a e g h e), de la Non-Identité du Typhus etc. I. Bruxelles 1852. II. Bruges 1853. — H i r s c h, histor.-patholog. Untersuchungen über die Typhen. Prager Vierteljahrschr. 1851. Bd. 32 ff. — W u n d e r l i c h, Pathologie u. Therapie. 2te Aufl. Stuttgart 1855.

Allgemeine Betrachtung.

§. 142. Seit die Medicin von dem alten, hippocratischen Begriffe des Typhus (*Τὓφος* = Betäubung) abgekommen, hat sie den einmal vorhandenen und beibehaltenen Namen zu verschiedenen Zeiten in sehr verschiedenem Sinne gebraucht. Es liegt ausser der Aufgabe dieser Arbeit, alle Wendungen der Begriffe zu verfolgen, die im Lauf der Zeiten an jenen Namen geknüpft wurden. Die neuere Zeit hat denselben vorzüglich in zweierlei ganz differenter und wohl auseinander zu haltender Weise auf pathologische Phänomene angewendet. Nach der einen Auffassung, die man die a l l g e m e i n - p a t h o l o g i s c h e nennen könnte, wurde Typhus gleich Status typhosus oder nervosus genommen und darunter die Zustände in den acuten Krankheiten verstanden, wo neben erheblicher allgemeiner Schwäche, Trockenheit der Zunge, Stupor und Delirien vorhanden sind; bei Einzelnen und zu gewissen Zeiten bekam der Ausdruck auch eine noch abstractere, weniger auf bestimmte Einzelphänomene, als auf das supponirte Verhalten der im Organismus wirksamen Kräfte gegründete Bedeutung *). — Diese allgemein-pathologische Auffassung ist heutzutage verlassen, und mit Recht. Denn wenn es auch keineswegs gleichgültig ist, ob jene obigen Symptome in den Fiebern vorhanden sind oder nicht, und wenn auch zugegeben ist, dass jene Phänomengruppen oder jener allgemeine Stand der Dinge in den acuten Krankheiten eine nominelle Bezeichung zur schnellen Verständigung erfordert, so sollte diese Bezeichnung doch auf keinen Fall eine solche sein, die auch wieder für eine specielle Art des Erkrankens gebraucht wird, da sich ja jener allgemeine Stand der Dinge in den verschiedensten Erkrankungsarten, in der Pneumonie ebenso wie im Scharlach, der Pyaemie, der Uraemie etc. finden kann. Soll dieses allgemeine Verhalten bezeichnet werden, so sprechen wir jetzt immer von Status typhosus, nicht von Typhus, und es ist im Sinne der heutigen Auffassung klar, dass Status typhosus ohne wirklichen Typhus, und Typhus ohne Status typhosus oft genug vorkommt. — Denn eben in neuester Zeit wird das Wort Typhus fast nur noch in einer anderen, der vorigen entgegengesetzten Bedeutung genommen und für eine ganz s p e c i e l l e Art p a t h o l o g i s c h e r P r o c e s s e, gleichviel ob sie mit oder ohne den ausgesprochenen Grad jener adynamischen und Hirnsymptome verlaufen, gebraucht.

§. 143. Soll man aber angeben, für w e l c h e specielle Art pathologischer Processe? — so erheben sich gerade in der gegenwärtigen Ent-

---

*) Das Extrem dieser Art der Auffassung findet sich bei R e i l. S. Fieberlehre I. 1799. §. 152 ff. — Typhus ist ihm eine Gattung des Fiebers, bei welchem nur die eine Aeusserung der Lebenskraft, ihre Reizbarkeit erhöht, das Wirkungsvermögen aber geschwächt ist, was an hastigen, aber schwachen Actionen der fiebernden Organe erkannt wird. — Diess kann natürlich in den verschiedensten Krankheiten der Fall sein; es gibt z. B. einen Pocken-Typhus so gut wie eine Pocken-Synocha oder eine Pocken-Lähmung (R e i l's beide andern Fiebergattungen), einen Masern-Typhus, Keuchhusten-Typhus, Hysterie-Typhus etc. etc.

wicklung der Wissenschaft beträchtliche Schwierigkeiten einer praecisen Lösung dieser Frage. Denn der Name Typhus im speciell-pathologischen Sinne besteht nun einmal nicht bloss für eine einzige, immer identische Art von Processen, sondern für mehrere Erkrankungsformen. Diese Krankheitsformen sind sich zwar in vielen Beziehungen ähnlich, sie sind auch alle als specifische Infectionskrankheiten zu betrachten; aber weder ihre Ursachen sind als ganz identisch anzusehen, noch kommen ihnen stets constante und gleiche pathologisch-anatomische Charactere, noch — soweit bis jetzt bekannt — gemeinschaftliche chemische Grundveränderungen, noch eine allgemeine, nie fehlende und prägnante Identität gewisser Symptome zu. Man kann also nicht in wenigen Worten sagen, was man heutzutage unter Typhus im speciell-pathologischen Sinne verstehen soll. Man kann nur sagen, einestheils dass es Usus geworden ist, zwei Krankheitsformen, unsern gewöhnlichen, durch Erkrankung des Dünndarms ausgezeichneten und sodann den ohne diese Dünndarm-Erkrankung verlaufenden sogen. exanthematischen Typhus, wiewohl man ihre Unterschiede immer nicht gering anschlagen musste, unter dem Gattungsnamen Typhus zu vereinigen. Sodann aber, dass es noch einige andere Erkrankungsarten gibt, die ohne Identität mit jenen beiden Typhusformen doch der einen oder der andern in einigen wichtigen Beziehungen so nahe stehen, dass man nach unsern jetzigen Kenntnissen alle Veranlassung hat, sie als eben so zusammengehörig mit jenen beiden allgemein recipirten Typhusformen zu betrachten, wie es diese unter sich sind. Um aber dem Usus, der einmal das Wort Typhus zunächst für jene beiden Formen gebraucht, gar keinen Zwang anzuthun, könnten diese anderen Erkrankungen vorläufig als Typhoide zusammengefasst und den allgemein recipirten Typhusformen angeschlossen werden. Man würde dann unter ihnen die Febricula, die febris recurrens (Relapsingfever), das biliöse Typhoid und die Pest begreifen.

§. 144. Um zunächst die innere Zusammengehörigkeit aller dieser Leiden, die innere Aehnlichkeit dieser Processe zu zeigen, und damit ihre Zusammenfassung zu einer grossen Gruppe analoger Erkrankungen zu rechtfertigen, ist die Gesammtheit ihrer ätiologischen, pathologisch-anatomischen und symptomatischen Eigenthümlichkeiten in's Auge zu fassen. Jede nur eine dieser Seiten auffassende Betrachtung würde auf Abwege führen; weder bloss in die Ursachen, noch bloss in die anatomischen Läsionen, noch bloss in die Symptome können die wesentlichen Merkmale des Typhösen überhaupt und der Zusammengehörigkeit aller Typhusformen gelegt werden.

§. 145. I. Von ätiologischer Seite besteht die Gemeinsamkeit aller typhösen Erkrankungen zunächst darin, dass sie sämmtlich Infectionskrankheiten in oben auseinandergesetztem Sinne, Processe von häufig contagiöser, sonst miasmatischer Entstehung sind. Dass die Ursachen specifische, nicht bloss die allgemeinen, überall vorkommenden Schädlichkeiten seien, ist neben den allgemeinen, oben beigebrachten Gründen besonders desshalb anzunehmen, weil sie in eigenthümlicher Weise geographisch vertheilt vorkommen, also die Entwicklung ihrer Ursachen an climatische, örtliche, oder in bestimmten und eigenthümlichen Lebensverhältnissen der Menschen gelegene Bedingungen geknüpft sein muss, sodann weil sie oft zeitweise sehr häufig, anderemale sehr selten werden, ohne dass sich in dem Wirken der allgemeinen Schädlichkeiten irgend eine Aenderung auffinden liesse, die sich auch in der Zu- oder Abnahme der anderweitigen, auf diesen Schädlichkeiten beruhenden Krankheiten zeigen müsste. Das Wesen der giftigen oder miasmatischen Stoffe ist auch hier nicht bekannt; doch darf man sich sicher unter dem Miasma, welches typhöse Krankheiten hervorruft, nicht bloss luftförmige uud durch die Luft wirkende Stoffe vorstellen. Es gibt Thatsachen (s. d. Aetiologie des Ileotyphus), welche zeigen, dass die schädlichen Stoffe auch in den Ingestis, den Nahrungsmitteln oder dem Trinkwasser und dgl. enthalten sein können. Sie sind in diesem Falle immer an die Anwesenheit in fau̅liger Zersetzung begriffener Substanzen geknüpft, und es wird hieraus und aus vielen andern speciellen Thatsachen sehr wahrscheinlich, dass auch bei der Entstehung und Verbreitung des auf atmosphärischem Wege wirkenden Giftes faulende Stoffe eine bedeutende Rolle spielen. Ob diese selbst es sind, welche gewisse Formen von Typhus erzeugen, oder ob unter Mitwirkung gewisser Fäulnissprocesse sich noch ein ganz anderes, bis jetzt ungekanntes Etwas bildet, das die eigentliche Ursache abgibt, lässt sich jetzt nicht sagen; ich erinnere nur daran, dass auch bei Erzeugung der Intermittens, des gelben Fiebers, der Cholera gewissen Fäulnissprocessen eine nicht abzuweisende Rolle zukommt, und doch alle diese Krankheiten so total verschieden sind, dass es Niemandem einfallen kann, sie alle einfach als Modificationen der septischen Intoxication zu betrachten. — Aus der vollkommenen Gleichheit in den Wirkungen des Typhus-Contagiums mit denen des Miasma lässt sich darauf schliessen, dass beide nach Wesen und Natur dasselbe seien. Alle Formen des Typhus sind contagiös (mit Ausnahme des febriculosen), aber in sehr verschiedenen Graden; am meisten ist es der exanthematische. Uebrigens zeigen innerhalb der verschiedenen Formen die einzelnen Fälle, und wie es scheint, auch die einzelnen Epidemieen sehr verschiedene Intensitäten der Ansteckunngsfähigkeit. Während sich für dieses specielle Verhalten Gründe kaum ahnen lassen (s. d. Aetiologie des Ileotyphus), so sind dagegen die Hülfsbedingungen der contagiösen Ausbreitung bekannt; Menschenanhäufungen, Schmutz, eingeschlossene Luft, Feuchtigkeit wirken begünstigend für dieselbe. — Die empirischen Thatsachen über die Aetiologie der einzelnen Formen werden natürlich bei diesen selbst mitgetheilt und gewürdigt werden.

§. 146. Auch für die typhösen Krankheiten darf daran erinnert werden, dass die heutzutage allgemein recipirte Hypothese von der primären Wirkung der inficirenden Stoffe auf das Blut zwar sehr möglich und annehmbar, aber nicht die einzig nothwendige ist. Auch hier kann die Wirkung jener dem Organismus differenten Materien schon auf den Schleimhäuten, der Mund-Darm-Bronchialschleimhaut beginnen und erst von dort aus weitere Infection durch das Blut oder die Lymphe ausgehen. Bei der Pest scheint selbst eine örtliche und örtlich bleibende Infection innerhalb eines gewissen Lymphstromgebiets entstehen und sich abgrenzen zu können, ohne alle allgemeine Infection (gutartige Pestbubonen ohne allgemeine Erkrankung). Man möchte — so sehr es den gangbaren Vorstellungen widerspricht — für den Ileotyphus etwas Aehnliches für möglich halten, Wenn hier eine gewisse Anzahl Peyerscher Drüsen nebst entsprechenden Mesenterialdrüsen yphös erkrankt, fast ohne alles oder mit so geringem Allgemeinleiden, dass es eben dieser örtlichen Störung zugeschrieben werden kann (manche Fälle von ambulatorischem Typhus), so ist die Vermuthung erlaubt, dass hier nicht die sonst gewöhnliche typhöse Allgemeininfection der Darmerkrankung vorausgieng, denn diese äussert sich doch sonst auch in sehr merklichen Allgemeinsymptomen, sondern dass hier der Process örtlich, direct vom Darm aus verursacht wurde

und längere Zeit oder ganz auf dieses nächste Gebiet beschränkt blieb.
Ein solches Verhalten, mögliche Entstehung durch Allgemein- und wieder
durch örtliche Infection, wäre dem verschiedenen Verhalten bei den Pocken-
processen auf der Haut analog.

§. 147. II. Mag dem sein wie ihm wolle, abgesehen von diesen
vielleicht primären localen Einwirkungen werden durch die Typhusursachen theils Störungen der Gesammtvegetation und sehr wahrscheinlich
des Blutes und chemische Veränderungen der Secrete, theils characteristische Störungen in der Nervenfunction, theils anatomisch nachweisbare Localleiden hervorgerufen. Die letzteren sind bis jetzt am
positivsten gekannt und wir wenden uns zu ihrer Betrachtung. — Nachdem diejenige anatomische Auffassung des Typhus, welche gewisse Veränderungen im Dünndarm, „die Darmgeschwüre" zum wesentlichen Merkmale des typhösen Erkrankens erhoben hatte, längst an der Erkenntniss
Schiffbruch gelitten, dass es auch Typhus ohne die geringste Affection
der Darmschleimhaut gibt, nachdem durch genauere anatomische Analyse
unserer gewöhnlichen, und durch neue Beobachtungen bisher unbekannter
Typhusformen es möglich geworden, in der Typhuslehre überhaupt um-
fassendere Gesichtspunkte walten zu lassen, gestaltet sich die Lehre von
der Localisation des Typhusprocesses folgendermaassen. — Vor allem ist
wohl zu unterscheiden zwischen den primären und wirklich specifisch-
typhösen, dem Typhusprocesse selbst als solchem angehörigen Localleiden
und zwischen den zahlreichen, im Verlauf vieler Fälle dieser Krankheiten
weiter auftretenden Läsionen der Organe, die sich erst als secundäre Folgen des typhösen Gesammtprocesses oder einzelner bestimmter typhöser
Störungen entwickeln, z. B. der Lungenhypostasen, der Abscesse, Parotiten etc. Scheidet man diese, bei den einzelnen Formen näher anzugebenden secundären Localleiden aus, bezieht man die Frage nach den Typhus-
localisationen bloss auf die wirklich diesem Processe selbst zukommenden,
primären, so ergibt sich zunächst, dass dieselben unbestimmt und
vielfach sind. In einer gewissen Reihe von Fällen fehlen solche
ganz; manche Typhuskranke sterben und ihre Organe zeigen keinerlei
nennenswerthe Veränderung, die Krankheit und der Tod sind der Intensität der Blutvergiftung oder der an sie geknüpften febrilen Processe, un-
sichtbaren Störungen in der Nervenfunction oder der Gesammtvegetation zuzuschreiben. In der grossen Mehrzahl der Fälle aber sind palpable
primäre Localisationen vorhanden, und zwar vorzüglich in der Cutis, in der
Bronchial- oder Darmschleimhaut, in der Milz, in den drüsigen Follikel-
apparaten (Lymphdrüsen, Peyerschen- und Solitärdrüsen des Darms, Malpighischen Milzbläschen) und sie bestehen daselbst theils in blossen Catarrhen und Congestivzuständen, theils in eigenthümlichen Exsudations-
oder Infiltrationsprocessen. Dieses häufige Erkranken mit der Blutbildung und Gesammternährung in einer so wesentlichen Beziehung stehenden Organe der Milz und der lymphatischen Apparate, ist für die meisten
Formen des Typhus von anatomischer Seite hauptsächlich characteristisch;
in einer Form, der exanthematischen ist dasselbe am schwächsten entwickelt, in den anderen (Ileotyphus, F. recurrens und biliöses Typhoid,
Pest) in ausgezeichneter Weise ausgebildet. Die Verschiedenheiten
in diesen primären Localisationen nun müssen von anatomischer
Seite der Unterscheidung der einzelnen Typhusformen zu Grunde
gelegt werden; denn die Beobachtung ergibt, dass bald diese, bald jene
Apparate vorwiegend ergriffen werden.

§. 148. Nur die primären Localisationen können zu dieser Unterscheidung dienen, und nur wenige Grundformen ergeben sich aus ihnen. Wenn von einzelnen Pathologen die Formen des Typhus vom anatomischen Standpunkte aus sehr vervielfältigt, z. B. Laryngotyphus, Pharyngotyphus und dergl. als eigene Form aufgestellt wurde, so beruht diess eben auf der Verwechslung der primären und wesentlichen mit secundären, und im Verlaufe m e h r e r e r Typhusformen eintretenden Localleiden. Die Affectionen der Peyerschen Drüsen im Ileotyphus, der peripheren Lymphdrüsen in der Pest sind primäre, der ganzen Krankheit eine bestimmte Form gebende Localisationen; das Larynxgeschwür dagegen kann im Verlaufe des biliösen Typhoids so gut als in dem des Ileotyphus, Pharynxcatarrh, Pharynxcroup kann im Verlauf des exanthematischen, des Ileotyphus und des biliösen Typhoids sich ausbilden u. s. f. — Gerade in den entgegengesetzten Fehler sind einige andere, namentlich englische und neuestens einige deutsche Pathologen verfallen, welche eigentlich gar keine primäre Localisation im Typhus zugeben, sondern diese, z. B. die Affection der Peyerschen Drüsen im Ileotyphus, ebenso als „Complicationen" oder wie sich Stokes *) noch deutlicher ausdrückt, ebenso als „secundäre Erkrankungen" im Typhus betrachten, wie dieser auch durch eine Pneumonie oder Parotitis, durch Decubitus, durch Haemorrhagien und dergl. complicirt werden könne. Bei einer solchen Anschauung wird ganz verkannt, dass jene primären Localisationen kein blosses accidens des Verlaufs sind, sondern in einem viel tieferen und innerlicheren Verhältnisse zum Gesammtprocesse stehen, als jene Complicationen; indem so Alles in einen Topf geworfen wird, werden die practisch wichtigen Unterschiede der einzelnen Typhusformen ganz aufgehoben, die sich doch, wie wir bald sehen werden, auch noch von ganz anderer, als anatomischer Seite, nämlich von Seite der Aetiologie als wirkliche und wesentliche herausstellen.

§. 149. Vom Standpunkte der anatomischen Auffassung lassen sich diejenigen typhösen Erkrankungsweisen, bei denen die primären inneren Localisationen ganz fehlen können, oder, wenn solche vorhanden sind, eben in blossen Catarrhen (Mund-, Nasen-, Bronchial-Darmschleimhaut) und Congestivzuständen (Milz) bestehen, als e i n f a c h e T y p h u s f o r m e n unterscheiden von denen mit s c h w e r e r u n d m e h r c h a r a k t e r i s t i s c h e r Localisation **). Zu jenen würden gehören:

1) die F e b r i c u l a mit ganz inconstanter oder in blossem Catarrh bestehender Localisation;

2) der e x a n t h e m a t i s c h e T y p h u s (das Fleckfieber), in Bezug auf innere Localisation dem vorigen gleich, aber mit starker Haut - Erkrankung;

3) die F e b r i s r e c u r r e n s, mit zwar inconstanter, aber doch vorwiegend die Milz betreffender Localisation.

Zur zweiten Formen-Reihe wären zu stellen:

1) der I l e o t y p h u s mit überwiegender und characteristischer Erkrankung der Peyer'schen und Mesenterialdrüsen;

2) das b i l i ö s e T y p h o i d, mit sehr multipler Localisation, aber

---

*) Med. Times. 1854. vol. 9. p. 77.
**) Die Unterscheidung eines e i n f a c h e n und complicirten Typhus findet sich schon bei einzelnen früheren Schriftstellern, z. B. N a s s e, G l u g e; solche liegt auch den im §. 149 angeführten englischen Anschauungsweisen zu Grunde. Zum erstenmale klar und consequent ausgebildet wurde sie von V i r c h o w in seiner Arbeit über den schlesischen Typhus. Von seiner Auffassung weicht meine obige in einigen Hauptpunkten ab.

überwiegender Affection der Milz, namentlich der Malpighischen Körper derselben;

3) die Pest, mit überwiegender Affection der peripheren Lymphdrüsen, der Retroperitonäaldrüsen etc.

In welcher Weise sich diese Formen-Unterschiede mit Zuhülfnahme noch anderer als der anatomischen, nämlich auch der ätiologischen und symptomatischen Merkmale gestalten, wird später gezeigt werden. Es genüge hier darauf hinzuweisen, dass sich solche schon von bloss anatomischer Seite aufgestellt als natürliche und practisch brauchbare erweisen, indem die primären und wesentlichen Localisationen die Hauptwendung bezeichnen, die der Gesammtprocess von Anbeginn an nimmt, die ebendamit dem Gesammtverlaufe der Krankheit von vorn herein grosse Eigenthümlichkeit gibt und damit mehr oder weniger Situationsbeherrschend wird.

§. 150. III. In symptomatischer Beziehung kommen den typhösen Krankheiten folgende Eigenthümlichkeiten zu. —

Alle zeichnen sich aus durch eine auffallende, anatomisch nicht zu begründende, vorderhand also auf noch unbekannte Ernährungsanomalieen zu beziehende oder bloss functionelle Störung in den Actionen der Nerven und ihrer Centralorgane. Diese besteht theils nur in einer, im Verhältniss zum Fieber und zu den Localerkrankungen ungewöhnlich starken Hinfälligkeit und Muskelschwäche, theils daneben in einer deutlichen, durch Schwindel, Betäubung, Stupor und Delirien bezeichneten Hirnstörung, oft noch mit anderweitigen, verschieden gruppirten Erscheinungen von Reizung oder Depression in den motorischen, sensitiven und psychischen Acten. Diese Nervenstörungen, als primäre und dem typhösen Process selbst angehörige, sind offenbar toxischer Natur, erinnern bald mehr an wahre narcotische, bald an die höheren Grade septischer Vergiftung und können in einzelnen Fällen schon im Beginn so bedeutend ausfallen, dass vom ersten Tage an sich unter dem heftigsten Kopfschmerz und Schwindel alsbald tiefste Apathie und Muskelschwäche, vollständiger Stupor, Delirien, partielle Lähmungen entwickeln und der Kranke im Lauf von 24 Stunden bis 3 Tagen, noch vor Ausbildung irgend welcher Localisation collabirt und zu Grunde geht (Typhus siderans. Pestis siderans). — Aber ungefähr wie bei den Localisationen, so muss man auch bei den nervösen Symptomen die eigentlich primären, dem typhösen Allgemeinleiden (Blutvergiftung) zuzuschreibenden unterscheiden von dem in so vielen Fällen von Typhus im Verlaufe desselben ganz anderweitig hervorgerufenen und begründeten Status typhosus: solcher kann theils in secundären Blutalterationen (acute Urämie, Pyämie u. dergl.) theils in mechanischen Störungen der Blutcirculation im Hirn von der Lunge aus, theils wohl auch in den Beeinträchtigungen, die von der Entwicklung neuer schwerer Localleiden dem Hirn auf dem Wege der Nervenleitung zukommen mögen, am seltensten endlich in anatomisch nachweisbaren Erkrankungen in den Nervenheerden selbst begründet sein. Primäre sowohl als secundär begründete Nervenstörungen der genannten Art können natürlich mit einander vorhanden sein und es lässt sich dann aus dem allgemeinen Symptomencomplexe eines schweren Status typhosus nur selten unterscheiden, was dem einen oder dem andern angehört; wo und in wie weit Solches aber möglich ist, ist es für Prognose und Therapie vom höchsten Werthe. — Wie immer die typhöse Hirn- und Nervenaffection beschaffen und in welcher Intensität, von der leisesten Andeutung bis zum schwersten Status nervosus sie vorhanden sein mag, ihre Ausgleichung und Heilung findet sie immer nur durch Eines, durch gesunden Schlaf, und hieraus ergibt sich die practische Wichtigkeit dieser Function, wie sie kaum in irgend einer anderen Krankheit sich geltend machen dürfte. — In wie tiefer und eigenthümlicher Weise aber die typhösen Processe auf die Nervenapparate wirken, das erhellt noch weiter aus dem Umstand, dass auch in keiner andern Functionenreihe so häufig lange Folgen des typhösen Leidens, Nachkrankheiten, zurückbleiben, motorische und sensitive Lähmungen, Geistesstörungen u. dgl. Man möchte vermuthen, die Ernährung der nervösen Centralorgane leide in den schweren Fällen aller typhösen Erkrankungen in einer Weise Noth, dass diess leicht stellenweise irreparabel werden und damit zu bleibender Unfähigkeit oder Mangelhaftigkeit der Functionirung führen kann. — Eben wegen dieser Allgemeinheit der Nerven- und Hirnstörung in allen typhösen Erkrankungen kann von der Aufstellung einer besonderen Form: Cerebraltyphus nicht die Rede sein. Was man früher so nannte, waren Fälle von Ileo - oder einfachem Typhus mit prägnant ausgesprochenen Hirnsymptomen. Am unglücklichsten nimmt sich der Versuch aus, den Cerebraltyphus der früheren Pathologen mit der zuweilen vorkommenden epidemischen Meningitis zu einem Ganzen zu combiniren. Diese letztere Krankheit darf man, wie ich glaube, nach unsern heutigen Begriffen durchaus nicht zu den typhösen Leiden rechnen. —

§. 151. Weiter zeichnen sich in symptomatischer Beziehung die typhoiden Erkrankungen aus durch ihren im Ganzen cyclischen Verlauf. Ein solcher kommt ihnen ungefähr in demselben Sinne zu, wie den acuten Exanthemen. In den ausgebildeten, aber regelmässig verlaufenden Fällea aller Formen entwickelt sich das Leiden in einem ersten Stadium mit einer ziemlichen Regelmässigkeit bis zu seiner Höhe und macht sodann ein zweites Stadium, das in einfachen Fällen der allmähligen oder schnelleren Rückbildung angehört, in schwereren noch von den mannigfaltigsten secundären Leiden ausgefüllt ist. Der cyclische Verlauf bezieht sich vor allem auf das Fieber (und die Blutmischung?), der Verlauf der einzelnen typhösen Localleiden geht ihm nur ganz im Allgemeinen parallel und vollends die secundären Complicationen, die croupösen, pyämischen, gangränösen Affectionen, die Stasen, Geschwürbildungen, Entzündungsprocesse in allen möglichen Organen und Geweben können in ihrem Gange, ihrer Dauer, ihrer Schwere sich zu selbstständigen Leiden entwickeln, welche dann für die Beobachtung den cyclischen Ablauf des Grundleidens vielfach zu modificiren und zu verwischen im Stande sind (anomaler Typhus).

§. 152. In allen typhoiden Krankheiten besteht Neigung zur Erkrankung der Haut in Form eines Exanthems und zwar eines Roseola-Exanthems. Es gibt keine Form des Typhus, wo dasselbe nicht zuweilen vorkäme. zuweilen freilich auch wieder fehlt; auch für die Pest können wir dies behaupten. Da das Exanthem allen Typhusformen zukommen kann, so könnte man es unpassend finden, eine Form besonders als die exanthematische zu bezeichnen. Dennoch ist diess zweckmässig; man meint — noch abgesehen vom Punkte der Aetiologie — unter dem exanthematischen Typhus nicht jeden Typhus mit reichlichem Exanthem, sondern einen einfachen Typhus mit reichlichem Exanthem und weiter einen solchen, wo das Exanthem von grösserer Regelmässigkeit in seinem Auftreten und seiner Dauer ist und mit dem Ablauf der Gesammterkrankung in einer näheren und bestimmteren Beziehung steht als in den anderen Formen, womit dann eben die ganze Erkrankung den Charakter einer febril-exanthematischen bekommt. — Wiewohl in dieser Neigung der typhösen Erkrankungen zur Bildung eines Roseola-Exanthems viel charakteristisches für dieselben liegt, so kommt sie ihnen doch nicht ausschliesslich und specifisch zu. Es wäre willkürlich, alle acuten Krankheiten, selbst nur alle Infectionskrankheiten mit zeitweise vorkommender Roseola desshalb allein für typhös oder typhoid zu erklären. Ganz abgesehen von der Cholera, deren Exanthem auch zuweilen die Roseola-Form hat, kommt ein Roseolaausschlag auch beim gelben Fieber, in einzelnen Fällen unseres sporadischen Icterus gravis, einzelnen Fällen der acuten Miliartuberculose vor.

§. 153. Eine der interessantesten, aber auch der schwierigsten Fragen in der ganzen Typhus-Lehre ist die nach dem Verhältniss der einzelnen Typhusformen zu einander, ob dieselben nemlich nur als Modificationen eines und desselben stets identischen Grundprocesses zu betrachten oder wirklich specifisch verschiedene Krankheiten seien. Beide Ansichten lassen sich vertheidigen und haben ihre Vertreter; die erstere ist bis jetzt mehr mit allgemeinen und etwas unbestimmten Gründen geltend gemacht, die letztere neuerdings von Jenner mit ebensoviel Geist und Geschick, als Benützung der Thatsachen durchgeführt und zu einer abgerundeten Lehre ausgebildet worden. Wie weit eine klare Beantwortung dieser Frage heutzutage gegeben werden kann, werden die folgenden Betrachtungen zeigen. —

Ueber die anatomischen und symptomatischen Differenzen der Typhusformen unter sich wird wohl Niemand streiten. Dass z. B. ein Leiden mit charakteristischer Erkrankung der Schleimhaut des Ileums eben desshalb anatomisch ein anderes sei als ein Leiden ohne diese Erkrankung, dass jenes auch andere Symptome haben müsse und erfahrungsgemäss auch wirklich habe als jenes, und wären es auch eben nur die von der Darmerkrankung aus entwickelten Symptomengruppen, — das alles ist an und für sich klar. Die Frage nach der Einheit oder specifischen Differenz der Typhusformen liegt also ganz auf dem ätiologischen Gebiet und heisst im Wesentlichen also: gibt es für jede einzelne Typhusform eine eigene specifische Ursache, d. h. ein eigenes Gift, welches immer nur ein bestimmtes typhöses Leiden, z. B. Ileotyphus oder exanthematischen Typhus, nie aber eine andere Form hervorbringt? oder gibt es nur eine allgemeine Typhusursache, deren Wirkungen je nach zufälligen, örtlichen und zeitlichen Umständen, die mit ihrer Wirkung coincidiren, nach dem sog. Genius epidemicus, nach den Ernährungsverhältnissen der Menschen, nach Trockenheit oder Feuchtigkeit, Kälte oder Hitze, kurz nach wechselnden Nebeneinflüssen — denn irgend eine Ursache müssen doch die Formdifferenzen haben — bald diese bald jene Art typhöser Erkrankung hervorruft?

§. 154. Ich glaube, dass diese Fragen beim heutigen Stande der Untersuchung sich nicht mit Beweisen, die völlig über jeden Zweifel erhaben sind, entscheiden lassen, dass aber die erstere Auffassung doch so weit durch Thatsachen gestützt ist, dass sie als die in bedeutendem Grade wahrscheinlichere angenommen werden kann. Ich selbst schliesse mich ihr an, nachdem ich früher die zweite für richtiger gehalten. —

Für die Annahme der Mehrheit specifischer Ursachen sprechen in erster Linie und mit dem grössten Gewichte die Thatsachen über Ansteckung der Typhusformen, an denen man am directesten das Walten dieser Ursachen erkennt. Die Anhänger der Identität der Typhusursache müssten annehmen, ein Kranker mit Ileotyphus könne dem einen mit ihm in Verkehr kommenden wieder Ileotyphus, einem Anderem aber exanthematischen Typhus, dem dritten vielleicht Febris recurrens u. s. f. mittheilen.

Diess widerspricht aber der Erfahrung ganz. Ist der Ileotyphus bei uns contagiös, so entsteht immer nur Ileotyphus; kommt von auswärts, wo eine Epidemie herrscht, ein Kranker mit exanthematischem Typhus herein, so erkrankt seine Umgebung an exanthematischem, nicht an Ileotyphus u. s. f. Gegen die Annahme, es möchten nur äusserliche, mehr zufällige und vorübergehende Umstände, sog. zeitliche Krankheits-Constitutionen sein, die den Typhus bald zum exanthematischen, bald zum Ileotyphus machen, erinnert Jenner mit Recht an den Umstand, dass in London anhaltend, also bei derselben Krankheits-Constitution beide Formen neben einander vorkommen; ist auch für eine zuweilen häufiger als der andere, so wird dieser doch immer noch in ausgeprägter, nicht im Mindesten modificirter Ausbildung beobachtet; kommen aber mehrere Typhuskranke aus derselben Wohnung ins Hospital, so sind es fast ohne Ausnahme auch Kranke derselben Form. Und mitten in eine grosse Epidemie des Ileotyphus kann von aussen ein Fall von exanthematischem Typhus hereingelangen und trotz des Genius epidemicus steckt er doch nicht mit Ileotyphus, sondern mit exanthematischem Typhus an. — Es können auch nicht bestimmte individuelle Verhältnisse sein, die bei Einwirkung der allgemeinen Typhusursachen nun bald diese bald jene Form bedingen, denn an einem Orte, wo seit langen Jahren alle typhös Erkrankenden die Form des Ileotyphus zeigten, kann plötzlich die andere, die exanthematische Form durch Contagion von einem dieser Form angehörigen Kranken entstehen; ja eines und dasselbe Individuum kann ja innerhalb ziemlich kurzer Zeit an exanthematischem und sodann an Ileotyphus erkranken.

§. 155. Werfen wir einen Blick auf die historischen und geographischen Differenzen der einzelnen Typhusformen, so ergeben sich hier auch mancherlei Thatsachen, die zwar allerdings einer mehrfachen Deutung fähig sind, doch weit mehr für die Differenz der Typhusursachen zu sprechen scheinen. So war die Pestform des Typhus im ganzen Mittelalter in Europa sehr verbreitet, sie nahm im Verlauf des 16. Jahrhunderts ab, kam im 17. und 18. immer mehr bloss in örtlicher Beschränkung vor und ist endlich in Europa vollständig erloschen. Man kann diess nicht allein aus dem zunehmenden Schutz gegen das aussereuropäische Pestcontagium erklären; wohl aber haben sich alle materiellen Lebensverhältnisse Europas im Laufe dieser Zeiten vollständig geändert. Hat diese Aenderung die Wirkung gehabt, dass nun durch dieselben Miasmen die Menschen anders erkranken? oder haben sich damals im Mittelalter, wo überall in Europa relativ geringe Bodencultur, überall Sumpf und unbebautes Feld, allgemeiner uns jetzt unbegreiflicher Schmutz, Zusammendrängung der Menschen in engen, ungepflasterten, höchst unsauberen Städten, massenhafte Leichenverwesung mitten unter den menschlichen Wohnungen bestanden, haben sich nicht eher damals andere Miasmen entwickelt? — Was man jetzt sieht, spricht für das Letztere. Wenn ein Pestkranker in das Lazareth eines europäischen Hafens kommt, so ändern sich damit die individuellen Dispositionen seiner Wärter nicht und doch kamen Beispiele genug vor, dass solche Wärter nun erkrankten, nachdem vielleicht 30 Jahre lang, bei jedem möglichen Genius epidemicus kein Pestfall vorgekommen war; der Kranke war es, der den specifischen, sonst nie vorkommenden, unter den gegebenen Verhältnissen dort nie spontan entwickelten Stoff mitgebracht hatte. Gegenwärtig, seit über 10 Jahren ist die Pest selbst in Egypten erloschen; wahrscheinlich nicht für alle Zeiten; aber in einer sehr merkwürdigen Weise traf diess Erlöschen mit der damals erstmaligen Einführung von Massregeln der Gesundheitspolizei überein, welche

in den individuellen Dispositionen der Bewohner nichts, wohl aber Manches in der Miasmenbildung (Massregeln hinsichtlich der Begräbnisse etc.)
ändern konnten. —

Mit dem Seltener-Werden der Pest wurde in Europa der exanthematische Typhus häufiger. Jetzt ist sein endemisches Vorkommen auf dem
europäischen Continent schon ziemlich begrenzt und fast bloss auf Länder
von geringer Cultur (Ostseeprovinzen, Polen, Oberschlesien etc.) beschränkt.
Sein Herrschen dort muss auf der Häufigkeit seiner specifischen Ursachen,
entweder auf dem ungehemmten Umsichgreifen des Contagiums oder auf
der reichlichen Bildung eines specifischen Miasmas beruhen; denn die climatischen und sonstigen Lebensverhältnisse der Bewohner dieser Länder
sind doch zu verschieden und finden sich wieder an zu vielen andern Orten, wo doch diese Form nicht die herrschende ist, dass auf sie gerade
diese besondere Formgestaltung nicht geschoben werden kann.

§. 156. Man muss aber auch die anderen, entgegenstehenden Thatsachen nicht aus dem Auge lassen, die man dafür anführen könnte, dass
unter gewissen Umständen die Ursache der einen Form in die der andern übergeht; wird ein solcher Uebergang zugegeben, so wird eine
specifische Differenz kaum mehr festgehalten werden können. — Zunächst
ist es sehr merkwürdig, dass die eine Form die andere ganz ablösen
kann, dass z. B. an einem Orte, wo bisher seit vielen Jahren nichts als
Ileotyphus vorkam, nun die exanthematische als Fleckfieberepidemie erscheint, damit die erstere aufhört, über die ganze Dauer dieser Epidemie
nicht vorkommt und dann wieder erscheint, wenn das Fleckfieber cessirt
hat (z. B. Prag 1847). Noch auffallender aber ist es, dass in jenem Falle
im Anfang der Fleckfieberepidemie nicht scharf ausgeprägte Fälle der
einen oder der andern Form, sondern eine Art Mittelform, Fälle mit immer
reichlicherem Exanthem und immer spärlicherer Darmaffection vorkamen.
Hier möchte man doch geneigt sein, einen Uebergang, eine Verwandlung
des einen in das andere, was den specifischen Differenzen widerspräche,
gelten zu lassen. Ebenso, wenn wir sehen, dass in einzelnen Epidemieen des Fleckfiebers und des Ileotyphus, und zwar in solchen, wo der
höchste Grad des Elends und der Verwahrlosung herrscht, noch immer
bei uns Erscheinungen auftreten können, wie sie fast der Pest eigenthümlich sind, nämlich Anthrax, Bubonen, massenhafte Infiltration der Retroperitonäaldrüsen etc., so ist es auch hier, als ob sich unter gewissen, besonders ungünstigen Umständen die Typhusursache fast bis zur Pestursache „steigerte.‟ — Allein ich gestehe, dass mir diese Thatsachen eines
scheinbaren Uebergangs einer Typhusform in die andere auch mehr
scheinbar als wirklich gegen die Existenz ganz differenter specifischer Ursachen zu sprechen scheinen. — Dasselbe Verhältniss, wie oben zwischen
Fleckfieber und Ileotyphus, kann auch zeitlich und örtlich zwischen zwei
anderen Krankheiten eintreten, zwischen Cholera und Typhus, zwischen
Intermittens und Typhus etc., so dass mit Beginn einer Choleraepidemie
oder einer grossen Intermittensepidemie der vorhandene Typhus einen
Einfluss der neu auftauchenden Krankheitsursache erleidet, sich mit einzelnen Cholerasymptomen verbunden zeigt, auffallende Intermittensartige
Exacerbationen und Remissionen macht und dergl., und es kommt dann
ebenso zuweilen vor, dass mit der sehr bedeutenden Ausbreitung der
neuen Epidemie der Typhus eine Zeit lang ganz aufhört; fast Alles was
acut erkrankt, erkrankt dann an der herrschenden Epidemie. Trotz eines
solchen Verhaltens der Cholera oder der Intermittens zu Typhus wird man
doch alle diese Krankheiten für ganz specifisch different halten müssen

und in jenen Vorgängen nicht ein wirkliches Uebergehen der einen Krankheit in die andere annehmen dürfen. Die sogenannten Rubeola werden noch heutzutage von Manchen für eine Mittelform zwischen Masern und Scharlach gehalten; es scheint in der That Epidemieen zu geben, wo bei gleichzeitigem Herrschen beider Krankheiten hybride Formen zur Erscheinung kommen, die etwas von der einen und etwas von der andern Krankheit an sich haben; dennoch wird man darum die Ansicht von der specifischen Differenz der Masern und des Scharlachs nicht fallen zu lassen geneigt sein. Und was jenen Fall der pestartigen Gestaltung anderer Typhusformen betrifft, so zeigt auch dieser nicht den Uebergang eines andern Typhus in Pest, eine Art Steigerung zur Pest. Die wahre Pest ist nicht der höchste Grad des Typhus, sondern eine andere Art desselben, es gibt sehr leichte Pestfälle, die doch immer Pest sind; und mehrere specifisch verschiedene Krankheiten, z. B. auch das gelbe Fieber, wie es scheint selbst Intermittens können sich unter Umständen mit Bubonen, Anthrax u. dergl. combiniren.

§. 157. Indem ich glaube, dass sich sämmtliche Thatsachen über Entstehung und Verbreitung der einzelnen Typhusformen, die man heute kennt, weit besser mit der Annahme specifisch differenter Ursachen (Contagien und Miasmen) erklären lassen, gebe ich doch zu, dass dem Zweifelnden noch Spielraum bleibt und der Beweis nicht nach allen Seiten stringent geführt werden kann. Unter solchen Umständen will ich, gestützt auf die Details und den Gesammteindruck zahlreicher Beobachtungen über alle Typhusformen (mit Ausnahme der Pest) und auf ein ausgedehntes Studium der Epidemieen, folgendes als meine Ansicht aussprechen: Unter den oben (§. 150) vom anatomischen Standpunkte aus aufgestellten Formen typhöser Krankheiten lassen sich vom ätiologischen viererlei specifisch verschiedene Krankheitsprocesse unterscheiden, die sich zwar vielleicht näher verwandt sein mögen, als Pocken, Scharlach und Masern, aber eines wirklichen Uebergangs in einander nicht fähig, auch nicht Resultate der Modification einer Ursache durch äussere Umstände, Genius epidemicus u. dergl., sondern Produkte differerenter Gifte sind; es gibt demnach 4 Hauptformen oder vielmehr Formenreihen:

1) der exanthematische Typhus, das Fleckfieber;
2) der Ileotyphus;
3) die Febris recurrens und das biliöse Typhoid. Beide halte ich für nicht specifisch verschieden, sondern für Modificationen und Grade eines und desselben Leidens. Beide haben eine offenbare Verwandtschaft zum Intermittensprocess;
4) die Pest.

Innerhalb jeder dieser Formenreihe gibt es leichte, unausgebildete Erkrankungen; diese constituiren die sogen. Febricula, die also nicht als eigene specifische Form, sondern als gradweise verschieden von den Formbestimmenden Fällen zu betrachten ist. Dennoch aber verdient sie eine gesonderte Betrachtung und Abhandluug, da es practisch fruchtbar scheint, sämmtliche leichte Typhusformen eben unter den Gesichtspunkt dieser ihrer unvollständigen Entwicklung und Ausbildung gestellt, zusammen zu betrachten.

Auf die Differenz oder Identität der Ursachen zwischen den hier aufgestellten Typhusformen könnte noch ihr epidemisches Verhalten ein bedeutendes Licht werfen. Gäbe es zwei oder mehrere Formen, welche beständig oder fast beständig neben einander in den Epidemieen vorkämen, so ergäbe sich hieraus eine starke Präsumtion, dass ihre Ursachen iden-

tisch seien und durch die Differenz der individuellen Dispositionen die
Formverschiedenheiten entständen. Ein solches Verhältniss besteht aber
zwischen den aufgestellten Formen keineswegs. Weder Ileotyphus, noch
Fleckfieber, weder Ileotyphus noch Recurrens u. s. f. herrschen jemals
constant und regelmässig neben einander; nur zwischen Fleckfieber und
Recurrens besteht das Verhältniss, dass sie sehr häufig zu gleicher Zeit
in den Epidemieen zur Beobachtung kommen und dass dann bei stark
herrschenden Fleckfieberepidemieen auch die F. recurrens gewisse Charaktere jener Krankheit (namentlich Exanthem) zeigt. In solchen Epidemieen
zeigt sich zuweilen die weitere sehr beachtenswerthe Thatsache, dass die
schlecht Genährten mehr reine Recurrens-, die besser Genährten mehr
reine Fleckfieberfälle darbieten, was hier für eine Formbestimmung durch
individuelle Dispositionen bei identischer Ursache angeführt werden könnte.
Allein diese Thatsache ist in keiner Weise allgemein und durchgreifend,
und stimmt mit dem Verhalten in andern Epidemieen und in den Londoner sporadischen Fällen von Recurrens und Fleckfieber gar nicht überein.
Es können eben zwei und mehr jener Formen mit selbstständiger Ursache
für eine jede, neben einander epidemisch herrschen; so gut wie Scharlach
und Masern, Intermittens und Typhus; dann entstehen viele reine, jeder
Form charakteristische, aber auch eine ziemliche Zahl gemischter, Symptome beider Formen an sich tragender Fälle. Ein solches epidemisches Zusammenvorkommen zeigt also noch nicht die Identität zweier Formen. —

§. 158. Warum aber, wenn diese 4 Formen specifisch verschieden
sind, sollen sie überhaupt noch unter dem gemeinsamen Namen und Begriff
des Typhus und der Typhoide beisammenbleiben? Warum soll selbst
noch Recurrens, biliöses Typhoid und Pest den typhösen Krankheiten, deren Gemeinsamkeit doch eben in Frage gestellt wird, angereiht werden? —
Aus dem Grunde, weil sie (§§. 146 ff.) doch alle zusammen gewisse Eigenthümlichkeiten haben, die auf Aehnlichkeit der Processe schliessen
lassen und weil sie desshalb gerade wie die specifischen acuten Exantheme, Pocken, Scharlach und Masern eine sehr natürliche Gruppe von
Krankheitsformen bilden, deren Zusammenbetrachtung eben vom Standpunkte dieser Aehnlichkeit von theoretischem Interesse und von prakti-
scher Bedeutung ist. Typhus und Typhoid bezeichnet uns also nicht eine
einzelne Krankheit, sondern eine Mehrheit von solchen, und um in der
Terminologie alle Missverständnisse zu vermeiden, wäre es vielleicht zweckmässig, das Wort Typhus zur Bezeichnung irgend einer speciellen Form
ganz fallen zu lassen. Doch muss man nicht ohne dringende Noth die
vorhandenen Bezeichnungen modificiren; die beiden für uns in Deutschland wichtigen Formen, der exanthematische und der Ileotyphus lassen
sich durch diese Beinamen ja leicht von einander scheiden; wollte man
strenge jeden Irrthum hinsichtlich der Einerleiheit beider beseitigen, so
wäre es vielleicht passend, den ersteren gar nicht mehr Typhus, sondern
Fleckfieber zu nennen.

§. 159. Sind jene inneren wesentlichen, auf den Ursachen und den
Processen selbst beruhenden Unterschiede der vier Formen einmal aner-
kannt, so fällt ihre klinische Auffassung freilich anders aus als es bisher,
mit Gelegenheit zu steten Missverständnissen hier und dort der Fall war.
Nach der hier vertretenen Anschauung ist nicht mehr jeder Typhus mit starkem
Exanthem ein exanthematischer und jeder mit sparsamem Exanthem kein
exanthematischer; es gibt vielmehr Fälle von Fleckfieber genug, ja ganze
Epidemieen desselben, wo sein Exanthem nur mässig entwickelt vorkommt,

ja es kann Fälle ohne alles Exanthem geben, so gut wie variolöses Fieber ohne Variola (eine Art Pocken-Febricula). — In unseren Epidemieen von Ileotyphus kommen immer einzelne Fälle zur Obduction, wo die specifische Darmaffection sehr gering ausgesprochen ist, fast ganz fehlt und nur in Catarrh besteht; diese Fälle gehören desshalb keiner anderen Form des Typhus an; sie sind als individuelle Modificationen des Ileotyphus anzusehen, ungefähr wie das Wechselfieber auch in Fällen ohne Milzschwellung, die Cholera in Fällen ohne enorme Transsudation im Darme doch als Wechselfieber - oder Choleraprocess zu betrachten ist. Der blosse Anatom wird jene Fälle als einfachen Typhus bezeichnen; der Pathologe, der auf die Gesammtheit anatomischer, symptomatischer und ätiologischer Eigenthümlichkeiten (§. 145) sein Urtheil gründet, wird unsere Auffassung theilen.

Erste Formenreihe.

Leichteste Formen des Typhus. Febricula.

§. 160. An Orten, wo Ileotyphus, exanthematischer Typhus, febris recurrens, biliöses Typhoid, oder selbst Pest in höherem Grade endemisch oder gerade epidemisch sind, erkranken viele Menschen an einem mässigen, ja oft sehr leichten fieberhaften Leiden. Dieses kann nach seinen Symptomen und seiner Dauer in keiner Weise einem jener Typhusprocesse in voller Ausbildung zugeschrieben werden, aber es bestehen zwischen ihm und den im engern Sinne so bezeichneten Typhusformen doch so viele ätiologische und symptomatische Aehnlichkeiten, dass es als leichteste, unentwickeltste Form des Typhus zu betrachten ist. Selten kommen diese Erkrankungen ohne gleichzeitig herrschenden Typhus sporadisch vor, scheinen aber selbst hier und da für sich allein kleine Epidemieen zu machen. Diese Fieber sind von den neueren englischen Pathologen als Febricula, von anderer Seite zum Theil als Ephemera, febris continua simplex, Synocha (Davasse) auch als Abortivtyphen (Lebert), bezeichnet worden; bei uns werden sie — aus gleich anzugebendem Grunde — sehr häufig in Praxi als gastrische oder gastrisch - rheumatische Fieber aufgefasst. Trotz ihrer Häufigkeit gehören sie zu den am allerwenigsten studirten Krankheitsprocessen, ja sie wurden in der localisirenden Richtung der neueren Medicin zum Theil ganz übergangen und geläugnet, weil man sie gar keiner Organerkrankung zuschreiben konnte, wozu noch das kommt, dass sie in manchen Ländern, namentlich in Deutschland, bei weitem nicht so häufig sind, als in anderen (England). Ich gestehe, ich hätte einen ganz unvollständigen Begriff von diesen Fällen, wenn ich nicht in Egypten so vielfache Gelegenheit gehabt hätte, sie kennen zu lernen.

§. 161. In ätiologischer Beziehung stehen diese Fieber mit dem Typhus in der nahen Beziehung, dass sie wenn nicht ganz, doch fast immer nur neben epidemisch oder endemisch herrschenden schwereren Formen vorkommen. Sie gehen zuweilen den Epidemieen voraus, in der Regel begleiten sie dieselben auf ihrer Höhe und sind dann sehr häufig der Zahl nach bei weitem vorherrschend. Diess gibt nun zwar durchaus keinen Beweis, aber doch schon ziemliche Wahrscheinlichkeit, dass sie in sehr ähnlichen, wenn nicht ganz identischen Ursachen, nur in schwächerer Einwirkung, beruhen. Noch klarer wird diess aus dem Umstande, dass von den leichten Fällen der Febricula sehr häufig Gradationen von zu-

nehmender Schwere bis zu den ausgebildeten typhösen Erkrankungen beobachtet werden und in dieser Hinsicht keinerlei Grenzlinien zwischen
Febricula und Typhus gezogen werden kann. — Wenn geachtete englische Pathologen (D a v i d s o n und J e n n e r) eine specifische Verschiedenheit der Ursachen dieser Fieber vom Typhus desswegen annehmen, weil
oft Reconvalescenten von Febricula bald nachher am Typhus erkranken
und weil gar keine Contagion der Febricula sich nachweisen lässt, so
scheinen mir diese Gründe nicht zwingend. Das ganz auffallende Zusammenvorkommen der Febricula mit den ausgebildeten Formen, während sie
doch sonst nur selten beobachtet wird, deutet zu sehr auf gleichartige Ursachen hin, wobei freilich die Concurrenz vieler Hülfsursachen (Ermüdung,
Erkältung etc.) für die Febricula, so wenig wie für die anderen Formen
ausgeschlossen ist. Auflallend ferner und auf den inneren Zusammenhang
der Ursachen hindeutend ist der Umstand, dass auch unter diesen leichten
Erkrankungen sich wieder mehrere sehr verschiedene Formen finden, je
nach der Hauptform des Typhus, die sie begleiten, andere bei den Epidemieen des Ileotyphus, andere bei dem einfachen Typhus u. s. w. Endlich
wird öfters die Beobachtung gemacht, dass bei herrschendem Typhus Individuen, welche sich oft der Contagion aussetzen, sonst aber in günstigen
hygieinischen Verhältnissen leben, zwar zahlreich aber nur in dieser leichten Form erkranken *), oder dass Kinder in grosser Menge von ihr befallen werden, während unter Erwachsenen der exanthematische Typhus
herrscht, oder dass erst am Schlusse einer Epidemie die leichten Fälle
kommen und zahlreich werden, während man fast keine schwereren mehr
sieht.

§. 162. Diejenige Febricula, welche das Fleckfieber, die F. recurrens und das biliöse Typhoid in deren Epidemieen begleitet, erscheint
nach meinen eigenen zahlreichen, mit denen der englischen Aerzte übereinstimmenden Beobachtungen unter folgenden Krankheitsbildern. Der
Eintritt der Erkrankung ist meist ein schneller; sie beginnt mit Frösteln,
Kopfschmerz, bedeutender Mattigkeit und Zerschlagenheit, es folgt Hitze
mit trockener Haut, Pulsbeschleunigung, Schwindel, Zungenbeleg, Störung
des Schlafs, öfters etwas Somnolenz. Die Gliederschmerzen erreichen in
manchen Fällen einen auffallend hohen Grad. Diarrhoe ist nicht vorhanden; die genaueste Untersuchung ergibt kein Localleiden, als in einzelnen
Fällen eine geringe Milzschwellung, hier und da auch etwas Pfeifen auf
der Lunge. Die febrilen Symptome nehmen 3—4 Tage lang an Intensität
zu; der Puls wird sehr beschleunigt (120), nicht selten schnellend, der
Gesichtsausdruck zeigt kaum eine Veränderung, der Urin ist sparsam und
dunkel. Nach 5—7tägiger Dauer lassen die febrilen Symptome meist eben
so schnell als sie eingetreten waren, nach; in der Regel, doch nicht immer unter Ausbruch eines starken Schweisses und zuweilen eines Herpes
in Gesicht. Die Hautwärme und der Puls sinken innerhalb 24—36 Stunden
aufs Normale und sehr rasch erfolgt der Uebergang in vollständige Gesundheit. — Manche Fälle sind noch leichter, dauern, obwohl sie im Beginn sehr lebhaftes Fieber, Schwindel und Gliederschmerzen zeigten, nur
3—4 Tage. — Andere verlaufen länger und etwas schwerer; während
eines 8—10tägigen Verlaufs nehmen Kopfschmerzen, heftige Glieder- und
Gelenkschmerzen mit grosser Empfindlichkeit für Druck, Pulsfrequenz und

---

*) So war es z. B. nach S c h ü t z in der Prager Epidemie von 1847 mit den Aerz-
ten des Krankenhauses der Fall.

Unruhe 6 — 7 Tage lang zu, so dass man ganz sicher die Entwicklung eines schweren Typhus erwartet; und doch können im Verlaufe von 1—2 Tagen alle Symptome vollständig wieder zurückgehen. — Roseola findet sich in keinem dieser Fälle; dagegen kommen, doch nicht eben häufig, lividbläuliche Flecken an den verschiedensten Stellen der Haut vor, partielle Stasen derselben Art, wie solche beim ausgebildeten Typhus das marmorirte Ansehen der Haut geben, und sehr merkwürdiger Weise — viel öfter als bei den ausgebildeten Formen findet sich ein Herpesausschlag im Gesicht.

§. 163. Eine Reihe noch weiter entwickelter Fälle, welche mit den eben beschriebenen und mit ausgebildeten Formen vermischt vorkommen, bildet vollends den Uebergang zum exanthematischen oder biliösen Typhus. Die Störung des Allgemeinbefindens wird hier umfänglicher und tiefer, die Localisationen werden erheblicher und constanter. Nach 3 — 6tägiger Dauer der oben beschriebenen Symptome nehmen Schwindel, Pulsfrequenz (130—140), Ermattung noch zu, hier und da kommt etwas Nasenbluten, oft Ohrensausen, die Kranken werden ganz apathisch, phantasiren des Nachts ein wenig, oft schwillt die Zunge und wird trocken und rissig, hie und da kommen unwillkürliche Ausleerungen und Petechien. In diesen Fällen findet man immer Bronchitis. Sowohl diese Fälle als die wahren Fleckfieberfälle mit starker Lungenaffection wurden öfters als B r o n c h o t y p h u s oder primärer P n e u m o t y p h u s bezeichnet und beschrieben. Was ich selbst (Archiv für physiol. Heilk. XII.) unter diesen Namen beschrieb, gehört ganz zu der hier abgehandelten Form, der stark entwickelten Febricula. In einzelnen Fällen lassen sich schnell eingetretene Verdichtungen der Lungen hinten und unten nachweisen; Milzschwellung ist häufiger und in einzelnen Fällen umfänglicher, aber doch durchaus nicht constant; hie und da finden sich Schlingbeschwerden und ein croupöser Anflug auf der Rachenschleimhaut. Aber nach ganz kurzer 2 — 4tägiger Dauer des Status typhosus mit den genannten Localerscheinungen, also um den 6—9. Tag der ganzen Krankheit tritt oft mit Schweissen, oft auch mit Miliarien bei weichwerdender, aber kaum befeuchteter Haut, wieder ein sehr schneller Nachlass ein, so dass innerhalb 1—1½ Tagen fast alle, auch die objectiven Symptome verschwinden und eine rasche Reconvalescenz alles beendigt. — Eine kleine Anzahl noch schwererer Fälle, die letzte Stufe des Uebergangs zum vollständig entwickelten Typhus in den genannten Formen zeigt einen 6 — 8 tägigen Status typhosus, es kommt gerne zu Lungenhypostasen, lobulären Hepatisationen, mehrmaligen Miliariaeruptionen, zeitweisem Eiweissgehalt des Urins. Solche Fälle unterscheiden sich vom exanthematischen Typhus nur noch durch das Fehlen oder die kaum spurweise Andeutung der Roseola (Fleckfieberformen ohne Exanthem?). Hier kommt denn auch zuweilen ein lethaler Ausgang vor.

§. 164. Dann bieten zuweilen die Leichen ausser dunkler Färbung der Musculatur, flüssigem dunklem Blut, unbedeutender Milzschwellung, etwas Lungenhypostase gar keine Veränderungen; das Fieber, die Hirnaffection, die Blutsveränderungen scheinen hier tödtlich geworden zu sein. Anderemal findet man Schwellung der Rachenschleimhaut, leichten Croup des Pharynx und Kehlkopfs, dunkel geröthete Bronchialschleimhaut; im Lungengewebe kleine hämoptoische Infarcte, Hypostasen; lobuläre oder lobäre Pneumonie; die Galle ist dünnflüssig, die Milz nicht constant geschwellt, aber hier und da mit frischen Infarcten durchsetzt; der Magen, das Ileum und das Nierenbecken zeigen ausnahmsweise frischen Katarrh.

§. 165. Von dieser Schilderung der unvollständig ausgebildeten Typhusprocesse, von der leichtesten Ephemera an bis zu den Fällen die
sich nur noch in wenigen, aber ziemlich characteristischen Punkten von
den allseitig entwickelten Formen unterscheiden, kommen zwar manche,
doch keine sehr erhebliche Abweichungen in den verschiedenen Epidemieen vor. Ob man die Fälle und Epidemieen, wo bei durchschnittlich
ungemein leichtem und kurzen Verlauf, doch mehr Roseolaexanthem vorkommt, wie dies z. B. in den von Warlomont beschriebenen belgischen
Epidemieen der Fall war, noch zu den Febriculaformen oder schon zum
exanthematischen Typhus rechnen will, ist von keiner practischen Bedeutung. Die geringe Mortalität, kaum 5 — 6 Procent, ist jedenfalls charakteristisch.

§. 166. Die Febriculaform, die neben Ileotyphus vorkommt und
den leichtesten Grad dieser Erkrankung darstellt, ist bei uns, auf dem
Continent, viel besser bekannt, als die vorigen Formen. Ich zweifle nicht,
dass sie sehr viele Practiker, ebenso wie ich, epidemisch gesehen haben.
In den Beschreibungen der älteren Epidemieen finden sie sich häufig erwähnt *). Als man die pathologisch-anatomischen Veränderungen des
Ileotyphus kennen gelernt hatte, wurden diese Fieber, weil ihnen diese
Veränderungen nicht zukommen, gänzlich vom Typhus getrennt, gewiss
unter stiller Protestation manches in Epidemieen erfahrenen Arztes, und
nicht zum Vortheil der Sache. Die meisten Fälle dieser Art wurden nun
gewöhnlich als „gastrische Fieber" und mit weiterer Ausbildung von Lo-
calisationshypothesen als blosse „febrile gastrische Catarrhe" aufgefasst
und bezeichnet und so vollends alles Zusammenhanges mit dem Typhus
entkleidet. Sehr häufig aber wurden die Fälle unter ihnen, die doch von
vornherein sich als etwas schwerere Erkrankungen präsentirten, doch,
namentlich in den Epidemieen ganz zum Typhus gezählt, mit ihnen die
ganze Statistik des Typhus verunreinigt, ihr frühzeitiges
Aufhören gewissen therapeutischen Massregeln zugeschrieben und eben hiermit verschiedenen therapeutischen Illusionen
treie Bahn gegeben. Wer den natürlichen Verlauf dieser Formen nicht
kennt, dem kann kein Urtheil über den Werth der Arzneimittel im Typhus
zugestanden werden; mit ihrer zukünftigen weiteren Berücksichtigung wird
der Ruhm des Calomels, des Chinins und anderer Medicamente als Abor-
tivmittel des Typhus auf ein sehr bescheidenes Mass reducirt werden.

§. 167. Diese Febriculaform stellt nämlich eine Erkrankung dar,
welche sich in ihrem Beginne ganz wie der Beginn, wie die erste Woche
eines Ileotyphus und zwar oft eines ziemlich schweren Ileotyphus ausnimmt, die aber nun gerade in der Zeit, wo sich bei letzterer Krankheit
der Process erst recht zu vollständiger und allseitiger Entwicklung an-
schickt, rasch rückgängig wird, wesshalb sie eben schon Abortivtyphus
genannt wurde. Nach vorausgegangener Ermattung, zuweilen auch Erbrechen, kommt Frost und Hitze, Abgeschlagenheit und Gliederschmerz, Kopfweh, Schwindel und Ohrensausen, nächtliche Unruhe, das Fieber steigt
im Verlauf der ersten 4 — 6 Tage; der Appetit ist total erloschen, die
Zunge zeigt dicken Beleg, wird in einzelnen Fällen bald roth und etwas
trocken; leichter Bauchschmerz, etwas Diarrhöe oder Verstopfung, etwas

---

*) Ich finde sie auch in einer Züricher Dissertation von C. Wegelin 1854 richtig
beschrieben.

Milzschwellung, sehr geringer Meteorismus sind in manchen Fällen vorhanden, ebenso Bronchialcatarrh. Am 6—10. Tage können vielleicht noch einzelne Roseolaflecken erscheinen, in der Regel aber ist diess durchaus nicht der Fall. Man zweifelt nach den genannten Symptomen nicht am Vorhandensein des Typhus; da ändert sich schnell das Krankheitsbild und statt sich nun weiter in characteristischer Weise als Ileotyphus zu entwickeln, mässigen sich um die genannte Zeit alle Erscheinungen. Unter Schweissen tritt subjectives Besserbefinden, etwas Appetit und Reinigung der Zunge ein, aber die Mattigkeit verschwindet nicht so schnell, der Schlaf ist noch längere Zeit gestört und die Reconvalescenz, eben dem Verhalten beim Ileotyphus selbst entsprechend eine längere und mühsamere. Die günstige Wendung kann selbst schon früher, am 5. Tage eintreten und die Symptome der Krankheit noch mässiger sein, als eben geschildert; bei schmerzhafter Müdigkeit der Glieder im Beginn wird dann vom rheumatischen Fieber gesprochen. —

§. 168. Die Behandlung aller dieser Febriculaformen hat nichts Eigenthümliches. Sie ist in der Regel vollständig exspectativ und diätetisch und fällt, wo dies nicht ausreichen sollte, mit der Therapie der ausgebildeten Formen ganz zusammen.

Zweite Formenreihe.

Exanthematischer Typhus. Fleckfieber (Petechialtyphus).

Fracastori, Opp. omm. Venet. 1555. De morbis contagiosis. Massa, de febr. pestil. c. petechiis. Venet. 1556. Pringle, über die Krankheiten der Armee (Obs. on diseases of the army etc.) übers. Wien 1787. Huxham, de febribus. Hasenöhrl, hist. med. morbi epidemici etc. Vindob. 1763. Strack, obs. med. de morbo c. petechiis. Carlsruhe 1786. Wedemeyer, de febr. petechial. Gött. 1812. Hartmann, Theorie des ansteckenden Typhus. Wien 1812. Rasori, Storia della febre petech. di Genova. Milano 1813. Wedemeyer, Erkenntn. und Behandl. des Typhus. Halberstadt 1814. Bischoff, Betracht. über den Typhus und d. Nervenfieber. Prag 1814. Hufeland. über d. Kriegspest. Berl. 1814. Ackermann, v. d Natur des ansteckenden Typhus. Heidelb. 1814. Horn, Erfahr. üb. d. ansteckenden Nerven- u. Lazarethfieber. Berl. 1814. 2. Aufl. Wolff, Hufel. Journal. 1814. 2. St. Kopp, ibid. 1814. 5 St, v. Hildenbrand, über den ansteckenden Typhus. Wien. 2. Ausg. 1815. Thilenius, Huf. Journ. 1815. 10. St. Himly, ibidem. Mende, ibid. 1818. 11. St. Armstrong, a pract. illustr. of Typhus fever. Lond 1819. R. Jakson; a skestch of the history of contagious fever. Lond. 1819. Barker und Cheyne, an account of the fever lately epidemical in Ireland. Lond. 1821. Ackermann, von der Natur des ansteckenden Typhus. Heidelb. 1824. Thomson, a statistical inquiry into fever. Edinb. journ. vol. 50. 1838. Roupell, treatise on Typhus fever. Lond. 1839. A. Anderson, obs. on Typhus. Glasgow. 1840. Stewart, Edinb. Journal. Vol. 54. 1840. Christison, Art. continued fever in Tweedie, syst. of pract. med. Vol. I. Lond. 1840. Eustace, med. report. of the fever-hospital. Dubl. 1841. Mayssl, Bericht etc. Oesterr. medicin. Jahrbüch. 1841. Band 34. Reid, Lond. and Edinb. monthly Journal. 1842. August. Davidson, über d. Typhus in Grossbrittanien u. Irland. übers. Cassel 1843. Theopold, Häsers Archiv. 8. Bd. 1848. Ormerod, clin. observ. on continued fever. Lond. 1848. Graves, clin. lect. on the practice of medicine sec. ed. I. Dubl. 1848. Virchow, Dümmler, Stich. Virchow Arch. Bd. II. 1849. v. Bärensprung, über d. Typhus in Oberschlesien. Häsers Archiv 1849. X. 4. Fuchanek, Typhusepidemie in Schlesien. Prager Vierteljahrschr. 1849. Bd. 21. Schütz, über Typhus exanthematicus. ibid. Bd. 22. 1849. Finger, d. Epidemieen in Prag 1846—48. ibid. Bd. 23. 1849. Warlomont, Gazette med. 1850. Nr. 43. Schilling, Newyork med. Monatschrift I. 8. 1852. Lindwurm, der Typhus in Irland. Erlangen 1853.

Aetiologie.

§. 169. Die ersten unverkennbaren Beschreibungen des exanthematischen Typhus, des Petechialfiebers, pestilentiellen Fiebers u. dgl. finden sich
bei den Aerzten des 16. Jahrhunderts in Italien, wo die Krankheit in grossem Umfang herrschte. Dass diese Krankheit nicht etwa Ileotyphus mit
sehr copiöser Exanthementwicklung war, geht wohl hauptsächlich aus
den Angaben über ihre kurze Dauer hervor (8 — 14, höchstens 21 Tage).
Bald folgen noch im 16. Jahrhundert dieselben Beschreibungen aus Paris und
aus Ungarn (febris hungarica). Die folgenden Jahrhunderte sind reich an Epidemieen; in ihren Beschreibungen erscheint von der Mitte des 18. Jahrhunderts an daneben immer deutlicher der Ileotyphus. — Während der Kriegs-
jahre vom Anfang dieses Jahrhunderts bis 1815 herrschte der exanthematische Typhus in grosser Verbreitung und erreichte wohl sein Maximum
nach der Rückkehr der geschlagenen Armee aus Russland ; in diesen
Kriegstyphen waren aber offenbar stellenweise Ileotyphus, noch viel häufiger die Febriculaformen dem Fleckfieber beigemischt. Mit dem Aufhören
der Kriege wurde letzteres auf dem Continent so selten, dass trotz einer
Reihe unläugbarer und untadelhafter Beobachtungen doch in den 30er
Jahren in Deutschland und Frankreich vielfach die Ansicht aufkam, entweder es gebe überhaupt nur einen Typhus, den Ileotyphus, oder solcher sei wenigstens auf dem Continente die einzige Form, während man
für England, wiewohl nicht ohne einiges Mäkeln an den dortigen Beobachtungen den Typhus „ohne Darmgeschwüre" zugab. Die Epidemieen
der Jahre 1847 und 48, in Schlesien, Böhmen, Belgien gaben die ausgiebigsten Gelegenheiten zur Berichtigung dieses Irrthums auch in Mitteleuropa.

§. 170. Betrachten wir nach den bisherigen Erfahrungen die geographische Verbreitung des exanthematischen Typhus, so ergiebt sich,
dass er unter den europäischen Ländern gegenwärtig in Grossbritannien die
überwiegende Typhusform ist und so viel man weiss immer war, dass
er in Mitteleuropa eben im allgemeinen selten, vorzugsweise epidemisch
und vorübergehend vorkommt, dass er aber auch an einzelnen Flecken
(Oberschlesien, Polen, russische Ostseeprovinzen) die endemische, ständige Form bildet. In Südeuropa, Unteritalien, den orientalischen Ländern,
schon in Ungarn scheint er häufig, theils allein, theils vielfach mit anderen
Formen gemischt vorzukommen. Unter den Tropen fehlt er ganz, vielleicht
mit Ausnahme einzelner kühler Gegenden in den Hymalaialändern. In
Nordamerika ist er nicht selten, scheint aber nicht wie in England, die
herrschende endemische Form des Landes zu sein, sondern mehr den
östlichen Küstengegenden, wahrscheinlich aus Irland eingeschleppt, zuzukommen. — In Malarialändern kommt die Krankheit nicht nur vor, sondern erreicht gerade dort sehr häufig eine auffallende Intensität*); zuweilen
herrschen auch in sonst wechselfieberfreien Gegenden Wechselfieber und
exanthematischer Typhus nebeneinander epidemisch.

§. 171. Dass der exanthematische Typhus eine eminent contagiöse
Krankheit ist, ist unzweifelhaft, wenn gleich zugegeben werden muss, dass

---

*) In Schlesien scheint die Grenze des Malariabodens auch die Grenze dieser Ty-
phusform zu sein.

in einzelnen Epidemieen und einzelnen Bruchstücken derselben die Contagion weniger stark ist. In den englischen Fieberhospitälern ist es die Regel, dass Wärter, Aerzte und Studirende den Typhus durch zu machen haben, und zwar werden sie gerade in dem Verhältniss häufig von der Krankheit befallen, als sie ihrem Berufe nach näher oder entfernter mit den Kranken zu thun haben. Zahlreiche, wohl constatirte Beispiele zeigten in den Kriegsjahren, in England und an andern Orten, wie diese Typhusform durch Kranke an bisher ganz gesunde Orte eingeschleppt wird, wie sie von den zuerst Befallenen auf ihre Umgebung übergeht und sich successiv, wo ein Kranker hin kommt, weiter verbreitet.

Auch durch die Effekten der Kranken, ihre Betten, Wäsche etc. wird die Ansteckung vermittelt, denn die Personen, welche diese Effekten manipuliren, waschen etc. werden in so ungemein starken Verhältnissen von der Krankheit befallen, dass dabei von Zufall keine Rede sein kann; mit solchen Effekten kann das Contagium von Reconvaleszenten, wahrscheinlich auch von solchen, die als schon früher durchseuchte Individuen selbst keine Empfänglichkeit mehr für dasselbe haben, verschleppt und die Ausbreitung weiter vermittelt werden. — Die Natur des Contagiums ist natürlich unbekannt. Sein mitunter langes Haften an Effecten macht es unwahrscheinlich, dass es ein luftförmiger Stoff ist. Dass es mit einen warmen Luftstrom in die Höhe geführt werden kann, scheint eine merkwürdige neuerliche Beobachtung von Haller *) zu zeigen. Höhere Wärmegrade scheinen es zu zerstören.

Manche Umstände begünstigen, andere schwächen die Contagion. Je mehr Kranke in einem Raum beisammen liegen, um so gewisser erfolgt Ansteckung; finden sich in einem grossen Krankensaale nur ganz wenige Fleckfieberkranke, so ist die Verbreitung sehr schwach oder Null; so bald die Zahl der Typhösen ein Drittel der Krankenzahl erheblich überschreitet, so sieht man baldige und starke Ausbreitung **). Reichliche freie Lüftung der Räume, scrupulöse Reinlichkeit vermindern die Contagion; Bateman soll hiedurch sein Hospital 14 Jahre lang fast ganz frei von Ansteckung erhalten haben; in den Wohnungen der höheren Classen geschieht die Uebertragung desshalb entweder gar nicht oder doch in der Regel nur auf eine Person, in den schlecht gelüfteten, schmutzigen Armenwohnungen geschieht sie meist auf mehre, oft auf alle Familien-Angehörigen und in bösartigerer Form. Berührung des Kranken ist natürlich nicht zur Uebertragung nothwendig, bloser Aufenthalt in seiner Nähe kann genügen. Einzelne Kranke scheinen besonders ansteckend zu sein; welche Producte der Krankheit, Haut-, Lungenexhalation, es vorzüglich enthalten, ist unbekannt. Es scheint eine grössere oder geringere individuelle Empfänglichkeit für die Ansteckung zu geben; schwächliche, durch irgend welche Ursache erschöpfte Individuen, Reconvaleszenten von anderen Krankheiten zeigen eine auffallend grosse Disposition; einzelne Individuen setzen sich dem Contagium, das alles um sie ergreift, lange Zeit ohne alle Wirkung aus, sie scheinen vollkommen unempfänglich, werden aber zuweilen am Ende doch noch befallen (Christison, Davidson). Selten zeigt sich ein einziges kurzes Zusammensein mit einem Kranken, in der Regel erst ein längerer Verkehr mit ihm contagiös. Die Wärter in den englischen Fieberhospitälern werden meistens erst befallen, wenn sie 3 bis 4 Wochen um die Kranken zugebracht haben. Es scheint einer

---

*) Wiener med. Wochenschr. 1853. 42—45.
**) Christison l. c. nach seinen Erfahrungen in Edinburg.

gewissen Summirung der Wirkungen des Contagiums zu bedürfen, bis es
zum Ausbruch der Krankheit kommt. Dennoch lässt sich momentane
Contagion nicht ganz abweisen und die mannigfach erzählten Fälle, wo die
allerersten Erscheinungen der Krankheit (der Augenblick der Ansteckung?)
von auffallenden unangenehmen Empfindungen an einem Krankenbette
sich her schrieben, scheinen mir nicht so ganz abzuweisen *). So unmöglich es in der Regel ist die Zeit, wo die Contagion erfolgt, zu bestimmen und so sehr in den letzt erwähnten Fällen der Krankheitsbeginn fast
mit der Ansteckung zusammen zu fallen scheint, so war in anderen Fällen, wo man die Zeit der Ansteckung doch mit grosser Wahrscheinlichkeit bestimmen konnte, die Incubationsperiode bis zum Ausbruch eine ziemlich lange, 8, 9 und noch mehr Tage betragende **).

§. 172. Bei der fast handgreiflichen Gewissheit der contagiösen Entstehung und bei der Dunkelheit sonstiger Ursachen des exanthematischen
Typhus, haben einzelne Pathologen (Davidson, Watson) die Entstehung der Krankheit immer und allein der Aufnahme des specifischen Contagiums zugeschrieben. Indessen treten zuweilen Epidemieen in
abgeschlossenen Orten, wie in Gefängnissen, unter Umständen auf, wo
Einschleppung des Contagiums höchst unwahrscheinlich ist; es hat gar zu
viel gegen sich, ein oft lange Reihen von Jahren schlummerndes, dann
gerade am Orte eines Kriegs oder in einem schlecht gehaltenen Hospital
plötzlich auftauchendes Contagium anzunehmen, und vor allem, es gibt
sporadische Fälle von exanthematischem Typhus, wo weit und breit keinerlei Quelle der Contagion ermittelt werden kann ***). Wir werden also
auch für den exanthematischen Typhus eine Entstehung aus anderen
Ursachen als durch Contagion statuiren und an das noch dunklere Gebiet
der Miasmen recurriren müssen. Aber welche Momente es da eigentlich sind,
ob in der Wohnung, in der Luft, in dem Zusammengedrängtsein vieler
Menschen directe und wahre Ursachen der Krankheit liegen können,
das lässt sich heutzutage nicht mit positiven Beobachtungen entscheiden,
und so viel man bis jetzt weiss, ist für das Fleckfieber doch jedenfalls die
Contagion als die Hauptquelle zu betrachten.

§. 173. Die epidemische Verbreitung des exanthematischen Typhus
im Grossen wird vorzüglich bei herrschenden öffentlichen Calamitäten,
Krieg, Misswachs und Theurung beobachtet. In wie weit eben in solchen
Zeiten der Noth die Einflüsse elender, zum Theil faulig-verdorbener Nah-

---

*) Vgl. eine Reihe, z. Theil interessanter Mittheilungen hierüber bei Henry Marsh,
   observ. upon the origin and latent period of fever. Dublin 1827.
**) Vgl in dieser Beziehung: Meier in Brandenburg (Horns Archiv 1813. 1. Bd.
   p. 425 ff.), Thilenius (Hufeland Journ. 1815. Bd. 61. 10. St.), Ormerod (l. c.
   p. 31). Theopold (Häsers Archiv Bd. 8. p. 432), will in der von ihm beschriebenen Epidemie Incubationszeiten von 8 – 14 Tagen bei Kindern, von 14
   Tagen bis 5 Wochen bei Erwachsenen bemerkt haben.
***) Solche werden auch in England von sehr gewissenhaften Beobachtern zugegeben;
   vgl, Christison l. c. p. 163. — In der feuchtesten Zeit des feuchten Sommers
   1854 sah ich in meine Clinik in Tübingen 2 vollkommen isolirte Fälle von un-
   zweifelhaftem exanthematischem Typhus, und im Beginn des Herbstes einen weiteren, etwas zweifelhafteren Fall bekommen, jeder aus einer andern Ortschaft
   und ohne dass auch nur mit der Spur eines Grundes seine contagiöse Entstehung
   hätte angenommen werden können. Die Krankheit kommt sonst hier niemals vor;
   im Herbst entwickelten sich Epidemieen von Ileotyphus in der Nähe.

rung, die Schwächung der Menschen durch Entbehrung, psychischen Druck, wie weit putride Emanationen (von Leichen u. dergl.) directe Ursachen der Erkrankung abgeben, in wie weit eher nur die allgemeine hygieinische Vernachlässigung die Contagion befördert, lässt sich nicht angeben. Dass Hungerjahre auch in Bezug auf Fleckfieber nicht immer Typhusjahre sind, dass der Nahrungsmangel an sich total differente Erkrankungen erzeugt, und dass es in diesem Sinne keinen „Hungertyphus" gibt, wenn gleich Inanitionszustände die Disposition zum Typhus erhöhen mögen, ist längt bekannt. So viel ist auch sicher, dass kleinere epidemische Verbreitungen, wie man sie in England fast immer fort und auf dem Continent hier und da sieht, fast. immer ganz auf Contagion beruhen. Hier lässt sich die Verbreitung im Anfang von Mensch zu Mensch, von Haus zu Haus verfolgen; je dichter beisammen die Menschen leben, je vielfacher ihre Berührung, je mehr sich noch Empfängliche, d. h. solche, welche die Krankheit noch nicht gehabt, finden, um so weiter und rascher verbreitet sich die Epidemie. Sie nimmt ab, wenn die meisten empfänglichen Individuen durchseucht sind, und die Krankheit tritt wieder nur in einzelnen sporadischen Fällen auf; nach einer Reihe von Jahren, wenn wieder viel erkrankungfähige Individuen sich an dem Orte angesammelt haben, wiederholt sich derselbe Process, unabhängig von atmosphärischen Einflüssen, Nahrungsverhältnissen u. dergl.

§. 174. Was die individuellen Dispositionen und Immunitäten betrifft, so kommt der exanthematische Typhus zwar auch überwiegend dem jugendlichen und reifen, doch weit mehr als der Ileotyphus allen Lebensaltern, auch dem höheren Alter, über 50 ja über 60 Jahre zu und wird auch bei Säuglingen beobachtet. Beide Geschlechter dürften gleich häufig erkranken; das männliche zeigt wenigstens in England eine grössere Sterblichkeit, ohne Zweifel wegen der häufigen durch frühere Trunksucht erschwerten Fälle. Schwangerschaft gibt nicht die geringste Immunität *). Die einzelnen Constitutionen scheinen in Betreff der Krankheitsfähigkeit nicht sehr zu differiren; Tuberculose schützt nicht (Jenner, Horn) **). Die niederen Stände zeigen, aus oben angeführten Gründen im Ganzen viel mehr Erkrankungen; sehr merkwürdig aber ist es, dass in grossen Epidemieen, namentlich den irischen Seuchen, der vollständig entwickelte exanthematische Typhus mehr unter den Wohlhabenden vorkommt, die grosse Masse der Armen dagegen viel mehr an den leichteren Formen erkrankt. Diess Verhältniss, dessen Gründe wohl am wahrscheinlichsten in den verschiedenen Ernährungsweisen zu suchen sind, macht, dass in manchen solchen Epidemieen die Wohlhabenden eine 10mal grössere Mortalität darbieten als die Armen (Corrigan). Einzelne Gewerbe zeigen, wenigstens in England auffallend seltene Erkrankung, namentlich Fleischer, Gerber, Lichtzieher (Tweedie, Davidson) ***). Sollen wir hier eine Abstumpfung für den Einfluss putrider Stoffe annehmen? sollen wir eine mechanische Erschwerung der Aufnahme des Contagiums durch den Fettüberzug der Haut statuiren?

Einmaliges Ueberstehen schwächt entschieden die Disposition zu

*) Davidson hat unter 172 weiblichen Kranken 8 Procent Schwangere.
**) Andere, wie Hildenbrand und Davidson wollten eine ziemlich constante Immunität der Tuberculösen beobachtet haben.
***) Auch Hildenbrand (p. 141) sah ein geringeres Befallenwerden der Leute, die mit Oel, Talg, Fett zu thun haben, der Schornsteinfeger u. dergl.

fernerem Erkranken; aber sie hebt sie nicht ganz auf. Zahlreich sind doch die Beispiele von zwei- selbst dreimaligem Erkranken bald in grossen Zeitintervallen, bald sogar in derselben Epidemie.

Symptomatologie.

1) Uebersicht des Krankheitsverlaufes.

§. 175. In symptomatischer Beziehung zeichnet sich das Fleckfieber im Allgemeinen aus durch die Constanz und Reichlichkeit des roseolösen Exanthems und durch die ziemliche Regelmässigkeit, mit der es — weit mehr als beim Ileotyphus — zu bestimmter Zeit eintritt. Mit dem Ausbruche, dem Bestehen und Verschwinden des Exanthems gehen auch die allgemeinen Umänderungen im Befinden des Kranken so ziemlich, und weit mehr als in irgend einer anderen Typhusform, parallel. Diese Umstände, die regelmässige und starke Hauterkrankung und deren offenbar sehr naher Zusammenhang mit dem Gesammtprocesse geben dem Fleckfieber den Gesammtcharacter einer acut exanthematischen Krankheit, wie solcher beim exanthematischen Kriegstyphus schon von Hildenbrand, Himly, Bischoff, später von englischen Pathologen (Roupell, Peeble u. A.) richtig erkannt worden ist. — Das Krankheitsbild gestaltet sich in voll entwickelten, etwas schwereren Fällen so, dass auf eine Periode der beginnenden und rasch steigenden Krankheit (das inflammatorische oder erethische Stadium mancher Pathologen) von circa 4 tägiger Dauer die Eruption des Exanthems und während und unmittelbar nach derselben die Acme des ganzen Processes folgt (Stadium nervosum Einzelner), hierauf ein ziemlich rascher Abfall des Fiebers und in günstigen Fällen ein schneller Rückgang der ganzen Krankheit eintritt, in selteneren Fällen aber sich ein zweites Krankheitsstadium verzögerter Rückbildung entwickelt oder der Tod, meistens auf des Höhe der Krankheit, erfolgt.

§. 176. Das Fleckfieber beginnt in der Regel schnell, so, dass der Kranke den Anfangstag der Krankheit genau anzugeben vermag. Doch gehen öfters auch sogenannte Vorboten mehrere Tage voraus, bestehend in Mattigkeit, Verdrüsslichkeit, Störung des Schlafs und Appetits, Kopfweh, Nacken- und Gliederschmerzen und Schnupfen. Mit einem Frost, dem zuweilen Erbrechen begleitet und der sich oft in den ersten 2 — 3 Tagen mehrmals wiederholt, beginnt nun ein andauernder, rasch zunehmender Fieberzustand mit starker Hitze der Haut, namentlich heissem Kopfe, rothem turgescentem Gesicht, injicirten Augen, lebhaftem Kopfschmerz im Beginn, baldiger Eingenommenheit, Schwere und Schwindel. Die Muskelschwäche ist alsbald bedeutend, oft von heftig reissenden Glieder- und Gelenkschmerzen begleitet; der Kranke zeigt deshalb Scheue vor Bewegung und sucht meistens schon am ersten Krankheitstage das Bett; die Muskelbewegungen sind oft von Anfang an unsicher und zitternd. Der Kranke kann seine Aufmerksamkeit auf nichts fixiren, der Schlaf fehlt, oder ist kurz und durch unruhige Träume gestört, es ist ein schwindelnder, wie trunkener Zustand, wo oft bald, wenigstens Nachts Phantasiren und leichte Delirien sich einstellen. Ohrensausen, Brennen der Augen, Nasencatarrh, Injection der ganzen Mundhöhle ist oft vorhanden. Die Zunge wird bald roth, mit dickem, weissem Beleg, der Speichel zähe und sparsam, der Athem übelriechend, der Appetit ganz verschwunden, der Durst mässig; die Ausleerungen sind angehalten oder normal, der Unterleib ist schmerzlos und weich, die Milz beginnt zu schwellen. Der Puls ist beschleunigt, voll, bald härter bald weicher, hier und da doppelschlägig. Bronchialcatarrh stellt sich in der Regel jetzt schon ein; etwas Heiserkeit und Schlingbeschwerden sind häufig. Während sich so in den ersten Tagen Catarrhe verschiedener Schleimhäute, vor allem der Respirationsschleimhaut entwickeln, nimmt das Fieber, die Schwere des Kopfs, der Schwindel von Tag zu Tag zu.

§. 177. Um den 3 — 6. Tag erscheint das Exanthem in unregelmässigen Gruppen von Roseolaflecken am Truncus und den Extremitäten, selten im Gesicht, bald mehr auf dem Rücken, bald mehr vorn, bald am reichlichsten an den Vorderarmen; bald in nur wenigen Flecken, bald so, dass fast die ganze Haut vom Ausschlag bedeckt ist. Mit Entwicklung des Exanthems nehmen nach einer kurzen und vorübergehenden (constanten?) Remission des Fiebers die übrigen Krankheitserscheinungen zu und mit seinem über mehrere Tage erstreckenden Ausbruche gelangt der Kranke auf die Acme des Processes.

Die Fieberhitze, die Injection des Gesichts und der Augen, die Eingenommenheit des Kopfs steigen in dieser Zeit. Das Delirium wird jetzt — um den 9—10. Tag — oft anhaltender, während zugleich mehr Gleichgültigkeit, Apathie, Stupor sich einstellt, der Kranke wird schwerhörig, die Zunge schwillt, wird trocken und rissig, die Pulsfrequenz ist hoch, (100— 140), der Puls etwas kleiner, oft noch schnellend, doppelschlägig, zuweilen auch unregelmässig; die Respiration ist beschleunigt, bei mässigem trockenem Husten finden sich ausgebreitete bronchitische Geräusche; die Ausleerungen stocken, oder es treten zeitweise sparsame dünne, auch unwillkürliche Stühle ein. In den schwereren Fällen, wo schon mit dem Ausbruche des Exanthems das Fieber, die Hirnstörung und die Muskelschwäche einen hohen Grad erreichen, steigern sie sich oft im Laufe der zweiten Woche noch weiter. Die Schwäche wird sehr gross, die Sprache unverständlich lallend, der Blick matt und stier, der Unterkiefer hängend, das Schlingen mühsam; die Respiration wird frequenter, der Puls kleiner, der Herzstoss und die Töne schwach und undeutlich. Hiemit nimmt die Haut in vielen Fällen eine dunkle livide Färbung an, es erscheinen zahlreiche Petechien, oft bildet sich Decubitus und manche Kranke sterben in dieser Zeit der Acme, nach dem oft noch Krämpfe, Delirien und Coma vorausgegangen. Vom Beginn his zum Schlusse der Eruption währt es in leichten Fällen nur wenige Tage; in schweren setzt sich die Eruption über 6—8 Tage fort. In sehr vielen bedeutenderen Fällen nehmen die Hirnsymptome, der Catarrh, die Trockenheit der Zunge und alle schweren Symptome um den 10 — 11. Krankheitstag bedeutend zu; ein ausgesprochener Status typhosus mit dunkler livider Haut, convulsivischen Bewegungen und Lungenhypostase führt dann oft um den 12—20. Tag zum Tode.

§. 178. In günstigen Fällen erfolgt am 13., 14. bis 17. Tag ein Nachlass des Fiebers; die Haut wird kühler, weicher, mehr oder weniger schwitzend, ruhiger erquickender Schlaf stellt sich ein, mit dem die schwersten Hirnerscheinungen, Delirium und Stupor verschwinden und der Puls langsamer wird. Dieser Nachlass des Fiebers und der Nervensymptome geschieht mitunter sehr rasch, innerhalb 1 — 2 Tagen ganz vollständig, in anderen Fällen im Laufe von 4 — 6 Tagen, im Durchschnitt viel rascher als beim Ileotyphus, sehr oft ohne alle merkliche loidische Ausscheidung. — Während das Exanthem erblasst, löst sich der Bronchialcatarrh in reichlichen Sputis oder geht ohne solche zurück und in den günstigsten Fällen stellt sich bald guter Appetit und ein rascher

Uebergang in die Reconvalescenz ein. Seltener als beim Ileotyphus, jedoch in nicht wenigen ungünstigeren Fällen entwickelt sich die Rückbildungsperiode der Krankheit zu einem neuen Krankheitsstadium. Dann steigt oft am Abend desselben (z. B. des 14.) Tages, an dem Remission und Schweiss kamen, das Fieber wieder und dauert, bald von secundären Localleiden, Decubitus, Pneumonie, Parotis, Diarrhöe etc. begleitet und angefacht, bald ohne nachweisbare Localprocesse weitere 6 — 10 Tage lang fort. In diesem zweiten torpiden Stadium sind die Erscheinungen der Anämie und der nervösen Erschöpfung vorherrschend. Der Hautturgor ist verschwunden, obwohl die Hitze noch sehr bedeutend sein kann, reissende Muskelschmerzen werden von Neuem geklagt, der Puls bleibt klein und frequent, Ohrensausen, Schwerhörigkeit, nächtliche Delirien, Betäubung, Zittern dauern fort, oder treten jetzt erst vollständig ein, die eben bemerkten Localleiden machen ihren Verlauf, und wenn nicht in dieser Zeit noch der Tod erfolgt, so geht es nun in allmähligerem Nachlasse zu einer langsameren Genesung.

§. 179. In der Reconvalescenz vom Fleckfieber ist namentlich die Erholung der Geisteskräfte meistens eine sehr langsame, die Muskelschwäche, zuweilen auch allerlei neuralgische Schmerzen können lange fortdauern; oft schuppt sich die Epidermis umfänglich ab und sehr häufig fallen die Haare aus; Unvorsichtigkeiten, Diätfehler u. dergl. können bei schon vorgeschrittener Reconvalescenz zwar schwerlich eine eigentliche Recidive des Processes, aber doch sehr schwere mitunter noch zum Tode führende gastrointestinale und nervöse Erscheinungen hervorrufen.

§. 180. Die entscheidende Wendung der Krankheit erfolgt beim exanthematischen Typhus in den mittelschweren Fällen am 13 — 17. Tag und sie erfolgt rascher, plötzlicher, nicht so allmählig wie beim Ileotyphus. In den leichten Fällen ist mit 14 Tagen die ganze Krankheit vorüber und die Reconvalescenz beginnt, und auch in schweren Fällen, bei denen es zu einem ausgebildeten zweiten Krankheitsstadium kommt, dauert dieses in der Regel viel kürzer als die zweite Periode des Ileotyphus. Der tödtliche Ausgang erfolgt bei weitem am häufigsten in den letzten Tagen der zweiten oder den ersten der dritten Woche, auf der Höhe der Krankheit, eben um die Zeit, wo die Wendung eintreten soll und er erfolgt dann durch die Intensität des typhösen Processes, meist ohne besondere locale Complication. Doch bestehen hierin manche Verschiedenheiten. In manchen Epidemieen, die an sich zur Malignität neigen, oder wenn die Krankheitsfälle durch ungünstige Aussenverhältnisse sehr erschwert werden, fällt oft schon die grosse Mehrzahl der Todesfälle in die Zeit vor dem 12. Tag, manche Kranke können schon am 3—6. Tag sterben und in den schweren Kriegstyphen, wo ausser einer sehr intensen Contagion noch alle möglichen schlimmen Einflüsse zusammenwirken, sah man nicht allzu selten schon am 2—3. Tage unter schweren Nervensymptomen den Tod erfolgen (Typhus siderans).

§. 181. Der Leichenbefund beim exanthematischen Typhus, wie ihn die Berichte aus den verschiedensten Ländern, aus England und America, aus Russland, Belgien, Böhmen u. s. w. ergeben und wie ich ihn selbst zu beobachten Gelegenheit hatte, ergibt keine stets constante Localerkrankung, keine specifischen Producte. Die Hauptveränderungen beziehen sich auf das Blut, die Respirationsorgane und die Milz und die Localisationen sind um so weniger entwickelt, je früher der Tod erfolgt.

§. 182. Die Leichen zeigen in der Regel frühe und starke, aber schnell vorübergehende Todtenstarre, ausgebreitete Senkungen des Blutes, häufig Petechien, seltener grössere Ecchymosen im Zellgewebe und den Muskeln. Die inneren Organe zeigen nicht selten — ausser etwa ganz flüssigem Blut — gar keine Veränderung. In anderen Fällen bieten sie in verschiedener Frequenz folgende Zustände dar. Bei den auf der Höhe der Krankheit Gestorbenen findet sich oft allgemeine und bedeutende Hyperämie der Hirnhäute und des Gehirns, zuweilen mit kleinen oder grösseren Blutergüssen in den Sack der Arachnoidea; Pharynx und Larynx sind meistens normal; das Geschwür auf der hinteren Larynxwand kommt viel seltener als im Ileotyphus vor. Die Veränderungen in der Bronchialschleimhaut und den Lungen entsprechen denen beim Ileotyphus vollständig, sind nur sehr häufig noch viel früher und stärker entwickelt. Die Bronchien sind mit schaumigem Schleim oder Eiter gefüllt, ihre Schleimhaut dunkel, düster geröthet; die Bronchialdrüsen sind bald gar nicht bald sehr stark geschwellt. Im Lungengewebe sind Hypostasen, atelectatische Stellen sehr häufig und die ersteren oft sehr ausgedehnt; hämoptoischer Infarct ist häufiger als im Ileotyphus; lobäre, wenig feste, mit Blut durchtränkte Pneumonieen kommen vor und die häufigen lobulären Entzündungen gehen nicht selten in Brand und Verjauchung über. — Die Schlaffheit des Herzens ist gewöhnlich auffallender als im Ileotyphus; die grossen Venenstämme sind stark gefüllt, wohl in Folge des oft asphyctischen Todes. Das Blut der Leiche zeichnet sich oft durch dunkle, selbst pechschwarze Farbe und Dünnflüssigkeit aus, bald ist es kirschroth und flüssig, in anderen Fällen ist es wohl geronnen, speckhäutig und nicht nur die Zeit des Todes und die Art der vorhandenen Complicationen scheint hierauf Einfluss zu haben, sondern ganze Epidemieen scheinen hierin grosse Differenzen zu zeigen, welche vielleicht von dem verschiedenen Ernährungszustand der Individuen vor der Erkrankung abhängen. Auch die Leber zeigt ein differentes Verhalten; oft wird sie schlaff, in einzelnen Epidemieen aber durchgehends mässig geschwellt, blutreich und mürbe und die Galle dann dick und dunkel gefunden. —

Acuter Milztumor mit dunklem, lockerem, selbst breiig zerfliessendem Gewebe ist zwar sehr häufig, aber auch bei jungen Individuen durchaus nicht constant. Frische Infarcte und Fibrinkeile finden sich öfter und früher als im Ileotyphus und auch ohne allen sonstigen pyaemischen Leichenbefund; in einzelnen seltenen Fällen kommen auch jene zahlreichen kleinen Entzündungsheerde der Malpighischen Bläschen vor (Bennett), welche wir beim biliösen Typhoid als einen so häufigen und characteristischen Befund näher beschreiben werden. Magen und Darm sind in der Regel ganz normal. Ausnahmsweise findet sich Ecchymosirung und bei der haemorrhagischen Form umfängliche blutige Infiltration der Darmschleimhaut, zuweilen mässiger Catarrh des Ileum und ausnahmsweise einige Schwellung der Mesenterialdrüsen, aber ohne markige Beschaffenheit und ohne spätere Pigmentirung. — Die Nieren können normal oder hyperaemisch sein, auch Catarrh des Beckens oder den Beginn einer diffusen Infiltration zeigen. Croupöse Processe auf der Blasenschleimhaut, in der Scheide, auf der Larynx- und Trachealschleimhaut kommen zwar nicht eben häufig, doch noch öfter als beim Ileotyphus vor. Dysenterische Processe im Darm bilden in einzelnen Epidemieen eine häufige Complication der Fälle, wo der Tod in späterer Zeit erfolgt ist.

2) Analyse der einzelnen Phänomene.

§. 183.   1) Febrile Erscheinungen und Circulationsstö-

rungen. Aus den bisher bekannt gewordenen Temperaturmessungen
beim Fleckfieber (Wunderlich, Thierfelder*) geht hervor, dass die
Körperwärme in den ersten 3 Tagen anhaltend steigt, dann sich eine Zeit
lang auf ziemlich beträchtlicher Höhe (wohl stets über 40° C. Abends)
erhält, die am 7. Tage durch eine mässige Remission unterbrochen ist
(constant?), am 8. oder 9. wieder steigt, worauf in den leichtesten Fällen
alsbald, um den 10. — 11. Tag, bei der schweren aber um den 14. — 17.
Tag das definitive Sinken der Temperatur eintritt. Diese definitive Abnahme erfolgt beim Fleckfieber fast immer rasch, so dass innerhalb 36—48
Stunden die Normaltemperatur erreicht wird. Man wird leicht die Uebereinstimmung erkennen, die im Allgemeinen zwischen diesem Temperaturgang und dem oben geschilderten Verlaufe besteht; die secundären typhösen Zustände, die nach dem 14. — 17. Tage sich erst auf Grundlage neu
entwickelter Blutanomalien oder Complicationen (Pneumonie, Decubitus,
Parotis etc.) ausbilden und unbestimmt lange fortdauern können, sind in
jener Uebersicht der Temperaturverhältnisse nicht inbegriffen; in der That
sind sie ziemlich selten und gehören nicht mehr zum eigentlichen Typhusprocesse. — Der schnellere Beginn und die viel raschere Abnahme des
Fiebers und aller bedeutenden Symptome zeichnen im Allgemeinen das
Fleckfieber vor dem Ileotyphus aus; doch kommen auch nicht allzu seltene Fälle mit etwas zögerndem Beginn und gedehnterer, über 3—8 Tage
sich ausbreitender Wendung der Krankheit vor. — Wiederholte Fröste im
Anfang, mit jedesmaliger Hitze und Schweiss, scheinen besonders bei
gleichzeitig herrschendem Wechselfieber vorzukommen (so z. B. in der
Prager Epidemie a. 1847). Fröste im weiteren Verlauf haben dieselbe
Bedeutung wie im Ileotyphus. Die Körperwärme scheint im Allge-
meinen beim exanthematischen Typhus etwas höher als in jener
Krankheit. — Die Schweisse zeichnen sich oft durch ihren eigenthümlichen, sehr übeln Geruch aus. — Die Pulsfrequenz ist auf der Höhe
der Krankheit in der Regel eine sehr bedeutende und sinkt rasch mit
der definitiven Remission; wenn nach einmal geschehenem Abfall des
Pulses derselbe wieder steigt, so ist diess nach Jenner jedesmal das
Zeichen einer sich entwickelnden Complication. Die doppelschlägige
Beschaffenheit des Pulses kommt dem Fleckfieber durchaus nicht so
häufig als dem Ileotyphus zu, fehlt ihm aber auch nicht ganz; sie ist also
sicheres diagnostisches Zeichen für den letzteren. Dagegen kommt im
Fleckfieber weit mehr als in jener Krankheit das Eintreten eines Schwäche-
zustandes des Herzens auf der Höhe der Krankheit vor, welcher sich kund
gibt durch immer undeutlicher werdenden und ganz verschwindenden Herzstoss, Schwäche und Schwinden des ersten Tons und grosse Frequenz
der Contractionen (120—130), die dann mit der Besserung oder unter dem
Gebrauch von Reizmitteln langsam, zuweilen eine Zeit lang abnorm verlangsamt werden. Dieser Schwächezusand ist nach Stokes**), der ihn
am ausführlichsten abgehandelt, in einzelnen Epidemieen besonders häufig,
tritt meist um den 6. Tag ein und hält gegen 8 Tage an. Stokes fand
diesen Zustand meist nur in schweren Fällen mit starker Bronchitis, vielen
Petechien und grosser Prostration und glaubt ihn auf eine bei der Obduction vorfindige grosse Weichheit am linken Ventrikel, mit dunkler Färbung
des Herzfleisches, Verwischung der fasrigen Structur und Infiltration mit

---

*) Ich besitze keine eigenen bei dieser Krankheit.
**) Die Krankheiten des Herzens, übersetzt von Lindwurm. 1855. p. 301.

einem klebrigen Fluidum zurückführen zu können. Ich habe diesen Zustand, der jedenfalls selten vorzukommen scheint, nicht selbst beobachtet, glaube aber, dass er auf keinen Fall (nach Stokes) als „typhöse Infiltration" des Herzens, analog der des Darmcanals im Ileotyphus aufzufassen ist. — Aus der — anatomisch begründeten oder bloss functionellen — Schwäche des Herzens (und wohl auch der Respiration) dürften sich vor Allem die beim Fleckfieber so häufigen passiven Blutstasen, der Livor des Gesichts, die in schweren Fällen zuweilen kalten und blauen Extremitäten, auch die spontanen Gerinnungen in den Venen erklären; es kommen hier zuweilen Zustände vor, wo die Extremitäten vollständig erkalten, der Puls ganz schwindet, Tage lang an der Radialis unfühlbar wird *), und wenn, wie Stokes angibt, doch hierbei zuweilen das Herz kräftig schlagend gefühlt wird, so dürfte dieser kräftige Herzstoss mehr oder auschliesslich dem rechten Ventrikel zuzuschreiben sein.

§. 184. 2) Die Grundform des Exanthems ist beim Fleckfieber wie beim Ileotyphus die roseolöse. Der in neuester Zeit zwischen beiden Krankheiten aufgestellte Unterschied, dass jenem ein maculöses, diesem ein papulöses Exanthem zukomme, ist nicht durchgreifend. Bei beiden kann sich, und zwar an einem und demselben Kranken, eine solche leichte Infiltration an einzelnen Roseolaflecken zeigen, dass damit einige Erhabenheit und festeres Anfühlen des Flecks gegeben ist und dass man einen solchen desshalb eine Papula nennen kann. Es kommen selbst zuweilen, wenn gleich sehr selten, beim Fleckfieber lauter wahre zugespitzte Papulae, andererseits aber auch wieder grössere, bis halbzollbreite, unregelmässig geformte, ganz leicht erhabene Flecke (Henderson) vor. Im kindlichen Alter ist das Exanthem des Fleckfiebers im Allgemeinen schwach, oft bloss in Spuren erkennbar (mehr Febriculaformen).

Die Hauptunterschiede der Roseola des Fleckfiebers von der des Ileotyphus bestehen zunächst in der dort durchschnittlich viel reichlicheren Entwicklung, welche sehr gewöhnlich den ganzen Truncus, zuweilen auch das Gesicht, und namentlich auch die Vorderarme und untern Extremitäten betrifft. Sodann ist sie viel häufiger als bei Ileotyphus von einer leichten, diffusen, der Haut, besonders an den abhängigen Körperstellen ein schwach marmorirtes Ansehen gebenden Hyperaemie begleitet, mehr an einzelnen Stellen zusammenfliessend, dadurch Masern ähnlich, und von etwas differenter Färbung. Die einzelnen Flecken sind nämlich zwar, namentlich bei Individuen mit heller Haut, anfangs auch von florider Röthe, und verschwinden dann noch vollständig unter dem Fingerdruck, nähern sich aber viel öfter als beim Ileotyphus einer petechialen Umwandlung. Nach 2—3 Tagen verschwindet der Fleck nicht mehr vollständig bei Druck, sondern wird nur blasser, nach einigen weiteren Tagen werden die Flecke dunkler, düster-purpur- oder violettroth (von der Farbe zerdrückter Maulbeeren, Jenner) und verändern sich bei angebrachtem Druck kaum mehr.

Eine vollständige petechiale Umwandlung der Flecken erscheint im weiteren Verlauf (gegen Ende der 2ten Krankheitswoche) zwar durchaus nicht in allen Fällen, noch viel weniger an jedem einzelnen Fleck; aber sie ist doch häufig, während sie beim Ileotyphus eine ziemlich seltene Ausnahme bildet. Die Eruption der Roseola erfolgt im exanthematischen

---

*) Vgl. die Beschreibungen aus dem Kriegstyphus von Kopp, Hufel. Journal 1814. 5. St. p. 1 ff.

Typhus mit ziemlicher Regelmässigkeit am 4.—6. Tag, seltener — vielleicht mit Ausnahme einzelner Epidemieen — schon am 3., oder erst am 7.—9. Tag, und ganz ausnahmsweise erst in der Mitte und am Ende der 2. Woche (welche Fälle zweifelhaft und anfechtbar sind).

Die einzelnen Flecke fangen nur in leichten Fällen gleich nach ihrem Erscheinen wieder an zu erblassen und verschwinden dann nach 3—5tägigem Bestehen. Da eine leichte oder durchgreifende petechiale Umwandlung häufig, unter ungünstigen Aussenbedingungen fast als Regel vorkommt, so bestehen zu Folge dieser die einzelnen Flecke in der Regel um ein ziemliches länger als beim Ileotyphus, nämlich 8—12 Tage *).

Endlich scheint mit der schwereren Hauterkrankung des exanthematischen Typhus der Ablauf des typhösen Gesammtprocesses in einer viel innigeren Weise verknüpft zu sein, als dies mit dem Exanthem des Ileotyphus der Fall ist. Der Eruption und den Metamorphosen des Exanthems laufen in den einfachen, nicht complicirten Fällen die übrigen Veränderungen parallel, und auch die schwerere Gesammterkrankung steht im Allgemeinen, jedenfalls unendlich viel mehr als im Ileotyphus, in geradem Verhältniss zur Reichlichkeit des Exanthems. Je leichter ein Fall verläuft, um so geringer ist durchschnittlich das Exanthem; je mehr Exanthem, um so schwerer die Krankheit. Hierin besteht beim Ileotyphus nicht die geringste Regelmässigkeit. — Von den beschriebenen Eigenthümlichkeiten des Exanthems kommen manche individuelle, und wieder einzelne Epidemieen auszeichnende Abweichungen vor, besonders auch mitunter eine sehr sparsame, die des Ileotyphus kaum oder gar nicht übertreffende Entwicklung des Ausschlags; letzteres namentlich auch — analog den acuten Exanthemen — bei frühe sich ausbildenden Complicationen (Pneumonie), vielleicht auch bei einem zu schwächenden therapeutischen Verfahren. So ergibt sich aus der Gesammtheit der angeführten Momente eine Reihe von Merkmalen, welche es lange nicht in allen, aber doch in nicht wenigen Fällen gestatten, schon aus dem Ansehen der Haut beide Typhusformen zu unterscheiden.

§. 186. Petechien, welche nicht aus Roseolaflecken hervorgingen, kommen nicht selten, und wie es scheint, ohne alle schlimme Bedeutung mit dem Exanthem oder nach demselben vor; grössere ecchymotische Striemen oder Flecke, meist an Druckstellen, gehören nur den schwersten Fällen an; Erysipele sind selten, sie dürften zuweilen pyämischer Entstehung sein, aber auch hier wie beim Ileotyphus scheint die Verbreitung starker Erytheme von der Nasenhaut aus auf die Gesichtshaut vorzukommen (Jenner). Miliarien sind im exanthematischen Typhus wohl nicht ganz so häufig als im Ileotyphus; sie kommen auf der Höhe der Krankheit, viel häufiger erst um die Zeit der Wendung, theils mit, theils ohne Schweisse, und ohne dass die Stärke ihrer Entwicklung in irgend einem Verhältniss zur Stärke der Schweisse stünde.

§. 187. 3) Der Catarrh der Bronchialschleimhaut, in we-

---

*) In dieser Beziehung ist eine Beobachtung in der von Mayssl (Oesterr. Jahrbücher 1841. Bd. 34. p. 267 ff.) beschriebenen Epidemie von Interesse. Im Beginn der Epidemie stand das Exanthem zuweilen 14—21 Tage lang, und es entsprach dem ein langer Status typhosus; später dauerte es meist nur 7 Tage. Es wird dort wohl langes Bestehen der einzelnen Flecke und successive Eruption derselben zusammengetroffen sein.

nigen Fällen ganz fehlend, entwickelt sich bald frühe, fast mit dem Beginn, öfter erst gegen Ende der ersten Woche. Von ihm scheinen ganz dieselben weiteren Folgen wie beim Ileotyphus, namentlich auch Atelectasen des Lungengewebes ausgehen zu können. Ueberhaupt kommen dieselben Veränderungen in den Respirationsorganen vor, welche beim Ileotyphus ausführlicher erörtert werden; aber sie sind in den schweren Fällen des exanthematischen Typhus durchschnittlich stärker entwickelt, und sie bilden unter den Localerkrankungen bei weitem das Hauptmoment, durch welches eben die Fälle schwer werden.

Unter ihnen sind pneumonische Processe aller Art die häufigsten, Larynxaffectionen seltener; doch scheint Glottisoedem zeitweise häufig vorzukommen; A n d e r s o n gibt an, in einem Jahre 15mal wegen gefahrdrohender Larynxerscheinungen die Tracheotomie gemacht zu haben.

§. 188. 4) U n t e r l e i b s o r g a n e. Leichte Entzündungen der Schleimhaut des Rachens kommen häufig vor und einzelne Epidemieen zeichnen sich durch relative Häufigkeit brandiger Anginen aus, die immer eine äusserst schwere Complication bilden, doch aber in Heilung übergehen können; es scheint mehr ein nomaähnlicher, als ein diphteritischer Process zu sein. Schlingbeschwerden ohne alle sichtbare Veränderung im Rachen, vielleicht paralytischer oder spastischer Natur, kommen gleichfalls vor. — Die Erscheinungen vom D a r m k a n a l sind in der Mehrzahl der Fälle sehr unbedeutend oder fehlen vollständig, die Ausleerungen können während des ganzen Verlaufs regelmässig oder verstopft sein; Diarrhoen finden sich in manchen Epidemieen gar nicht, in andern häufiger, sie sind dunkler und schleimiger als beim Ileotyphus; doch habe ich hie und da auch sparsame hellgelbgraue, der Beschaffenheit der Ileotyphusstühle sich nähernde Diarrhöen gesehen.

Meteorismus aber fehlt fast ganz, und wenn Empfindlichkeit des Unterleibs vorhanden ist, so ist sie mehr im Epigastrium als in der Coecalgegend. Erbrechen ist ein nicht seltenes vorübergehendes Initialsymptom; später wird es nur in einzelnen Fällen protrahirter und erschwerter Reconvalescenz (O r m e r o d) beobachtet, in der Art, wie es auch dem Siechthum nach Ileotyphus zuweilen zukommt. Einer ungewöhnlichen Complication mit Meteorismus und Diarrhoe entspricht oft acuter Catarrh der Dünndarmschleimhaut, nach J e n n e r auch Entzündung mit croupösem oder diphteritischen Exsudate, auch im Dickdarm; die Peyerschen Plaques sind immer frei. — Sehr auffallend ist die Inconstanz der M i l z s c h w e l l u n g; während sie in manchen Epidemieen (z. B. Prag 1847) fast immer vorhanden ist, oft eine sehr bedeutende Grösse erreicht und Ruptur des Organs (schon von H o r n beobachtet) zur Folge haben kann, kommt sie an manchen Orten und in manchen Epidemieen (nach O e s t e r l e n in Dorpat, ebenso in vielen englischen Epidemieen) nur selten und in geringerem Grade vor. — Die H a r n b e s c h a f f e n h e i t ist noch viel weniger studirt als im Ileotyphus; sie scheint wechselnd und unregelmässiger als dort; im Allgemeinen ist der Harn während der Zunahme und im Höhestadium dunkel und sparsam, zur Zeit der Wendung reichlich und oft Epithelialabstossungen aus den Harnkanälchen führend, auch sedimentirend. Aber sonderbare Anomalieen der Harnsecretion, wie sie bei Ileotyphus nicht leicht vorkommen, namentlich während des heftigsten Fiebers zuweilen plötzlich reichlicher, normal gefärbter oder blasser Urin sind mehrfach (J e n n e r, F i n g e r) bemerkt worden und auch mir vorgekommen. Retention des Urins durch Blasenlähmung so, dass auch bei eingebrachtem Katheter der Harn ausgedrückt werden muss, ist viel häufiger als beim Ileotyphus;

schmerzhafte Dysurie durch Catarrh oder Croup der Blasenschleimhaut
dürfte gleichfalls häufiger vorkommen; die Frequenz der Albuminurie scheint
zu verschiedenen Zeiten sehr zu wechseln.

§. 189. 5) Was man von der Blutbeschaffenheit weiss, stimmt
im Ganzen mit dem Ileotyphus überein (s. daselbst), auch die secundären
Blutalterationen scheinen dieselben, nur dass Pyämie viel seltener ist und
öfter die eigentlich venöse Blutbeschaffenheit bei ausgebreiteten Lungen-
erkrankungen und Schwäche des Herzens vorzukommen scheint.

6) Was die Nervensymptome betrifft, so sind nur die ganz leichten Fälle, und weit weniger als beim Ileotyphus, ganz frei von schweren Nervenstörungen; diese treten als ungemeine Mattigkeit, in manchen Epidemieen
als grosse, von vorn herein vorhandene Prostration in allen Muskelapparaten,
als stammelnde Sprache, Somnolenz, Stupor, Deliriren in der Regel frühe ein
und dauern bis zur Zeit der Wendung; wilde Delirien und eigentliche Raserei
kommen häufiger als im Ileotyphus, mitunter vom Beginn der Krankheit an,
mit oder ohne Kopfcongestion und entsprechende Heftigkeit des Fiebers vor.
Doch ist auch im exanthematischen Typhus die stupide Form der Hirnstörung
vorherrschend, und der wohl immer tödtliche Zustand von Coma vigil, wo die
Kranken in ausserordentlicher Schwäche mit schwachem Athem, elendem
Puls, blassem Gesicht, vollkommen bewusstlos, mit weit geöffneten Augen
ins Leere starrend daliegen, dürfte beim Ileotyphus nicht leicht in so ausgesprochener Form vorkommen. Krampfhafte, allgemein convulsivische, tetanische, cataleptische Erscheinungen, Contracturen und Lähmungen sind häufiger
als im Ileotyphus und von gleich schwerer Bedeutung. Diese Zufälle und
überhaupt die schweren Hirnsymptome sind öfter als beim Ileotyphus Ergebnisse palpabler Alterationen des Hirns, der oft so heftigen Hyperämieen,
der Meningealapoplexie, zuweilen selbst encephalitischer Heerde; auf einen
zeitweisen urämischen Ursprung deutet die Bemerkung von Christison
(l. c. p. 135) hin, dass die eclamptischen Zufälle mit Coma nur bei gleichzeitiger Brightischer Krankheit vorkommen. — Die Schwerhörigkeit im
exanthematischen Typhus, scheint auch hier kein wahres Nervensymptom
zu sein, sondern auf Catarrh des mittleren oder äusseren Ohrs (Roupell)
zu beruhen.

§. 190. 7) Zahlreiche secundäre Processe können ausser den
oben angeführten den exanthematischen Typhus compliciren. Welche derartigen Complicationen am häufigsten auftreten, das scheint hauptsächlich
auf im Grossen wirkenden Modificationen der Krankheitsursache (Gesammt-
charakter der Epidemie) zu beruhen; wie stark sie werden, von individuellen
Momenten. So kommt in manchen Epidemieen Icterus in auffallend
vielen leichten und schweren Fällen, bei anderen blos in sehr schweren,
bei noch anderen gar nie vor. Ob er als catarrhalischer aufzufassen ist,
in welchem Verhältnisse zu ihm die zuweilen vorhandene Schwellung und
gallige Tränkung der Leber steht, ist zur Zeit nicht zu entscheiden; manche dieser Fälle zeigen in der Schwere und dem schnellen Verlauf der
Krankheit schon viele Aehnlichkeit mit der Form des „biliösen Typhoids;“
ich getraue mir aber nicht zu entscheiden, ob diess mit dem letzteren, so
wie es von mir beschrieben wurde, identische Processe sind oder nicht.
Parotiden kommen bald selten, bald sehr häufig vor; so in der von
Schilling beschriebenen Epidemie (Newyork 1852) in fast 20 Procent
der Fälle.

Seltener sind Zellgewebsabscesse, zahlreiche Furunkeln, Venengerinnungen, Endocarditis (Sauer, Finger), croupöse Processe auf der Schleim-

haut der weiblichen Genitalien. Auch profuse Blutungen sind durchaus nicht häufig; Schwangere abortiren durchaus ·nicht jedesmal. — In einzelnen Epidemieen von malignem Character wurden auch B u b o n e n und C a r b u n k e l n beobachtet; namentlich im Typhus der Continentalkriege an einzelnen Orten.

Gangränöse Affektionen sind nur in einzelnen Epidemieen häufig, als brandiger Decubitus, Gangrän der äussern Genitalien, des Rachens, der Parotis, der Fusszehen, Absterben der Cornea, Lungenbrand. Ein brandiges Absterben der Nase wurde in sehr eigenthümlicher Weise in einzelnen Epidemieen des Kriegstyphus in verpesteten Hospitälern als immer tödtliche Erscheinung beobachtet *). Die sogenannte Faulfieberform des exanthematischen Typhus besteht eben in solchen Fällen mit Blutungen, gangränösen Complicationen, starkem Fuligo und extremer Schwäche. Auch ausgedehnte Hautödeme, ja allgemeiner Hydrops kommt zuweilen mit oder ohne Albuminurie im späteren Verlaufe vor. Schwere N a c h - k r a n k h e i t e n sind im Ganzen selten uud die Erholung bei jungen Leuten durchschnittlich schneller und vollständiger als im Ileotyphus; in einzelnen Fällen bleiben indessen auch hier tiefere anämische Zustände, Neuralgien, Paralyse der untern Extremitäten oder einzelner anderer Muskelgruppen, Schwerhörigkeit, Zustände geistiger Verworrenheit und Schwäche zurück. Tuberculose kommt als Nachkrankheit vor und soll sich in ihrer Entwicklung durch grosse Dyspnöe und schweres Allgemeinleiden auszeichnen (S t o k e s); seltener als nach Ileotyphus dürfte sie jedenfalls sein. Das Gleiche gilt von Morbus Brightii als Nachkrankheit. — Wahre Rückfälle sind in manchen Epidemieen ziemlich häufig, in anderen fast unerhört; sie treten im Beginn der Reconvalescenz bis zur 5. Woche auf; ob die ersteren Fälle nicht eben febris recurrens waren, oder unter dem Einfluss der gleichzeitig wirkenden Ursache dieser Krankheit standen, will ich nicht entscheiden.

§. 191. D i a g n o s e. Der exanthematische Typhus kann mit nur wenigen anderen Krankheiten verwechselt werden, da er durch das Exanthem sehr viel Characteristisches hat. Am ehesten könnte, namentlich im Beginn einer Epidemie, die Verwechslung mit Morbillen vorkommen, indem bei stark confluirendem Exanthem allerdings dasselbe dem der Masern sehr ähnlich wird. Doch finden sich immer auch viele distincte Roseolaflecke, es fehlt das Thränen der Augen und der fliessende Schnupfen; es ist dagegen das viel stärkere Fieber, sehr oft Milzschwellung, die ganz ungewöhnlich starke Ermattung und Angegriffenheit vom Beginn an, mit baldiger Neigung zu wirklichem Stupor, die frequente, mitunter doppelschlägige Pulsbeschaffenheit vorhanden. — Die Diagnose von Ileotyphus kann unter Umständen sehr schwierig sein und in einzelnen Fällen von aussergewöhnlich protrahirtem Verlauf selbst unmöglich werden. Ausser der herrschenden Epidemie des einen oder des andern sprechen im concreten Falle für das Fleckfieber hauptsächlich: ein schneller Beginn, ein abundantes, zu petechialer Umwandlung gelangendes, frühzeitig ausbrechendes Exanthem, neben baldigem tiefem Stupor und frühem Delirium, eine alsbaldige tiefe Erschöpfung, ein von vornherein stürmischer Verlauf, ein

---

*) Vgl. K r a f t (Hufelands Journal 1815. 7. St.) und G u t b e r l e t (ibid. 1816. 6. St.); letzterer will 2—300 Fälle mit dieser Erscheinung sterben gesehen haben. Dieselbe kam auch in grosser Ausbreitung bei dem von M a u t h n e r (Hufel. Journ. 1834. 4. St.) beschriebenen Militärtyphus in Galizien vor.

Fehlen aller Unterleibssymptome, Bauchschmerz, Meteorismus, Diarrhöe, endlich eine kürzere Dauer mit schneller Wendung von der Acme zum definitiven Nachlass des Fiebers und der Hirnsymptome. — Ueber etwaige sonstige Verwechslungen, die bei beiden Typhusformen hauptsächlich im Beginn der Krankheit vorkommen können, vgl. das bei der Diagnose des Ileotyphus Bemerkte.

§. 192. Die Dauer der Gesammtkrankheit bis zum Beginn der wirklichen Reconvalescenz beträgt in den leichtesten Fällen 12 — 14, in der grossen Mehrzahl der Fälle 16 — 20 Tage; nur durch Complicationen und Rückfälle kommt ausnahmsweise eine fünf- bis sechswöchentliche Dauer vor. Die Sterblichkeit ist um ein ziemliches geringer als beim Ileotyphus. Man wird zwar die geringe Sterblichkeit von 4 bis 7 Procent, die von nicht wenigen Epidemieen berichtet wird, nicht für richtig halten können; es dürften dies durchaus keine reinen exanthematischen Typhen, sondern vielfach mit Febricula, oft auch mit Febris recurrens gemischte Epidemieen gewesen sein. Bei wirklich ausgebildetem exanthematischem Typhus möchte ich nach Vergleichung vieler Berichte die mittlere Mortalität auf 12 bis 14 Procent anschlagen; in einzelnen Epidemieen des Kriegstyphus, und in manchen Bruchstücken auch anderweitiger Epidemieen stieg sie auf 20, 32 (Kraft), ja selbst 50 Procent (Christison). — Was die Prognose betrifft, so sind nach allgemeinen Erfahrungen Kinder am wenigsten, ältere Individuen am meisten gefährdet. Nach Jenner ist zwischen 6—15 Jahren die Mortalität ganz gering (2—3 Prct.), im Alter über 50 Jahre betrug sie bei ihm 56 Prct. Nach Thomsons umfassenden statistischen Angaben wird die Prognose schon vom 10. Jahre an anhaltend ungünstiger und die Mortalität ist im 31. Jahre schon 2mal, im 61. fünfmal grösser als im 11ten; die alten Leute scheinen vorzüglich durch Lungenaffektionen oder durch den Eintritt comatöser Zustände mit bedeutender Schwäche gefährdet zu sein. Die einzelnen Fälle sind um so günstiger anzusehen, je gesunder das Individuum vorher war, je früher es in Behandlung kommt, je mehr das Fieber Morgens Remission zeigt, je regelmässiger der Ausbruch des Exanthems und der sonstige Verlauf der Krankheit vor sich geht. Ungünstig erscheinen eine sehr dunkle Farbe des Exanthems, grosse Adynamie von Beginn an, längere Zeit andauernder Sopor, wilde Delirien, Coma vigil, Verengerung der Pupille; ungünstig ferner ist grosse Schwäche und Irregularität des Pulses, mangelnde Urinsecretion und jede erhebliche Complication von den Athmungsorganen oder von anderer Seite. Die Therapie des Fleckfiebers wird mit der des Ileotyphus zusammen betrachtet werden.

Dritte Formenreihe.

Ileotyphus. Darmtyphus (Schleimfieber).

Röderer et Wagler, de morbo mucoso. Göttingen 1762. Sarcone, Geschichte der Krankheiten im J. 1764 in Neapel. Zürich 1770. Hufeland, Bemerkungen über das Nervenfieber etc. Jena 1799. Petit et Serres, traité de la fièvre entéro-mésentérique. Par. 1813. v. Pommer, Beitr. zur näheren Erkenntniss des sporad. Typhus. Tüb. 1821. v. Pommer, Heidelb. clin. Annalen 1826. 1. Bretonneau, de la Dothinentérie. Archiv. génér. 1826. Lesser, die Entzündung u. Verschwärung der Schleimhaut des Verdauungscanals. Berlin 1830. Chomel, leçons de clinique médicale (fièvre typhoide). Paris 1834. Dobler und Skoda, östr. med. Jahrbücher. Bd. XIV. St. 3. 1837. Louis, recherches sur la maladie

etc. Par. 1829. 2. Ausg. 1841. R o g e r, Archives générales. 1840. Juillet. C r a-
m e r, der Abdominaltyphus. Cassel 1840. F o r g e t, de l'Entérite folliculeuse. Par.
1840. T h i e l m a n n, der Darmtyphus. 1841. W i n t h e r, Ileotyphus. Giessen 1842.
R o k i t a n s k y, Handbuch der pathol. Anatomie. Wien 1842. 3. Bd. D i e t l, östr.
med, Jahrbücher. 1842. Bd 42. D i e t l, ibid. 1844. Bd. 46. Z e h e t m e y e r,
Zeitschr. d. k. k. Gesellschaft zu Wien. I. 1. 1844. L o m b a r d, Gazette medicale.
1844. Nr. 37 ff. H a l l m a n n, üb. eine zweckmäss. Behandl. d. Typhus. Berlin 1844.
V i e r o r d t, Beitr. z. path. Anat. d. typh. Fieber. Henle u. Pfeufer Zeitschr. 1845.
3. Bd. H a m e r n y k, Prager Vierteljahrsschr. 10. Bd. 1846. K ö p p e n, der Ab-
dominaltyphus in Torgau. Eilenburg 1847. D e l a r o c q u e, traité de la fièvre
typhoide. Par. 1847. S e i t z, d. Typhus, vorzüglich nach s. Vorkommen in Bayern.
Erlangen 1847. B a r t l e t t, hist. of the fevers of the United states. Philad. 1847.
T r a u b e, Annalen des Charité - Krankenhauses. I. 1. 2. 1850. T o m o w i t z,
Zeitschr. d k. k. Ges. der Aerzte zu Wien. Oct. 1851. R ü h l e, Günsb. Zeitschr.
III. 6. 1852. Z i m m e r m a n n, deutsche Klinik. 1852. Nr. 45 ff. D i t t r i c h
(Schalk), path. anat. Darstellung des Typhusprocesses. Erl. Diss. 1851. T h i e r-
f e l d e r, Beiträge etc. Archiv für physiolog. Heilk. 1855. 2. A. V o g e l, clin. Un-
ters. über den Typhus etc. Erlangen 1856.

§. 193. A e t i o l o g i e. Entgegen den auch jetzt noch manchmal
ausgesprochenen Ansichten, dass der Ileotyphus eine neue, erst seit dem
Ende des vorigen Jahrhunderts vorkommende oder selbst noch jüngere
Krankheit sei, ist an der übrigens längst bekannten Thatsache festzuhalten,
dass ihn M o r g a g n i deutlich beschreibt [*]). Nur die lange Vernachlässigung
der Leichenöffnungen im vorigen Jahrhundert, dann das häufigere Vorkommen der einfachen Formen während den Continentalkriegen, vielleicht
auch das in der That erst allmälig zunehmende Herrschendwerden des
Ileotyphus als Hauptform seit dem Ende jener Kriege, sind Schuld, dass
die Krankheit erst so spät (P r o s t 1804, P e t i t und S e r r e s 1813) näher
und allgemein bekannt wurde.

§. 194. Jetzt ist der Ileotyphus eine der verbreitetsten aller acuten
Krankheiten. Er kommt als Hauptform des Typhus vor auf dem ganzen
mitteleuropäischen Continent und in Nordeuropa (Russland, Schweden und
Norwegen, auf den Faroer Inseln u. Island); er ist nicht selten in Ober-
und Mittelitalien (Rom, Bologna), in Spanien, kommt vor auf Madeira, auf
den Inseln des Mittelmeers (Malta) und in Constantinopel; im französischen
Nordafrika und in Egypten kommt er entschieden, doch nicht sehr verbreitet vor. Meine Beobachtungen haben auch gezeigt, dass er dort durchaus nicht bloss eine Krankheit frisch hereingekommener Europäer, welche
etwa noch die Disposition dazu mitgebracht hätten, ist, vielmehr eben
auch den Landeseingebornen zukommt. Auch in Grossbritannien sind die
einfachen Typhusformen häufiger, aber Ileotyphus findet sich dort mit
ihnen sehr oft, an verschiedenen Orten in verschiedenen Verhältnissen
gemischt[**]). Er ist die Hauptform des Typhus in Nordamerika und kommt

---

[*]) Die viel citirte Stelle findet sich Epistol. XXXI. 2; sie betrifft einen Fall mit Darmgeschwüren, Perforation des Ileum, Schwellung der Milz u. der Mesenterialdrüsen.
R ö d e r e r und W a g l e r (de Morbo mucoso etc. Götting. 1762. 4) haben nur an
einer Stelle ihrer oft angeführten Schrift (p. 180) eine unzweifelhaft auf Ileotyphus
hinweisende Beschreibung. Die Hauptmasse der Fälle jener Epidemie, und auch
die meisten von ihnen secirten Fälle scheinen kein Ileotyphus gewesen zu sein.
[**]) B i r m i n g h a m zeichnet sich aus durch die Frequenz des Ileotyphus (H u d s o n)
Edinburg durch seine Seltenheit (C h r i s t i s o n, R e i d, S t e w a r t); in London ist
die Frequenz eine mittlere; in Irland ist (nach S t o k e s) der Ileotyphus selten,
kommt aber zuweilen, wie 1826—28 in grossen Epidemieen vor.

noch in den südlichsten Staaten bis nahe an den Wendekreis oft vor; ebenso in Mexico, Brasilien (in Rio Janeiro selbst, nach Sigaud) und Peru, doch dort schon bei weitem nicht mehr so allgemein. Die intertropischen Länder sind überhaupt durchaus nicht frei, wie man bisweilen behauptet; die Krankheit findet sich wenigstens vereinzelt, auch in Ostindien *) und auf den Inseln des ostindischen Archipels **), vielleicht selbst an der afrikanischen Westküste (M'Williams), Sierra Leone (Jenner ***). Wenn die geographische Zusammenstellung auch über die eigentlichen Ursachen der Krankheit keinen Aufschluss gibt, so zeigt sie doch im Allgemeinen, dass der Ileotyphus zwar allerdings im Ganzen und grossen betrachtet, weit mehr eine Krankheit nördlicher als südlicher Climate ist, dass sich aber doch unter den entgegengesetztesten klimatischen Verhältnissen die Lebensbedingungen finden, welche eben diese Form mit Erkrankung der Peyerschen und der Mesenterialdrüsen gestatten und dass namentlich die Verbreitung des Ileotyphus wenigstens gegenwärtig eine weit ausgedehntere ist, als die des Fleckfiebers. Durch diese Thatsachen erleidet die immer wiederholte Angabe, der Typhus komme in den Tropenländern gar nicht oder höchstens in hohen Gegenden mit annähernd europäischem Clima vor, einen bedeutenden Stoss; Mühry hat diesen Satz neuestens am meisten geltend machen und zu Schlüssen verwenden wollen.

§. 195. Eine dem Ileotyphus ganz entsprechende Krankheit kommt bei einigen Thieren vor, weit mehr bei Pflanzenfressern als bei Fleischfressern. Sie ist beim Pferd, Esel, Kaninchen, Schaaf, sehr selten, vielleicht nicht unzweifelhaft beim Hund (Bruckmüller) und bei der Katze (Serres) beobachtet worden.

§. 196. Ueber die Ursachen des Ileotyphus lässt sich von den Kranken selbst in der Regel sehr wenig erfahren. Entweder wissen sie gar keine Ursache oder nur Solches anzugeben, was höchstens die Bedeutung einer Hülfsursache oder einer Ursache irgend welchen Erkrankens überhaupt hat. Es muss also die wirkliche Ursache dieser Krankheit zu grossem Theile in versteckt wirkenden, sich dem Kranken gar nicht auffällig machenden Momenten liegen. — Positives wissen wir hierüber folgendes. — Der Ileotyphus entsteht vor Allem in vielen Fällen durch Contagion, d. h. durch Mittheilung des specifischen Giftes von einem Kranken. Hiefür gibt es zahllose Belege, welche den Anforderungen einer gesunden Kritik entsprechen, wenn sie auch vielleicht den, der sich einmal zum hypercritischen Advocaten der Gegenansicht machen will, nicht überzeugen. Dass man schon vielfach die Contagiosität des Ileotyphus verwarf, hat mehrere Gründe. Es lag zum Theil in jener allgemeinen Zweifelsucht, mit der in den jüngsten Entwicklungen unserer Wissenschaft Einzelne ihre Freiheit von den Vorurtheilen der alten Medicin zu zeigen liebten; es lag noch mehr in der Oberherrschaft der französischen und namentlich der Pariser Beobachtungen über den Typhus. In Paris aber, und überhaupt in grossen Städten lassen sich die Thatsachen über Contagion einer so häufigen Krankheit selten stringent con-

---

*) Annesleys Angabe (Researches on the diseases of India etc. Lond. 1828. II. p. 457. p. 479) lassen sich nicht anders deuten. Die Angabe von Allan Webb Pathologia indica, 2. ed. Calcutta 1848. p. 212 ist einigermassen dubiös; von Scriven sind neuerlich einige Fälle aus Burmah publicirt. Medical Times 1854. Vol. 8. p. 79.
**) Epp l. c. p. 309 ff. Heymann, Krankh. d. Tropenländer. 2. Heft.
***) Med. Times 1853. Vol. 6. p. 312.

statiren; die Pariser Autoritäten sprechen sich fast Alle zweifelnd über die
Contagiosität aus, während sich im übrigen Frankreich selbst Stimmen genug
erhoben, welche mit auf dem Lande und überhaupt in übersichtlichen Beobachtungskreisen gemachten Wahrnehmungen aufs entschiedenste an der
Contagiosität festhielten. Dasselbe Verhältniss findet sich überall. Den
meisten Aerzten von Erfahrung in einem überschaubaren Beobachtungskreise sind Thatsachen genug vorgekommen, die sie von der Contagion
überzeugten (wir haben deren hier in Tübingen die alle:uffallendsten gehabt), in sehr grossen Städten ist die stricte Verfolgung der Fälle auf die
contagiöse Ursache selten möglich. Noch ein anderer Umstand aber hat
vielleicht am meisten Zweifel an der Ansteckungsfähigkeit dieser Krankheit
erregt. Es ist nämlich sehr auffallend, wie sich der Ileotyphus in einzelnen Epidemieen, besonders aber in einzelnen Krankheitsfällen besonders
stark, in anderen sehr wenig ansteckend zeigt. In Fällen ersterer Art
sieht man eine ganz eclatante Ausbreitung und Verschleppung der Krankheit durch Wärter, Besuche, Hausbewohner etc., von denen der zweiten
lässt sich nichts dergleichen nachweisen. Ganz irrig wäre die Ansicht,
als ob bloss auf der Höhe der Epidemieen der Ileotyphus ein Contagium
entwickle; auch sporadische Fälle können in ausgezeichneter Weise contagiös sein. Welches aber die Eigenschaften sind, durch die ein Fall
contagiös wird, lässt sich für jetzt nicht angeben; die Ansicht Gietls,
dass das Contagium hauptsächlich an den Darmdejectionen und mortificirten
Stellen der Haut hafte und dessen Angabe, dass auch fieberlose Typhuskranke mit starker Diarrhöe die Krankheit weiterverbreiten können, verdienen gewiss Beachtung. Die typhösen Darmausleerungen sind jedenfalls
der Ansteckungsfähigkeit sehr verdächtig, besonders wenn man längere
Zeit, in Schlafräumen u. dergl. ihren Emanationen ausgesetzt ist (Riecke)
und der Ileotyphus scheint sich in dieser Beziehung der Cholera zu nähern, doch mit dem Unterschied, dass es noch fraglich ist, ob nicht längere Inhalation von Fäcalausdünstungen überhaupt (nicht bloss von
typhösen Ausleerungen, sondern gewöhnliche Abtrittgase) zur Ursache
eines Ileotyphus werden kann. Jedenfalls ist Vorsicht in Benützung
der Nachtstühle und Schüsseln der Typhuskranken in den Hospitälern sehr
geboten. — Dieselben Umstände, wie beim Fleckfieber, erhöhen und befördern die Contagion, hauptsächlich Krankenanhäufung, Schmutz, ungenügende Lüftung; scrupulöse Reinlichkeit, recht freie Ventilation scheinen
die wichtigsten Mittel sie zu hemmen. — Man wird es im Allgemeinen richtig
finden, dass durch Ansteckung von sehr schweren, malignen Fällen auch
wieder schwere Erkrankungen, von leichteren Fällen mildere Formen entstehen. Hier und da will man gesehen haben, dass nach länger fortgesetzter Uebertragung die späteren Fälle immer milder wurden (Riecke);
ich habe bei einer merkwürdigen derartigen successiven Ausbreitung die
letzten Fälle noch eben so schwer und tödtlich gesehen wie die ersten.
— Ob das Contagium auch durch Vermittlung von Effekten, Wäsche u.
dgl. übertragen wird, darüber lässt sich vielleicht beim Ileotyphus mehr
als beim exanthematischen, streiten; nach meiner Erfahrung ist es mir sehr
wahrscheinlich.

§. 197. Während man indessen beim exanthematischen Typhus versucht sein kann, wenn auch mit Unrecht seine g a n z e Aetiologie auf das
Contagium zurückzuführen, so wird wohl für den Ileotyphus Niemand seine
Entstehung auch aus anderen Ursachen, die sogenannte s p o n t a n e Ge-
n e s e in Abrede stellen. Für diese lässt sich zwar eine Reihe begünsti-
gender Momente mit Sicherheit, die wahre Ursache aber nur vermuthungs-

weise erkennen. Unter jene gehören folgende. Die Jahreszeiten haben einen Einfluss; in ganz Mitteleuropa und eben so in Nordamerika (Bartlett) fällt im Grossen betrachtet die grosse Mehrzahl der Fälle, namentlich auch der epidemischen Ausbreitungen auf den Herbst; die nächstfolgende Frequenz fällt bald auf den Winter, bald auf den Sommer, am geringsten belastet erscheint im allgemeinen der Frühling. Diese Differenzen sind an einzelnen Orten sehr bedeutend, wie z. B. aus Lombards grosser Zusammenstellung für Genf sich für den Monat Oktober eine sieben mal grössere Frequenz als für den März ergibt. Die Erklärung dieser überwiegenden Frequenz des Typhus im Herbst ist noch nicht positiv zu geben. Wenn man annimmt, dass die eigenthümlich putriden Stoffe, welche Typhus erzeugen, gerade unter den Bedingungen einer kühleren Temperatur und grösseren Feuchtigkeit sich am leichtesten bilden und verbreiten, namentlich vielleicht in dem Trinkwasser verbreiten, so lässt sich allerdings diese Differenz hinsichtlich der Jahreszeiten an die allgemeine Thatsache der Typhus-Entstehung durch putride Stoffe (§. 199) anreihen; allein diess ist doch für jetzt noch ganz hypothetisch. Strenge Winter scheinen der Entstehung und dem Weiterschreiten der Epidemieen ungünstig, laue feuchte Winter und kühle nasse Sommer begünstigen sie. Feuchtigkeit scheint überhaupt viel zur Entstehung beizutragen, theils direkt, indem sie die Bildung von Miasmenheerden fördert, theils indirekt dann, wenn ein Uebermaass von Nässe das Gedeihen der Nahrungspflanzen hemmt, Misswachs erzeugt und damit ungesunde Ernährung einer ganzen Population begründet (§. 196), theils vielleicht durch Störungen im Organismus selbst, welche zu Hülfsursachen der typhösen Erkrankung werden können.

§. 198. Der Ileotyphus ist viel häufiger in grossen Menschencomplexen als auf dem platten Lande. So kommt er in den meisten grösseren deutschen Städten beständig fort in einzelnen verzettelten Fällen vor und steigt zeitenweise zu grösserer, mehr oder weniger epidemischer Frequenz oder wenigstens zu einer gruppenweisen Ausbreitung in einzelnen Strassen oder Häusercomplexen. Der starke Gehalt des Bodens und der Luft an organischen Zersetzungsprodukten in den Städten, um so mehr, je grösser sie sind, muss bei einer Krankheit, welche so deutlich unter dem Einfluss putrider Stoffe als ihrer Entstehungsursache steht, in erster Linie zur Erklärung angezogen werden. Boussingault fand in der Pariser Luft, verglichen mit der Landluft, eine solche Menge Ammoniak, dass er sie der Ausdünstung eines immensen Düngerhaufens vergleicht; natürlich sind noch viele andere Fäulnissprodukte in einer solchen Luft suspendirt. Auf dem Lande kommt bei uns die Krankheit viel seltener sporadisch vor; es sind weit mehr kleine kurzdauernde Epidemieen, oft auf ein Dorf, einige Häusergruppen, ja eine einzelne Wohnung beschränkt, oder es sind contagiös verschleppte Fälle. In grossen Städten betreffen die sporadischen Fälle relativ häufig solche Individuen, welche erst seit Kurzem an dem Orte wohnen; diese erkranken jedoch gewöhnlich nicht gleich in der ersten Zeit, sondern erst nach einem Aufenthalt etlicher Monate. Beim exanthematischen Typhus, wo man dasselbe Verhalten beobachtet, sollen die Erkrankungen früher nach dem Hereinziehen erfolgen (Davidson). Da man bei uns diese Fälle nicht so, wie es Louis u. A. für Paris versuchten, aus Contagion erklären kann, so wird man veranlasst, bei den neu Hereingekommenen eine Empfänglichkeit für die wirklichen Typhusursachen anzunehmen, welche bei langem Verweilen in ihrem Bereiche abgestumpft wird; ein dem gelben Fieber ähnliches Verhalten, das auch in den Städten ganz überwiegend herrscht und ganz vorzüglich die Neuangekommenen befällt. Die eigentlich wirksamen Momente für Typhus-Entstehung bei den Dienstboten und Arbeitern in grossen Städten, bei denen jenes Verhalten hauptsächlich beobachtet wird, dürften an einigen Orten (Paris) mehr in der Nahrung, bei uns mehr in schlechten Wohnungsverhältnissen zu suchen sein; die Schlafräume dieser Leute sind nicht selten in hohem Grade putriden Emanationen ausgesetzt. — Was die sonstigen Ortsverhältnisse betrifft, so kommt der Typhus auch bei uns zuweilen in sehr hoch gelegenen Orten (so nach Seitz im bairischen Gebirge in der Höhe von fast 3000′) heftig und epidemisch vor. Im Ganzen scheinen aber die Beobachtungen dafür zu sprechen, dass die Erzeugung der wahren Typhusursache durch tiefere Lage, wahrscheinlich wegen der dort grössern Feuchtigkeit begünstigt wird. — Wahre Sumpfgegenden sind im Allgemeinen nicht stark befallen, wenn gleich eine allgemeine Exclusion zwischen Sumpffiebern und Ileotyphus durchaus nicht besteht und man in der That zuweilen nicht umhin kann, in der Ausdünstung einzelner stehender Wasser ein Typhus beförderndes Moment zu finden.

§. 199. Solche Localitäten werden nicht selten zu Heerden des Typhus, wo in relativ engen Wohn- oder Schlafräumen viele Menschen und ihre Ausdünstungen vereinigt sind; um so mehr scheint es, wenn noch die Emanationen von Excrementen in solche Räume dringen; enge, dumpfe, feuchte, den Abtritten nahe und ihren Effluvien unmittelbar ausgesetzte Schlafräume begünstigen offenbar die Entstehung des Typhus. Hieher gehört das Auftreten von Typhusepidemieen ohne nachweisbare Ansteckung, in Gefängnissen, auf Schiffen (Ileotyphus?), in Lazarethen, in engen übervölkerten Gassen grosser Städte, in überfüllten Häusern mit geschlossenen Höfen und dumpfen Corridoren etc., die Entstehung sporadischer Fälle bei Menschen, welche eine Zeit lang in Localitäten oben bezeichneter Art ihre Schlafstätten gehabt haben. Hieher gehört auch das so häufige Auftreten des Ileotyphus in den Kasernen. Denn wenn gleich beim Militär noch zunächst das Lebensalter und noch anderweitige Hülfsursachen des Typhus wirksam sein mögen, so muss doch ohne Zweifel die im Ganzen so sehr bedeutende Frequenz des Typhus *) vorzüglich (mit Riecke) auf die Beschaffenheit, namentlich die Ueberfüllung der Wohnräume und deren Gehalt an Fäulnissexhalationen zurückgeführt werden. Denn sehr häufig herrscht bei einer grossen, sonst unter ganz gleichen Verhältnissen lebenden Garnison einer Stadt die Krankheit nur in einer einzigen Caserne, ja nur auf einem Casernenflügel oder gewissen, den Abtrittausdünstungen am meisten ausgesetzten Wohnräumen einer solchen und verschwindet wieder mit Dislocation des betreffenden Truppenkörpers oder der Wegräumung jener Ursachen. —

§. 200. Was den Einfluss der Nahrung betrifft, so ist wie beim Fleckfieber (§. 174) sicher, dass der blosse Hunger, die Inanition auch den Ileotyphus nicht direct erzeugt; das, was man übrigens in einzelnen Epidemieen unter einer sehr schlecht genährten Bevölkerung Hungertyphus nannte, war zudem noch am seltensten Ileotyphus, viel öfter Fleckfieber und F. recurrens. Während der letzten Jahre waren

---

*) Nach Riecke, (Kriegs und Friedens-Typhus p. 156) betrugen die Verluste an Typhus in der preussischen Armee in 25 Friedensjahren 11,985, also jährlich 479 Mann, und fast ⅓ sämmtlicher, in der preussischen, sächsichen und bayrischen Armee im Frieden vorkommenden Todesfälle erfolgte durch Typhus.

eine Zeit lang in meinem gegenwärtigen Beobachtungskreise die Nahrungsverhältnisse auf dem Lande so schlimm geworden, dass wirkliche
Hunger- (Inanitions-) Krankheiten oft vorkamen; Typhus war in selbi-
ger Zeit äusserst selten; erst als sich die Nahrungsverhältnisse erheblich
gebessert, trat er in mässigen Epidemieen, aber stellenweise mit viel Febricula auf. — Doch können in der Nahrung Ursachen des Typhus liegen; wenn bei grossem Nahrungsmangel verdorbene, mehr oder weniger
putride Stoffe zur Nahrung verwendet werden oder wenn auch sonst solche
sich in der Nahrung finden. Die „Nourriture malsaine" wird auch von
dem am meisten sceptischen Theil der Pariser Beobachter als Typhusursache zugegeben, namentlich von L o u i s. Unter der ungesunden Nahrung
sind aber in Paris in erster Instanz verdorbene Fleischspeisen zu verstehen. —

§. 201. Was die individuellen Dispositionen betrifft, so ist der Ileotyphus auf die verschiedenen L e b e n s a l t e r ungleich vertheilt. Die grosse
Majorität der Erkrankungen fällt zwischen 15 und 30 Jahren; von 30 —
40 Jahren nimmt die Erzeugung schon etwas ab, nach dem 50. Jahre wird
er selten und im eigentlichen Greisenalter kommt er nur noch ganz ausnahmsweise vor*). Im frühesten Kindesalter **) ist er sehr selten, erst
vom zweiten bis dritten Jahr an wird die Disposition grösser und von dort
an bald wirklich bedeutend, so dass er vom 5. bis 14. Jahr bei uns schon
häufig vorkommt. — Das männliche G e s c h l e c h t scheint um ein geringes mehr Kranke zu liefern als das weibliche. Ungeschwächte C o n s t i -
t u t i o n e n, gesunde muskulöse Menschen werden öfter befallen als schwächliche und zerrüttete Organisationen. Schwangere, namentlich in den späteren Perioden der Schwangerschaft, und Säugende werden seltener als
anderweitige Individuen desselben Lebensalters befallen; Puerperae, mit
einzelnen, aber sicheren, anatomisch nachgewiesenen Ausnahmen fast nie.
Menschen, welche an anderen acuten oder wichtigeren chronischen Krankheiten leiden, erkranken seltener; so geben Chlorose, Morbus Brigthii, bedeutende Herzkrankheiten, weit gediehene Tuberkulose, chronische Leber-
krankheiten, Krebs, Bleikrankheit, schwere Nervenkrankheiten und Geisteskrankheiten eine gewisse Immunität gegen Ileotyphus; doch auch hier mit
nicht seltenen Ausnahmen für alle genannten Leiden und zuweilen sogar mit
epidemischem Vorkommen bei Geisteskranken. Am allerseltensten kommt
die Krankheit gleichzeitig an demselben Individuum mit Pocken, Masern und
Scharlach vor oder tritt zu bestehender Ruhr, Cholera oder acutem Rheumatismus. Das Hinzutreten des Typhus zu acuten Rheumatismen wird von
Manchen ganz geläugnet und eine vollständige Ausschliessung behauptet;
allein nicht besonders selten ist das Befallenwerden von Rheumatisiren-
den in den Spitälern am Typhus, wahrscheinlich durch Contagion. Anders
verhält es sich freilich mit einem vermeintlichen Uebergang des rheumatischen
Processes in den typhösen. Mir ist ein einziger Fall vorgekommen, wo die Erkrankung mit einer spontanen, der rheumatischen sich gleich verhaltenden
Schwellung des Kniees begann, diese schnell zurücktrat und unzweifelhafter Typhus sich ausbildete. Mischformen mit acut-exanthematischen Proces-

---

*) Fälle von Typhus im 70. Lebensjahr wurden von A n d r a l, L o m b a r d u. A.,
   von H a m e r n y k selbst ein Fall im 90. Jahr beobachtet.
**) C l a r (Zeitschr. der k. k. Gesellsch. d.¹ Aerzte in Wien. Oct. 1851) halte von
   1845 — 50 unter 3735 erkrankten Kindern im Wiener Findelhaus nur 2 tödtliche
   Fälle. — Ein etwas dubiöser Fall von Typhus bei einem F o e t n s findet sich
   Gaz. médicale 1840, p. 717. —

sen scheinen hier und da, doch sehr selteu vorzukommen *). — Unter den vorhin bezeichneten Ausschliessungsverhältnissen sind besonders die durch die genannten chronischen Krankheitszustände von grossem theoretischem und praktisch-diagnostischem Interesse, bis jetzt aber keiner positiven Erklärung zugänglich. — Zweimaliges Befallenwerden desselben Individuums kommt zwar auch beim Ileotyphus, aber entschieden noch seltener als bei der exanthematischen Form vor.

§. 202. Schwer zu erweisen und abzuschätzen ist die Wirksamkeit gewisser psychischer Ursachen, Heimweh, Kummer, Furcht vor der Krankheit, geistige Anstrengungen etc., ebenso der Einfluss körperlicher starker Ermüdungen, Märsche u. dergl. und der Erkältung. So richtig es ist, dass sich diese Momente nicht selten nachweisen lassen, dass mitunter von ihrer Wirkung an die Erkrankung begonnen, so können sie doch gewiss nie die ganze Typhusursache enthalten. Sie dürften als blosse Hülfsmomente zu betrachten sein, welche bald die Widerstandsfähigkeit gegen alles Erkranken herabsetzen, bald durch Störungen im gesammten Stoffwechsel oder in den Verdauungsapparaten die Einwirkung der wahren Typhusursachen fördern.

§. 203. Welches sind nun aber — ausser dem Contagium — diese wahren Typhusursachen selbst? — Sie sind schon oben mehrfach berührt worden. Nur solche Einflüsse wird man dafür halten können, nach deren Wirkung, unvermischt mit anderen Krankheitsursachen, schon die Entstehung des Ileotyphus in einer grösseren Anzahl von Individuen beobachtet worden ist. Jene freilich sparsamen, aber zum Theil sehr schlagenden Beispiele wird man benützen müssen, wo unglückliche Zufälle bei einem Menschencomplexe das reine Experiment der Typhusentstehung durch gewisse bestimmte Arten von Ursachen hergestellt haben. Diese Fälle laufen alle auf die Einwirkung putrider Stoffe hinaus. Der eclatanteste, der mir bekannt, ist jene bei einem Feste **) vorgefallene wahre putride Vergiftung durch verdorbenes Kalbfleisch, der etwa 500 von den 600 Personen, die davon genossen, Typhus (sehr viele Fälle von Febricula, viel ziemlich schwere, der Ileotyphus anatomisch constatirt) hervorrief. Aehnliche Fälle sind in ziemlicher Anzahl beobachtet worden, wo die putride Vergiftung durch das Trinkwasser geschah, wo plötzlich in einem Hause, einer öffentlichen Anstalt u. dergl. Typhus ausbrach und sich fand, dass der Brunnen mit einer Abtrittgrube, mit Düngerstätten u. dergl. communicirte ***). — Derartige Beispiele zeigen, dass durch Einführung putrider Stoffe in den Magen und durch sie allein Ileotyphus entstehen kann; aber die §. 146 beigebrachten Erwägungen müssen auch auf diese Thatsachen angewandt werden. — Bei den gasförmigen putriden Emanationen ist ihre einzige

---

*) In einem merkwürdigen Fall meiner Beobachtung entwickelte sich bei dem Diener eines Scharlachkranken ein febriles Leiden mit Angina; statt Scharlach bildete sich Ileotyphus aus; dieser zeichnete sich aus durch die reichliche Roseola und wurde durch eine ungewöhnlich frühzeitige Complication mit Morbus Brig thii tödtlich; doch war in diesem Falle auch eine ältere Herzkrankheit vorhanden.

**) In Andelfingen im Canton Zürich. S. Sigg, Geschichte etc. Hufeland's Journ. 1841. 5. St. und Bericht des Gesundheitsrathes, Schmidt's Jahrb. Bd. 31. 1841, p. 34. Niemand erkrankte, der nicht von dem Fleisch gegessen hatte. Einen sehr ähnlichen Fall findet man von Staub, Schweiz. Zeitschr. 1845.

***) Beispiele s. bei Müller in Mainz. Heidelb. med. Annal. 1845. Heft I. Walz

Einwirkung bei weitem nicht so deutlich zu constatiren; für wie wichtig dieselben zu halten sind, ihre volle Bedeutung als Typhusursache scheinen sie mir doch eigentlich erst durch die vorhingenannte Reihe von Beobachtungen zu bekommen, die den Beweis direct herstellt, dass durch diese Art von Einflüssen allein die Krankheit entstehen kann. Uebrigens bin ich entfernt nicht der Ansicht, dass diese Thatsachen unmittelbar verallgemeint und die Typhusursachen nirgends anders mehr als in Fäulnisssubstanzen gesucht werden sollen; ich glaube namentlich, dass man in den concreten Fällen ebenso sehr auf oft versteckt wirkende Contagion, als auf diese Reihe von Ursachen sein Augenmerk zu richten hat. Aber man wird zugeben, dass es sehr wahrscheinlich ist, dass in unendlich vielen Fällen die Einwirkungen putrider Stoffe als Typhusursache unentdeckt und verborgen bleiben und dass nach der Analogie der angeführten Beispiele, bei sehr vielen der Kranken, welche scheinbar o h n e U r s a c h e n Typhus bekommen, diese so sehr verbreiteten, so still und verborgen wirkenden Intoxicationen eingewirkt haben mögen, dass also ihre Aufsuchung zum Zwecke ihnen entgegenzutreten, von der grössten practischen Wichtigkeit ist. —

§. 204. Es ist zwar bei den experimentiellen putriden Vergiftungen an Thieren noch nie gelungen, Ileotyphus in vollständiger Ausbildung, mit Verschorfung und Ulceration ganzer Peyer'scher Drüsenhaufen künstlich zu erzeugen. Wohl aber ensteht*) nach Injection aufgelöster fauliger Stoffe in das Blut sehr regelmässig ein starker Catarrh des untersten Dünndarms mit Schwellung der Mesenterialdrüsen und einer leichten, häufig mit Platzen der Follikel verbundenen Infiltration der Peyer'schen Drüsen, die ihnen das sog. reticulirte Ansehen gibt, und sehr ähnliche Veränderungen ruft besonders bei pflanzenfressenden Thieren die acute Vergiftung durch den Magen und Darm hervor. Wie viele Analogieen nach Sitz und Ort diese Veränderungen mit denen des Ileotyphus haben, braucht nicht weiter hervorgehoben zu werden. — Es ist aber von S t i c h noch weiter auf den Umstand aufmerksam gemacht worden, dass der thierische Organismus schon in sich selbst, im Inhalt des Darms, vielleicht auch in dem der Lungenexhalation, stets Materialien putrider Vergiftung mit sich trägt, deren Einfluss aber beim normalen Verlauf der Dinge durch Vorkehrungen vernichtet zu werden scheint, die theils schon in den Functionen der betreffenden Schleimhäute, theils in alsbaldiger Wieder-Elimination oder Zersetzung des Resorbirten bestehen dürften. Ich will hier nicht erörtern, in wie weit die Hypothese zulässig ist, dass unter Umständen jene normalen regulatorischen Acte, sei es durch directe Einflüsse auf die betreffenden Apparate, sei es von anderen Stellen, von der Haut aus, oder von den Nerven aus gestört oder vernichtet werden, dass alsdann jene inneren putriden Stoffe zur Wirkung gelangen können und dass auch die Wirkungen äusserer flüssiger oder gasförmiger Fäulnissprodukte um so mehr und um so ausgiebiger zu Stande kommen wird, je mehr jene regulatorischen Acte gestört sind. Ich will nur daran erinnern, dass sich auf derlei Störungen die nicht abzuweisende Wirksamkeit jener zahlreichen Mit- und Hülfsursachen des Typhus gut zurückführen lassen, der Erkältung und Anstrengung, der Diätfehler und Gemüthsbewegungen u. dgl., jener

---

in Saarlouis, Rust's Magaz. 1831. 1. Heft, p. 166, R a h n - E s c h e r, Canstatt Jahresber. 1842. p. 219. K r a u s s, würtemb. med. Corresp. Bl. 853. p. 419 u. s. w.
*) S. hauptsächlich S t i c h, Charité-Annalen 1853. 2. Heft.

allgemeinen Schädlichkeiten, welche die verschiedensten Befindensstörungen setzen, Typhus aber gewiss nur unter specieller Einwirkung specifischer Ursachen hervorrufen. Zur Zeit, wo diese wahren Ursachen bestehen und sehr verbreitet sind, zur Zeit der Epidemieen vermag Alles, was Krankheit überhaupt hervorrufen kann, dieses bestimmte Erkranken zu erzeugen.

§. 205. Welche Arten putrider Materien es besonders sind, die entweder Ileotyphus direct hervorrufen können oder zu Erzeugung der specifischen Ursachen besonders beitragen, lässt sich nicht weiter angeben. Das aber verdient noch hervorgehoben zu werden, dass Individuen, welche gegen die Wirkungen der Fäulnissgifte vollkommen' abgestumpft sind, Cloaken-Arbeiter, Abdecker u. dergl. in den Epidemieen zuweilen eine vollständige Immunität gegen Typhus (wie zuweilen auch gegen Cholera) zeigen (Parent-Duchatelet). Auch bei Thieren lässt sich bei den Experimenten über Fäulniss-Vergiftung eine Angewöhnung an die Wirkung dieser Stoffe erkennen (Magendie, Stich), welche ihren Effect allmählig vollständig aufhebt; bei Menschen ist die Beobachtung *) von Interesse, dass eine solche Abstumpfung in der Regel nach einer gewissen Zeit, bei einzelnen Individuen aber gar nicht, oder doch viel schwieriger, als bei den andern zu Stande kommt. Diese Erfahrungen lassen sich auf die Acclimatisationstyphen der in die grossen Städte Eingewanderten anwenden.

§. 206. Sehr häufig tritt der Ileotyphus in grösseren oder kleineren Epidemieen auf, wo wir uns denken müssen, dass die specifischen Ursachen des Typhus eine Zeit lang sehr verbreitet vorhanden seien. Wenn diese wohl auch zuweilen öffentliche Calamitäten, Krieg, Misserndten und Noth begleiten, so kommen sie doch noch viel öfter vollkommen unabhängig von solchen Umständen vor und sind auch sonst an keinerlei bestimmte Zeiträume des Erscheinens, der Dauer und der Wiederkehr gebunden. Feuchte Witterung scheint sie zu begünstigen; im Herbste sind sie auch bei uns am häufigsten. Nach langen Regen mit starkem Temperaturabfall kommen sie öfter als nach zugenommener Wärme. Nie herrschen sie in der Ausbreitung über grössere Länderstrecken, wie dies zuweilen bei exanthematischem Typhus, oder wie es bei der Cholera der Fall ist. Es sind meist einzelne Städte, Vorstädte, Dörfer, Häusergruppen, welche epidemisch befallen werden, in den Städten oft besonders tief gelegene, von schmutzigen Wassern durchzogene Quartiere, aber durchaus nicht immer die eigentlichen Armen - Viertel. Dass in der Regel die Ursache der Epidemieen mit der Beschaffenheit der allgemeinen Atmosphäre direct nichts zu thun hat, dass ihre Ursachen gewöhnlich örtlich beschränkte sein müssen, zeigt der Umstand, dass eben mitunter die Krankheit bloss ein einzelnes Dorf durchseucht, ein paar Häuser, eine Kaserne etc. befällt, wo man dann eben an diesen Orten umgrenzte Herde einer gewissen Art von putrider Vergiftung durch Emanationen, Trinkwasser, Nahrungsmittel etc. vermuthen darf. Auf die örtliche Entstehung solcher Heerde können aber allerdings die Zustände der Atmosphäre, z. B. die Witterungsverhältnisse von grossem Einflusse sein und es ist ferner die Contagion in manchen Epidemieen als ein sehr wirksames Mittel der Ausbreitung zu betrachten.

---

*) Parent-Duchatelet, Annal. d'Hygieine I. p. 247.

§. 207. In heftigen Epidemieen erscheint der Einfluss der disponi-
renden und der Hülfsursachen schwächer, die durch Alter, physiologische
und pathologische Verhältnisse (§.197), begründeten Immunitäten verlieren
sehr an Geltung; Greise, Sieche, Puerperae etc. werden öfter als sonst befallen. Auf der Höhe grosser Epidemieen in den Städten zeigt sich
zuweilen ein sehr allgemeiner Einfluss der Krankheitsursache; sehr Viele
leiden an Mattigkeit, Schwäche der Beine, Verlust des Appetits u dergl.
und zahlreiche Fälle der leichtesten Form (Febricula) bilden den Uebergang zum ausgebildeten Ileotyphus. Wenn, wie dies oft geschieht, diese
vielen leichten Fälle unter der „herrschenden Krankheit" mit begriffen
werden, so erscheint dadurch die Mortalität der grösseren Epidemieen oft
als eine unbedeutende, nur 6 bis 8 Procent der Kranken betragende; wir
werden später sehen, dass sie für den characterisirten Ileotyphus viel höher ausfällt. — Auf den Verlauf der Epidemieen haben die atmosphärischen Ereignisse keinen sehr bestimmten und bedeutenden Einfluss; doch
scheinen alle starken Temperaturwechsel (Erwärmung wie Abkühlung) die
Krankenzahl erhöhen zu können. Eine zeitliche Ausschliessung anderer
Krankheiten ist selten sehr bemerklich; acute Exantheme, Ruhr, Bronchitis, Pneumonie kommen oft neben Ileotyphus sehr zahlreich vor; anderemal bemerkt man namentlich ein Seltenerwerden der Pneumonie. —
Auch Intermittens kann neben Ileotyphus epidemisch herrschen, oder die
Wechselfieber gehen dem Typhus voraus und werden mit dessen epidemischer Entwicklung seltener; in dieser Zeit kommen dann oft Typhusfälle
vor, welche in starker Andeutung eines rhythmisch paroxistischen Verlaufes die noch theilweise Fortwirkung der Intermittensursache zeigen. —
Ueberhaupt kann der pathologische Character der Epidemieen auffallend
variiren. Manche zeichnen sich aus durch sehr reichliches Exanthem,
andere durch heftige Brustsymptome, schwere Hirnzufälle, durch die Frequenz der Pyämie, der Erysipele etc., durch auffallende Malignität und
wieder grosse Leichtigkeit der Krankheit. Wechselnde Intensität der Hauptursache, gleichzeitige Einwirkung anderer Krankheitsursachen scheinen
diesen Differenzen zu Grunde zu liegen; aber es fehlt ganz an positiven
Aufschlüssen, ja nur überhaupt an concreten Vorstellungen über die Gründe
dieser Differenzen der Epidemieen. Mit ihnen wechselt die Mortalität und
wechseln die therapeutischen Resultate. Das Studium der besseren Epi-
demieenberichte ist desshalb nothwendiges Erforderniss für Jeden, der
diese Form des Typhus, wie überhaupt die typhösen Krankheiten genauer
kennen lernen und nicht in seiner Praxis durch vielerlei auffallende und
ihm noch unbekannte Wahrnehmungen überrascht werden will. Die individuelle Erfahrung wird nur bei sehr Wenigen ausreichen, alle Verhältnisse dieser vielgestaltigen Leiden zu ergründen.

§. 208. Blicken wir schliesslich noch auf die Differenzen, die der
Ileotyphus in ätiologischer Beziehung vom Fleckfieber zeigt, so bestehen
solche hauptsächlich in Folgendem: Die erstere Krankheit zeigt im Ganzen
betrachtet, einen entschieden geringeren Grad von Contagiosität; in einzelnen Fällen, namentlich noch mit Beihülfe der Hülfsmomente der Unreinlichkeit, der Luftverderbniss etc. tritt diese aber auffallend stark hervor. Dagegen
zeigt der Ileotyphus eine viel grössere Abhängigkeit von den Jahreszeiten
und dies weist wieder darauf hin, dass bei ihm weit mehr als beim Fleckfieber die äusseren Naturverhältnisse Einfluss auf Entstehung oder Verbreitung seiner Ursache im Grossen haben. Die wahren Ursachen lassen sich beim
Ileotyphus in einer viel klareren, viel beweisbareren Art auf Infection durch
putride Stoffe, durch den Darm oder durch die Respiration zurückführen,

wofür beim Fleckfieber höchstens einzelne Muthmassungen vorliegen. — Die Altersdispositionen endlich sind beim Ileotyphus weit ausgesprochener, als bei der letzteren Krankheit, die mit viel geringerer Distinction alle Lebensalter befällt. Wäre, wie man schon geglaubt, der Ileotyphus nichts anderes, als Fleckfieber („einfacher Typhus") mit Zugabe einer „Complication" von der Darmschleimhaut, so könnte eine solche Altersdifferenz sicher nicht existiren. —

Pathologie des Ileotyphus.

1) Uebersicht des Krankheitsverlaufes.

§. 209. Trotz der ungemeinen Mannigfaltigkeit der Erscheinungen und des Verlaufs des Ileotyphus lässt sich mit Nutzen eine allgemeine Uebersicht über Symptome und Gang der Krankheit geben. Abstrahirt aus der grossen Mehrzahl solcher Fälle, welche ohne besondere Zwischenereignisse verlaufen, dient ein solches übersichtliches Bild der Krankheit zur Orientirung in ihrem Gang und zur Unterscheidung dessen, was dem einfachen und gewöhnlichen Geschehen und was der Besonderheit der einzelnen Fälle angehört. Denn kaum gibt es eine andere Krankheit, bei der so sehr als beim Ileotyphus die Einzelfälle variiren, bei der so zahllose Zwischenereignisse durch den besondern Character der Epidemieen, durch individuelle Dispositionen, durch die leichtesten äusseren Ursachen, durch undurchschaubare Verkettung der pathologischen Processe bedingt, in so hohem Grade modificirend auf die Erscheinung und Gestaltung des Leidens einwirken.

§. 210. In der grossen Mehrzahl der Fälle beginnt der Ileotyphus nicht plötzlich und mit wohl characterisirten Symptomen, sondern die ersten Phänomene entwickeln sich allmählig und stellen ein prodromales Unwohlsein von ziemlich unbestimmtem Character dar. — Während die Kranken noch herumgehen, fühlen sie sich müde und verstimmt, schlafen unruhig, verlieren den Appetit und bekommen starken, dumpfen, drückenden Kopfschmerz. Die Haut wird blass, die Gesichtszüge drücken Ermattung aus. Bei einigen Kranken zeigt sich schon etwas Schwindel und zeitweises Ohrensausen, herumziehender reissender Gliederschmerz oder Kreuzschmerz; sie sind genöthigt sich öfter am Tage und frühzeitig des Abends zu legen, die Nächte sind schlecht, durch vieles Träumen, hier und da durch ermattenden Schweiss gestört; nur wenige Kranke haben schon etwas Bauchschmerz und Diarrhoe. — Während diese initialen Symptome selten nur 24 Stunden, meistens 2—5 Tage, zuweilen bis 14 Tage lang andauern, stellt sich gewöhnlich früher oder später öfteres Frösteln ein; manche Kranke klagen über ein mehrtägiges, fast anhaltendes, aber nur leichtes Frostgefühl, das hier und da eine fliegende Hitze unterbricht; in seltenen Fällen kommt ein starker Schüttelfrost mit Erbrechen und Schwindel, dem alsbald starke Hitze, Durst und grosses Schwächegefühl folgen; sehr selten sind aber auch die Fälle, wo die Kranken gar nie Frostempfindungen gehabt haben. Im ersten und im letzten Falle gehen die Prodromalsymptome von Tag zu Tag allmählig sich steigernd in das erste Krankheitsstadium über, und man kann alsdann auch diesem letzteren nicht wohl einen bestimmten Tag als Anfangspunkt anweisen, wenigstens wird die Rechnung immer um 2—3 Tage schwanken. Wo ein starker Frost eintritt und in den Fällen, wo gar kein einleitendes Stadium vorausgeht, sondern die Krankheit gleich mit bedeutenden Erscheinungen beginnt, ist dagegen der Anfang ein genugsam markirter.

§. 211. In der einmal begonnenen Krankheit lassen sich zwei Haupt-
perioden unterscheiden. Es ist besonders ein Verdienst der Arbeit von
Hamernyk (l. c.), gegenüber den älteren, namentlich französischen Schilderungen des Ileotyphus, diese beiden Perioden deutlich erkannt und fest
gezeichnet zu haben, wenn er auch seine Anschauung zum Theil auf jetzt
antiquirte (craseologische) Sätze gegründet hat.

Die erste Periode gehört der fortschreitenden Entwicklung und der
Höhe des typhösen Processes an und was in ihr geschieht, das ist in den gewöhnlich verlaufenden Fällen ganz diesem Processe selbst zuzuschreiben; doch
können in manchen Fällen auch jetzt schon Complicationen vorkommen,
welche an sich dem typhösen Processe fremd sind. Anatomisch betrachtet entspricht dieser Periode im Allgemeinen die Infiltration und Verschorfung der Peyerschen Drüsen. Eine ganz bestimmte Zeit lässt sich für
dieses erste Stadium nicht angeben, sehr selten währt es kürzer als 14, nie
länger als 28, durchschnittlich 17—21 Tage. Sein Uebergang in die zweite
Periode ist keineswegs ein plötzlicher, sondern ein allmähliger; die umfassende Veränderung des ganzen Befindens des Kranken thut sich vorzüglich kund durch das veränderte Aussehen, die veränderten Temperaturverhältnisse und Secretionen.

Die zweite Periode gehört der Rückbildung des typhösen Processes
und der durch ihn in den Organen gesetzten Veränderungen an. Von
anatomischer Seite entsprechen ihr das bestehende Typhusgeschwür des
Darms und seine Heilung. Der typhöse Process selbst ist nun abgelau-
fen; in den günstigsten Fällen schickt sich Alles zu rascher Restitution an
und die ganze zweite Periode besteht dann in einem blossen Schwächezustande, desen Besserung anhaltend bis zur Reconvalescenz fortschreitet. Aber
in sehr vielen Fällen gelingt die Ausgleichung der Störungen, die der
typhöse Process im Blut und den Organen gesetzt hat, nur langsam, schwer,
oder gar nicht; sie entwickeln sich in ungünstiger Weise weiter und geben
Anlass zum Auftreten zahlreicher, neuer, dem eigentlichen typhösen Processe selbst ganz fremder, secundärer Erkrankungen. Die Entwicklung,
Aus- und Rückbildung dieser Zustände, die also theils als Residuen des
Typhusprocesses zu betrachten sind, theils als Complicationen, die mit
demselben nur in einem ziemlich weitläufigen Verhältnisse stehen, begründet alsdann eine zweite Krankheitsperiode von ganz unbestimmter
Dauer und grosser Variabilität der Erscheinungen.

§. 212. Die Symptome der ersten Krankheitsperiode gestalten sich im Wesentlichen folgendermassen.

Der Kranke befindet sich in einem anhaltenden Fieberzustande, der
jeden Abend exacerbirt. In den ersten Tagen noch mässig, nimmt die
Hitze mit jedem folgenden zu. Mattigkeitsgefühl und Hinfälligkeit sind früher und stärker ausgesprochen, als in den meisten andern acuten Krankheiten; sehr viele Kranke können sich von Anfang an kaum auf den Beinen
halten. Sie haben dumpfen Kopfschmerz in der Stirn, hinten oder im
ganzen Kopf, mit Hitzegefühl, mehr oder weniger Eingenommenheit, Schwindel, Ohrensausen und etwas Lichtscheu; der Schlaf fehlt ganz oder ist
durch schwere Träume gestört. Reissende Gliederschmerzen, besonders
besonders in den untern Extremitäten sind sehr häufig, werden aber meistens nur auf Befragen geklagt. — Hierzu kommen die sogenannten gastrischen Symptome. Die Kranken sind vollkommen appetitlos, aber durstig,
der Geschmack ist schlecht, pappig, bitter, die Zunge zeigt Belege und
röthet sich an Spitze und Rändern. Erbrechen ist selten, es kommt mehr der
Prodromalzeit zu oder ist durch Diätfehler bedingt; der Stuhl ist meistens in den

ersten Tagen angehalten, in anderen Fällen von vorn herein flüssig. Wenn Schmerzen im Unterleib vorhanden sind, haben sie meistens ihren Sitz mehr im Epigastrium, als im unteren Bauchraum.

§. 213. Alle diese Erscheinungen, namentlich die febrilen, steigern sich im Lauf der ersten Woche. Der Puls wird frequenter, ist voll, weich und wird in manchen Fällen bald undulirend. Die Haut ist trocken und heiss, besonders am Kopf; tägliche Schweisse sind ganz exceptionell und immer ohne alle Erleichterung; der Urin ist sparsam und dunkel. Wenn der Kranke nicht gerade anämisch war, so zeigt jetzt das Gesicht mehr oder weniger Injection und etwas Gedunsenheit, namentlich sind die Wangen bei vielen Kranken stark braun- oder violettroth gefärbt. Auch die Schleimhäute sind dunkler injicirt, die Mundschleimhaut zeigt Neigung trockener zu werden, aus der Nase kommt oft einmalige oder wiederholte Blutung. Der Gesichtsausdruck zeigt mehr Benommenheit, Abends Aufregung und Unruhe; Phantasmen im halb- oder ganz wachen Zustand stellen sich namentlich Nachts ein. Die gastrischen Symptome dauern fort, der Unterleib wird etwas gespannt und in den Seitengegenden gewölbt, schmerzhaft oder wenigstens etwas empfindlich in der Coecalgegend, es kommen täglich mehrere hellgefärbte, dünne, flockig-krümliche Ausleerungen. An der Milz kann Volumszunahme nachgewiesen werden. Etwas Husten und die objectiven Zeichen des Bronchialcatarrhs stellen sich in sehr vielen Fällen ein. — In diesem Zustande erreicht der Kranke das Ende der ersten Woche.

§. 214. Im Verlauf der zweiten Woche nimmt die Intensität des Fiebers, gemessen nach der Hitze und Pulsfrequenz, weiter zu; bald so, dass aus der ersten Woche her die Steigerung gradatim erfolgt, bald auch so, dass in der ersten Woche die febrilen Symptome noch ziemlich mässig, die gastrischen überwiegend waren und jene nun mit dem Beginn der zweiten Woche auf einmal innerhalb 24 Stunden, bedeutend steigen. In der Mehrzahl der Fälle lässt jetzt der Kopfschmerz nach oder verschwindet ganz, aber der Schwindel, das Ohrensausen, die Eingenommenheit des Kopfes nehmen zu und der Kranke wird jetzt eigentlich betäubt. Wo Glieder- oder Kreuzschmerzen vorhanden waren, verschwinden sie auch. Die starke Färbung des Gesichts dauert an, der Gesichtsausdruck wird stumpfer, die Sprache zögernder und schwerer, das Gehör etwas geschwächt. Die abendliche Exacerbation bringt grössere Unruhe, Nachts kommen mässige Delirien; bei Tag, wenn die Aufmerksamkeit nicht fixirt ist, schlummert der Kranke viel und spricht dabei oft, laut oder murmelnd. — Die Mundschleimheit und Zunge werden trocken, letztere schwillt sehr häufig und zeigt bräunliche Belege. Der Meteorismus nimmt zu, die Empfindlichkeit des Bauches für Druck kann stark oder mässig sein, oder ganz fehlen. — Der Husten wird jetzt häufiger, das Athmen beschleunigter, das Pfeifen und Schnurren auf der Brust ausgebreiteter. Die Halsgefässe unduliren, der Puls ist weich, voll, undulirend und häufig doppelschlägig. — Im Lauf oder gegen Ende der zweiten Woche erscheint in der grossen Mehrzahl der Fälle ein Exanthem in sparsamen rosenrothen Flecken auf dem Bauch und der untern Brustgegend. Die Eruption setzt sich mehrere Tage lang fort, bald darauf erreicht der Kranke die Acme des Processes. Er liegt nun meistens mit dem Ausdrucke tiefer Ermattung und Apathie, und mit geringer Neigung sich zu bewegen, auf dem Rücken; er fühlt keine Schmerzen und hat keinen Wunsch, trinkt auch nicht besonders gierig; sich selbst überlassen, schlummert er meistens. Gesunder

9 *

Schlaf fehlt aber ganz; er verliert sich in Phantasmen und Delirien; er hört schlecht; seine Bewegungen sind ganz kraftlos und zitternd. Die Hitze ist bedeutend, die Zunge trocken, glatt und roth oder krustig, rissig. Milzanschwellung, Meteorismus, Diarrhoe dauern fort und erreichen jetzt ihr Maximum; der Urin ist in der Mehrzahl der Fälle eiweisshaltig.

§. 215. Schon in dieser Zeit, um den 11.—14. Tag, kann der Tod erfolgen. Doch ist diess nicht häufig; gewöhnlich dauern alle genannten Symptome bis zum 14. Tag, oder noch in ganz derselben Weise auch bis in die Mitte oder das Ende der dritten Woche an. Ohne dass sich ein bestimmter Tag hiefür angeben liesse, wird jetzt ein Nachlass der schwersten Erscheinungen und eine Wendung im Krankheitsverlaufe bemerkbar. Die Hitze der Haut nimmt im Verlauf einiger Tage merklich ab, sie verliert ihren Turgor, wird blasser und feucht; copiöse Schweise können sich auf einmal oder allmählich einstellen. Der bisher dunkle Urin wird viel blasser und reichlicher gelassen. Zugleich kommt Schlaf, aus dem der Kranke mit freierem Bewusstsein und munterer erwacht, der Ausdruck des Stupors im Gesichte nimmt zusehends ab. Doch fiebert der Kranke noch, die Schwäche ist bedeutend, aufgeregte Nächte wechseln mit ruhigen; Diarrhoe, Meteorismus und Milztumor gehen in der Regel jetzt ziemlich schnell zurück.

§. 216. In sehr vielen Fällen, eben bei vollkommen günstigem Verlauf, ist dieser Nachlass aller Krankheitserscheinungen dauernd. Unter fortgesetzten warmen Schweissen und copiöser Urinentleerung nehmen die febrilen Erscheinungen vollends bis zum Verschwinden ab, und der Puls behält nur noch eine höhere Frequenz, die dem Schwächezustande, der Anämie entspricht. Der Kranke schläft viel und ruhig, nach und nach erwacht die Esslust, die Bewegungen werden kräftiger, die Ausleerungen consistent, der Husten locker. Aber grosse Störbarkeit durch die leichtesten äusseren Eindrücke, grosse Angegriffenheit des Kopfes und Mattigkeit dauern noch fort; jeden Tag können sich noch schlimme Zwischenereignisse einstellen oder Complicationen entwickeln. Es kommt jetzt vorzüglich auf die Constitution der Kranken, auf die äusseren Verhältnisse, die Ernährung und Pflege an, wann und wie vollständig sich aus dieser Abnahme der Krankheit vollends die Reconvalescenz entwickelt. Geschieht dies ohne Hinderniss, so erreicht der Typhus sein Ende, ohne dass sich eigentlich ein zweites K r a n k h e i t s - Stadium entwickelt hätte; die zweite Periode bietet nur die Phänomene der Rückbildung dar.

§. 217. Allein sehr häufig fallen gerade in jene Zeit, wo die Wendung der Krankheit eintreten sollte (14—21. Tag), schwere und gefährliche Ereignisse. Entweder dauern die febrilen, die Hirn- und Nervenund die Darmsymptome ohne Nachlass fort, oder es kommt zwar die Andeutung eines Nachlasses, die namentlich durch Abnahme des Hautturgors und etwas Schweiss, auch einige Aufhellung des Sensoriums bezeichnet wird; aber sie ist flüchtig und vorübergehend, die Hitze lässt kaum nach oder steigt wieder auf's Neue, der Puls behält seinen früheren Character, Stupor, Apathie und Delirium dauern an, die Muskelkraft sinkt mehr und mehr, leichte convulsivische Bewegungen werden häufiger, der Meteorismus nimmt zu, namentlich häufig aber wird das Athmen immer erschwerter, der Husten häufiger, die Expectoration mühsamer, die oft zuvor schon in geringem Grade vorhandenen Zeichen von Verdichtung der hintern und untern Lungenparthieen deutlicher und ausgedehnter. Unter diesen Erscheinungen und in dieser Zeit (14 — 21. Tag) sterben viele **Kranke**; die Darmschleimhaut zeigt noch infiltrirte Peyer'sche Plaques, hauptsächlich aber im Abstossen begriffene und losgestossene Schorfe, bei vielen auch Lungenhypostase, oder es haben besondere Ereignisse, wie Darmblutungen, Perforation und dgl. zum Tode geführt.

§. 218. Oder aber — es entwickelt sich eine eigentliche z w e i t e K r a n k h e i t s p e r i o d e. Wo immer die oben angegebenen Erscheinungen der Wendung und des Nachlasses in auch nur wenig markirter Weise eintraten, da bezeichnen sie die Grenze zwischen erstem und zweitem Stadium. Wo aber schon im ersten Stadium sich irgend welche erhebliche Complicationen gebildet haben oder sich eben um die Zeit, wo die Wendung eintreten sollte, bilden, sei es auch nur ein sehr ausgebreiteter Catarrh mit starker Hypostase, da fehlen meistens die Zeichen des Nachlasses, frischeres Aussehen, blassere Haut, Schweisse, reichlicherer Urin, ganz, und die erste Periode geht, ohne äusserliche Marke, nur etwa nach der Krankheitszeit abzuschätzen, in die zweite über.

Dieser kommt im Allgemeinen der Character der Schwäche und Erschöpfung zu, angezeigt durch die unsicheren, zitternden Muskelbewegungen, das Herabrutschen im Bette, die Frequenz und Kleinheit des Pulses, den matten Blick, die Störung des Sensoriums; ebenso wird in keinem Falle jetzt mehr oder weniger Abmagerung vermisst; von den mehr specifisch typhösen Symptomen des Stupors, Schwindels, des Pulsus dicrotus laufen in nicht wenigen Fällen noch einzelne Reste in diese Periode herein. — Aber im Einzelnen gestalten sich die Erscheinungen sehr verschieden. Bald sind es die fortdauernden Verschwärungsprocesse im Darm oder die Erkrankungen der Mesenterialdrüsen, bald secundäre Blutalterationen, bald die schweren Störungen des Nervensystems, deren Ausgleichung gar nicht oder nur zögernd gelingt, bald vielerlei jetzt neu auftretende oder erst ihre Höhe erreichende, secundäre Localerkrankungen, die zu dem allgemeinen Schwächezustande hin noch je ihre einzelnen Symptome geben. Die schweren Erscheinungen des Torpors in den Centralnervenapparaten, die sinkende Kraft des Herzens, die gefährlichen Erscheinungen vom Kehlkopf, die Pneumonieen und grossen Hypostasen, die späteren Perforationen und Darmblutungen, der Decubitus mit seinen Folgen, die Pyämie, die metastatischen Processe aller Art (Parotis, Venengerinnsel, Gangrän der Extremitäten etc.), die extremen Grade der Anämie, die Nierenerkrankungen, die Oedeme, die frisch auftretenden Recidiven des Processes im Darme sind die häufigsten und wichtigsten unter den Processen, welche der zweiten Krankheitsperiode in den einzelnen Fällen ihren bezeichnenden Stempel aufdrücken. Dadurch werden die Fälle so verschieden, dass es nicht angeht, ein allgemein gültiges Krankheitsbild für die zweite Periode zu zeichnen; die einzelnen Phänomene werden weiter unten dem Leser vorgeführt und gewürdigt werden. Ebensowenig kann diesen Zuständen irgend eine bestimmte Dauer zugeschrieben werden; sie können in wenigen Wochen oder erst nach mehreren Monaten günstig oder ungünstig endigen. Wie häufig hier noch der tödliche Ausgang, wie mannigfaltig die Todesarten sein müssen, wird aus dem Gesagten erhellen.

§. 219. Die Periode der R e c o n v a l e s c e n z vom Ileotyphus schon nach einfachem Verlaufe, noch mehr wenn sie erst auf Umwegen nach einem ausgebildeten zweiten Krankheitsstadium erreicht worden ist, zeichnet sich aus durch lange Dauer bis zur vollständigen Wiederherstellung in integrum, durch die häufige Schwäche des Geistes, namentlich des Gedächtnisses,

oder wenigstens grosse psychische Ermüdbarkeit, durch die langdauernde
Kraftlosigkeit der Extremitäten, durch sehr regen Appetit, aber grosse Empfindlichkeit der Darmschleimhaut gegen leichte Diätfehler, durch langsam,
aber dann sehr lebhaft sich einstellendes Wohlgefühl. Das Körpervolum
stellt sich allmählig wieder vollständig her, nicht selten werden die Kranken stärker als zuvor (wohl durch die lange geistige und körperliche Ruhe
bei guter Esslust); die Epidermis erleidet zuweilen eine ausgedehnte Ab-
schuppung und häufig fallen die Haare aus. — Uebrigens ist die Reconvalescenz, deren Dauer zum mindesten auf 6 Wochen geschätzt werden
kann, in sehr vielen Fällen noch nicht ganz frei von Krankheitserscheinungen. Neuralgieen, Sinnesstörungen, Anästhesieen, Paresen, chronische
Verdauungsbeschwerden sind die häufigsten rückbleibenden Störungen;
neue, wie Tuberkulose, können sich entwickeln. Auch diess alles wird
unten weitere Erörterung finden.

2) Uebersicht des Leichenbefundes.

§. 220. Die Veränderungen in den Solidis, die dem Ileotyphus-
processe selbst zukommen, finden sich im Dünndarm und den Mesenterialdrüsen, sodann in der Milz, endlich in der Bronchialschleimhaut. Wenn
der Tod in der ersten Periode der Krankheit erfolgt, so ist es die Regel,
dass nichts Anderes als eben diese Veränderungen in der Leiche angetroffen werden; ist der Tod nach der vierten Woche eingetreten, so finden sich in der Mehrzahl der Fälle auch in den Solidis die Veränderungen, welche den §. 214. aufgeführten secundären Processen entsprechen.
So lässt sich im Allgemeinen ein durchgreifender Unterschied zwischen
dem Leichenbefunde der ersten und zweiten Periode angeben, den wieder
H a m e r n y k zuerst recht treffend geschildert hat; in den einzelnen Fällen
findet man freilich diese Differenzen bei weitem nicht jedesmal gleich characteristisch ausgesprochen.

§. 221. Die Leichen der in der e r s t e n P e r i o d e Gestorbenen zeigen noch volle Formen, starke Todtenstarre, dunkles Colorit der Haut,
ausgebreitete, tief gefärbte Todtenflecke, trockene, dunkle Musculatur. —
Das Hirn ist fest und trocken, mit dunklen Blutpunkten auf der Schnittfläche. Die Bronchialschleimhaut ist in verschiedenen Graden geröthet, in
den Bronchien findet sich zäher eiweissartiger oder eitriger Schleim oder
wässerige Flüssigkeit. Die Lungen zeigen auf dem Durchschnitt dunkle,
dickflüssige Blutpunkte, oft in den hintern und untern Parthieen mässi
Hypostase, auch zerstreute atelectatische Stellen. — Das Herz zeigt kei
Veränderung; das Blut ist meist dunkel, lockergeronnen oder dickflüss
mit oder ohne geringe, schlaffe Fibrinausscheidung. — Die Leber ist
der Mehrzahl der Fälle blutarm und schlaff. — Die Milz ist geschwe
ihre Hülle gespannt, turgescent, das Gewebe sehr blutreich, dunkel, lock
zerdrückbar, mit sehr deutlichen Malpighischen Körpern, oder zerfliessen
weich, ohne deutliches Vortreten der letzteren (cadaveröse Veränderung?).
Die Magenschleimhaut ist normal oder zeigt frischen Catarrh, oft auch ei
dunkle (Leichen-) Stase im Fundus. — Der Darm zeigt mehr oder we
ger Meteorismus; das Ileum ist zum Theil ins Becken herabgesunken,
enthält viele gelbliche Flüssigkeit. Die Mucosa zeigt zuweilen einen dick
Schleimbeleg; im Endstück des Ileum, auch im Coecum und obern Col
findet sich die (§. 219 näher zu beschreibende) Affection der Peyerschen u
der Solitärdrüsen im Stadium der Infiltration und Verschorfung, zunäcl
der Klappe auch schon in Verschwärung. — Die diesem Darm-Abschr
entsprechenden Mesenterialdrüsen sind stark geschwollen, blutreich od

mehr blass und von markiger Consistenz. — Harn- und Geschlechtsapparate zeigen keine Veränderung. —

§. 222. Ist der Tod in der zweiten Periode erfolgt, so zeigen die Leichen mehr Abmagerung; die allgemeinen Decken sind blasser, die Todtenflecken geringer, die Muskulatur feuchter und blasser. Die Haut zeigt oft ausgebreiteten Decubitus, Petechien, Eiterbläschen; die Parotis findet sich zuweilen vereitert oder doch infiltrirt. — Das Hirn ist weniger fest, oft stark serös durchfeuchtet. Am Kehldeckel und im Kehlkopf findet sich öfters Verschorfung und Verschwärung. Die Bronchialschleimhaut bietet noch reichlichen Catarrh mit eitrigem oder serösem Secret; die Hypostasen an der Lunge und die atelectatischen Stellen sind ausgebreiteter, wahre Hepatisationen, lobulär oder lobär, sind häufiger; das Herz ist welker, das Blut sparsamer, dünnflüssiger, blasser als zuvor und es finden sich reichlichere und derbere Fibringerinnungen. — Die Leber ist schlaff oder normal; die Milz ganz oder zu grossem Theile wieder abgeschwollen, ihre Hülle gerunzelt, ihr Gewebe blasser, welker. Der Darm ist mehr oder minder meteoristisch ausgedehnt, die Schleimhaut des untern Ileum oft in mässigem Grade grau pigmentirt; die Peyer'schen Platten und die Solitärdrüsen zeigen gereinigte Geschwüre und sehr häufig an einzelnen Stellen beginnende Vernarbung. Die Mesenterialdrüsen sind nur noch mässig oder gar nichtmehr vergrös sert, schlaffer, zäher, oft grau pigmentirt. — In den Nieren findet sich zuweilen diffuse Infiltration. — Mässige seröse Ergüsse ins Bindegewebe oder die serösen Säcke sind zuweilen vorhanden. —

Bei der Betrachtung der einzelnen Phänomene und Veränderungen werden die einzelnen Modificationen und Besonderheiten des hier nur übersichtlich Angegebenen näher ausgeführt werden. Zunächst werden die Veränderungen im Darm, die eine so wesentliche Stelle in der Ileotyphus-Erkrankung einnehmen, im Detail zu betrachten sein. —

§. 223. Der Dünndarm und zwar in der ungeheuren Mehrzahl der Fälle das Endstück des Ileum enthält diese characteristischen Verändernngen. Der Process daselbst besteht in einer eigenthümlichen Infiltration der Peyerschen Drüsen und der solitären Follikel, welche entweder mit baldiger rückschreitender Metamorphose und Resorption endigt oder zu Verschorfung und Geschwürsbildung führt, der zuletzt Vernarbung folgt. Dieser Process ist fast immer im untersten Abschnitte des Ileum, unmittelbar über der Klappe am stärksten entwickelt und nimmt nach oben an Intensität successiv ab; es scheint auch, dass er unten beginnt und sich allmählig nach oben verbreitet; denn man findet auch fast immer jene untersten Peyer'schen Platten in ihren pathologischen Metamorphosen am weitesten vorgeschritten.

Die „Infiltration" erscheint im frischen Zustande für das blosse Auge als eine den Solitärfollikel, eine ganze Peyer'sche Platte oder einen Theil einer solchen betreffende Schwellung. Diess beruht wieder auf der Anwesenheit einer grauweissen Masse von markiger Consistenz, die bald mehr submucös, bald in die Mucosa der betreffenden Stellen aufgenommen, die Drüse oder den Drüsenhaufen gleichmässig füllt und umgiebt. Die Schwellung durch diese Ablagerung ist nicht auf die Drüsenfollikel allein beschränkt, sondern betrifft auch jedenfalls die die Follikel zunächst umgebenden Gewebe, findet sich aber auch häufig im Gewebe der Schleimhaut, wo gar keine Drüsen mehr sind (namentlich unmittelbar an der Klappe wird nicht selten in weiter Umgebung des dort gelegenen grossen Drüsenkörpers auch die Schleimhaut in toto infiltrirt; dasselbe ist der Fall bei dem exceptionellen Typhus im Jejunum) und greift ganz gewöhnlich im

Bereiche eines Drüsenhaufens tief ins submucöse Gewebe, in die Muskel-
haut und mit kleinen zum Theil mit freiem Auge nicht mehr sichtbaren
Heerdchen bis ins subseröse Gewebe und auf den Peritonäalüberzug des
Darms (Gluge, Heschl).

Microscopisch betrachtet besteht die „Infiltration" von Anfang an aus
ungemein reichlichen Kernbildungen mit nur wenigen Zellen, welche vor
allem die Höhle der Follikel füllen, aber auch in deren nächster und weiterer Umgebung sich angehäuft finden. Nachdem man in der Anschauung
der bis in die neueste Zeit und bei Vielen noch heute gültigen Exsudat-
lehre in diesen Kern- und Zellenbildungen die Organisation eines zuvor gesetzten amorphen (mehr oder weniger specifischen) Exsudats erblickt hatte,
wurde vor einigen Jahren zuerst von Virchow eine andere Betrachtungsweise der Sache aufgestellt. Insoferne sich die „Infiltration" als etwas gleich von vorn herein durchaus Organisirtes zeigt und insoferne ihre
neuen Zellen und Kernbildungen identisch erscheinen mit denen des normalen Inhalts der Solitär- und Peyerschen Follikel, betrachtet er den Process, soweit derselbe in den Follikeln vor sich geht, als eine Art acuter
Hypertrophie der präexistirenden, normalen Elemente; die in näherer oder
weiterer Umgebung der Follikel erfolgenden Neubildungen betrachtet er
nach einer neuesten Aeusserung*) als Ergebnisse einer Hyperplasie der
Bindegewebskörperchen des umgebenden Bindegewebes. — Für die clinische Auffassung des Typhusprocesses sind diese Differenzen der Anschauung bis jetzt noch nicht von grosser Wichtigkeit; auch bei der
letztern Ansicht wird ja sicher eine weitere, als bloss locale Begründung dieser hyperplastischen Processe zugegeben. Anerkannte Thatsache
ist, dass die neugebildeten Elemente entweder durch Fettmetamorphose
wieder untergehen und unmerklich verschwinden oder dass die „Infiltration" in grösseren zusammenhängenden Massen nebst den in sie eingeschlossenen Gewebsbestandtheilen necrosirt und abgestossen wird.

§. 224. Die Schwellung der Drüsen durch die genannten Processe
erfolgt Anfangs unter lebhafter allgemeiner Hyperämie des betreffenden
Darmstückes, Tränkung der Darmhäute mit einem flüssigen Exsudate und
Losstossung der Epithelien, d. h. unter acutem Catarrh. Die Hyperämie
mässigt sich bald wieder, verschwindet entweder ganz oder findet sich
nur noch im Umkreis der erkrankten Drüsen als strotzend gefülltes Ge-
fässnetz. — Erfolgt der Tod im Ileotyphus sehr frühzeitig, so findet man
eben im Ileum den frischen Catarrh, die geschwollen prominirenden, oft
annähernd pilzförmigen, d. h. oben über ihre Basis herausragenden, von
der unversehrten Schleimhaut bedeckten Peyerschen Platten und die pu-
stelförmig vortretenden Solitärfollikel. — Die Zahl der veränderten Platten
ist sehr verschieden, es können nur 2 oder 3, es können 40 bis 50 befallen sein. Auch zeigt das Ansehen der erkrankten Drüsenhaufen in den
einzelnen Fällen vielerlei Abweichungen. Namentlich kommen alle Grade
von Stärke der Infiltration vor, von dem Zustande, wo bei sehr copiöser,
gleichmässiger und starrer Ablagerung der ganze Drüsenkörper eine mas-
sige, derbe, mehrere Linien hohe, von der umgebenden Schleimhaut steil
ansteigende Erhebung bildet (harte Platten der Franzosen), bis zu den
geringern und unbedeutendsten Graden der Infiltration, wo sich nur leichte
Hervorragung einzelner Follikel eines Haufens oder einige Wulstung des
Zwischengewebes findet (weiche Platten). Bei der letztern Form dauert
meistens die Hyperämie in der Platte selbst länger, sie erscheint noch spät

---

*) Wiener Med. Wochenschr. 1856. 1. 2.

violettroth, während die stark infiltrirten Drüsen bald erbleicht, hell von der mässig gerötheten Schleimhaut sich abheben. — In nicht wenigen Fällen auch kommt das areolirte, reticulirte (netzförmige) und das löchrige Ansehen der Drüsenhaufen vor. Diese Beschaffenheit kann schon durch eine sparsame und sehr ungleichmässige Infiltration entstehen, ist aber offenbar viel häufiger secundär, beruht dann auf theilweiser Resorption der Ablagerung und auf dem Platzen vieler Drüsenfollikel. Sie bezeichnet einen geringern Grad und eine günstigere Art von Veränderung als die Verschorfung, findet sich zuweilen an allen überhaupt erkrankten Platten, zuweilen nur an einzelnen (neben Verschorfung an anderen), namentlich an den am weitesten nach oben gelegenen. —

§. 225. In sehr vielen Fällen aber, namentlich bei reichlicherer Ablagerung, mit welcher Schleimhaut und submucöses Gewebe ganz verschmolzen sind, kommt es zur Verschorfung durch im Zusammenhang erfolgende Necrose der Infiltration und der eingeschlossenen Gewebsbestandtheile. Die Verschorfung betrifft oft nur kleine und oberflächliche Stellen einer infiltrirten Platte, oft geht sie in ihrem ganzen Umfange und bis in die ganze Tiefe, wohin die Ablagerung reichte, namentlich bis auf die Muscularis hinunter, vor sich. Indem sich die Schorfe vom Rand und vom Grunde loslösen und abfallen, entsteht das typhöse Darmgeschwür; dasselbe hat dem Gesagten zu Folge bald die Grösse und elliptische Form der ganzen Peyerschen Platte, bald finden sich auf einer solchen nur einzelne kleine Geschwürsflächen; auch blosse kleine Arosionen kommen häufig auf der infiltrirten Platte vor, welche von der bedeckenden Schleimhaut allein ausgehen. An den Solitärfollikeln geht der gleiche Process vor sich, sie werden zu runden, hanfkorn- bis erbsengrossen Geschwüren. — Sehr selten ist es, dass das typhöse Darmgeschwür sich nachträglich durch Ulceration der nächsten Umgebung über seine ursprüngliche Grenze ausdehnt und dass hierdurch mehrere Geschwüre zusammenfliessen; sehr selten auch findet auf der Geschwürsfläche Eiterung oder Jauche-Produktion statt; selten bleiben Grund und Ränder einzelner Geschwüre injicirt und leicht blutend (erethisches Typhusgeschwür einzelner Anatomen). Bei weitem am häufigsten erfolgt mit vollständiger Abstossung der Schorfe auch die Reinigung der Geschwürsfläche und die Heilung beginnt alsbald unter Verwachsung des losen Schleimhautrandes mit dem Geschwürsgrunde, der sich mit einem, wie vom Rande hereinwachsenden, Serosa-ähnlichen Häutchen überzieht. Eine niemals constringirende, als flachere, plattere, gefässärmere, meistens grau bis schwarz pigmentirte, zuweilen aber auch pigmentlose Depression erscheinende Narbe bleibt zurück. — Während des bestehenden und in Heilung begriffenen Geschwürs kann der Catarrh des Ileums andauern oder schwinden; war die Hyperämie dabei langwierig und bedeutend, so bleibt die Schleimhaut in grossem Umfang grau pigmentirt zurück.

Für den Ablauf aller dieser Veränderungen lässt sich keine ganz bestimmte Zeit in Tagen angeben; um so weniger, als ja Verschorfung, Geschwürsbildung etc. in einem und demselben Darm an den einzelnen Drüsenhaufen nicht ganz gleichzeitig vor sich gehen. Ganz im Allgemeinen kann man sagen, dass der ersten Periode die Infiltration und Verschorfung entspricht, insofern man, wenn der Tod zwischen dem 12. — 21. Tage erfolgt, in der Regel nur erst ganz wenige gereinigte Geschwüre, meistens nur infiltrirte Platten mit noch festsitzenden oder der Abstossung nahen Schorfen findet; blosse Infiltration kann sich aber in einer späteren Zeit immerhin noch an vielen Platten finden, theils wenn bei diesen nicht Ver-

schorfung, sondern Resorption eintritt, solche aber zögert, theils in Folge
später wiederholter frischer, recidiver Drüsen-Erkrankung. Die Angaben,
wo schon am 7. Tage sich Geschwüre gefunden haben sollen, lassen Zweifel
in Bezug auf die richtige Bestimmmung der Krankheitsdauer zu. Die Periode
des bestehenden Geschwürs und seiner gänzlichen Heilung kann fast auf
das Doppelte der Zeit der Infiltration und Verschorfung geschätzt werden. —

§. 226. Eine Fortsetzung des Processes vom Endstück des Ileum
auf den obersten Abschnitt des Dickdarms findet in vielen Fällen statt;
es sind dort die Solitärdrüsen, die befallen werden und Alles geht bei ihnen in gleicher Weise vor sich wie im Dünndarm. Die Frequenz' der
Mit-Erkrankung des Dickdarms scheint in den verschiedenen Epidemieen
sehr verschieden ; ich habe viele anatomische Statistiken hierüber verglichen; einzelne geben die Dickdarmerkrankung in über der Hälfte, andere
in nur ⅓, ja in nur ⅕ der Fälle an. — Ganz exceptionell, ja die grössten,
nur in starken Epidemieen vorkommenden Seltenheiten sind solche Fälle,
wo bei ganz freigebliebenem Ileum nur der Dickdarm, und zwar in der
grössten Ausdehnung, von der Klappe bis zum After, Sitz der typhösen
Erkrankung geworden ist; ebenso selten kommt es vor, dass der typhöse
Process, auch mit Umgehung des Ileum, sich nur im Jejunum und im
Duodenum, selbst noch zum Theil im Pylorus-Magen entwickelt, wie Dittrich und Hamernyk diess beschrieben haben. Die Infiltration kann
dort natürlich keine Peyer'schen Drüsen betreffen, sondern nnr Solitärfollikel
und die Schleimhaut und das submucöse Gewebe selbst; diess geschieht dann
in der Richtung der Darmfalten, so dass in diesem Falle zuweilen förmliche
Gürtelgeschwüre entstehen sollen. Dieselben Beobachter haben selbst einzelne
Fälle gesehen, wo die Drüsen-Infiltration ganz allgemein und stark entwickelt vom Duodenum bis ins Rectum reichte und der Tod rasch unter
Cholera-artigen Erscheinungen erfolgte. — Trotz ihrer grossen Seltenheit
haben alle diese Ausnahmsfälle ein nicht geringes theoretisches Interesse;
sie scheinen zu zeigen, dass es nicht bloss die specifischen Bau- und
Functionsverhältnisse der Drüsenhaufen sind, die den Process auf den Darm
determiniren, dass nicht immer gerade im Ileum die speciell den Darm lä-
direnden Einwirkunken, geschehen diese örtlich oder vom Blute aus, erfolgen, und dass einzelne Versuche, den Typhusprocess im Darm aus bestimmten, dem Ileum speciell zukommenden anatomischen Eigenthümlichkeiten, z. B. in der Gefässanordnung, zu erklären, nicht richtig sein können. In practischer Beziehung müssen diese Fälle da, wo man keine entsprechende Veränderung im Ileum findet, auch auf den obern Dünndarm
aufmerksam machen. In allen grossen Epidemieen finden sich einzelne
Fälle, die den Symptomen nach sich ganz als Ileotyphus präsentiren, aber
an der Leiche keine erheblichen Veränderungen, höchstens Catarrh im
Ileum zeigen. Hat ein solcher Fall viel Exanthem gezeigt, so kann man
geneigt sein, ihn als exanthematischen Typhus (Fleckfieber) zu betrachten und daraus weitere Schlüsse über die innere Identität beider Krankheiten zu ziehen. Man wird hier zum mindesten zuvor den g a n z e n
D a r m untersucht haben müssen, ehe man sich über das Fehlen jeder Darm-
Veränderung ausspricht. —

§. 227. Gleichzeitig mit den beschriebenen, gewöhnlichen Processen im
Dünndarm gehen an den M e s e n t e r i a l d r ü s e n entsprechende Veränderungen vor sich und zwar wieder so, dass fast immer die der Bauhini-
schen Klappe zunächst gelegenen Drüsen am stärksten erkranken. Sie schwellen, indem sie meist unter anfänglicher lebhafter Hyperämie eine Infiltration
gleicher Art (massenhafte Entwicklung von Zellen und besonders Kernen

nach dem Typus ihrer physiologischen Gewebsbestandtheile) erleiden.
Sie sind dann von blass- oder blaurothem, später grauröthlichem oder
weisslichem, speckig-markigem Ansehen und erreichen um die Zeit der
Schorfbildung im Darm ihr grösstes Volum. Später findet man in ihnen
nicht selten einzelne, gelbe, mürbe, etwas käsige Stellen eingesprengt, oder es kommt zu stellenweiser Eiterung in einzelnen Drüsen.
In der Regel aber erfolgt einfache Rückbildung während der zweiten Periode der Krankheit und die Drüsen werden nach später erfolgtem Tod
meistens klein, zäh, dunkelpigmentirt gefunden. —
    Dass die Mesenterialdrüsen nur ganz secundär vom Darm aus, durch
Resorption aus den Darmdrüsen, erkranken, ist nicht besonders wahrscheinlich. Zwar entspricht beim gewöhnlichen Verhalten die stärkste
Erkrankung an ihnen dem Orte der stärksten Erkrankung der Darmschleimhaut und in jenen Ausnahmsfällen, wo die obere Dünndarm- oder wo
die Dickdarm-Schleimhaut überwiegend befallen ist, wird die Infiltration
auch in den diesen Stellen correspondirenden Gruppen von Gekrösdrüsen
überwiegend angetroffen. Aber hieraus geht doch zunächst nur hervor,
dass ein oder der andere Bereich des Darmes und der Gekrösdrüsen in
der Regel mit einander erkranken, und es giebt andererseits auch
Fälle, wo bei ganz unbedeutender, ja wenigstens für das blosse Auge ganz
fehlender Infiltration in der Darmschleimhaut die Mesenterialdrüsen sich
sehr bedeutend afficirt finden. Auch die Bronchialdrüsen zeigen ja im Ileotyphus zuweilen eine substantive, auf eine peripherische Erkrankung in
ihrem Lymph-Strom-Gebiete nicht wohl zurückzuführende Erkrankung gleicher Art wie die Gekrösdrüsen; noch deutlicher ist diess bei den Retroperitonealdrüsen (ja sehr selten sogar den Inguinal- und Halsdrüsen), die
in einzelnen Fällen die markige Infiltration ohne allen nachweisbaren peripheren Anlass in ausgezeichneter Weise darbieten. —

    §. 228. Die vielerlei Ereignisse, die sich im Lauf des Typhus auf
der erkrankten Darmschleimhaut weiter zutragen können, die mancherlei
Abweichungen, die dadurch auch das anatomische Bild der Krankheit
darbieten kann, werden besser der speciellen Betrachtung vorbehalten.
Einige wenige Bemerkungen aber über das Verhältniss der Darmerkrankung zum Gesammtprocesse mögen noch hier ihre Stelle finden. —
    Die Auffassung des Ileotyphus als einer einfachen primären Darm-
erkrankung (Gastro-Enteritis), die Herleitung des ganzen Symptomencom-
plexes aus solcher als eigentlichem Sitz und Ausgangspunkt des Processes,
die weitere Ansicht, dass die im engeren Sinne typhösen Symptome durch
Resorption von Fäulnissproducten auf der Fläche der Darmgeschwüre
entstehen — diess alles gehört nur noch der Geschichte der (französischen) Medicin an. — Der Process im Darm ist ja zuweilen kaum angedeutet; die Heftigkeit der Allgemein-Symptome steht in keinerlei constantem Verhältnisse zu seiner Entwicklung und Ausbreitung, jene kann
sehr bedeutend sein bei geringfügiger Darmdrüsenerkrankung, und umgekehrt; die typhösen Symptome sind ja lange schon vorhanden, ehe die
Drüsen ulcerirt sind und finden sich ebenso, wenn die Infiltration ohne
Verschwärung rückgängig wird; der ganze Process schon anatomisch betrachtet, zeigt jedenfalls Eigenthümlichkeiten, welche ihn weit von blosser „Enteritis" unterscheiden. — Andere haben — und auch in neuester Zeit wieder — versucht, die Darmveränderung in das Verhältniss zu
dem Processe zu setzen, dass die veränderte (scharfe, putride oder wie
immer lädirend gedachte) Galle die krankmachende Wirkung auf die
Darmschleimhaut ausübe. Diese der alten Humoralpathologie entlehnte

Vorstellung ist zwar nicht als eine unfruchtbare, aber jedenfalls als eine gänzlich hypothetische und jedes näheren Nachweises entbehrende zu betrachten. — Mir scheint der keineswegs neue, manchen Missbrauchs fähige und in der That mehrfach gemissbrauchte Vergleich der Drüsenerkrankung des Darmes mit den acut-exanthematischen Processen auf der Haut das Verhältniss der Darmerkrankung zu dem Allgemeinleiden nicht unpassend auszudrücken. Es ist diess eine Deutung der Sache aus Analogie, keine Erklärung; eine wirkliche (mechanische) Erklärung, wie die Drüsenerkrankung zu Stande kommt, lässt sich für jetzt überhaupt so wenig, als für andere Krankheiten geben. Aber jene Analogie scheint mir eine im Wesentlichen annehmbare und ich möchte selbst (vergl. §. 147) die Parallele dahin ausführen, dass beim Ileotyphus wie bei den Pocken, der Process sowohl (selten) örtlich, als (gewöhnlich) vom Blute oder überhaupt von einem Allgemeinleiden aus bedingt werden kann. Allerdings ist der Unterschied wohl zu beachten, dass bei den Pocken die Intensität der Gesammterkrankung durchschnittlich der Menge des Exanthems, dem Grade der Hauterkrankung parallel geht, während beim Ileotyphus diess eben nicht stattfindet. — Denn für entschieden falsch müssen wir die in neuerer Zeit öfters geäusserte Ansicht halten, dass die starke Darmerkrankung, die man beim Ileotyphus in den Leichen findet, eigentlich nur etwas Ausserordentliches und Exceptionelles, hauptsächlich schweren, ungünstig ablaufenden Fällen Zukommendes sei und dass bei den gewöhnlichen leichteren und mittelschweren Fällen die Peyer'schen und Solitärdrüsen nur ganz unbedeutend, kaum andeutungsweise erkrankt sein dürften. Hiergegen sprechen mit grösster Bestimmtheit die Fälle, wo bei leichtestem Verlaufe der Krankheit (unter dem Bilde eines gastrischen Fiebers) plötzlich an einem Geschwüre, durch Umstände, die man gewiss sehr häufig als zufällig betrachten muss, Perforation eintritt und dann sehr ausgebreitete Geschwüre gefunden werden; hier sind also symptomatisch leichte Fälle von sehr bedeutender Erkrankung der Darmschleimhaut begleitet gewesen; dass auch das Gegentheil vorkommt, wurde schon bemerkt. —

Die Analogie des Ileotyphus überhaupt mit den acuten Exanthemen lässt sich gewiss nach allen Seiten rechtfertigen. Das einleitende, gewiss in der ungeheuren Mehrzahl der Fälle der Darmerkrankung vorausgehende Fieber, der cyclische Verlauf des specifischen Processes, die weiteren, aus diesem, sei es aus der Blutsveränderung, sei es aus der Intensität des Fiebers, aus den tief gestörten Circulations- und namentlich Secretionsverhältnissen, aus der ganz veränderten Nervenfunctionirung sich entwickelnden, eigenthümlichen secundären und Folge-Leiden sind in hohem Grade übereinstimmend. Indem man diese Analogie des ganzen Typhusprocesses mit dem Processe der exanthematischen Fieber anerkennt, braucht man allerdings noch nicht auch die Analogie zwischen der Erkrankung der Darmschleimhaut bei jenem mit der Haut bei diesen zuzugeben; man könnte auch den Ileotyphus als durch sein Exanthem den exanthematischen Fiebern analog betrachten. Mir scheint indessen das Exanthem in dieser Krankheit in einem viel loseren Verhältnisse zu dem Ganzen der Erkrankung zu stehen, als die Darm-Affection und ich glaube, dass man nur gezwungenerweise auf die unregelmässig ausbrechenden, meistens so sparsam vorhandenen, überhaupt inconstanten und auch bei anderen Infectionskrankheiten zuweilen vorkommenden Roseolaflecken hin den Ileotyphus für ein exanthematisches Fieber (wie das Fleckfieber) erklären könnte. —

Uebrigens sei schliesslich noch darauf hingewiesen, dass auch bei anderen Infectionskrankheiten, namentlich beim Scharlach, die Dünndarmdrüsen nicht selten erkranken. Zwar werden sie dort nie markig infiltrirt und necrosiren nie, aber in manchen Fällen sind sie doch so geschwellt und den reticulirten Typhus-Platten so gleich, dass sie von diesen nicht bestimmt unterschieden werden könnten. Hieraus erhellt eine gewisse Beziehung mehrer specifischer Allgemeinerkrankungen zu diesen in ihren Functionen noch räthselhaften, wahrscheinlich als Theile des Lymphsystems (Brücke) zu betrachtenden drüsigen Organe, wie denn auch die durch directe putride Blutvergiftung gesetzte Allgemeinerkrankung dieselben in auffallender Weise' afficirt (s. oben).

3) Analyse der einzelnen Phänomene.

§. 229. 1) Chronologie der Krankheit. Da der Ileotyphus einen, besonders in den febrilen Erscheinungen deutlichen cyclischen Verlauf macht und der Process eine beschränkte Dauer hat, so ist es wichtig, wo möglich stets genau zu wissen, in welcher Zeit der Krankheit man ist. Von wann an soll nun der Beginn des Typhus datirt werden? — Das im Allgemeinen richtige Princip ist gewiss, vom Beginn des Fiebers an zu rechnen und die, noch ganz afebrilen, zuweilen Tage und Wochen — in einzelnen seltenen Fällen Monate lang dauernden Prodromalbeschwerden von der Rechnung auszuschliessen. Wäre vom ersten Beginn der Krankheit an eine Bestimmung der Temperatur möglich, so gäbe diese den werthvollsten Anhaltspunkt; vom Tage, wo sich die Körperwärme zuerst erhöht zeigt, ist der Beginn zu rechnen. Allein diese Bestimmung des Anfangs ist wohl fast nie möglich, man ist fast immer auf Bestimmung der Eintrittszeit der subjectiven Fiebersymptome angewiesen und unter diesen hat das erste Frösteln und der erste Eintritt einer grösseren Ermattung den grössten Werth, schon viel weniger der Kopfschmerz, der zuweilen lange vor allen Fiebersymptomen in sehr lästigem Grade, aber allerdings nicht andauernd, dem Typhus vorausgeht. Also nicht der stärkste Frost, noch weniger, wenn sich das Frieren wiederholte, der letzte, sondern der erste Frost wird als Anfangspunkt zu betrachten sein. Nur in Ausnahmsfällen, nämlich bei sehr sensibeln Individuen, welche sich gar keinen Zwang aufzulegen brauchen, wird man den Tag, wo sie zuerst sich zu Bette legten, als Anfangstag betrachten können, bei den Kranken der Hospitäler würde diese Rechnung wohl nie richtig sein; die grosse Mehrzahl aller Kranken wird erst nach dem dritten Tage des Krankseins, oft viel später anhaltend bettlägerig. Sehr häufig ist es aber auch nicht möglich in dieser Weise nach dem Eintritt der subjectiven Fiebersymptome einen Anfangstag zu eruiren; sie treten eben oft allmählig und verzettelt auf, die Kranken erinnern sich nicht genau, das Frieren fehlt ganz, physiologische Vorgänge, welche Unwohlsein bedingen können, wie die Menses u. dgl. collidiren u. dgl. In diesen sehr häufigen Fällen ist nur eine annähernd richtige Chronologie der Krankheit — nicht auf den Tag, aber doch auf die Woche hin — möglich. — Es gibt aber auch Fälle, wo als erstes Krankheitsphänomen etwas Bauchschmerz und Diarrhoe eintritt und erst einige Tage nachher die subjectiven Fiebersymptome sich einstellen; hier wäre es gezwungen, jene erste Zeit, wo ein so wichtiges, schon die typhöse Localerkrankung andeutendes Symptom besteht, von dem Beginne des Typhus ausschliessen zu wollen, man muss also in derlei Ausnahmsfällen die Krankheitsdauer auch länger als vom Beginn des Fiebers an rechnen.

§. 230. 2) Febrile Erscheinungen. Bei einer so wesentlich
fieberhaften Krankheit, wie der Typhus, geben die febrilen Symptome
selbst den werthvollsten Massstab für die Intensitätsverhältnisse und die
Wendungen des Processes in den concreten Fällen. Das Fieber beherrscht
zu grossem Theile die Situation, es kommt in der bedeutenden Mehrzahl
der Fälle, ehe sich Zeichen der örtlichen Processe nachweisen lassen, es
führt häufig durch seine Intensität zum Tode in der ersten Periode; in seiner Zu- und Abnahme tritt der cyclische Verlauf der Gesammterkrankung
am deutlichsten dem Beobachter entgegen. Dies gilt besonders für die
erste Periode, wo das Fieber in den reinen Fällen etwas sehr Regelmässiges und Typisches hat; in der zweiten ist es irregulärer, gibt aber
desshalb nicht minder wichtige prognostische und therapeutische Anhaltspunkte. Im Allgemeinen zeigt das Fieber im Typhus in ausgezeichnetem
Masse den remittirenden Charakter und zwar in beiden Perioden;
die Exacerbation tritt fast immer Abends, die Remission Morgens ein.
Gleichmässig anhaltendes Fieber ist immer nur vorübergehend. Der Grund
dieses Verhaltens ist ganz unbekannt. Die Beschaffenheit der Temperatur, des Pulses und der Haut ist es vorzüglich, nach dem wir das Fieber beurtheilen.

§. 231. a) Temperatur-Verhältnisse *). Im Typhus werden
durchschnittlich zwar hohe, febrile Temperatursteigerungen beobachtet, doch
scheint er hierin noch von einzelnen Fällen intermittirender Fieber und acut-
exanthematischer Erkrankungen übertroffen zu werden. Nur selten erreicht,
die Abendtemperatur 42° C., in vielen Fällen kommt sie im ganzen Verlaufe der Krankheit nicht bis auf 41°; in fast allen Fällen aber erreicht
oder übersteigt sie wenigstens an einzelnen Tagen 40.0°; das Maximum
der Morgentemperatur nähert sich in einzelnen Fällen mit 40,5—41,2° dem
der Abendtemperaturen; aber in der grossen Mehrzahl der Fälle steigt
Morgens die Temperatur im ganzen Verlaufe niemals über 40° und nicht
selten sind die Fälle, wo sie gar nie diese Zahl erreicht. Wenn die
Symptome sich im Ganzen sehr milde zeigen, ist durchschnittlich auch
die Temperaturerhöhung eine nur mässige; ein Kranker meiner Klinik, bei
dem der Typhus unter dem Bilde eines mässigen gastrischen Fiebers ver-
lief, hatte nie eine höhere Abendtemperatur als 39,6 gehabt, bis mit dem
Eintritt der Perforation schnell die Wärme bedeutend stieg. Vollkommen
bestätigt fand ich in meinen Fällen den von Thierfelder aufgestellten Satz,
dass starke Morgenremissionen, um 1 — 2° (und darüber, wie öfters vorkommt) nur leichteren und mässig schweren Fällen zukommen, und dass
sehr hohe Abendtemperaturen neben bedeutenden Morgenremissionen besser ertragen werden, als weniger hohe Abendtemperaturen mit geringen
Morgenremissionen, mit solchen z. B., wo der Unterschied kaum $^1/_2$ Grad
beträgt. Steil ansteigende und sinkende Temperaturcurven im Höhestadium
geben also durchschnittlich eine günstige Prognose des Gesammtverlaufs,
so weit überhaupt auf ein einzelnes Zeichen im Typhus etwas gegründet
werden kann. —

§. 232. Der Gang der Temperatur im Ganzen ist nun in der
ersten Periode folgender: In den ersten 3—5 Tagen der Krankheit —

---

*) Dem Folgenden sind 20 Typhusfälle meiner Klinik nebst den Mittheilungen von
v. Bärensprung, Traube, Zimmermann und besonders von Thierfelder zu Grunde gelegt.

vom Eintritt des Fiebers an gerechnet — steigt die Temperatur, meist mit täglichen Remissionen, allmählig, ziemlich langsam, bis die Abendtemperatur von 40°—41,5° erreicht wird, wornach denn in den leichten und mittelschweren Fällen oft ein kleiner Nachlass in der Morgen- und Abendtemperatur folgt (Thierfelder). Dieser wird schnell wieder überschritten und von jetzt an bleibt die Temperatur bis gegen Ende der ersten Periode, also am häufigsten etwa 14 Tage, in andern Fällen kürzer, in andern 3 Wochen lang anhaltend, so erhöht, dass jetzt, bald früher bald in der Mitte, bald gegen das Ende dieses Höhestadiums das Maximum erreicht wird und sich die Temperatnr eine gewisse Zeit, meist bloss einige Tage, in nächster Nähe dieses Maximums, doch immer mit täglichen Remissionen, hält. Je länger dieses Höhestadium dauert, je höher die Temperatur ist, je geringer die täglichen Remissionen ausfallen, um so schwerer ist der Verlauf. Nach verschiedener Dauer, um den 14., 16., 20—23. Tag der Krankheit, selten noch später fängt die Eigenwärme an abzunehmen und diese Ermässigung, welche besonders deutlich in der Morgenremission sich zeigt, dauert langsam sich fortsetzend, einige bis zu 8 und 12 Tagen. Dieser allmähligen Abnahme folgt dann — und dies bildet erst den Schluss des ganzen Höhestadiums — ein noch schnelleres, gleiches Sinken der Temperatur, so dass sie vollends in 1—3 Tagen bis in die Nähe der Normaltemperatur oder auf diese selbst herabsinkt.

Dieser Gang der fieberhaften Temperaturerhöhung entspricht ganz dem Verlauf der übrigen Erscheinuvgen der ersten Periode bei regelmässiger Entwicklung, der anfangs mässigen und allmähligen Zunahme in der Pulsfrequenz, in der Trockenheit der Schleimhäute und in allen übrigen Symptomen, ihrer Acme vom Ende der ersten bis in die 3. Woche oder noch über deren Ende hinaus. Die Zeit der Temperaturermässigung entspricht den beginnenden sogenannten critischen Erscheinungen (der Schweiss- und der Urinvermehrung), die Zeit des rascheren und definitiven Sinkens auf die Normaltemperatur der vollkommenen Veränderung des Aussehens der Kranken, dem Verschwinden der Milzschwellung, der gänzlichen Aenderung im Charakter der Stühle etc. Kurz, beim regelmässigen Verlauf des Typhus spiegelt sich die entscheidende Wendung, welche der Abschluss des typhösen Prozesses im ganzen Organismus des Kranken mit sich bringt, und spiegelt sich überhaupt der regelmässige Fortschritt und Verlauf des ersten Stadiums, wie dessen Störung durch Complicationen und Zwischenereignisse in einer practisch sehr beachtenswerthen Weise in den Temperaturverhältnissen.

§. 233. Weniger regelmässig ist der Temperaturgang im 2. Stadium. Geht nämlich, wie es in so vielen Fällen geschieht, mit dem Ende des typhösen Processes die Krankheit nicht alsbald in den Beginn der Reconvalescenz über, entwickelt sich ein torpid-febriles Schwächestadium mit oder ohne nachweisbare Localleiden, so sieht man nun weiter sehr auffallende Temperaturanomalien, so dass die Temperatur, welche z. B. in der Mitte der 4. Woche auf das Normal herunterging, zu Ende der 5. und im Anfang der 6. eine Zeit lang wieder fast ebenso hoch wie im Stadium der Acme stehen kann. Aber diese Schwankungen haben nichts so Typisches mehr und ihr Zusammenhang mit den übrigen Krankheitszuständen ist ein dunklerer und wie es scheint inconstanterer als in der ersten Periode. Starke Temperaturerhöhungen geschehen hier, wie mir meine Fälle zeigten, mitunter sehr rasch, können selbst anhaltend über mehre Tage fortgehen, haben aber doch in der Regel immer noch den remittirenden Charakter, zeigen sogar durchschnittlich noch stärkere Morgenremissionen als im Höhestadium.

Zwar öfters, aber durchaus nicht immer fällt die Temperatursteigerung mit erkennbaren, neu sich entwickelnden Localleiden, wie Pneumonie, Parotis u. dergl. zusammen; häufig findet man nichts bei der Untersuchung der Organe, was sich mit der Steigerung in Verbindung setzen liesse, wenn gleich öfters dabei die Pulsfrequenz wieder bedeutend steigt und die Haut wieder heiss und trocken wird. In manchen Fällen beruht diess mit höchster Wahrscheinlichkeit auf wahren Typhusrecidiven, in anderen mögen Blutanomalieen Schuld sein, für noch andere mag die Erklärung Thierfelder's aus Verdauungsstörungen richtig sein. Ich möchte indessen noch auf einen andern Punkt aufmerksam machen. Mir scheint es nach mehren Beobachtungen, dass diejenige Erkrankung des Nervensystems, welche oft zu so langen Nachleiden nach Typhus, Schwäche der Beine, Lähmung, Anästhesie, Neuralgien etc. führt, sich öfters erst in dieser Zeit entwickelt und dass diess oft unter lebhafter Fieberbewegung geschieht.

§. 234. Während des ganzen Verlaufs der Krankheit haben nun vielerlei Zwischenereignisse einen sehr bedeutenden Einfluss auf die Körpertemperatur. Die Temperatur sinkt mitunter in Folge pathologischer oder critischer Vorgänge. Diess geschieht vor Allem, wenn Blutungen eintreten. Mit dem Eintritt starker Darmblutung im Höhestadium fiel sie in einem meiner Fälle in 12 Stunden um über 2^0 C., in einem andern Falle und bei Nasenbluten um vieles weniger. Sie sinkt ferner mit copiösen Schweissen, wenn diese in die Zeit der Wendung oder der Abnahme fallen; kommen auch die stärksten Schweisse und täglich, im Höhestadium, so haben sie — wie wir mit Thierfelder übereinstimmend fanden — keinen herabsetzenden Einfluss. Ein anhaltender, innerer und äusserer Gebrauch des Eises (bei Perforation) scheint auch die Temperatur ein wenig herabzusetzen. — Die Temperatur steigt dagegen mit dem Eintritt der meisten bedeutenderen Complicationen, besonders schnell, wenn im Verlauf Fröste kommen, seien diese durch Perforation, Pneumonie, Pleuritis oder durch was immer bedingt, und namentlich bei der Perforation sieht man mit dem ersten Eintritt des Schmerzes und Frostes das Thermometer sogleich sehr erheblich steigen; es kann dann wieder sinken und mit Wiederholung des Frostes am folgenden Tag wieder ebenso bedeutend hinaufgehen u. s. f. Starke Schwankungen der Eigenwärme kommen ferner in vielen Fällen in der letzten Lebenszeit, kurz vor dem Tode, vor, so dass sie in den letzten Lebenstagen stark und schnell sinkt und dann in den letzten 12—24 Stunden wieder stark und anhaltend, bis zur Agonie fort steigt; in anderen Fällen geht einem starken Steigen am Tag vor dem Tode wieder am Todestag selbst ein schwaches Sinken voran. — Solche und einzelne andere, weniger gekannte Verhältnisse, wie copiöse Ausleerungen, psychische Reize, Körperbewegungen, vielleicht gewisse medicamentöse Einflüsse u. dergl. scheinen es zu sein, welche in der früheren und späteren Periode zwischenhinein Abweichungen von dem regelmässigen Temperaturgang bedingen und namentlich auch ausnahmsweise das Verhalten herbeiführen, dass die Morgentemperatur höher erscheint, als die des Abends.

§. 235. b) Symptome vom Kreislauf. Der Puls zeigt im Ileotyphus neben manchen gleichgültigen, wenigstens bis jetzt practisch nicht verwendbaren Anomalieen andere sehr wichtige und prägnante Veränderungen. — Die Frequenz des Pulses nimmt im Beginn der Krankheit, entsprechend der allmähligen Entwicklung der Erscheinungen, mässig zu, wobei indessen öfters schon das auffällt, was im ganzen Verlauf selten vermisst wird, dass nemlich auf die geringsten Anstrengungen des Körpers, Aufrichten im Bett u. dergl. der Puls sogleich unverhältnissmässig häufig wird. Auf der Höhe der Krankheit macht der Puls in leichteren und mittelschweren Fällen durchschnittlich 60—100, in vielen schweren 100—120 Schläge. Abends nimmt die Frequenz zu, aber nicht in constantem Verhältniss mit der Temperatur; bei Kindern und irritabeln Individuen beträgt diese Zunahme oft 20 Schläge und darüber. Ueberhaupt geht im Verlaufe des Typhus die Pulsfrequenz der Temperatur durchaus nicht immer parallel; in einzelnen Fällen mit der bedeutendsten Temperaturerhöhung kann jene fast die normale sein (Thierfelder); sie ist also ein weit weniger zuverlässiger Massstab für das Fieber als die Temperatur. Sie wird auch durch mancherlei zufällige Umstände weit über diese modificirt; denn wenn gleich schnelle Erhöhungen der Pulsfrequenz besonders beim Eintritt irgend welcher Complicationen oder Zwischen-Ereignisse vorkommen, so lassen sich solche Erhöhungen und überhaupt die Pulsschwankungen doch eben erfahrungsgemäss häufig auf nichts dergleichen zurückführen und verlieren sich wieder, ohne Bedeutung für den Verlauf erlangt zu haben. In der späteren Zeit des Typhus kommt zuweilen eine anomale Verlangsamung des Pulses (40—60) vor; ihre Bedeutung ist unklar, ich habe sie einigemale in Fällen mit bedeutenden Oedemen (s. unten) ohne weitere üble Folgen gefunden; unter gleichen Umständen wird der Puls zuweilen eine Zeit lang irregulär, ohne alle schlimme Folge. Dagegen ist eine frühzeitig, schon gegen Ende der ersten oder in der zweiten Woche kommende Irregularität bei frequentem Puls eine ganz ominöse Erscheinung; man findet diess vorzüglich in Fällen mit früher grosser Apathie und Stupor; zuweilen, bei Perforation u. dgl. bezeichnet die Irregularität fast schon den Beginn der Agonie. — Im Anfang und oft in der ganzen ersten Periode fühlen sich die Arterien voll und weich an; später verliert sich die Völle. — Viel charakteristischer, als diese Verhältnisse ist für den Puls im Typhus die häufiger als in irgend einer andern Krankheit vorkommende undulirende und doppelschlägige Beschaffenheit; sie fehlt indessen auch nicht wenigen Fällen in ihrem ganzen Verlaufe, findet sich bei anderen nur an einzelnen Tagen, zuweilen Abends sehr stark, während sie Morgens nicht wahrzunehmen ist. Sie gehört vorzüglich dem Höhestadium an, kommt aber öfters auch wieder in der zweiten Periode, neben neuer Temperatursteigerung, bei Recidiven und bedeutenderen Complicationen vor; eine mehr oder weniger schnellende Beschaffenheit (P. celer) geht ihr nicht selten voran; durch welchen Mechanismus der Doppelschlag entsteht, kann bis jetzt nicht ganz erklärt werden, am wahrscheinlichsten durch Relaxation der Arterienwand.

§. 236. In diagnostischer Beziehung ist nur eben diese, dicrote Beschaffenheit des Pulses von Werth; sie spricht in zweifelhaften Fällen für Typhus. — In prognostischer Hinsicht bietet der Puls viel Wichtiges. Eine Frequenz von 120 und darüber zeigt immer einen schweren Verlauf an; von eigentlich ungünstiger Bedeutung wird diese Frequenz indessen nur, wenn sie nicht bloss vorübergehend, sondern längere Zeit, mehrere Tage, eine Woche und darüber anhaltend fort gefunden wird. Noch schlechter sind die hohen Frequenzen von 130—140; sie sind bei erwachsenen Männern beinahe als lethale Zeichen zu betrachten, bei jüngeren weiblichen Individuen und besonders bei Kindern kann eine solche und noch höhere Frequenz schon an einzelnen Tagen vorkommen und doch der Fall noch günstig ablaufen. Bei diesen

hohen Frequenzen ist eine sonstige kleine Beschaffenheit des Pulses besser als Völle; von der absolut schlechtesten Bedeutung im Typhus scheint
mir eine grosse Frequenz mit Völle, schnellendem Anschlag und grosser Zusammendrückbarkeit des Gefässes (der aufgeblasene Puls des Alten); diese
Beschaffenheit geht öfters im Höhestadium, wenn der Kranke der Intensität des Processes oder einer Complication von Seiten der Lungen unterliegt, kurz dem Tode voran. Auch die hohen Grade der dicrotischen
Beschaffenheit kommen in der Regel nur schweren Fällen zu. — Um die
Zeit der Wendung der Krankheit soll die Frequenz des Pulses erheblich
abnehmen; geschieht diess nicht, so sind entweder Complicationen, welche
das Leiden fortsetzen oder es ist wenigstens ein sehr tiefer Schwächezustand vorhanden.

§. 237. Auch am Herzen können zuweilen wichtige Erscheinungen sich
finden. Jenes gefährliche Sinken der Herzkraft, das man beim exanthematischen Typhus nicht sogar selten findet (§· 184), kommt im Allgemeinen
dem Ileotyphus nicht zu; mässige Schwächezustände indessen, die sich
am Puls, an dem Verschwinden des Herzstosses und der bedeutenden
Schwäche der Herztöne zeigen, sind sehr häufig, theils mit, theils ohne
gleichzeitige starke Lungenhypostase; ihre stete Zunahme ist sehr ungünstig. — Schwache systolische Geräusche am Herzen, können ohne
alle palpable Veränderung am Herzen, im ganzen Verlauf der Krankheit, schon in der ersten Woche vorhanden sein, ohne dass sich
etwas Wichtiges für die Prognose daraus entnehmen liesse. — In
den Leichen findet man das Herz nur selten in erheblicher Weise verändert; ein gewisser Grad von Zerreisslichkeit und Schlaffheit, von Blässe
und Welkheit des Muskels ist wohl öfters vorhanden; frische Auflagerungen auf den Klappen kommen überhaupt sehr selten und wohl nicht anders, als bei pyämischen Zuständen vor; dasselbe gilt von der ungemein seltenen Pericarditis.

§. 238. c) An der Haut findet man nur in leichten Fällen die Wärme
für die zufühlende Hand kaum gesteigert; in der Regel ist dieselbe allgemein, besonders aber am Kopf sehr erhöht und die brennende, beissende
Hitze der Haut ist allerdings oft, öfter und stärker als bei anderen Fiebern vorhanden. Bis zum Höhestadium ist auch das Gesicht meistens
turgescent, blutreich, leicht cyanotisch. Ungünstig ist ein schneller Wechsel von Hitze und Kühle der Haut und eine sehr ungleiche Vertheilung
der Wärme, starke Hitze am Kopf und Truncus bei kühlen Extremitäten,
ein Zustand der besonders mit Herzschwäche zusammen vorkommt und
zu eigentlichem Collapsus mit Erkalten der ganzen Körperoberfläche werden kann. Ganz ungünstig ist die hier und da zu beobachtende, mehre
Tage andauernde Gänsehaut auf der Höhe der Krankheit. — Die kleinen
Fiebernachlässe, die an manchen Tagen der ersten Periode kommen (§. 228)
sind oft schon von Feuchtwerden der Haut begleitet, aber diese Schweisse
haben noch keinen merklichen Einfluss auf den Gesammtverlauf und man
wird im allgemeinen finden, dass Fälle mit sehr reichlichen, selbst täglichen Schweissen in den ersten 14 Tagen einen schweren Verlauf nehmen. Recht günstig und im engsten Zusammenhang mit einer guten Wendung der Krankheit sind erst die um die Zeit des entscheidenden Fiebernachlasses kommenden, warmen, nicht all zu reichlichen Schweisse, die
im Verlauf mehrerer Tage und über Wochen hinaus sich wiederholen,
während die Kranken ruhiger und blasser werden, Mund, Nasenhöhle
und Bronchialschleimhaut feucht wird, Schlaf und Appetit sich einstellen.
Bei trockener welker Haut ist einer sonstigen Besserung nicht zu trauen

und andererseits ist die schlimme Bedeutung der kühlen, klebrigen Schweisse bekannt. — In hohem Grade lästig und erschöpfend wird oft die Fortsetzung profuser Schweisse am Ende der Krankheit, in der schon begonnenen Reconvalescenz, welche da zuweilen mehrere Wochen lang mit grosser Schwächung des Kranken andauern; in einzelnen Fällen bleiben sogar örtliche, zuweilen rhythmisch zu gewissen Tageszeiten auftretende Schweisse neben leiseren oder ausgesprocheneren Schwächezuständen des Nervensystems als Jahrelange Nachleiden zurück.

§. 239. d) Von den subjectiven Fiebersymptomen sind die anhaltende Mattigkeit und die Fröste die wichtigsten. Ein mässiges Frostgefühl erstreckt sich im ersten Beginn der Krankheit, besonders in schweren Fällen, nicht selten über mehrere Tage anhaltend fort; anderemale treten zuerst jeden Abend Frost, Hitze und Schweiss in der Nacht, mit relativem Wohlbefinden den Tag über, auf; ein — abgesehen von den Temperaturverhältnissen — subjectiv intermittirender Beginn des Fiebers. In Malariagegenden sollen oft auch wirkliche Fieber-Intermissionen den Beginn des Typhus bezeichnen. Alle Fröste im weiteren Verlauf der Krankheit sind immer ungünstige, ja gewöhnlich ominöse Erscheinungen: sie bezeichnen meistens entweder den Eintritt einer schweren Complication, Pneumonie, Erysipel, Perforation u. dgl. oder eine Recidive des Typhusprocesses auf der Darmschleimhaut; sehr selten bleibt ein Frost im schon vorgerückteren Verlaufe ohne Folgen. Die Mattigkeit ist im Beginn des Typhus, nicht selten schon geraume Zeit vor Beginn des Fiebers auffallender, als in den meisten anderen Krankheiten, es ist eine wirklich schmerzhafte Müdigkeit, oft mit wirklichen starken, wandernden, reissenden Schmerzen, mit grosser Abgeschlagenheit in den Knieen etc. Ein so hoher Grad von Müdigkeit neben noch sehr wenig anderen Symytomen (schlechtem Schlaf und Appetit, Kopfweh) ist immer des beginnenden Typhus verdächtig; man sieht aber öfters diese Erscheinungen in Epidemieen, oder bei Menschen, welche einen Typhuskranken pflegten, sehr stark eintreten und bei nur einigermassen zweckmässigem Verhalten wieder allmählig verschwinden. —

3) Ernährungsverhältnisse. Wir dürfen uns gewiss mit Recht vorstellen, dass der gesammte Stoffwechsel im Typhus die eingreifendsten Umänderungen erleidet, aber wir kennen kaum die alleräusserlichsten Verhältnisse dieser Störungen. — Zunächst ist, wie bei allen schweren acuten Krankheiten die bedeutende Aufzehrung der Blutmasse durch Exsudate und Secretionen bei unmöglichem Wiederersatz, und die Aufzehrung vieler Gewebsbestandtheile zu erwägen; ihre Folgen treten äusserlich schon frühe in dem vermehrten Harnstoffgehalt des Urins zu Tage, und zeigen sich am Ende der Krankheit in der Abnahme des Körpergewichtes*). — Demungeachtet ist die Abmagerung der Typhuskranken sehr ungleich und vieles Einzelne in dieser Beziehung bis jetzt ganz dunkel. Nur relativ wenige Kranke magern sehr frühzeitig, in der ersten und zweiten Woche, merklich ab; diess sieht man namentlich bei zuvor schwächlichen, vor der Krankheit schon geistig und körperlich heruntergekommenen,

---

*) Ich besitze keine eigenen Beobachtungen über Wägungen bei Typhuskranken; nach Scharlau (Abhandl. über den Typhus, die Cholera, Chlorose. Stettin 1853) scheint die Gewichtsabnahme nach 3—4wöchigem Typhus bei Erwachsenen mitunter 30—50 Pfund zu betragen.

sehr aufgeregten Kranken, ohne alle profusen Säfteverluste; sodann häufig bei Kindern. Dagegen die grosse Mehrzahl der Typhuskranken behält
durch das ganze erste Stadium die früheren vollen Formen, und das Fett
schwindet, wie man auch bei der Section sieht, noch gar nicht; Viele
werden erst mit der Wendung der Krankheit, Andere selbst erst in der
Reconvalescenz, wenn sie schon wieder guten Appetit haben, recht ma-
ger. — Kommt es zur Entwicklung des ausgebildeten zweiten Krankheits-
stadiums, so magern die Kranken hier immer, oft scelettartig ab, doch
kommen einzelne Fälle von protrahirtem Typhussiechthum vor, wo man
in der Leiche nur wenige Tropfen dünnes, wässriges Blut und doch ziemlich reichliches Fett findet.   Auffallend rasch und stark tritt die Abmagerung bei Eintritt septischer oder pyämischer Processe ein und eine solche
plötzliche Abmagerung gehört desshalb zu den ganz schlechten Zeichen.
— Das Ausfallen der Kopfhaare, das nach abgelaufenem Typhus so gewöhnlich ist, wird man kaum auf eine allgemein mangelhafte Ernährung
der Epidermidalgebilde zurückführen können, denn die Barthaare fallen
nicht aus. Es dürften örtliche Gründe hiefür bestehen (Pityriasis?); der
Verlust ersetzt sich indessen bei jüngeren Individuen fast immer wieder.

§. 240. 4) Digestionsorgane. a) Die Appetitlosigkeit geht dem
Beginn des Fiebers beim Ileotyphus zuweilen Wochen lang voran und ist in allen ausgebildeten Fällen während der ersten Periode vollständig; mit dem
Feuchtwerden und dem Beginn der Reinigung der Zunge um die Zeit der Wendung kehrt in den regulär verlaufenden Fällen etwas Esslust zurück, in der Reconvalescenz ist sie äusserst lebhaft und wird bei manchen Kranken zu einer
wirklich thierähnlichen Gier nach Nahrung, die nicht geringe Gefahren durch
Diätfehler mit sich bringt.   Nicht selten sind die Fälle, wo mit dem Ende der
ersten Periode zwar etwas Appetit erwacht, aber unregelmässig und lau-
nisch bleibt und die noch so vorsichtig gewählte Nahrung schlecht ertragen wird, Fieber und Durchfall hervorruft oder vermehrt; die Verdauungs-
fähigkeit der Magen- und Dünndarmschleimhaut stellt sich hier oft äusserst
langsam wieder her, die Zunge bleibt immer etwas roth und wird nach
dem Essen belegter und etwas trockener; Catarrh der Schleimhaut, wahrscheinlicher aber blosse Secretionsanomalieen dürften diesen Zuständen zu
Grunde liegen. — Hier und da verlangen die Kranken auf der Höhe der
Krankheit, bei trockener, dürrer Zunge, auf einmal zu essen; man wird
sich wohl hüten, diess für eine günstige Wiederkehr des Appetits zu halten; es ist eine Empfindungsanomalie von schlechter Bedeutung.
    Der Geschmack ist im Beginn der Krankheit meistens verdorben,
pappig, bitter; die Zunge ist dann noch feucht, mehr oder weniger allgemein oder streifig belegt. Gewöhnlich zeigt in den ausgebildeten Fällen
Mundschleimhaut und Zunge bald eine bedeutendere Erkrankung,
als in den meisten andern acuten Krankheiten. Bald stossen sich die Belege ab und hinterlassen die Schleimhaut glatt und dunkelroth, bald trocknen sie auf ihr zu dicken Krusten ein, bald überzieht sich die Schleimhaut
nach Verlust der Epithelien mit einem dünnen, blutgemischten Exsudat,
das zu schwarzen Borken verdorrt; sehr häufig ist dabei die Zunge geschwollen, rissig und Lippen und Nase zeigen den gleichen Fuligo. —
Das Trocknen der Zunge tritt zuweilen schon um den 4.—5. Tag, meistens
erst in der zweiten Woche ein; sein frühzeitiger Eintritt macht in zweifelhaften Fällen die Diagnose des Typhus etwas wahrscheinlicher. Es hängt
nicht direct mit der Fieberhitze zusammen; in Fällen mit sehr gesteigerter Temperatur kann sich die Zunge lange feucht erhalten; es rührt einestheils
von der bedeutenden Verminderung der Speichelsecretion, hauptsächlich

aber von selbstständiger Erkrankung der Mundschleimhaut, einem Catarrh mit mehr oder minder hämmorrhagischem Secret her; die beschleunigte und bei verstopfter Nase durch den Mund geschehende Respiration
trägt in manchen Fällen viel dazu bei. Die Zersetzung der zähen Secrete
bedingt den foetor oris der Typhuskranken und begünstigt das Wuchern
von Pilzvegetationen. — In prognostischer Beziehung lässt sich der Zunge
nicht viel entnehmen; die hohen Grade und lange Dauer der Trockenheit
zeigen immer eine gewisse Intensität der Krankeit an; von schwerer Bedeutung sind erst die starken und sich stets reichlich erneuernden fuliginösen Belege. Zur Zeit der Wendung soll die Zunge, zugleich mit der Haut,
feucht werden und von da an so bleiben; geschieht diess nicht, so bestehen meistens Complicationen; früh schon eintretendes Zittern der Zunge
lässt auf einen Verlauf mit beträchtlicher Adynamie schliessen.

§. 241. b) Wie die Mundhöhle, so erkrankt in sehr vielen Fällen
auch die Rachenschleimhaut an Catarrh und wird der Sitz einer
blutiggefärbten klumpigen Schleimsecretion, die man sich wohl hüten muss,
für ein pneumonisches Sputum zu halten; es kommt hierbei nicht selten zu einem fleckigen, pseudomembranösen Anflug und einer stellenweisen Erosion der Schleimhaut. Dieser Process, und auch schon die
blosse Trockenheit machen dann erschwertes Schlingen und etwas Schmerz
im Rachen. Derlei anginöse Beschwerden können indessen wahrscheinlich auch durch blosse Schwäche der Muskulatur entstehen; in andern
Fällen sind sie durch Erkrankung des Larynx (s. unten) bedingt. — Nur
schweren und anomal verlaufenden Fällen gehört ein ausgebildeter Croup
des Pharynx an. Man findet alsdann graue, fest adhärirende Pseudomem-
branen auf der rothen und geschwollenen Schleimhaut, die sich schnell über
sämmtliche Rachengebilde ausbreiten und oft noch in die Luftwege sich fortsetzen. Es sind lebhafte Schlingbeschwerden, Regurgitiren, im letzteren
Falle Stimmlosigkeit, Crouphusten, Erstickungsanfälle vorhanden, meist auch
eine bedeutende Zunahme des Fiebers und Sinken der Kräfte. Diese immer
schwere Complication tritt immer gegen Ende der ersten oder in der zweiten Periode ein, ist in Zeiten epidemisch herrschender Diphtheritis besonders häufig (Paris 1854 *) und wird in der Mehrzahl der Fälle tödtlich,
öfter unter den Erscheinungen der Erschöpfung als durch die Schwere
der örtlichen Funktionsstörungen. — In ähnlicher Weise sind die selten
vorkommenden, massenhaften Anhäufungen von Soorpilzen im Munde, Rachen und Oesophagus von dem bedenklichsten Sinken der Kräfte begleitet. —

§. 242. c) Entzündung der Parotis und des umgebenden Zellgewebes ist auch nicht allzu häufig im Ileotyphus. Sie scheint in einzelnen Fällen
durch Weiterverbreitung einer bedeutenden Erkrankung der Mundschleimhaut auf die Speichelgänge, vielleicht durch catarrhalische Verstopfung derselben, kurz durch örtliche Bedingungen zu entstehen. Viel häufiger ist
sie als ein metastatischer (pyämischer) Process zu betrachten und diess
ist um so ungünstiger, je früher sie auftritt. Die Eiterung in diesen Fällen
beginnt bald in dem Zellgewebe um die Drüse, bald in dieser selbst in
zahlreichen kleinen Heerden; das früher sogenannte, für ominös gehaltene
„Einsinken" der Parotis ist eben eine solche schnelle diffuse Eiterung; das
Gefährliche liegt vorzüglich in der Schwere des Allgemeinzustandes, der
eine solche Parotitis begleitet.

---

*) Vgl. Oulmont, Revue medico-chirurgicale de Paris. Juillet 1855.

§. 243. d) Uebelkeit und Erbrechen als prodromale und Initial-Symptome sind von keiner besonderen Bedeutung. Tritt Typhus während einer Cholera-Epidemie oder beim Erlöschen einer solchen auf, so beginnt zuweilen die Krankheit mit so häufigem und reichlichem Erbrechen und Durchfall, dass man Cholera vor sich zu haben glaubt. — Nicht häufig, von sehr verschiedener Bedeutung und oft schwer zu würdigen ist das Erbrechen, das im weiteren Verlauf des Typhus vorkommt. Es ist wohl öfters eine zufällige Erscheinung, bedingt durch gewisse Getränke oder Arzneien, die dem Kranken widerstehen und mit deren Aussetzen es sogleich wieder aufhört; es kann aber auch auf bestimmten Erkrankungen der Organe beruhen. So kommt ein hartnäckig fortdauerndes Erbrechen während eines grossen Theils der ersten Periode in solchen Fällen vor, wo ein intenser Catarrh des Magens und des obersten Dünndarms besteht oder wo gar die ungemein seltene typhöse Erkrankung dieser Parthie (§. 222) sich entwickelt hat; in solchen Fällen, wo die typhöse Darmerkrankung sehr weit heraufreicht und alsdann Darmblutungen erfolgten, wurde auch schon Erbrechen blutiger, kaffeesatzartiger Massen beobachtet. — Andererseits kann das Erbrechen im Verlaufe des Typhus auf Rechnung von Peritonitis kommen, vielleicht auch durch Urämie entstehen; es sind hier immer alle begleitenden Erscheinungen genau ins Auge zu fassen. — Endlich ist ein längere Zeit fortdauerndes Erbrechen eine Theilerscheinung jenes tiefen Leidens der gesammten Digestion, welches einen Hauptbestandtheil des eigentlichen secundären Typhus-marasmus ausmacht; man leitet es hier von chronischem Magencatarrh ab, was ich dahin gestellt lasse; sicher aber ist seine schlimme Bedeutung.

§. 244. e) Icterus ist im Ileotyphus sehr selten; wenn er vorkommt, scheint er immer catarrhalischer Natur zu sein *) und findet sich vorzüglich im Beginn der Krankheit neben ungewöhnlich starken gastrischen Störungen. Es kommen Epidemieen vor, wo diese Complication häufiger auftritt, und derlei Epidemieen scheinen früher noch öfter beobachtet worden zu sein; denn manche der Seuchen „biliöser Fieber" mit Icterus, denen man beim Studium der älteren Epidemieen begegnet, sind offenbar Ileotyphus gewesen. — Zur Vermeidung bedeutender diagnostischer Irrthümer genügt es, dass man die Möglichkeit dieser Complication beim Typhus kennt; auf die Prognose scheint sie keinen besonderen Einfluss zu haben.

§. 245. f) Die für den Ileotyphus eigentlich charakteristischen Processe auf der Schleimhaut des Dünndarms und in den Mesenterialdrüsen (§. 219 ff.) werden von folgenden Erscheinungen begleitet. Spontaner Bauchschmerz ist in der Regel nur in den ersten Zeiten der Krankheit vorhanden; oft ist er nur sehr leicht kolikartig, um die Nabelgend, den Ausleerungen vorangehend; in vielen Fällen fehlt er vollständig, selten ist er heftig und andauernd. Im Anfang klagen die Kranken öfter über Schmerz im Epigastrium, als in der Ileocoecalgegend oder im ganzen Unterleib. Ein heftiger Bauchschmerz ist fast durchaus auf ein Mitleiden des Peritonäums, wenn auch nur in congestiver Weise zu beziehen. — Viel häufiger ist blosse Empfindlichkeit für Druck in der Coecalgegend, welche auch bei halbsoporösen Kranken sich noch im Verziehen des Gesichts äussert. Man muss sich hüten, eine gesteigerte

*) Es fehlt ganz an anatomischen Untersuchungen, selbst an genauen Angaben über die Beschaffenheit der Stühle.

Empfindlichkeit der Bauchhaut, wie solche dann am ganzen Körper besteht oder Schmerzen aus anderen selteneren Ursachen z. B. aus grossen Ecchymosen in den Bauchmuskeln, mit jener Schmerzhaftigkeit, die den Processen im Dünndarm und den Mesenterialdrüsen angehört, zu verwechseln; passendes Aufheben der Haut und Modificationen des Druckes schützen hievor.

Das gurrende Geräusch beim Druck in der Ileocoecalgegend, durch Bewegung der Flüssigkeiten und Gase im Coecum und Ileum, ist ein sehr inconstantes, doch wenn es vorhanden ist, für die Diagnose nicht ganz werthloses Symptom. Viel constanter und diagnostisch brauchbarer ist der Meteorismus. Ein geringer Grad desselben begleitet die Mehrzahl der Fälle schon von der ersten Woche an. Er beruht auf Atonie der Muskelhaut der Därme und zwar hauptsächlich des Colon, daher die Wölbung überwiegend die Seitengegenden des Unterleibs betrifft. Die Auftreibung des Unterleibs ist in der Regel im Stadium der Acme am stärksten, erreicht aber zuweilen auch erst in der 2. Periode ihr Maximum. Die hohen Grade von Meteorismus finden sich gewöhnlich, doch nicht ausnahmslos, nur bei sehr reichlicher Ablagerung und Geschwürsbildung im Darm; sie gehören zu den ungünstigen Erscheinungen, in sofern dadurch ein hoher Grad von Relaxation der Darmmusculatur angezeigt, das Athmen durch bedeutendes Heraufdrängen des Zwerchfells erschwert und hiermit Cyanose und Lungenstase begünstigt wird.

§. 246. Die Darmausleerungen sind in manchen Fällen vom ersten Beginn an und noch vor dem Anfang des Fiebers vermehrt, und von dünner Beschaffenheit, so dass das erste Symptom der beginnenden Erkrankung in Diarrhoe besteht, welche nun entweder von hier aus anhaltend fortdauert oder nach einigen Tagen wieder nachlässt und erst in der zweiten Woche wiederkehrt. Es ist stets genau zu erforschen, ob diese initiale Diarrhoe nicht durch diätetische Schädlichkeiten oder Arzneien hervorgerufen wurde. Auch leicht abführende Medicamente wirken in dieser Zeit meistens sehr stark; werden vollends im Beginn der Krankheit Drastica gebraucht, so kann man auf heftige lang dauernde Diarrhoe und Darmsymptome, ja meistens auf einen schweren Verlauf der ganzen Krankheit zählen. —

In der Mehrzahl der Fälle aber beginnt der Durchfall nicht so frühe, sondern die Kranken haben in den ersten Tagen normale Ausleerungen oder Verstopfung und erst mehrere Tage nach Beginn des Fiebers oder erst in der 2. Woche treten spontane Diarrhöen ein. In dieser Zeit, auf der Höhe der Krankheit und oft noch lange in der 2. Periode erfolgen meistens täglich zwei bis sechs Ausleerungen von einer jetzt ziemlich charakteristischen Beschaffenheit. Sie sind ziemlich reichlich, dünnflüssig, hellgraugelb, Erbsensuppen - oder Ockerfarbig, flockig - grümlich, riechen ziemlich stark, reagiren stark alkalisch durch Ammoniak und theilen sich, auch wenn kein Urin beigemischt ist, beim Stehen in zwei Schichten; die obere wässerige enthält in Auflösung viel Salze, Extractivstoffe aus der Galle und Eiweiss, suspendirte Eiterkörper, Tripelphosphatkrystalle und eine feine Punktmasse, zum Theil aus Fett bestehend; die untere consistentere besteht, neben Speiseresten, Epithelien und zahlreichen Krystallen aus einer Menge gelblicher, weicher Klümpchen von verschiedener Grösse und mikroskopischer Beschaffenheit, bestehend, wie es scheint, aus Gemischen, von Fett, Eiweiss, Pigmenten und Kalkverbindungen (Simon, Zimmermann); ob dieselben Klümpchen sich auch in andern Krankheiten mit diarrhoischen Ausleerungen finden, ist noch nicht spe-

ciell nachgewiesen; kleine Mengen Blut, so dass man unter dem Microscop zerstreute Blutkörper findet, sind in vielen Fällen schon frühe und
anhaltend beigemischt. Der diagnostische Werth dieser Typhus-Stühle ist
zwar in Verbindung mit den übrigen Symptomen nicht ganz gering anzuschlagen; aber in manchen Fällen fehlt doch selbst bei ausgedehnter Ulceration im Darm die Diarrhoe im ganzen Verlaufe der Krankheit vollständig und der Stuhl bleibt anhaltend träge, und andererseits kommen
auch in andern Krankheiten dünne Stühle von ganz demselben Ansehen,
derselben Farbe und Schichtung vor. Letzteres Verhalten, die ziemlich
scharfe Abgrenzung des festen und flüssigen Antheils erklärt man wahrscheinlich mit Recht aus dem Umstande, dass diese flüssigen Stühle wenig
Schleim enthalten, der sonst die festen Substanzen suspendirt enthält;
die Färbung rührt von der sparsamen dünnen Galle her. — So wenig die
Diarrhoeen im Typhus das directe Product der ulcerirten Flächen sind, so
irrig ist es andrerseits, sie bloss von begleitendem Dickdarmcatarrh herzuleiten; man findet ja in der Leiche dieselbe Flüssigkeit, welche die Dejectionen
bildet, in Menge im ganzen Dünndarm enthalten. — Eine mässige Diarrhoe gehört zum normalen Verlauf des Typhus, sie hört dann um die Zeit
der Wendung allmählig auf und die ersten geformten Ausleerungen treten
gewöhnlich um die Zeit, mitunter auf den Tag hin ein, wo die Temperatur
wieder auf das Normal gesunken ist; auch diese Stühle sind in der Regel noch hell gefärbt, gallenarm.

Sehr profuse Diarrhoeen, 12 — 20 Stühle täglich, auf der Höhe der
Krankheit oder in der zweiten Periode erschweren immer die Krankheit
bedeutend, wirken erschöpfend durch den Stoffverlust, erhalten den Kranken in steter Unruhe und sind seiner so wichtigen, steten Reinhaltung
hinderlich. — Setzen sich die Diarrhoeen bei lentescirenden Darmgeschwüren oder selbst nach deren Heilung unbestimmt Monate lang fort,
so erliegen die Kranken wohl fast immer dem Marasmus. Diese Diarrhöen sind zuweilen das Ergebniss chronischen Dickdarm-Catarrhs mit
Follicular-Verschwärung; in andern Fällen findet man gar keine erhebliche
Veränderung der Darmschleimhaut. —

Die Unwillkürlichkeit der Ausleerungen im Typhus, namentlich
im Höhestadium rührt meistens, bei der Eingenommenheit des Sensoriums
nur von Mangel an Aufmerksamkeit her und ist nur dann als Zeichen
wirklicher Schwäche oder Lähmung zu betrachten, wenn solche sich auch
an den willkürlichen Muskeln in hohem Grade zeigen oder das eben genannte Erklärungsmoment fehlt.

§. 247. g) Darmblutungen kommen theils auf der Höhe der
Krankheit, namentlich am Ende der zweiten oder Anfang der 3. Woche,
theils in der 2. Periode, ja selbst nach schon begonnener Reconvalescenz
vor. — Die ersten, früher kommenden, erfolgen in der Regel durch Gefässzerreissung beim Losstossen der Schorfe, hier und da auch in Folge der
ziemlich seltenen Entwicklung des erweichten Infiltrats zu einer lockern,
vasculösen, fungösen Wucherung. Es wird oft massenhaft dunkles oder
helles Blut entleert; der Puls wird dann klein, die Extremitäten kühl, der
Kranke zeigt ein collabirtes Aussehen, die Temperatur sinkt rasch, in einem
unserer Fälle innerhalb 12 Stunden um über 2°, und dies kann in einen
alsbald tödtlichen Schwächezustand übergehen. Eine merkwürdige Besserung der übrigen Erscheinungen tritt oft mit der Darmblutung ein, der
Kranke erwacht aus dem Sopor, die Delirien hören auf, die Zunge wird
feucht; aber im Lauf der nächsten 24 — 36 Stunden steigt die Temperatur wieder auf ihren früheren Stand, alle schweren Symptome kehren meist

in gleicher Intensität zurück, die Krankheit macht ihren Verlauf weiter und sehr häufig tritt im Lauf derselben Krankheitswoche der Tod ein. Dieses Sinken der Temperatur kann in gewisser Beziehung zur Diagnose benützt werden. Man wird grosses Bedenken tragen, einen Collapsus des Kranken einer (noch nicht äusserlich 'zum Vorschein gekommenen) Darmblutung zuzuschreiben, wenn die Temperatur gleichzeitig nicht fiel; es kommen in der That Fälle vor, wo der Kranke so schnell an der Blutung stirbt, dass 'gar kein Blut vor dem Tode mehr entleert wird. — Die Blutungen in der späteren Zeit, in der 4 — 6. Woche und noch in der Reconvalescenz des Typhus treten bald auch plötzlich und profus ein, bald sind sie nur mässig, wiederholen sich aber öfters in kurzer Zeit. Sie kommen entweder aus erodirten Gefässen in einzelnen Geschwüren, oder aus vielen Stellen der nicht gröber verletzten Schleimhaut, letzteres bald als Theil-Erscheinung der allgemeinen hämorrhagischen Disposition, bald ohne solche. Diese späteren Blutungen sind von noch entschieden schlimmerer Bedeutung als die ersteren. Die schlechte Blutbeschaffenheit begünstigt das Fortbluten, und der in dieser Zeit erschöpfte Kranke kann schon einem mässigen Blutverlust unter den Erscheinungen der Anämie und Ohnmacht schnell erliegen, oder dadurch in unheilbaren Marasmus verfallen. Gewiss ⅔ der Fälle mit Darmblutung dürften tödtlich verlaufen.

§. 248. h) Ebenso, wie die Darmblutung, kommt die Darmperforation bald zur Zeit der sich lösenden Schorfe, bald später in der Periode des bestehenden oder lentescirenden Geschwürs (noch in der 8., 10. Woche und später) vor. Entgegen der gangbaren Ansicht zeigte Heschl*) aus der Statistik von 56 Fällen von Perforation, dass der erstere Fall der entschieden häufigere ist. Die Durchbohrung scheint dann darauf zu beruhen, dass die Infiltration an irgend einer Stelle durch die ganze Dicke der Darmhäute bis auf das Peritoneum statt fand und damit auch die Necrose so weit durchgreift. In schon bestehenden Geschwüren erfolgt sie durch allmählige moleculäre Consumtion — Verschwärung — oder durch raschere und etwas umfänglichere Verschorfung einzelner kleiner Stellen, oder durch Schmelzung eines croupösen Exsudats auf dem Geschwüre (Dittrich), wahrscheinlich am häufigsten aber durch wahre Ruptur des im Grunde des Geschwürs liegenden Peritonealhäutchens ohne vorausgegangene organische Veränderung desselben, wenn die Verschorfung durch die Muskelhaut durchgedrungen ist und die dünne Peritonealplatte allein die Darmwand an dieser Stelle bildet. Die Oeffnung im Peritonealüberzug des Darms ist fast immer eine feine, stecknadelkopf- bis höchstens linsengrosse, doch kommt auch das Ausfallen etwas grösserer Verschorfungen vor. Diätfehler, Erbrechen und dergleichen mechanische Einflüsse können zur Perforation beitragen; wie weit diess auch durch Gasauftreibung des Darms (Chomel), oder durch die transversale Richtung der Geschwüre (Vierordt) der Fall sein mag, kann ich nicht entscheiden. Im Dickdarm ist die Perforation sehr selten, viel häufiger noch im Wurmfortsatz. — Offenbar erfolgt sehr oft schon mit dem blossen Andrängen der Verschorfung oder des Geschwürs an das Peritoneum noch vor dem Durchbruch, eine Verklebung der betreffenden Stellen mit den benachbarten Darmschlingen, es kommt dann zunächst noch nicht zu freiem Durchbruch in den Peritonealsack, sondern zur Bildung eines umschriebenen Entzündungsheerdes, der erst später zu allgemeiner Peritonitis führt, aber möglicherweise

---

*) Zeitschr. der k. k. Gesellsch. der Aerzte zu Wien 1853. April p. 379 ff.

auch umschrieben bleiben und allmählig in Heilung endigen kann. Hat vor
der Perforation gar keine Verklebung stattgefunden, so erfolgt auf das Aus-
treten von Gas und Darminhalt in die Bauchhöhle sogleich allgemeine
Peritonitis. In einzelnen Fällen hat man eine Durchbohrung des Coecum,
nicht in den Bauchfellsack, sondern ins Zellgewebe der Fossa iliaca gesehen (Ormerod); hier wäre vielleicht am ehesten Heilung möglich und
man würde später einen Senkungsabscess bekommen.

§. 249. Wenn wir die grosse Statistik von Heschl (1271 Typhus-
leichen mit 56 Perforationen in 10 Jahren) zu Grunde legen, so käme
dieses Ereigniss nur in 4 — 5 Procent der Todesfälle vor. In der Regel
wird man ein viel grösseres Verhältniss finden*). Unzweifelhaft ist, dass
bei Kindern die Perforation viel seltener ist, als bei Erwachsenen (in 220
Kinder-Sectionen von Taupin, Rillet und Barthez zusammen in etwas
über 1 Procent der Fälle). Gar nicht selten kommt es zu Darmdurchbohrung
gerade in äusserlich milden Fällen, in solchen, wo die Kranken zwischen
durch oder ganz herumgehen; in diesen Fällen gelangen denn auch in
der Regel mehr Schädlichkeiten zur Einwirkung, welche die Perforation
befördern können. Nicht selten kommt Perforation auch bei einer nur geringen Zahl von Geschwüren vor.

§. 250. Die rasch geschehende Perforation äussert sich, wenn der
Kranke bei vollem Bewusstsein ist, zunächst durch plötzlich auftretenden
und rasch gesteigerten Bauchschmerz, häufig mit einem Schüttelfrost (und
raschem Steigen der Eigenwärme), Erbrechen, Verfall der Gesichtszüge,
Zunahme der Pulsfrequenz. Kommt sie etwas allmähliger zu Stande, so
kommen fixe, localisirte Schmerzen an der Stelle, wo mit dem Tieferdrin-
gen des Processes sich locale Peritonitis bildet, meist genau in der Ileocoecalgegend. Bei bewusstlosen Kranken können die subjectiven Symptome
fehlen; in andern Fällen ist es, als ob der Kranke durch den peritonitischen
Schmerz aus der Betäubung geweckt würde und die Hirnerscheinungen
mässigen sich. Immer nimmt der Meteorismus des Darms zu und hier und da
findet sich bald eine so erhebliche Gasmenge im Peritonealsack, dass das
Epigastrium gewölbt wird und ein heller Percussionsschall in der Lebergegend sich nachweisen lässt. Mit Zunahme der Peritonitis nimmt die
Auftreibung und Spannung des Unterleibs zu, die Respiration wird sehr
beschleunigt und ängstlich, die Gesichtszüge verfallen, der Puls wird klein
und frequent, oft ungleich, die Extremitäten kühl. Die Diarrhoe kann
fortdauern, es können selbst, wenn die Perforation in einer späteren Zeit
kommt, reichliche faeculente Stühle erfolgen; auch der Schmerz kann zeitweise gering sein und in den letzten 12 — 24 Stunden vor dem Tode
ganz aufhören. Ein peritoneales Exsudat in der Bauchhöhle kann nur in
der grossen Minderzahl der Fälle durch Percussion nachgewiesen werden,
weil es in meistens mässiger Menge zwischen den aufgetriebenen Darmschlingen vertheilt ist. Dass in einzelnen Fällen nach Perforation noch
Genesung folgte, mag wahrscheinlich sein (Wunderlich u. A.); die Ver-

---

*) Louis fand Perforation unter 55 Fällen 8 mal, Dittrich unter 55 F. 4mal, Vie-
rordt unter 51 F. 6mal, Huss in Stockholm unter 36 F. 4mal, Chomel unter 42 F. 2mal, Engel innerhalb 2 Jahren in 8 Procent der Fälle; ich hatte im
letzten Jahre in Tübingen unter 13 Typhus-Todesfällen 4 Perforationen. Verschiedene Epidemieen scheinen sehr abweichende Verhältnisse zu geben; im Wiener
Leichenhause kam sie a. 1843 im Verhältniss von 1:10, a. 1848 von 1 : 99 vor.

klebung der Perforationsstellen mit dem Netz dürfte namentlich Heilung zulassen, viel weniger die Verklebung mit den Därmen. Diese seltenen Ausnahmsfälle kommen für die Prognose kaum in Betracht und diese muss, wenn die Perforationserscheinungen deutlich sind, als fast absolut lethal gestellt werden. Der Tod erfolgt seltener in den ersten 24 Stunden nach Auftreten der ersten peritonitischen Symptome, gewöhnlich nach 2—4 Tagen, in manchen Fällen sogar erst am 7. und selbst am 10. Tag nach den ersten Erscheinungen, was sich aus dem oben, über die oft allmählige Bildung der ausgebreiteten Peritonitis Gesagten erklärt.

§. 251. i) Es ist aber wichtig zu wissen, dass Peritonitis auch aus anderen Ursachen, als durch Perforation, im Typhus vorkommen kann, peritonitische Erscheinungen also nicht nothwendig die letztere anzeigen. So schon bei sehr reichlicher, tiefer, bis ans Peritoneum reichender Infiltration, dann von sehr beträchtlich geschwollenen oder gar durch die Erweichung berstenden Mesenterialdrüsen aus, endlich, aber gewiss sehr selten, ohne örtliche Ursache, als pyämische Absetzung. Für Fälle der ersteren Art halte ich die sehr wenigen Beispiele, wo ich nach sehr lebhaften peritonitischen Erscheinungen Genesung erfolgen sah, und manche Fälle vermeintlich geheilter Darm-Perforation dürften der ersten oder zweiten Categorie angehören; eine feste Diagnose ist in der That nicht möglich.

§. 252. k) Croupöse Processe auf der Darmschleimhaut kommen im Dünndarm nur selten, meist neben Milzentzündung und anderen pyämischen Erscheinungen vor. Sie lassen keine Diagnose zu. Etwas häufiger, besonders in einzelnen Epidemieen — erscheinen solche auf der Dickdarmschleimhaut als secundärer, dem Typhus folgender Exsudativprocess, der wohl als Ruhrprocess bezeichnet werden kann. Auch andere Formen dysenterischer oder ihnen nahe stehende Veränderungen, namentlich Folliculär-Verschwärungen des Dickdarms werden hier und da als Nachkrankheit, oder als Theilerscheinung und Mit-Grundlage des Typhus-Siechthums beobachtet. Die Symptome dieser Processe sind bekannt (s. Bd. VI., Abth. I.); ihre Prognose ist eine im höchten Grade ungünstige. —

§. 253. 5) Milz.— Die Milzschwellung gehört bei jüngeren Individuen im Ileotyphus zu den constantesten Erscheinungen. Sie ist bald gering, bald sehr bedeutend (bis zum 6fachen — Rokitansky); ein sehr mässiger Milztumor ist viel häufiger, als das umgekehrte Verhalten. In einzelnen Epidemieen scheint er allgemein stärker, in anderen geringer vorzukommen. — Auch im Typhus ist die Milzschwellung wahrscheinlich nicht als eine blosse Hyperämie oder Erschlaffung von den musculösen Elementen des Milzgewebes aus, sondern als eine diffuse Exsudation mit kleinen Blutungen ins Milzgewebe oder als eine andersartige allgemeine Ernährungsveränderung ihres Parenchyms zu betrachten; die feineren Veränderungen des Organs sind übrigens hier wie sonst noch wenig bekannt.— Die Milzschwellung tritt schon frühe, in der ersten Woche ein und die grösste Volumzunahme wird im Höhestadium der ersten Periode erreicht. Die Milz erscheint dann bald als braunrother, lockerer, leicht zerdrückbarer Tumor mit stark gefüllten Malpighischen Bläschen, bald stellt sie eine mehr violett bis schwarzrothe breiig zerfliessende Masse ohne deutlich erkennbare Malpighische Körper dar und die Hülle ist noch stark gespannt. Mit der Wendung der Krankheit in der 3. Woche scheint das Organ mei-

stens ziemlich rasch abzuschwellen; erfolgt der Tod später, so findet man
nur noch ausnahmsweise einen starken Tumor, meistens eine nur noch
geringe oder gar keine Volumszunahme und die Hülle schlaff und gerunzelt. Bei recidivem Typhusprocesse soll die Milz ziemlich constant wieder
neu anschwellen, was ich nicht bestimmt bestätigen kann. Der Milztumor
wird durch Percussion erkannt, nur ausnahmsweise ist er unter den Rip-
pen vorragend zu fühlen; Empfindlichkeit für Druck fehlt in der Regel.
Die geschwollene Milz liegt im Typhus gewöhnlich mehr nach hinten als
im Wechselfieber, was wohl zunächst dem Meteorismus zuzuschreiben ist.
Ist dieser bedeutend, so wird die Schätzung der Grösse und der Zu- oder
Abnahme der Milz häufig so erschwert, dass man auf dieselbe verzichten
muss. — Ruptur der Milz in der Zeit ihrer höchsten Schwellung gehört
im Ileotyphus zu den allerseltensten Vorkommnissen.

Keilförmige Milzentzündung kommt selten vor, nach einer
Zusammenstellung, die ich aus mehreren zuverlässigen anatomischen Berichten vorgenommen habe, in etwa 7 Procent der Leichen; es könnten
indessen hierunter Epidemieen mit gerade besonderer Frequenz dieser Erkrankung sein und sehr grosse Zahlen dürften wohl noch ein geringeres Verhältniss geben. Sie ist sehr selten und ihrer Entstehung nach ganz
dunkel in der ersten Periode, relativ häufiger in der zweiten und dann in
der Regel eine Theilerscheinung der Pyämie. Dasselbe gilt von dem noch
viel selteneren Milzabscess.

§. 254. 6) Die Leber bietet in Bezug auf ihre anatomische Beschaffenheit wenig Characteristisches. In der ersten Periode des Typhus ist ihr
Aussehen oft das normale, noch häufiger allerdings erscheint sie etwas blasser, schlaffer, weicher als gewöhnlich, wohl auch von etwas kleinerem Umfang; noch constanter ist die Blutarmuth und Schlaffheit des Gewebes in
der 2. Periode. Die Galle, wie man sie in der Gallenblase übereinstimmend mit der Beschaffenheit der Stühle findet, ist im ganzen Verlaufe dünn und
hellgefärbt; ihr Gehalt an gallensaurem Natron soll vermindert, der Schleim
und das Fett vermehrt sein (v. Gorup, Frerichs), sie soll auch ungewöhnlich rasch sich zersetzen. Der reichliche Gehalt der Leber an Leucin und
Tyrosin wird mit Frerichs eher als eine Anhäufung dieser Stoffe in Folge
gestörter Leberfunction, denn als reichliche Bildung in der Leber selbst
zu betrachten sein; mit der Vermuthung von Frerichs, dass im Normalzu-
stande diese Stoffe in der Leber zu Gallensäuren verwendet werden, würde
die angeführte Verringerung dieser in der Galle bei Typhus, wo sich
Leucin und Tyrosin unzersetzt in der Leber anhäufen, übereinstimmen;
einer practischen Verwerthung sind diese Verhältnisse bis jetzt nicht fähig. —

Gelbe Leberatrophie (Dietl), metastatische Leberabscesse wurden
als Seltenheiten schon in der späteren Zeit des Typhus ¦beobachtet; typhöse Infiltrationen in der Schleimhaut der Gallenblase, selbst bis zur
Perforation gediehen (Hamernyk) sind ebenso seltene Vorkommnisse. —

§. 255. 7) Respirationsorgane. a) Die gewöhnliche, in wenigen Fällen ganz fehlende, primäre und eigentlich characteristische Erkrankung besteht in Catarrh der Bronchien. Uebrigens beginnt
die Affection der Respirationsschleimhaut eigentlich schon in der Nase,
deren Schleimhaut frühe die Neigung zum Trocknen zeigt, oft blutet, ein
zähes, später klumpiges Secret liefert. In den tieferen Luftwegen verbreitet sich derselbe Process, characterisirt durch dunkle Röthung der Schleim-

haut, lange dauernde Trockenheit oder sparsame zähe, später gelbe,
mehr eitrige Secretion, bald von der Trachea bis in die feinste Bronchialverzweigung, bald findet er sich allein oder doch ganz überwiegend in den
Bronchien mittlerer Ordnung. — Der Catarrh tritt in der Mehrzahl der
Fälle erst am Ende der ersten oder in der zweiten Woche der Krankheit auf, verläuft zuweilen ohne allen Husten, so dass er ohne Auscul-
tiren gar nicht vermuthet würde; meistens erregt er mässigen Husten mit
sparsamem, zähem, schaumigem, zeitweise auch klumpigem, mit dunklem
Blute gemischtem Auswurf (wie solcher übrigens oft auch nur aus dem
Rachen kommt). —
    Der Bronchialcatarrh hat einen gewissen diagnostischen Werth, na-
mentlich für leichte Fälle, wo es sich von Unterscheidung des Typhus
von blossem Gastro-Intestinal-Catarrh handelt; doch kann der Catarrh
auch bei letzterer Krankheit als zufällige Complication bestehen und fehlt
beim Typhus auch meistens noch in der ersten Zeit, wo die Unterscheidung am wünschenswerthesten wäre. — Prognostisch ist der Catarrh noch wichtiger. So beschränkt und für den Krankheitsverlauf untergeordnet er in vielen Fällen bleibt, so bedeutend wird er in anderen. Ausgebreitete und heftige Catarrhe steigern das Fieber und verlängern es über
die gewöhnliche Zeit, so dass in der dritten Woche keine oder nur eine
ganz unvollständige Wendung der Krankheit eintritt; sie werden gefährlich
durch Ueberfüllung der Bronchien mit Secret, um so mehr, je grösser die
allgemeine Schwäche des Kranken, je unfähiger er zur Expectoration ist,
wo denn durch diesen Umstand allein asphyctischer Tod erfolgen kann;
sie compliciren sich mit Oedem und namentlich mit Collapsus (Atelectase) der Lunge an Stellen, wo das Parenchym gegen den Luftzutritt längere Zeit ganz abgeschlossen bleibt. Sehr häufig findet man in den Leichen diesen atelectatischen Zustand, als etwas feste, aber schlaffe, aussen und auf dem Durchschnitt etwas unter das umgebende Lungenparenchym eingesunkene, braun- oder blaurothe, luftleere Stellen, an denen
auf der Schnittfläche zäher, gelblicher Schleim aus feinen Bronchialzwei-
gen hervordringt; sie sind meist nur lobulär und zu mehreren, oft zu vielen vorhanden, es kommen aber auch grössere, mehr diffuse Atelectasen
vor. Sind sie ausgebreitet, so machen sie beschleunigtes und mühsame-
res Athmen mit mehr oder weniger cyanotischen Erscheinungen, während
die Untersuchung nur die Zeichen des starken Catarrhs, nicht leicht Dämpfung ergibt: meistens nehmen dabei die Hirnsymptome, Somnolenz und
Stupor zu, die Pulsfrequenz steigt und mit oder ohne Entwicklung von
Oedem oder acutem Emphysem der Lunge kann der Kranke der Respi-
rationsstörung erliegen.

§. 256. b) Wohl zu unterscheiden von der Atelectase im Typhus
sind die hypostatischen Splenisationen. Sie gehören ausschliesslich den hinteren und unteren Lungenparthieen an; die Stellen sind ziemlich weich, nicht eingesunken, öfters leicht geschwellt, dunkelrothbraun
bis schwarzroth, luftleer oder nur von vermindertem Luftgehalt; auf dem
Durchschnitt ergiesst sich meistens viel Blut oder blutig gefärbtes Serum,
doch gibt es auch derlei Stellen von trockener Beschaffenheit und es finden sich namentlich öfters zerstreute Heerde von haemoptoischem Infarct
in die hypostasirte Stelle eingesprengt: die Bronchien innerhalb der befallenen Stellen sind gewöhnlich auch mit Schleim gefüllt — Die Lungenhypostasen entwickeln sich bei geschwächten Kranken bald schon auf
der Höhe der Krankheit, meistens neben starkem Bronchialcatarrh, wo
sie zunächst die nemlichen Folgen für den Verlauf haben, wie dieser

selbst, bald später, bei allgemeiner Adynamie, schwachem Athmen, sinkender Herzkraft; ihre Entstehung nach der gewöhnlichen Annahme aus blosser Senkung des Blutes bei mangelhafter Circulationskraft ist problematisch; die Füllung der Bronchien oder der reizende Einfluss hinablaufender Secrete (T r a u b e) scheint jedenfalls auch zu ihrer Entstehung mitzuwirken *). — Sie geben sich in einiger Ausbreitung kund durch Dämpfung des Percussionsschalles hinten und unten, sehr schwaches, oft mit sparsamem Rasseln gemischtes Athmen oder gänzlichen Mangel desselben; selten erscheint deutliches bronchiales Athmen. Hierdurch und durch die mehr allmählige Entwicklung unterscheiden sie sich von der wahren Pneumonie, von Pleuritis hauptsächlich durch den ganz fehlenden Schmerz; die Respiration ist bei den höheren Graden beschleunigt, die Gesichtsfärbung wird dunkler; die sonstigen Folgen sind die bei der Atelectase angegebenen, aus Verminderung der Respirationsfläche entstehenden; der Husten kann gering sein, selbst ganz fehlen. — Je ausgedehnter die Splenisationen sind und je früher sie kommen, um so ungünstiger sind sie; sie sind eine offenbar häufige Todesursache, doch endigen auch noch manche Fälle mit grossen Hypostasen günstig, unter langsamer Lösung und immer protrahirtem Verlauf.

§. 257. c) Wahre Entzündungsprocesse des Lungenparenchyms kommen öfters als l o b ä r e P n e u m o n i e n vor. Zuweilen entwickeln sich solche schon sehr frühe, in der ersten Woche; Fälle wo meistens der Process im Ileum sich schwach entwickeln soll und die man deshalb als primären Pneumotyphus, als eine anomale Wendung, die der Gesammtprocess von Anbeginn nimmt, betrachtet. In einzelnen Epidemieen soll solches öfter vorkommen. Viel häufiger entwickelt sich die croupöse Pneumonie erst später, auf der Höhe der Krankheit vom 14. bis 20. Tag, wo ich sie auch unmittelbar auf eine croupöse Pharyngitis folgen sah, oder erst in der Zeit der Abnahme ja zuweilen erst in der Reconvalescenz. Die Zeichen sind die gewöhnlichen der croupösen Pneumonie, Dämpfung, Bronchialathmen u. s. w.; durch starke oder wiederauftretende Wangenröthe, welche oft mit dem Eintritt der Pneumonie erscheint, lasse man sich zu alsbaldiger Untersuchung der Brust veranlassen. Diese Pneumonieen werden nicht selten durch einen Frost eingeleitet und von bedeutender Steigerung des Fiebers begleitet; ihr Verlauf zeigt bei einfacher Behandlung dieselbe charakteristische schnelle Remission nach vollendetem Exsudat, wie sie den genuinen Pneumonieen zukommt. Es ist durchaus nicht zulässig, diese croupösen Processe als „Degenerationen" des Typhus zu deuten; die gewöhnlichen Erscheinungen desselben, namentlich die characteristischen Stühle, dauern ja daneben fort.

---

*) In einem Falle von Krebsgeschwür des Oesophagus war durch die perforirte Trachea die getrunkene Milch zum Theil in die Luftwege eingedrungen und fand sich in Form geronnener, bröcklicher, übelriechender Massen in der Bronchialverzweigung der rechten Lunge. In der ganzen Umgebung dieser Stellen längs des unteren Randes des mittleren und unteren Lappens fand sich das Lungenparenchym in einer Weise verändert, welche einem hohen Grade von Splenisation bei Typhus frappant ähnlich war (ganz leichte Schwellung, dunkelbraunrothe Farbe, glatte Schnittfläche mit einzelnen wenigen granulirten Heerden, reichliche serösblutige Durchtränkung, stellenweise ganz aufgehobener, stellenweise nur sehr verminderter Luftgehalt).

§. 258. d) **Lobuläre** Entzündungen mit starrem Produkt und körnigem Ansehen der Schnittfläche kommen gleichfalls nicht selten, und mehr in späterer Zeit der Krankheit vor; solche finden sich theils zerstreut mitten in hypostasirten Stellen, theils in gesundem Gewebe, z. B. in den oberen Lappen, als zerstreute, Anfangs dunkelrothe, später graugelbe, feste, etwas mürbe, ganz luftleere Heerde; unter ungünstigen örtlichen und allgemeinen Bedingungen nehmen sie zuweilen den Ausgang in Verjauchung. Während sie sonst nicht erkannt werden können, tritt im letzteren Falle nach bisher mässigen und unbestimmten Erscheinungen von catarrhalischen Leiden auf einmal stinkender Athem, grosse Schwäche und Collapsus des Kranken ein. — Von dieser Art lobulärer Heerde sind wieder die sog. metastatischen Infarcte und Eiterheerde von meist peripherischer, an die Pleura angrenzender Lagerung zu unterscheiden, wie solche bei den pyämischen Zuständen vorkommen können.

§. 259. e) **Lungenödem** tritt zuweilen ausgebreitet, schnell und ohne bekannte Ursache, besonders zur Zeit der Wendung ein und wird tödtlich; der Tod erfolgt bald als plötzlicher Collapsus, bald nachdem 24 Stunden und noch länger zunehmende Dyspnoe aufgetreten war. Mässige Grade treten oft zu starken Catarrhen und Splenisationen. Diese Lungenödeme wären ungemein wichtig in prognostischer Beziehung, wenn sie mit vollkommener Deutlichkeit erkannt werden könnten.

§. 260. f) Abgesehen von leichten und beschränkten **pleuritischen** Processen, welche einen pneumonischen Vorgang oder eine sehr ausgebreitete intense Bronchitis begleiten können, kommen auch grössere, flüssige pleuritische Exsudate im Verlauf des Typhus vor. Sie sind im Ganzen selten, gehören entweder der zweiten Periode an oder treten erst als Nachkrankheiten auf, zeigen geringe Neigung zur Resorption und verschlimmern erheblich die Prognose.

§. 261. g) Endlich giebt der Ileotyphus nicht all zu selten den Anstoss zur Entwicklung der **Lungentuberculose**. Sie entsteht immer erst nach vollständig abgelaufenem Typhusprocesse, vielleicht zuweilen durch direkte tuberculöse Umwandlung liegengebliebener Exsudate von Lobulärentzündung, öfter wohl durch die tiefe Störung der Gesammtvegetation, welche dann bei Disponirten sogleich allgemeine Tuberculose zur Folge haben kann. Neu auftretendes abendliches Fieber, nachdem man schon die Reconvalescenz eingeleitet glaubte, fortdauernde Nachtschweisse, grosse Blässe der Haut, zunehmender Husten und Auswurf lassen diesen ungünstigen Ausgang vermuthen, die physikalischen Zeichen müssen ihn feststellen.

§. 262. h) Die **Bronchialdrüsen** sind im Ileotyphus bald normal, bald mässig geschwellt und hyperämisch, bald ganz wie die Mesenterialdrüsen stark markig infiltrirt. Wenn man blosse Hyperämie und Schwellung auch als bloss secundär, von dem typhösen Bronchialcatarrh und den weiteren Processen im Lungenparenchym abhängig betrachten will, so ist es doch schon auffallend, dass die Intensität der Bronchialdrüsenerkrankung sowenig dem Grade der Lungen- und Bronchialaffection entspricht und die markige Infiltration wird man jedenfalls für eine selbstständige Erkrankung der Drüsen zu halten haben.

Es ist das gleiche Verhältniss wie bei den Mesenterialdrüsen (§. 228), nemlich das einer **Mit-Erkrankung** der betreffenden Lymphdrüsengruppe mit dem Lymphbezirke, nicht eine blosse und gänzliche Abhängigkeit jener von diesem. Diese selbstständigen Bronchialdrüsenschwellungen von markiger Beschaffenheit sind es, welche zuweilen einen sehr bedeutenden Umfang erreichen, bei denen sich das Drüsengewebe von Hämorrhagien durchsetzt zeigt und wo zuweilen — ganz wie wir es bei der Pest finden werden — das Zellgewebe um die geschwollenen Drüsen in grossem Umfange ecchymosirt ist. Von derlei intensen und stürmisch verlaufenden Entzündungen der Bronchialdrüsen kann Pleuritis ausgehen, es kann Vereiterung und Verjauchung besonders bei gleichzeitiger Lungengangrän, mit späterem Durchbruch in die Pleurahöhle, in den Oesophagus etc. vorkommen. —

Die Diagnose dieser Processe an den Bronchialdrüsen kann niemals mit Sicherheit, selten mit einiger Wahrscheinlichkeit gemacht werden. Man wird bei starker Dyspnoe und doch mässigem oder ganz fehlendem Lungencatarrh, schwachem Respirationsgeräusch und Abwesenheit aller anderer Ursachen für die Athembeschwerden an die Schwellung der Bronchialdrüsen zu denken haben. —

§. 263.   i) Im Larynx und in der Trachea entwickeln sich in seltenen und immer sehr schweren Fällen einfache croupöse Processe. Die Exsudation beginnt hier meistens im Pharynx, setzt sich über die Epiglottis auf die Respirationsschleimhaut in verschiedene Tiefe, zuweilen bis in die feinere Bronchialverzweigung fort. Derlei Processe kommen hier und da, auf der Höhe grosser Epidemieen schon ganz im Beginn der Erkrankung, sind dann von croupösen Exsudationen auch auf anderen Schleimhäuten, namentlich der Darmschleimhaut, aber — wie diess auch beim primitiven Pneumotyphus stattfinden soll (§. 254) — von sehr geringer typhöser Infiltration im Ileum begleitet. Sie können aber auch später, neben schon vollständig entwickeltem Ileotyphus, in der dritten und vierten Woche, ja nach schon begonnener Reconvalescenz auftreten, ohne dass sich über die Bedingungen hiezu etwas haltbares sagen liesse. — Diese Processe sind von äusserster Malignität, doch glücklicherweise selten, sie verlaufen rapid und in der Regel unter stürmischen Erscheinungen und baldiger Prostration tödlich. In diagnostischer Beziehung muss neben den starken Athembeschwerden, dem heftigen Husten, der erstickten Stimme, dem Livor des Gesichts, besonders auf das Vorhandensein von Pharynxcroup und von Gerinnseln und Flocken im Auswurf geachtet werden.

§. 264.   Viel gewöhnlicher sind die Erosionen und Verschwärungen am Larynx. Häufig und oft schon frühe im Verlauf des Typhus tritt an den Seitenrändern der Epiglottis ein diphteritischer Process auf, der mit alsbaldiger Verschorfung und Abstossung der Schleimhaut und scharf ausgeschnittener Bloslegung und Erosion des Knorpels endigt. Diese Affectionen sind weder an sich maligner Natur, noch haben sie erhebliche Folgen, denn nur selten findet eine solche Abstossung sehr umfänglich, fast im ganzen Umkreise des Kehldeckels statt und die Erosionen scheinen leicht und durch einfache Ueberhäutung von den Rändern her zu heilen. Sie geben sich durch keine bestimmten Erscheinungen zu erkennen. Ganz ebenso verhält es sich mit den seichten, kleinen Erosionen, die sich zuweilen nicht bis auf den Knorpel dringend, auf der oberen oder unteren Fläche der Epiglottis nur in der Schleimhaut finden.

§. 265.   Wichtiger ist das typhöse Larynxgeschwür von bekanntem Sitz auf der hinteren Kehlkopfswand; hervorgegangen aus einer oberflächlichen diphtheritischen Verschorfung; oft sind es Anfangs mehrere kleine seichte Substanzverluste, welche später zu einer erbsen- bis bohnengrossen Geschwürsfläche zusammenfliessen. Das Larynxgeschwür findet sich (nach einer von mir vorgenommenen Vergleichung vieler anatomischer Berichte) in etwa $^1/_5$ der Leichen, gehört ganz zu den secundären Processen im Typhus, kommt aber oft schon frühe, in der dritten, selbst schon zu Ende der zweiten Woche vor. Individuen, welche früher öfters an Heiserkeit gelitten, sollen mehr Disposition dazu zeigen. In der Regel macht es gar keine Symptome oder nur etwas rauhe Stimme, Heiserkeit, Hustenreiz, leichten Schmerz und Empfindlichkeit auf Druck, die bei dem sonstigen Zustande dieser Kranken und bei dem oft vorhandenen Pharynxcatarrh nicht zur Diagnose ausreichen. Zuweilen aber greift das Geschwür in die Tiefe, bewirkt Bloslegung und Exfoliation der Kehlkopfknorpel, Eiterung an der hinteren Kehlkopfwand und diese Processe können theils durch Verengerung des Kehlkopfs von aussen her, theils durch Einsinken der Kehlkopfwand bei einem gewissen Grad von Zerstörung der Knorpel, theils durch Eröffnung von Eiterheerden in den Larynx oder Pharynx und deren weitere Folgen, theils durch schnell hinzutretendes Glottisödem zum Tode führen, hier und da auch nach Abwendung der unmittelbaren Gefahr chronische Kehlkopfleiden von ungünstigster Prognose hinterlassen.

Es kommen aber auch selbstständig, ohne vorausgegangenes Schleimhautgeschwür am Larynx perichondritische Vereiterungen vor (Dittrich), welche die gleichen Folgen, Verengerung der Larynxhöhle durch den submucösen Abscesssack, Behinderung des Schlingens, Erstickung durch Oedem der Umgebung, durch Einsinken der Knorpel oder durch den Eintritt von Eiter und Knorpelstücke in den Kehlkopf setzen können. Die ganze Umgebung des Larynx ist hiebei zuweilen ödematös geschwollen und zeigt mitunter zerstreute kleine Zellgewebsabscesse. Die Erscheinungen in diesen Fällen sind die einer mehr oder minder rasch sich ausbildenden Larynxstenose mit Reizungssymptomen. Das Schlingen wird schmerzhaft, der Druck auf den Larynx empfindlich; zunehmende Dyspnoe, heftiger krampfhafter Husten, Stimmlosigkeit, starke schnurrende und pfeifende Geräusche im Larynx, höchste Angst und Erstickungszufälle sind die Hauptsymptome; bei sehr betäubten Kranken kann die Dyspnoe ohne stürmische Erscheinungen sich bis zur Asphyxie steigern. Die Diagnose der selbstständigen perichondritischen und der analogen, ursprünglich von einem Schleimhautgeschwüre ausgehenden Vereiterung und Nekrosirung ist während des Lebens nicht sicher zu machen; nur wenn längere Zeit Heiserkeit vorausgieng, ist das letztere wahrscheinlicher. — Auch die Larynxaffectionen haben das Eigene, dass sie in manchen Epidemieen sehr häufig, in andern ungemein selten vorkommen *).

§. 266. Aus dem bisher Erörterten wird erhellen, auf wie vielerlei Verhältnisse die Aufmerksamkeit zu richten ist, wenn die Kranken im Typhus dyspnoische Erscheinungen darbieten. In vielen Fällen ist die Beschleunigung des Athmens — namentlich im Anfang — nur eine febrile und hängt gar nicht mit Athemhindernissen zusammen; oft rühren Athembeschwerden von der Verstopfung der Nase, oft von der Auftreibung

---

*) Vgl. Ztschr. d. k. k. Ges. der Aerzte zu Wien, 1853. Nr. 5. — Heschl bemerkt dort, dass in der letzten Typhus-Epidemie und überhaupt anderthalb Jahre lang kein Larynx-Geschwür in der Leichenkammer vorkam, während nach Hassinger bei einer Militär-Epidemie in der Umgegend von Wien Larynx-Affection fast constant gewesen sein soll.

des Unterleibs her; ist diess nicht der Fall, so sind sie auf der Höhe der
Krankheit meistens durch stärkere Grade von Bronchitis, Atelectase, Hypostase, lobuläre Entzündungsprocesse veranlasst; aber alle in den vorigen §§. einzeln aufgeführten Processe sind als möglich im Auge zu behalten. In vielen, vielleicht in der Mehrzahl der Fälle in unseren Epidemieen sind die Brustaffectionen die überwiegendsten und für den Kranken gefährlichsten; fleissige Untersuchung der Brust gibt, wenn auch nicht
über alle Einzelheiten, doch über die Hauptsachen Aufschluss; die subjectiven Symptome lassen hier den Arzt gänzlich im Stich.

§. 267. 8) Exantheme. — a) Während der Herpes labialis, im
Wechselfieber so häufig, beim Typhus so ungemein selten vorkommt, dass
sein Vorhandensein bei einem Kranken immer die Diagnose des Typhus
in hohem Grade unwahrscheinlich macht, so ist in bekannter Weise
das Roseola-Exanthem characteristisch. Es besteht aus kaum fühlbar erhabenen, runden, rosenfarbenen, am Rande etwas verwaschenen
Flecken von 1—1½‴ Durchmesser, die unter dem Fingerdruck, wenigstens
Anfangs ganz verschwinden; es ein characteristisch papulöses Exanthem
zu nennen, erscheint mir nicht ganz passend, es sind doch keine eigentlichen (festen) Knötchen. — Die Roseolaflecken sind am deutlichsten bei
Individuen mit weisser zarter Haut; die Eruption erfolgt hauptsächlich am
untern Theile der Brust und am Unterleib, schon weniger am Rücken, am seltensten an den Extremitäten. Die Zahl der Flecken ist meist gering, 6—20,
anderemale sind ihrer viele, mehrere 100, über Bauch, Brust und Extremitäten verbreitet; nur ganz ausnahmsweise fand ich auch im Ileotyphus
jenes Confluiren eines sehr abundanten, feinfleckigen und feinpapulösen
Ausschlags. mit Bildung grösserer, leicht gekrümmter Figuren, welches ihm
ein masernartiges Ansehen gibt. Eine petechiale Umwandlung kommt nur
bei bestehender hämorrhagischer Diathese (s. unten) vor. —
   Die typhöse Roseola erscheint in der sehr grossen Mehrzahl der
Fälle zuerst in der 2. Woche, am häufigsten um den 9. — 10. Tag; die
Flecke brechen nicht alle auf einmal, sondern nach und nach im Lauf
einiger Tage bis einer Woche aus, so dass in sehr vielen Fällen frische
und ältere Flecke gemischt stehen. In der Zeit der ersten Eruption besteht durchaus keine so grosse Regelmässigkeit, wie beim exanthematischen
Typhus; in einzelnen Fällen kommen die ersten Flecke schon am 5. — 6.
Tag, in andern erst am Ende der 2. oder (selten) im Anfang der 3. Woche;
die Fälle aber, wo es erst in der 4. Woche erschienen sein soll, möchte
ich sicher für recidive Eruptionen, wo die erste übersehen wurde, halten.
Diese späteren neuen Ausbrüche kommen zwar oft. aber nicht allein und
immer als Begleiter einer Recidive des Gesammtprocesses und einer neuen
Infiltration in der Darmschleimhaut vor; wenigstens habe ich sie auch ganz
ohne neue Fiebersteigerung (objective Temperatur-Erhöhung) beobachtet. —
Der einzelne Fleck hat gewöhnlich eine nur 3—5tägige Dauer und hinterlässt dann eine ganz schwache, grauliche Pigmentirung; es kommen aber
auch Fälle vor, wo die einzelnen Flecken um ein ziemliches länger bestehen und stärkeren Pigmentabsatz zurücklassen, so dass bei Anfangs
längere Zeit fortgehender Eruption das Exanthem im Ganzen volle 3
Wochen auf der Haut sichtbar bleibt.
   Es ist ganz unzweifelhaft, dass die Roseola in manchen Fällen von
Ileotyphus ganz fehlt, dass sie bei älteren ·Individuen, bei Leuten mit
rauher, dunkler Haut meistens ganz gering ist, dass sie manchmal
in ganzen Epidemieen nur sehr sparsam vorkommt, während andere
sich durch Constanz und Reichlichkeit des Exanthems auszeichnen. —

Wiewohl man also an der Roseola kein pathognomonisches Symptom des Ileotyphus hat, so gehört sie doch in diagnostischer Beziehung zu den wichtigsten Erscheinungen. Unter den Krankheiten, welche bei uns mit Typhus verwechselt werden können, kommt zwar ein gleiches Exanthem in einzelnen Fällen gerade bei der acuten Tuberculose vor (Waller), aber für die ungeheure Mehrzahl der Fälle mit Symptomen, die überhaupt den Verdacht des Typhus begründen, kann das Vorhandensein des Exanthems als entscheidend für solchen betrachtet werden; ebenso begründet sein Nichterscheinen bis zum Ende der 2. Woche immer bedeutenden Zweifel, dass Typhus vorliege. — In prognostischer Beziehung dagegen lässt sich dem Exanthem nichts Allgemeingültiges und Entscheidendes entnehmen; man kann im Allgemeinen weder sagen, dass eine sehr sparsame, noch dass eine sehr reichliche Exanthementwicklung eine günstige oder ungünstige Bedeutung habe; nach meiner individuellen Erfahrung möchte ich solche eher für günstig halten; hier und da kommen selbst Fälle vor, welche Anfangs durch ungewöhnlich hohe Intensität der Fiebererscheinungen einen recht schweren Verlauf erwarten lassen, wo dann unter steter Steigerung des Fiebers gegen Ende der 2. Woche ein sehr copiöses Exanthem ausbricht, hiemit alsbald das Fieber nachlässt und Alles sich zu leichtem Verlaufe wendet; allein dies sind doch nur Ausnahmsfälle und die einzelnen Epidemieen scheinen mancherlei Verschiedenheiten in Betreff der Bedeutung der Quantität des Ausschlags zu zeigen.

Sehr selten kommen statt und neben der Roseola Urticaria - artige Exantheme oder zu Bläschen sich entwickelnde Stippchenformen oder zugespitzte Papulae, die zu Pusteln werden, vor. Wohl aber kommt hier und da bei einem recht reichlichen Roseolaausbruch auch, wie beim Fleckfieber, jene diffuse Röthung der Haut, die derselben ein leicht marmorirtes Ansehen gibt.

§. 268. b) Das Vorkommen miliarer Bläschen mit hellem Inhalt wird beim Ileotyphus selten ganz vermisst; in vielen Fällen, besonders bei Kindern und jungen weiblichen Individuen bedecken solche, reichlich entwickelt, den ganzen Truncus. Der Friesel erscheint sehr selten in der ersten Woche, eher in vereinzelten Bläschen in der zweiten, hauptsächlich aber um die Zeit der Wendung und Remission der Krankheit und in der zweiten Periode; die Eruption dauert in manchen Fällen in vielfacher Wiederholung mehrere Wochen lang fort. — Ich will nicht läugnen, dass Schwitzen die Miliar - Eruption begünstige, aber gegen die Ansicht, dass dieselbe bloss Folge des Schwitzens sei, muss ich mich entschieden erklären. Ich habe mich aufs sicherste überzeugt, dass sie hier und da ohne Spur vorausgegangener oder gleichzeitiger Schweisse, auf ganz trockner Haut ausbricht, man findet sie auch sehr oft bei der reichlichsten Transpiration sehr sparsam, bei geringer sehr copiös. Ich muss annehmen, dass dieses Exanthem, wie die Roseola, in einem gewissen, nicht näher zu bestimmenden und allerdings ziemlich lockeren Verhältnisse zum Ablauf des Gesammtprocesses steht. — Reichliche eitrige Miliarien kommen nur in Verbindung mit anderen schweren Symptomen bei Pyämie vor. Ein diagnostischer Werth kann dem Friesel im Typhus nicht zukommen, da er auch im Verlauf vieler anderer akuter Krankheiten erscheint; ebenso wenig hat er auf die Prognose Einfluss. Manche Frieselfieber älterer und neuerer Zeit waren sicher nichts anderes als Ileotyphus mit reichlichen Miliarien.

§. 269. c) Wahre Petechien kommen nicht häufig vor; sie gehören überwiegend der 2. Periode an und sind hier, wenn sie in Verbindung mit grösseren Vibices, mit anderweitigen Blutungen, mit eitrigen Miliarien u. dgl. erscheinen, sehr ungünstig. Ohne solche oder in der ersten Periode sind sie ohne prognostische Bedeutung; man findet solche zuweilen schon im Anfang, namentlich bei Kindern und Leuten mit zarter Haut, auch in leichtern Fällen reichlich; es mag sein, dass die kleine Blutung hier mit der stellenweisen Hautcongestion, die die Roseola setzt, im Zusammenhang steht.

§. 270. d) Erysipele des Gesichts (selten des Halses und der Brust) sind nur in einzelnen Epidemieen relativ häufig. Sie kommen auf der Höhe der Krankheit oder in der 2. Periode, werden zuweilen durch einen Frost eingeleitet, hängen (selten) mit schon bestehender Pyämie zusammen, scheinen weit öfter als Folgen von Entzündungen der Frontal- und Sphenoidalsinus aufzutreten, wie solche bei starkem Mundhöhlen- und Nasencatarrh und Fuligo vorkommen (Zuccarini) *).

Derlei Erysipele beginnen am Nasenrücken, verbreiten sich über Gesicht und Stirn, oft herunter bis zur Clavicula, ohne erheblichen Schmerz. Hier und da tritt mit dem Ausbruche des Erysipels eine günstige Umänderung des Gesammtbefindens ein (Zehetmayer, Dietl, Zuccarini), das Fieber lässt nach und indem die Hautentzündung bald erblasst, kommt eine allgemeine Wendung zur Besserung, oder das Erysipel bildet wenigstens eine nur ungefährliche Complication (Wurm); öfter ist das Erysipel eine ungünstige Erscheinung, das Fieber nimmt mit demselben zu, die Kranken werden unruhiger, der Puls schwächer, Manche sterben schnell unter den Erscheinungen des Collapsus oder eines Exsudats in der Schädelhöhle oder das Rothlauf vereitert oder gangränescirt, begleitet von Fieber pyämischen Characters.

§. 271. 9) Blut und Blutungen. — Eine primäre und specifische Blutveränderung ist beim Ileotyphus ebenso wahrscheinlich und ebenso wenig bis jetzt erwiesen, wie bei den übrigen Infectionskrankheiten. Die quantitativen Abweichungen in der Zusammensetzung des Bluts, in denen man vor wenigen Jahren noch geneigt war, das Wesentliche der Blutalteration, ja des ganzen typhösen Processes zu finden, sind gerade in der ersten Periode, die allein einen Massstab abgeben kann, oft so gering, dass das Blut kaum, ja selbst gar nicht von der mittleren normalen Mischung abweicht (Becquerel und Rodier); sind sie auch bedeutender, so sind es doch keine dieser Krankheit allein und specifisch zukommende. — Im Allgemeinen zeigt in der ersten Periode des Typhus das Aderlassblut eine dunkle Farbe, einen grossen weichen Blutkuchen (geringe Zusammenziehung des Fibrin) und fast niemals eine Cruste; in der ersten Woche sollen die farbigen Blutkörper vermehrt (Wasserverlust des Blutes?), auch die farblosen reichlicher vorhanden sein; von der 2. Woche an nehmen alle festen Blutbestandtheile ziemlich rasch an Menge ab. In ersterer Beziehung scheint sich die Blutbeschaffenheit am meisten der bei den acuten Exanthemen

---

*) Nach Beobachtungen in der Clinik von Gietl, Wiener Wochenschrift 1852 Nr. 4 —7. Verf. beobachtete unter 480 Kranken einer Epidemie 17 mal das Erysipel; es zeigte sich namentlich bei Anhäufung vieler Kranken. Auffallend ist die Häufigkeit des Erysipels auch in München, bei einer von Wurm beschriebenen Militär-Epidemie von 1840.

zu nähern und weicht von dem Verhalten bei den meisten acuten Entzündungen darin ab, dass die Blutkörper nicht gleich von vornherein abnehmen und dass der Faserstoffgehalt nicht vermehrt ist *) ; in dem 2.
Punkte, der Blutaufzehrung, stimmt der Ileotyphus mit allen übrigen schweren acuten Krankheiten überein. — Muss man also ganz darauf verzichten, in
dieser Blutbeschaffenheit der ersten Periode eine specifisch - typhöse zu
erkennen, so sind auch die weiteren secundären Blutveränderungen keine
dieser Krankheit allein zukommende, sondern solche finden sich gleichfalls, wenigstens in der allerähnlichsten Weise, auch in anderen acuten
Krankheiten, namentlich den acuten Exanthemen ; sie sind zudem noch weniger als die vorhin erwähnten, auf genauem, chemisch-analytischem
Wege erwiesen, sondern mehr aus den physicalischen Eigenschaften des
Bluts am Lebenden und an der Leiche und aus der Art der Symptome
gemuthmasst. Demungeachtet ist es wohl gestattet, für gewisse secundäre
Krankheitszustände, deren Unterscheidung einmal von practischer Wichtigkeit ist, die wenn auch nicht fest erwiesenen, doch
sehr wahrscheinlichen Grundlagen im Blute zu suchen.

§. 272. Als die wichtigsten solchen secundären Blutalterationen lassen sich folgende angeben.

a) Höhere Grade von Blutverarmung, Anämie und Hydrämie, welche
in manchen Fällen, bei zuvor schon Blutarmen, nach profusen Stoffver-
lusten, Blutungen, Diarrhöen, croupösen Exsudationen, zu strenger Nah-
rungsentziehung, zu schwächender Behandlung, vielleicht auch bei ungewöhnlich starkem Milztumor schon frühe eintreten und öfters in der 2.
Periode, durch dieselben Ursachen unterhalten oder durch Fortdauer der
Veränderungen in der Darmschleimhaut und den Gekrösdrüsen bedingt,
bis zum äussersten Grade des Marasmus und der Erschöpfung, mit oder
ohne hohen Grad von Abmagerung, vorschreiten; in allen diesen Fällen
fällt die ungemein geringe Menge eines ganz dünnen wässrigen Bluts in
der Leiche auf.

b) Sehr häufig und ihrem Wesen nach unbekannt ist die offenbar
secundäre Blutveränderung, die man so oft in der Leiche findet, wenn der
Tod um das Ende der ersten Periode, zur Zeit der sich losstossenden
Schorfe erfolgt ist, ohne dass Blutungen eingetreten wären oder ein anderes Organ eine lebenswichtige Alteration zeigt, nämlich die ungeronnene,
syrupartige oder ölige, dunkel kirschrothe oder violette Beschaffenheit des
Bluts, wobei sich sehr häufig auch starke Imbibition der innern Gefässhaut,
also schnelle Zersetzung des Bluts nach dem Tode findet. — Eine hier
und da vorkommnede, wahre Eindickung des Bluts, mit auffallender Trockenheit aller Organe, pericardialem Reiben wie in der Cholera (Buhl), begleitet von heftigen Nervensymptomen, scheint ein höherer Grad jenes
Zustandes zu sein.

c) Den Namen der Blutzersetzung, Dissolutio sanguinis würden eigentlich nur solche Fälle wirklich verdienen, wo die Secretionen nicht wirkliches Blut, sondern aufgelösten Blutfarbstoff führen, wie diess hier und da
im Urin vorkommt (Vogel); von Alters her ist diese Bezeichnung in freilich wenig passender Weise in den acuten Krankheiten auf die hämorrhagische Diathese, die sich in mehrfachen und profusen Blutungen äussert,
angewandt worden. In allen Typhusformen, zuweilen in ganz gleicher

---

*) Ausnahmsweise kommt Faserstoffvermehrung vor, z. B. bei Entwicklung einer
Pneumonie.

Weise bei den Pocken etc. kommen Fälle vor, wo sich früher, mitunter schon in der ersten Woche, oder später reichliche Petechien und Sugillationen in der Haut, zuweilen auch in den Muskeln, schwer zu stillende Nasenblutungen, Ecchymosen und blutig gefärbte Ergüsse in die serösen Säcke, hämorrhagischer Lungeninfarct, blutiger Urin, Darmblutungen, Meningeal- oder Hirnapoplexien einstellen. Oft, aber nicht immer, sind diese Zustände von heftigem Fieber, grosser Herzschwäche, starken fuliginösen Belegen, stark ammoniacalisch zersetzten Secretionen, wohl auch gangränösen Processen begleitet (Faulfieber-Formen, Blut-Sepsis). — Man kennt die eigentlichen fundamentalen Veränderungen bei diesen Zuständen nicht, ein auffallend dunkles, schwarzes, nicht gerinnendes (stark Ammoniak haltiges?) Blut findet sich öfters, aber nicht constant in diesen Fällen und die nächste Bedingung für den Eintritt der Blutungen muss jedenfalls nicht in der Blutbeschaffenheit selbst, sondern in einer grösseren Zerreisslichkeit oder Brüchigkeit der Gefässe gesucht werden. Aber Thatsache ist es, dass diese Zustände in einer frühen Zeit des Ileotyphus doch hauptsächlich da sich zeigen, wo viele Kranke in einer mit Fäulnissproducten überladenen Atmosphäre, in schlecht gehaltenen, überfüllten Hospitälern etc. beisammenliegen; mehr vereinzelt kommen derlei Fälle öfter in der 2. Periode, wie es scheint auch nach Aufnahme septischer Krankheitsproducte vor, in mancherlei Mischung mit den folgenden Anomalieen.

d) Als **Pyämie** sind die im Ileotyphus nicht seltenen Zustände zu bezeichnen, wo viele Furunkeln, Abscesse, eitrige Miliarien, vereiterte Parotitis, Eiterabsätze in die serösen Säcke, in die Gelenke, Lungenmetastasen, auch keilförmige Milzinfarcte und spontane Blutgerinnungen in den Venen sich bilden. Man hat Grund, in vielen Fällen diese Zustände von wirklicher Jaucheintection aus einem Decubitus herzuleiten und es dürfte diess der häufigste Grund ihrer Entstehung sein; in anderen Fällen dürften sie von vereiterten Mesenterialdrüsen, kaum wohl je von den Darmgeschwüren oder von Lungenerkrankung herzuleiten sein. Man muss sich aber auch hier erinnern, dass zuweilen auch in der späteren Periode solcher Krankheiten, bei denen gar keine eiternde Flächen vorhanden sind, wie im Scharlach,. dieselben Zustände vorkommen, und man wird nicht umhin können, auch andere schädliche Einflüsse, namentlich Luftverderbniss in den Hospitälern, wo diese Zustände viel häufiger vorkommen als bei Privatkranken, als direct auf das Blut wirkende Ursachen anzuerkennen. — Die Pyämie im Ileotyphus äussert sich selten durch Schüttelfröste, meist nur durch neue Zunahme des schon vermindert gewesenen Fiebers, schnellen Verfall der Kräfte, sehr rasche Abmagerung und die Bildung der angegebenen Localisationen.

e) Ob die croupösen Processe auf den Schleimhäuten (des Rachens, Darms, der Bronchien, der weiblichen Sexualorgane, der Gallenblase, Harnblase etc.), die sich in manchen Fällen bilden, Producte einer eigenthümlichen Blutveränderung sind, ob es in diesem Sinne eine croupöse Crase gebe, lässt sich nicht entscheiden. Allgemein, nicht örtlich bedingt sind diese Processe jedenfalls; sie finden sich zum Theil neben den pyämischen, zum Theil ganz ohne solche, frühzeitig in vornherein anomal verlaufenden Fällen.

f) Urämische Zustände, bei stärkerer Erkrankung der Nieren, scheinen hier und da vorzukommen, sind aber im Ileotyphus noch wenig gekannt und so weit man bis jetzt weiss, sehr selten.

Dass alle diese Blutalterationen durchaus von gefährlichem, mitunter im äussersten Grade malignem Character sind, wird keiner weiteren Erörterung bedürfen.

§. 273. Die häufigste Hämorrhagie im Ileotyphus, in der Regel gar nicht der Ausdruck einer allgemeinen hämorrhagischen Diathese, sondern wie es scheint congestiver, oder auch catarrhalischer Art ist das Nasenbluten. Es ist am häufigsten in der ersten Woche und hat einen gewissen diagnostischen Werth. Es ist meistens sparsam und ganz gefahrlos; eine sehr copiöse und sich oft wiederholende Epistaxis aber begründet schon den Verdacht, dass sie in der §. 269 c. erörterten allgemeinen Disposition begründet sei und dass noch andere schwerere Blutungen auf sie folgen werden.

§. 274. 10) Urinsecretion und Urinapparat. — Der Urin ist während der ersten Periode des Ileotyphus auch bei sehr reichlichem Trinken des Kranken sparsam, stark roth oder braun gefärbt, fast immer sauer, klar oder beim Stehen sich bald trübend; er ist reich an Extractiv- und Farbstoffen, und wie jetzt mehrfache Untersuchungen (zuerst von A. Vogel) ergeben haben, von mehr oder minder vermehrtem Harnstoff- und verringertem Kochsalzgehalt. Diese Beschaffenheit kommt dem Harn meistens schon in der ersten Woche zu und dauert mit mancherlei Schwankungen bis zur Zeit der Wendung. Die grossen Harnstoffmengen zeigen mit Nothwendigkeit eine starke regressive Metamorphose der stickstoffhaltigen Gewebe, der Muskeln, des Bindegewebes, oder der Blutkörper (Führer) an; dass der verminderte Kochsalzgehalt nur von dem Mangel an Zufuhr desselben herrühre, ist unwahrscheinlich; man kann zur Zeit den Grund davon, so wenig wie bei der Pneumonie, genau angeben, wird aber vorzüglich an Kochsalzverluste auf anderem Wege zu denken haben. Die vermehrte Harnstoff- und die verminderte Kochsalzausscheidung sind in keiner Weise für den Ileotyphus specifisch, sie können ebenso in der Pneumonie und in anderen schweren acuten Krankheiten vorkommen; sie haben also diesen gegenüber keinen diagnostischen Werth *). — Die Harnsäuremenge soll gleichfalls eine Zeit lang anhaltend zu-, schon auf der Höhe der Krankheit wieder abnehmen (Zimmermann); die oft vorkommenden Niederschläge von Uraten sind von keiner critischen Bedeutung. Leucin und Tyrosin finden sich öfters (Frerichs und Städeler), haben aber nichts Pathognomonisches. — Um die Zeit des Nachlasses der Krankheit wird die Urinausscheidung reichlicher, der Harn wässriger, blasser und diese Veränderung ist von sehr günstiger prognostischer Bedeutung; er behält, mit mancherlei Schwankungen nach dem Befinden des Kranken, in günstig verlaufenden Fällen diese Beschaffenheit bis in die Reconvalescenz; der Harnstoffgehalt nimmt natürlich ab, bis der normale Stand der Gesammternährung erreicht ist. — Ein rasches Alcalesciren des Harns oder selbst schon alcalische Entleerung findet sich unter verschiedenen Umständen; einmal kann es bei Harnretention in der Blase vorkommen, sodann zuweilen in der ersten Periode und selbst schon frühe in schweren Fällen putriden Characters; man findet aber auch gar nicht selten die neutrale oder alcalische Reaction des Harns vorübergehend, einen oder einige Tage lang, um die Zeit des Krankheitsnachlasses, wenn der Harn eben recht reichlich geworden ist und zusammentreffend mit allseitiger Besserung. Ich fand diess so häufig, dass ich es keinen Zufälligkeiten zuschreiben kann; wahr-

---

*) Nach der während der Correctur erhaltenen Arbeit von Moos (Götting, Dissert. 1856) wäre der vermehrte Harnstoff- und verminderte Kochsalzgehalt wenigstens ein sicheres Differentialdiagnosticum zwischen Typhus und blossem Intestinalcatarrh.

scheinlich rührt es von reichlicher Schleimbeimischung zum Harn (Häutung
der Schleimhaut) her, welche als Ferment auf den Harnstoff wirkt.
Eiweiss führt der Harn in der sehr grossen Mehrzahl der Fälle von
Ileotyphus *), aber sehr häufig bloss vorübergehend, einige Tage lang;
das erste Auftreten des Albumens scheint in der Mehrzahl der Fälle in die
2. Woche zu fallen. Die sparsamen und kurzdauernden Eiweissausschei-
dungen lassen keinen Zusammenhang mit dem Stand der übrigen Phänomene
bemerken und sind ohne Einfluss auf die Prognose, dagegen tritt bei Ver-
schlimmerungen irgend welcher Art sehr gewöhnlich eine Zunahme - des
Eiweisses ein und ein andauernder und copiöser Albumingehalt (öfters
auch Blutgehalt) des Harns gehört nur schweren Fällen an, die freilich
oft genug noch in volle Genesung ohne bedeutende Verzögerung endigen.
In der grossen Mehrzahl der Fälle fehlen bei vorhandenem Eiweiss doch
alle Cylinder im Harn; in anderen kommen Epithelialabstossungen und
Gerinnsel aus den Harncanälchen vor, mehr bei schwerem Verlauf auf
der Höhe der Krankheit, wo sich dann auch öfters ein gewisser Grad von
Schwellung der Corticalsubstanz und starker Catarrh des Nierenbeckens
findet. Von der ungünstigsten Bedeutung ist die sehr spät, in der 4.—
5. Woche zuerst erscheinende Albuminurie, sie begleitet entweder eine
neu eintretende schwere Complication, z. B. Pneumonie, oder bildet den
Beginn wahrer Bright'scher Nierenerkrankung als — immerhin seltener —
Nachkrankheit, welche fast immer, unter bekannten Symptomen, tödlich
endigt. — Sehr selten und wohl nur bei Pyämie, kommen keilförmige Ab-
lagerungen in den Nieren, bald fest, bald eitrig geschmolzen vor.

§. 275. Bei betäubten und bewusstlosen Kranken wird nicht selten
der Harn lange in der Blase zurückgehalten und geht dort ammoniaka-
lische Zersetzung ein; es muss desshalb, wenn es an Urin fehlt, die Ausdehnung der Blase durch Percussion überwacht und der Kranke zu öfterem Uriniren veranlasst werden. Unfreiwilliges Abfliessen des Harns ist
noch viel häufiger, kommt auch oft neben jener Anhäufung in der Blase
vor, wahre Paralyse der Blase ist selten, viel seltener als im exanthematischen Typhus. Eine schwere Erkrankung der Harnblasenschleimhaut
kommt in einzelnen Fällen, immer in einer späteren Zeit der Krankheit
vor, die sich in Schmerzen, Dysurie, Harnverhaltung und Blutgehalt des
Harns äussert, mit erneutem Fieber und adynamischen Erscheinungen verläuft und in der Regel tödlich endigt. Es sind croupös-hämorrhagische
Processe in der Blasenschleimhaut, bald umlänglich, bald beschränkt, welche zu Verschorfung und Geschwürsbildung führen können; in seltenen
Fällen finden sich solche auch in den Leichen, ohne erhebliche Symptome
veranlasst zu haben.

§. 276. 11) K o p f - u n d N e r v e n s y m p t o m e. — Die Functionen der Nervenapparate sind im Ileotyphus in so erheblichem Grade und zwar sehr häufig von Anfang an gestört, und die Störungen
in ihnen bleiben oft so lange nach abgelaufener Krankheit zurück, dass
man wohl annehmen muss, es gehen in diesen Theilen bedeutendere
Veränderungen vor sich, als in den meisten anderen acuten Krankheiten. Die Anatomie gibt keinen Aufschluss über diese Zustände. Erfolgt der Tod in der ersten Periode, so findet man den Blutgehalt in der
Schädelhöhle wechselnd, das Hirn in der Mehrzahl der Fälle trockener

---

*) Unter den letzten 36 Fällen meiner Clinik kam ein solcher nur in 4—5 gar nie vor.

und fester als sonst. Auf letztere Beschaffenheit hat man schon viel Werth
gelegt für die Erklärung der Hirnstörungen, allein sie findet sich ebenso
oft nach sehr unbedeutenden, wie nach bedeutenderen und nach den heftigsten Hirnsymptomen. Wirkliche, starke Hirnhyperämie kommt nur ganz
ausnahmsweise vor (ex vacuo bei acuter Atrophie des Hirns?); eitrig-me-
ningitische und encephalitische Processe findet man als sehr grosse Seltenheiten, stets nur bei Pyämie oder überhaupt als metastatische Vorgänge
in der 2. Periode, ebenso selten Meningeal- oder Hirnapoplexie bei ver-
breiteter Neigung zu Hämorrhagieen; auch gelbe Erweichung wurde schon
als letzter, tödtlicher Process bei protrahirtem Typhus-Siechthum beobachtet (Dietl). — Alle diese Veränderungen sind, wie bemerkt, äusserst
selten, immer secundärer Natur und selbst wenn Erscheinungen eingetreten
sind, für die man noch am ehesten palpable anatomische Grundlagen erwarten sollte, wie Lähmungen im Verlaufe der Krankheit, finden sich ganz
gewöhnlich solche nicht; ebenso scheinen die nach Ileotyphus als Nachkrankheiten zurückbleibenden Paralysen, auch wenn sie einen sehr bedeutenden Grad erreichen, nicht auf solchen zu beruhen, da sie — wovon
ich die merkwürdigsten Beispiele gesehen — so lange noch einer vollständigen Heilung fähig sind. — Demgemäss müssen die Hirn- und Nervenerscheinungen in der ersten Periode ganz überwiegend als toxische, als
bedingt durch den anomalen Eindruck des inficirten Bluts auf die Nervenapparate und durch deren ganz anomale Ernährung betrachtet werden;
nächstdem wirken in der ersten und 2. Periode das Fieber selbst, die secundären Blutalterationen, die Störungen von der Respiration und dem
Herzen aus gewiss wesentlich zu ihrer Entstehung mit; in der 2. Periode
scheinen sich aber in manchen Fällen wieder eigene, zu langem Beharren
sehr geneigte, eigenthümliche Störungen functioneller oder nutritiver Art
zu entwickeln, welche als Nachkrankheiten im Gebiete des Nervensystems
nach längst abgelaufenem Typhusprocesse zurückbleiben.

§. 277. Die initialen Symptome der bedeutenden Mattigkeit, der starken Eingenommenheit des Kopfs und des (zum Theil catarrhalischen) Kopfschmerzes, des gestörten Schlafes und der schweren Träume, der grossen
Muskelschwäche und des Schwindels sind für den Ileotyphus, nach Massgabe der grossen Mehrzahl der Fälle, characteristisch und selbst von
diagnostischem Werthe; sie gehen oft schon, wenigstens stark angedeutet,
dem Fieber voraus; sehr häufig gesellen sich zu ihnen alsbald verbreitete
Gliederschmerzen, Betäubung und Apathie. Viele Fälle verlaufen ohne
tiefere psychische Störung, bei der Mehrzahl nimmt in der 2. Woche das
Gesicht den Ausdruck des Stupors, jene Mischung von Ermattung und
Blödigkeit mit etwas Träumerischem und Traurigem an, der Kranke verliert
die Fähigkeit, seine Gedanken zu fixiren und zu beherrschen, findet sich in
ihnen nicht mehr zurecht, kann die Zeit nicht mehr schätzen und beginnt
damit verworren zu werden. Wahre Delirien fangen meistens erst im
Laufe und gegen Ende der 2. Woche an, zuerst bei Nacht, dann setzt sich
das Träumen auch bei Tag fort, der Kranke verliert sich, sich selbst überlassen, in den Phantasmen, kommt aber meistens auf Anreden gleich zu
sich. In dieser Zeit lässt der Kopfschmerz nach, verschwindet in der Regel ganz — sehr zum Unterschiede von der Meningitis, wo der Kranke
noch stark delirirend nach dem schmerzenden Kopfe greift —, das Krankheitsgefühl wird geringer, der Kranke gibt an sich wohl zu befinden, die
Antworten werden zögernd oder bleiben ganz aus. Das Irrereden ist in
der Regel still und monoton und wird Nachts geschwätziger und mit mehr
allgemeiner Unruhe verbunden. Mit der Wendung der Krankheit in der

3. Woche stellt sich nicht auf einmal, sondern nach und nach, die psychische Klarheit wieder her.

Von diesem gewöhnlichen Verlaufe gibt es sehr viele Abweichungen. In manchen Fällen kommt das Deliriren sehr frühe, gleich von den ersten Tagen an; hier ist es sehr wichtig 2 Hauptfälle zu unterscheiden, den, wo es offenbar auf ungewöhnlich intensem Fieber und heftigem, tumultuarischem Gesammtverlaufe der Krankheit (wahrscheinlich starker Intoxication) beruht und den, wo bei an sich leichter Krankheit, namentlich geringem Fieber disponirte Personen, nervöse, anämische, zuvor geschwächte, zu Delirien bei Erkrankung überhaupt geneigte Individuen sehr frühzeitig solche zeigen; die Unterscheidung beider Arten von Fällen gründet sich eben auf das Verhalten des Fiebers (Puls, Temperatur etc.); bei den Fällen der ersteren Art kommt gewöhnlich neben dem Delirium auch ein hoher Grad von Stupor sehr frühe; bei den letzteren fehlt dieser. Die Fälle zweiter Art können zwar nach starker Aufregung in der ersten Krankheitszeit zu schnellem Collapsus führen, sind aber, wenn sich nur die Kräfte erhalten lassen, nicht so ungünstig, als sie sich oft ausnehmen.

Eine andere schlimme Abweichung von dem gewöhnlichen Verhalten bilden die ziemlich seltenen Fälle mit wahrhaft furibunden Delirien bei höchst intenser Fieberhitze, dunkelrothem Kopf, glänzenden Augen, wo zuweilen der ganze Process unter dem Bilde einer acuten Manie verläuft und für solche verkannt wird; sehr gewöhnlich erfolgt hier nach längerer oder kürzerer Raserei Collapsus und Tod.

Im Verlaufe der Krankheit haben gewisse, an sich ganz schlimme Zwischenereignisse oft in einer auffallenden Weise die Wirkung, das Sensorium aufzuhellen; so sieht man oft mit dem Eintritt eine Darmblutung oder der Perforation und Peritonitis das Delirium nachlassen oder ganz verschwinden. — Beim normalen Verlaufe geschieht die Aufhellung des Sensoriums allmählig mit dem Ende des eigentlich typhösen Processes unter der exquisit-günstigen Erscheinung eines wiederholten, langen, ruhigen Schlafes, aber sehr häufig setzen sich leichte Reste von Phantasmen und falschen Vorstellungen bis in die Reconvalescenz hinein fort, das Gedächtniss bleibt noch sehr schwach, das Gemüth sehr reizbar.

Entwickelt sich eine 2. Periode schweren Verlaufs, so kommen hier häufig noch tiefere Schwächezustände und schwerere Nervenerscheinungen vor, als in der ersten. Hierher gehören namentlich jene Fälle, wo die Kranken oft Wochenlang, bei blasser heisser Haut, mit gespreizten Beinen, heruntersinkenden Armen, stets im Bette herabrutschend, erloschenen Blicks, unverständlich murmelnd, fast bewusstlos auf dem Rücken liegen.

§. 278. Die bedeutende Muskelschwäche ist in der ersten Periode gewiss hauptsächlich Folge der gestörten Innervation, denn sie tritt ziemlich schnell ein, lässt bei günstigem Verlauf gleich mit der Wendung der Krankheit, ehe sich die Ernährung wieder herstellt, erheblich nach und die Kranken sind mitunter im Delirium erheblicher Kraftanstrengung fähig. Im Allgemeinen ist die Muskelschwäche und Hinfälligkeit im Ileotyphus, so bedeutend sie ist, doch nicht so stark wie im exanthematischen Typhus. Ihre hohen Grade werden gefährlich, da sich hier häufig Decubitus, Lungenhypostasen, starker Meteorismus als Begleiter solcher tiefer Schwächezustände entwickeln. — In der 2. Periode dürfte die Muskelschwäche ebenso sehr von Abzehrung und Mangel an Wiederersatz der Muskelsubstanz, als von den Nerven herrühren. — Wahre partielle Muskelparalysen sind im Verlaufe des Typhus selbst sehr selten; vollständige Lähmung einzelner Glieder habe ich einige Tage vor dem Tode beobachtet.

§. 279. Die Schwerhörigkeit und das Ohrensausen kommen in der Regel, erstere mit dem Stupor, letzteres schon früher, nicht lange nach Beginn der Erkrankung. Sie sind nicht als nervöse Erscheinungen zu betrachten, sondern rühren vorzüglich von Catarrh der Eustachischen Röhre und der Trommelhöhle, seltener von Catarrh des äussern Gehörgangs, Bluterguss in denselben (wie in die Nase) u. dergl. her. In der Regel gehen diese Störungen mit dem Ende des typhösen Processes bald und vollständig zurück, zuweilen haben sie schwerere Folgen. Perforation des Trommelfells schon im Lauf der Krankheit selbst, rückbleibende Taubheit durch fortdauernde Erkrankung des mittleren Ohres, des Trommelfells etc., selten Caries des Felsenbeins mit ihren weiteren Folgen. Die Taubheit nach Typhus kann als eine fast immer unheilbare betrachtet werden.

§. 280. Von weiteren nervösen Erscheinungen sind noch folgende zu erwähnen. In einzelnen Fällen ist die Hautsensibilität krankhaft gesteigert, so dass der Kranke bei jeder Berührung aufschreit, in anderen ·ist sie so abgestumpft, dass tiefe Nadelstiche nicht mehr gefühlt werden; man kann diess nicht allein auf die Benommenheit des Sensoriums zurückführen, denn die Anästhesie kommt öfters bloss stellenweise vor (Beau) *). — Hier und da tritt vollständige Sprachlosigkeit oder Stummheit ein, wiewohl der Kranke versteht und sprechen möchte und die Zunge frei bewegen kann; diess verliert sich zuweilen nur langsam in der Reconvalescenz. — Unter den krampfhaften Erscheinungen ist der Subsultus tendinum die häufigste, kommt auch am ehesten schon frühzeitig und ist noch von keiner schlimmen Bedeutung. Immer bedenklich dagegen sind die anderen spastischen Erscheinungen, die Zuckungen der Gesichtsmuskeln, das Zähneknirschen, die zeitweisen Erschütterungen des ganzen Körpers, das Zittern der Beine, von fast absolut lethaler Prognose die Contractur der Nackenmuskeln und die allgemeinen tetanischen Krämpfe, die aber nur sehr selten vorkommen und meist nur kurz dem Tode vorausgehen. Die leichteren krampfhaften Symptome sind bei sehr empfindlichen, nervösen Individuen auch von viel geringerer Bedeutung (wie die Delirien §. 274); neben sehr starkem Fieber, bei Trinkern, in der 2. Periode der Krankheit sind sie als sehr ungünstig zu betrachten; um so ungünstiger noch, je mehr sie von lähmungsartigen Erscheinungen, schmerzhaftem Einschlafen der Glieder, tiefster Schwäche der willkührlichen Muskeln, Paralyse der Sphincteren begleitet sind.

§. 281. Die ältere Medicin legte Werth auf die Unterscheidung von zweierlei allgemeinen Erscheinungsformen der nervösen Störungen, deren eine durch Unruhe, psychische Aufregung, erhöhte Empfindlichkeit der Haut, überhaupt Excitationssymptome, die andere, häufigere durch Apathie, Torpor, Stumpfheit aller sensitiven und psychischen Functionen sich characterisire: febris nervosa versatilis und f. n. stupida. Diese Formunterscheidung ist empirisch begründet und von practischem Werth, wenn die eine oder der andere Zustand ausgeprägt und andauernd besteht. Aber häufig kommen diese Zustände in gemischter Weise und mit einander wechselnd vor und können dann nicht zu Stellung von therapeutischen Indicationen benützt werden. — Viel wichtiger, aber nicht immer mit ge-

*) Ich selbst litt in den ersten 14 Tagen an bedeutender Abstumpfung der Empfindung in der Mundschleimhaut ohne weitere Erkrankung derselben.

nügender Sicherheit möglich ist die Unterscheidung, ob und wie weit die Gestaltung und Intensität der nervösen Symptome zuvor vorhandenen constitutionellen Verhältnissen (Anämie, nervöse Constitution, Hysterie), vorausgegangenen ungünstigen Einflüssen auf das Nervensystem (geistigen Anstrengungen, Kummer, Trunksucht u. dgl.), wie weit sie der Intoxication, dem Fieber, den complicirenden Localleiden etc. zuzuschreiben sind. Es muss wenigstens immer versucht werden, Einsicht in diese verschiedenen Möglichkeiten der Begründung zu gewinnen.

§. 282. Eben so häufig als wichtig sind die Nachkrankheiten im Gebiete des Nervensystems. Sie bestehen theils in Neuralgieen verschiedener Art, theils und viel häufiger in ·Paralysen und psychischen Störungen. Unter den paralytischen Erscheinungen ist die gewöhnlichste und in der That bei genauerer Nachfrage gar nicht seltene, eine Taubheit einzelner Hautstellen meistens an den untern Extremitäten, welche nach einigen Wochen oder Monaten wieder schwindet, in einzelnen Fällen permanent bleibt, und wie ich gesehen habe, im Laufe der Zeit noch allmählig zunimmt; auch die Hände können der Empfindung verlustig werden. Schon etwas seltener sind die motorischen Lähmungen nach Typhus, meist einseitige oder beiderseitige, vollständige oder unvollständige Paraplegieen, seltener Lähmungen in andern Muskelgebieten. — Diese Anästhesieen und Paralysen scheinen mir, nach dem, was ich hierüber beobachten konnte, nicht sowohl Fortsetzungen von im Laufe des Typhus selbst sich bildenden Nervenstörungen, sondern sie dürften sich meistens am Ende der zweiten Periode oder in der Reconvalescenz, zuweilen unter neuen Fieberbewegungen, erst entwickeln (§. 233); bei genauer Aufmerksamkeit auf diesen Punkt wird man finden, dass manche Kranke noch nicht im Anfang der Besserung, selbst noch nicht im Anfang der Reconvalescenz über Taubsein der Füsse etc. klagen, sondern erst später, nachdem zuweilen ein scheinbarer kleiner Rückfall mit Fieberbewegungen vorausging, oder auch ohne solchen. — Ueber die Paralysen nach Typhus liegt meines Wissens keine einzige zuverlässige anatomische Beobachtung vor; die lange dauernde Möglichkeit einer vollständigen Heilung beweist, dass sie in der Regel nicht auf tieferen Desorganisationen beruhen. — Endlich kommen Geistesstörungen als Nachkrankheiten des Typhus vor, auch hier nur sehr selten als unmittelbare Fortsetzungen der typhösen Delirien, aus denen einzelne Wahnvorstellungen sich fixiren können, weit öfter als allmählig sich entwickelnde Fatuität, Gedächtnissschwäche etc., oder als Melancholie mit früh auftretendem Schwächecharakter; ihre nähere Begründung ist unbekannt, ihre Prognose sehr ungünstig. —

§. 283. 12) Genitalien. — Wenn die Zeit der Menses ungefähr mit dem Beginn des Typhus zusammentrifft, so treten sie oft um einige Tage zu früh, wohl auch besonders reichlich ein. Während des Verlaufs kommen zuweilen nicht periodische, aber in der Regel schwache Genitalienblutungen vor. Ein mässiges Oedem der kleinen Labien ist in vielen Fällen vorhanden und ohne Bedeutung (ebenso bei Knaben am Scrotum). Croupöse Processe auf der Uterinschleimhaut (Engel) und diphthleritische Processe an der Vulva (Dietl) erscheinen zuweilen unter denselben Verhältnissen, wie Croup anderer Schleimhäute. — Werden Schwangere von Typhus befallen, so abortiren sie in der Regel und der Verlauf ist gewöhnlich ein tödtlicher.

Bei Männern soll sich in einzelnen Fällen während des Verlaufs des Typhus und in der Zeit der Besserung Spermatorrhoe mit dem Stuhl und

Urin einstellen, und dieser Umstand die allgemeine Kraftlosigkeit und die Schwäche der Beine vermehren.

13) Hydrops. — Abgesehen von leichten Oedemen der Beine bei geschwächten Reconvalescenten kommen hydropische Erscheinungen unter verschiedenen Umständen vor. — Es gibt einen örtlich beschränkten Hydrops in Folge von Blutgerinnungen in den Venen, dessen Entstehungsweise und Bedeutung an sich klar ist. — Es kommt aber auch, als eine ziemlich seltene Complication der zweiten Periode des Typhus ein ausgebreiteter Hydrops des Zellgewebes und der serösen Säcke vor, dessen Bildungsweise nicht recht durchsichtig ist. Dieser Hydrops ist in einzelnen Epidemieen häufiger; er kam mir in einem der letzt vergangenen Jahre unter einer an Nahrungsmangel leidenden Population eine Zeit lang bei fast $\frac{1}{4}$ der Kranken vor. Die Oedeme traten meistens zu Ende der 3., selten schon zu Ende der 2. Woche ein, begannen bald im Gesicht bald an den untern Extremitäten, verbreiteten sich rasch über den ganzen Körper und waren oft von mehr oder weniger Ascites begleitet. Nur bei sehr wenigen dieser Kranken war starke Albuminurie vorhanden; in der Regel war solche unbedeutend oder hatte schon wieder ganz aufgehört. Trockene, heisse Haut, starke Miliarien begleiteten oft den Eintritt der serösen Absätze und dauerten während derselben fort; einige' Male trat hiebei Pulsverlangsamung und Irregularität ein. In den inneren Organen liess sich keine Störung nachweisen. Dieser Hydrops dauerte durchschnittlich 6 bis 10 Tage und gieng dann meistens in wenigen Tagen ganz zurück. Er dürfte vorzüglich von der frühzeitigen starken Blutverarmung, in einzelnen Fällen vielleicht von Ausbleiben oder Störung der Schweisse her zu leiten sein; eine besonders ungünstige Bedeutung für den Verlauf hatte er nicht; gerade von diesen Kranken starben die allerwenigsten. Er ist nur ungünstig durch die Verzögerung der Erholung.

§. 284. 14) Metastatische Processe. Als solche werden nach herkömmlicher Weise die spontanen Blutgerinnungen in den Venen, die Furunkel und Abscesse der Haut, die Parotiten, die Milz- und Niereninfarcte und die gangränösen Affectionen aufgefasst; die metastatische Entstehung im eigentlichen mechanischen Sinne soll natürlich nicht, wenigstens nicht für alle diese Processe behauptet werden. — Die Venengerinnungen in der Cruralis, Poplitea u. a. bilden sich hauptsächlich bei sehr geschwächten, anämischen Individuen mit sehr gesunkener Herzkraft, vielleicht unter Mitwirkung einer besonders gerinnfähigen Blutbeschaffenheit; sie setzen ein schmerzloses oder häufiger ein schmerzhaftes Oedem (Phlegmasia dolens), können durch Wiederauflösung des Pfropfes oder durch Herstellung eines collateralen Kreislaufs heilen und ich habe einzelne Fälle gesehen, wo dies bei den heruntergekommensten Kranken in ziemlich kurzer Zeit geschah; sie können aber auch an Ort und Stelle Vereiterungen bedingen oder die in der letzten Zeit durch Virchow u. A. näher bekannt gewordenen Folgen der Verschleppung der Gerinnsel in die Pulmonalarterie und deren Aeste mit sich führen und sind insoferne immer sehr ungünstige Complicationen. — In Betreff der Abscesse und Furunkel muss man das Vorkommen weniger und vereinzelter von dem sehr zahlreicher unterscheiden. Die sparsamen, vereinzelten Abscesse entstehen am Ende der ersten oder in der zweiten Periode, meist schnell, ohne erheblichen Schmerz, im subcutanen Bindegewebe; sie treffen nicht selten mit einer Wendung zur Besserung oder wenigstens deren ungestörtem Fortgang zusammen, wesshalb man ihnen

schon critische Bedeutung beigelegt hat. Sie mögen öfters örtlich begründet sein, durch Druck und dergl.; wo aber auch dies nicht der Fall, ist
es kaum thunlich, sie auf Pyämie zurückzuführen, womit das Allgemeinbe-
finden meistens so wenig übereinstimmt. Ganz anders ist es mit den multi-
peln, zuweilen zu Hunderten erscheinenden Furunkeln und grossen Abscc-
sen, welche öfters noch mit eitrigem Erguss in irgend ein Gelenk oder mit
einem inneren Eiterabsatz und gewöhnlich mit bedeutender Steigerung des
Fiebers und Verschlimmerung des Gesammtbefindens auftreten; sie sind
unzweifelhaft pyämische Erscheinungen (§. 269), sind durch diese ihre Begründung höchst ungünstig, werden zuweilen noch in grossem Umfange
gangränös und auch in günstig ablaufenden Fällen können diese Eiterungen noch nachträglich ein langes und tiefes Siechthum begründen, aus
dem aber auch hier und da der Kranke noch aufkommt. —

Die gangränösen Affectionen bestehen bald in spontanem Brand der
Fusszehen, welcher bis zum Knie herauf vorschreiten kann, oder der Wange
(sehr selten), bald in Gangränescenz von Vesicatorstellen, Blutegelstichen
oder Furunkeln, bald in Lungengangrän. Allgemeine Verhältnisse, wie
tiefe Entkräftung der Kranken, Unreinlichkeit, Hospitalmiasmen einerseits,
Kreislaufshemmnisse in den Arterien andrerseits sind die Ursachen dieser
immer schweren Complicationen, Kräfteverfall bei heftigem Fieber, öfters
secundäre Blutinfectionen und weitere metastatische Processe ihre Begleiter und Folgen.

§. 285. 15) D e r D e c u b i t u s, ein ebenso häufiges als unangenehmes
Vorkommniss bei Typhus-Kranken, erscheint selten vor dem 14. Tag, gewöhnlich erst in der 3. oder 4. Woche. Er entsteht bald aus einem kleinen Abscess, bald aus einer Ecchymose oder einem Erythem, dessen
Erosionen verjauchen oder verschorfen, an häufigsten in der Sacralgegend,
an den Trochanteren, auch am Ellenbogen und Hinterkopf; durch anhaltenden Druck und Unreinlichkeit wird er immer in hohem Grade begünstigt. — Es kommt zuweilen vor, dass unter Entstehung eines grossen,
viel dünne, jauchige Secrete liefernden Decubitus sich das Gesammtbe-
finden des Kranken bessert, wie solches auch bei Entstehung anderer,
an sich ungünstiger Complicationen, Darmblutungen u. dergl., vorübergehend vorkommen kann; aber schon ein kleiner, noch mehr ein grosser Decubitus verschlechtert immer die Prognose, indem er durch! Schmerzen die Beruhigung des Nervensystems stört, sehr häufig Anlass zu
Jaucheresorption und Blutinfection wird, oder wenigstens seine langsame
Heilung die Reconvalescenz verzögert.

4) V e r s c h i e d e n h e i t e n   d e s   V e r l a u f s   d e s   I l e o t y p h u s.   D a u e r.   M o r t a l i t ä t.
R e c i d i v e   u n d   N a c h k r a n k h e i t e n.

§. 286. Von welchen Umständen im concreten Falle die eminenten
Verschiedenheiten des Verlaufs herrühren und abhängen, lässt sich selten
ganz erkennen. Man kann nur sagen, dass hauptsächlich gestaltgebend
auf den Verlauf einerseits der Character der einzelnen Epidemieen (Modificationen der Typhusursache? Gleichzeitige umfassende Einwirkung anderer Ursachen?), andrerseits die Individualität des Kranken (seine Constitution, seine vorausgegangenen Krankheiten etc.) wirkt; günstige oder
ungünstige Aussenverhältnisse in Bezug auf Luft, Pflege, Reinlichkeit etc.
sind ferner von grossem Einfluss; dass es auch verschieden starke
oder schwache Intoxicationen gebe, ist wenigstens sehr wahrscheinlich.

Auf diese Verhältnisse lässt sich Manches, aber lange nicht Alles zurückführen; es ist nothwendig, einfach erfahrungsgemäss die wichtigsten Differenzen der Erscheinungsweise und des Verlaufs der Krankheit zu schildern.

§. 287. 1) Ein völlig oder fast latenter Verlauf des Ileotyphus, d. h. ein solcher, wo die wesentlichen Züge des oben gegebenen Krankheitsbildes ganz fehlen, kommt in zweierlei Weise vor:

a) als Typhus ambulatorius, d. h. als ein so leichtes Unwohlsein, dass der Kranke dabei seinen Geschäften nachgeht oder wenigstens nicht anhaltend bettlägerig ist. Diese Fälle beginnen allmählig, schleichend; die Kranken werden matt, unaufgelegt, bekommen Glieder- und Kopfschmerzen, schlafen schlecht, haben wohl auch etwas Diarrhoe und zeitweise Colikschmerzen, seltener Husten; sie sehen blass und schlecht aus, magern rasch ab und klagen hauptsächlich über Schwäche; ihr Puls ist beschleunigt, ihre Zunge zittert zuweilen, in einzelnen Fällen soll sich auch Exanthem und Milzschwellung finden (Jenner)*). Während sie sich so herumschleppen, zeitweise auch dazwischen für einige Zeit bettlägerig werden, die ganze Sache aber bei geringer Aufmerksamkeit den Eindruck keiner schweren Krankheit macht, können plötzlich Darmblutungen oder Perforationen mit allen ihren Folgen eintreten und den Kranken schnell wegraffen, wo man dann gewöhnlich Gelegenheit hat, sich an der Leiche über die ausgebreitete Erkrankung der Darmschleimhaut zu wundern. Oder die obigen Erscheinungen verlieren sich nach 4—5 Wochen allmählig, der Kranke kommt langsam wieder zu Kräften und der abgelaufene Process kann höchstens zur Zeit einer Epidemie mit grösserer Wahrscheinlichkeit vermuthet werden. Oder der Typhusprocess lentescirt lange fort, mit theilweiser Heilung einzelner Geschwüre, die Kranken bleiben matt, frösteln öfters, wissen aber nichts bestimmtes zu klagen, machen, wie ich diess gesehen, Wege von mehreren Stunden zu Fuss, treten aus dem Hospitale aus und wieder ein, bis am Ende, nach vielleicht vierteljährlicher Dauer der Krankheit doch noch eine Perforation oder eine andere schnell tödtliche Complication kommt. — Die ambulatorischen Typhen kommen ebensowohl bei jungen, zuvor kräftigen, als bei älteren, decrepiden Individuen vor.

b) Der Typhus kann aber auch in dem Sinne latent verlaufen, dass der Kranke zwar die Erscheinungen eines schweren Leidens ¦darbietet, aber die gewöhnlichen ¦Symptome des Typhus durch einzelne, besondere, mit grosser Heftigkeit auftretende Erscheinungen ganz verdeckt und unkenntlich gemacht werden. Hierher gehören Fälle mit sehr frühe eintretender und bei untergeordnetem Verhalten der übrigen Symptome grell hervortretender Hirnstörung, welche als acute psychische Krankheiten, als Manie erscheinen können; hierher auch Fälle mit sehr frühzeitig, schon in der ersten Woche entwickelter lobärer Pneumonie, wo die Erkrankung des Ileum und die Milzschwellung sehr gering sein können und die Unterscheidung von einer gewöhnlichen Pneumonie eine Zeit lang sehr schwierig werden kann. Alle im §. von der Diagnose anzugebenden Momente sind hier mit besonderer Sorgfalt zu beachten.

---

*) Wären letztere Erscheinungen allgemeiner constatirt, so könnte die oben (§. 146) aufgestellte Auffassung nicht festgehalten werden. Es gibt aber bis jetzt hierüber viel zu wenig Beobachtungen.

§. 288. 2) Unzählig sind die Differenzen des Verlaufs in Bezug auf
Leichtigkeit und Schwere des Falls und in Bezug auf die Verhältnisse, die einen Fall zu einem schweren machen. Man kann im Allgemeinen unterscheiden:

a) den Verlauf mittlerer Gravität, wie er im Wesentlichen dem oben
(§. 205 — 214) gegebenen Bilde des typischen Krankheitsverlaufs zu Grunde
gelegt ist.

b) Den ungewöhnlich leichten, milden Verlauf. — Die Mehrzahl
dieser Fälle nähert sich sehr der Febricula (§. 166) und zeichnet sich dadurch aus, dass schon im Laufe der 2. Woche das Fieber bedeutend mässiger wird und unter Schweissen eine Wendung der Krankheit erfolgt, in
der 3. Woche Appetit und Schlaf wiederkehren, der Kranke ganz frei von
Complicationen bleibt und mit Beginn der 4. Woche in die Reconvalescenz
eintritt. Fehlen alle Hirn- und Nervensymptome, ausser verhältnissmäs-
siger Mattigkeit, so erscheint die Krankheit sehr häufig unter dem Bilde
eines „gastrischen Fiebers", das sich aber doch durch einige Milzschwellung, Nasenbluten, Spuren einzelner Roseolaflecke kennzeichnet. In andern
Fällen fehlen die Hirn- und Nervensymptome nicht ganz; der 2 — 3 wöchige Fieberzustand ist von Schwindel, etwas Betäubung, seltenen und
bloss nächtlichen Delirien begleitet; dicke, aber nicht trocknende Zungenbelege, etwas Diarrhoe und Empfindlichkeit der Coecalgegend, eine Spur
von Bronchialcatarrh sind vorhanden; die Reconvalescenz ist länger und
schwieriger, als von einem blossen gastrischen Catarrh. Derlei Processen
kann unter Umständen eine starke, in der Regel dürfte ihnen nur eine
sehr schwache Affection des Ileum und der Mesenterialdrüsen zu Grunde
liegen.

Nicht eben durch besondere Leichtigkeit, aber doch durch einen scheinbar milden Verlauf ausgezeichnet sind die Fälle, welche man als Schleim-
fieber im engeren Sinne zuweilen noch heutzutage bezeichnen hört. Sie
characterisiren sich durch einen sehr schleppenden Verlauf mit mässigem
Fieber, aber grosser Hinfälligkeit und Angegriffenheit des Kranken, Erscheinungen von starkem Catarrh vieler Schleimhäute, der Mundhöhle,
des Magens, Oesophagus (Brennen längs des Sternum, Aufwürgen von
klumpigem Schleim), der Epiglottis (Expectoration vertrockneter Schleim-
massen in Form von Abdrücken des Kehldeckels), zuweilen auch Catarrh
der Harnwege, schleimige Diarrhoe oder Verstopfung. Auch in diesen
Fällen kommt öfters Nasenbluten, zuweilen lange sich wiederholender,
täglicher, erschöpfender Schweiss; die Kranken verfallen bei 6 — 8
wöchentlicher und noch längerer Dauer des Leidens in äusserste Kraftlosigkeit; bei weiblichen Kranken, wo diese Form noch am öftesten vorkommt, entwickeln sich gerne hysterische Erscheinungen, die Erholung
ist eine sehr langsame, unter vielen Schwankungen erfolgende; zuweilen
bildet sich allmählig ein torpider Fieberzustand aus mit Prostration, Fuligo,
vollständigem, acutem Marasmus und tödtlichem Ausgange; es finden sich
lentescirende oder schon heilende Darmgeschwüre.

§. 289. c) Diesen wirklich oder anscheinend mild, schleichend verlaufenden Fällen stehen am prägnantesten diejenigen mit sehr intensem,
tumultuarischem Verlauf und früher, vollständiger Entwicklung aller typhösen Symptome gegenüber. Nach gewöhnlich kurzen und mässigen Vorboten stellt sich heftiges Fieber mit vollem, schnellendem, doppelschlägi-
gem Puls, grosser Hauthitze, Erscheinungen starker Kopfcongestion, aufge-
regtem Delirium oder frühem Sopor und grosser Prostration ein; Meteorismus
und Diarrhoe erreichen bald hohe Grade; es kommt starkes Nasenbluten;

ausgebreiteter Bronchialcatarrh, früh sich bildende Hypostasen und cyanotische Erscheinungen entwickeln und steigern sich rasch. Unter schneller
Aufreibung der Kräfte, Unregelmässigwerden des Pulses, zunehmendem
Sopor kann der tödtliche Ausgang schon am Ende der 1. Woche oder in
Beginn der zweiten eintreten, wo sich dann meist sehr ausgebreitete Localisationen in der Leiche finden; seltener bildet sich um diese Zeit, unter Ermässigung aller Erscheinungen, der weitere Verlauf in gewöhnlicher Weise aus.

Die einfach schwer, aber doch nicht so stürmisch verlaufenden Fälle
lassen oft schon im Beginn durch ungewöhnlich starke Kopfschmerzen und
Mattigkeit und durch das schnell ganz veränderte Aussehen der Kranken
die Heftigkeit der Erkrankung vermuthen. Oder ohne dass diess der Fall
wäre, erreichen doch die Fiebersymptome bald einen hohen Grad; bei
hoher Abendtemperatur ist die morgendliche Remission sehr gering, die
Schleimhäute trocknen frühe, in der 2. Woche wird die Zunge schon ganz
dürr oder fuliginös, der Urin stark eiweisshaltig, Stupor und Delirien nehmen zu, der Bronchialcatarrh steigert sich und die Respiration wird erheblich beengter; unter Fortdauer und Steigerung dieser Erscheinungen wird
in der 3. Woche die Schwäche der Kranken von Tag zu Tag grösser,
der Eintritt des Nachlasses und die Wendung wird durch Complicationen
(meistens von der Lunge aus) gestört und verzögert; häufig erfolgt der
Tod gegen Ende der 3. Woche (das Ileum zeigt die sich abstossenden
Schorfe und es finden sich mehr oder weniger Atelectase und Hypostasen)
oder der Process wendet sich langsam zu einer allmähligen, vielfach geführ-
deten Besserung oder ein vollständig entwickeltes zweites Stadium mit
Complicationen und üblen Zufällen beschriebener Art zieht die Krankheit in
schwankendem Gang zu unbestimmter Länge hinaus.

Viele in gewöhnlicher Weise beginnende Fälle nehmen im Verlauf
eine besondere Gravität an, theils durch die Intensität des Fiebers, theils
durch Localerkrankungen oder wenigstens bedeutende Functionsstörungen
einzelner Organe, theils durch Blutveränderungen und von ihnen ausgesetzte
Complicationen. Hieraus ergeben sich die sehr wichtigen Unterschiede
eines Typhus mit überwiegenden Brusterscheinungen, eines Typhus mit
ungewöhnlich hohem Grade von Gehirnreizung oder Depression, eines häm-
morrhagischen Typhus (sog. dissolutio sanguinis), eines Typhus mit bedeutender, früh sich einstellender Blutaufzehrung und Anämie, mit croupösen
Processen, mit Pyämie und Metastasen, mit gangränösen Processen, mit
ungewöhnlich langem, lentescirdem, oder recidivirendem, in Marasmus en-
digendem Verlauf, endlich eines Pest-artigen, durch bedeutende Mitbe-
theilgung der Retroperitoneal-, selbst der Inguinal- und Achseldrüsen
ausgezeichneten Typhus. In den früheren §§. ist im Einzelnen das Nö-
thige über Entstehung, Diagnose und Prognose dieser Zustände beigebracht worden. —

§. 290. Eine besondere Betrachtung aber erfordert noch die Ty-
phus-Recidive, diejenige nämlich, welche allein wirklich diesen Namen verdient, da sie als eine wahre Wiederholung des Gesammtprocesses,
wenigstens der Eruption auf der Schleimhaut des Ileum zu betrachten ist.
Sehr häufig findet man in derselben Leiche die Veränderungen an
den Peyerschen Drüsen in sehr verschiedener Entwicklung, einzelne infiltrirt und sonst unverändert, andere mit sich lösenden Schorfen, andere
schon in Verschwärung. Es ist nicht unwahrscheinlich, dass diess nicht
bloss auf ungleicher Schnelligkeit im Fortgang, sondern auch auf un-
gleichem Beginn des Processes in den Drüsen beruht, dass in der ersten

Zeit der Krankheit, wahrscheinlich bis zum Höhestadium hin, successive kleine Schübe der Darmerkrankung erfolgen. In manchen Fällen aber tritt erst spät, am Ende der ersten oder im Laufe der 2. Periode, in der 3. bis 6. Woche ein nochmaliger Neu - Beginn des Processes in der Darmschleimhaut auf — wahre Typhusrecidive. Man findet dann neben bestehenden, oft schon in Vernarbung begriffenen Geschwüren eine ganz frische, oft umfängliche, bald schlaffe, bald derbe Drüseninfiltration; es kann auch sein, dass dieser recidive Process jetzt bloss den, früher frei gebliebenen Dickdarm befällt, und es können selbst zweimalige solche Recidiven vorkommen. Die Mesenterialdrüsen zeigen dabei zum Theil auch eine frische Infiltration, zum Theil die Veränderungen, die dem älteren Processe angehören (Pigmentirung, Schlaffheit etc.).

§. 291. Diese wahren Recidiven des ganzen Processes sind ziemlich häufig, viel häufiger, als z. B. die analoge zweite Pockeneruption in Abtrockungsstadium *). Ihre Ursachen sind dunkel; schlechte Pflege, Gemüthsbewegungen, grobe Diätfehler sind gewiss von Einfluss; die ausgebreitetste und massenhafteste recidive Infiltration mit Darmblutung kam mir neben lauter älteren Geschwüren, ganz frisch in der Leiche eines armen Knaben vor, der den eben wiederkehrenden Appetit mit einer grossen Menge unreifer Birnen gestillt hatte. Heftige Recrudescenz des Fiebers, nicht selten mit deutlichem Frost, neu auftretende Diarrhöen, einige neue Milzschwellung, zuweilen neue Eruption der Roseola begleiten diese Vorgänge und lassen sie während des Lebens muthmassen; doch ist eine ganz feste Diagnose von pyämischen Zuständen und jenen verstärkten Fieberbewegungen, welche öfters in der zweiten Periode ohne palpable Ursachen wieder auftreten, häufig nicht möglich; nur die neue Eruption von Roseola spricht sehr entschieden für die Recidive. — Das immer ungünstige Ereigniss ist um so gefährlicher, je herabgekommener der Zustand des Kranken schon bei seinem Eintritt war. Wo solches in hohem Grade der Fall ist, erfolgt öfters der Tod nach wenigen Tagen; geschieht diess aber nicht, so kann der weitere Verlauf ein ziemlich kurzer und milder sein. Wahrscheinlich sind diess eben recidive Processe von sehr geringem Umfang.

§. 292. Einige Eigenthümlichkeiten des Verlaufs zeigt der Typhus im kindlichen Alter. In anatomischer Beziehung unterscheidet er sich von dem der Erwachsenen nur dadurch, dass die Ablagerung in den Peyer'schen Drüsen fast immer in der Form der „weichen Platten" erfolgt und dass Verschorfung und Verschwärung nicht so häufig, als bloss reticulirter Zustand sich in der Leiche findet; Milz - und Mesenterialdrüsen schwellen ebenfalls, auch die Bronchialschleimhaut ist in der Regel, oft sehr stark ergriffen; Perforation und Darmblutungen sind — wegen der angegebenen anatomischen Verhältnisse — viel seltener. Die Krankheit kann übrigens mit dem allseitig ausgebildeten Symptomencomplexe des Typhus, oder auch als ein gastrisches remittirendes Fieber sehr mässiger Intensität von 3—5 wöchentlicher Dauer verlaufen. Diarrhoe und Meteorismus ist fast immer, wenn auch in sehr verschiedenen Graden vorhanden, Erbrechen im Beginn noch häufiger als bei Erwachsenen, die Roseola erscheint zuweilen schon früher, die Zunge bleibt öfter als bei Erwach-

---

*) Auch diese soll aber in einzelnen Epidemieen häufig vorkommen. Eimer, die Blatternkrankheit. 1853 p. 38.

senen während des ganzen Verlaufes feucht; Betäubung, grosse Mattigkeit und Schwerhörigkeit, einzelne Lähmungs - und Krampferscheinungen sind oft, die Delirien selten stark ausgesprochen; Pyämie kam mir öfters vor,. frühe und starke Abmagerung ist die Regel, und auch reichliche Schweisse gegen Ende der Krankheit fehlen selten. Die Reconvalescenz ist protrahirt, Anämie, leichtere marastische Zustände, Ohrenleiden, Tuberculose sind die häufigsten Nachkrankheiten. — In diagnostischer Beziehung beachte man besonders die mögliche Verwechslung mit sich rasch entwickelnder Tuberculose, bemerke aber, dass der Typhus, wiewohl er allerdings mehr kräftige Kinder befällt, eben doch auch bei Subjecten schlechter Constitution mit chronischen Lymphdrüsen - und Knochenleiden, Exanthemen u. dergl. vorkommt. — Die Mortalität der Kinder ist geringer als die der Erwachsenen. —

§. 293. Der wichtigeren unter den vielfachen Nachkrankheiten des Ileotyphus ist schon oben (bei den einzelnen Organen) Erwähnung geschehen. Am meisten betreffen sie das Nervensystem, als die §. 282 angeführten Zustände oder wenigstens als langdauernde, allgemeine Nervenschwäche. — Eine andere Reihe von Störungen kann die Respirationsorgane betreffen, als langwierig fortdauernder Bronchialcatarrh oder Tuberculose (§. 261), eine andere die Digestionsorgane, als fortdauernde Verdauungsschwäche und Diarrhoe (selten) eine andere die Nieren, als Morbus Brightii. Ausserdem stellen die vielfachen Leiden, welche ein langsam heilender Decubitus mit sich bringt, die mitunter sich längere Zeit fortsetzenden Abscessbildungen, Oedeme u. dergl. in manchen Fällen wahre Nachkrankheiten dar; in vorgeschrittener Reconvalescenz noch können äussere Schädlichkeiten, Diätfehler, Durchnässungen, geistige Arbeiten u. dergl. zu Anlässen für die verschiedenartigsten Störungen werden. Dem Typhus eigenthümlich aber ist jenes secundäre, nicht mit dem lentescirenden Verlauf der Krankheit selbst zu verwechselnde Siechthum, welches öfters erst nach ganz verheilten Darmgeschwüren sich ausbildet und dessen Diagnose dann sehr schwierig werden kann, wenn eben über die Art der vorausgegangenen Krankheit Zweifel bestehen. Extreme Anämie, bald mit allgemeiner skeletartiger Abmagerung, bald mit ziemlichem Erhaltenbleiben des Fettes, aber gänzlichem Schwinden des Bluts und der Muskeln, mit Oedemen, Diarrhoe, zeitweisem Erbrechen, stets zunehmender Schwäche, zuweilen scrobutischen Zuständen sind die allgemeinen Charaktere dieses Leidens; es beruht offenbar auf mangelnder Blutbildung; diese wird gewöhnlich der Functionsunfähigkeit und Atrophie der erkrankt gewesenen Mesenterialdrüsen zugeschrieben, was sich wenigstens nicht ganz constant an der Leiche bestätigt. —

§. 294. Was die Dauer des Ileotyphus betrifft, so ist es von grosser practischer Wichtigkeit, die Dauer der ganzen Krankheit von der des specifischen Typhusprocesses zu unterscheiden. Wie lange das Kranksein überhaupt dauert, darüber lässt sich fast nichts Allgemeines sagen, es hängt diess hauptsächlich von der Ausbildung oder dem Fehlen, und von der Art und Länge der zweiten Periode ab. Die secundären Leiden derselben halten keine bestimmte Zeit ein und können für sich allein schon den Kranken von 8 Tagen bis zu einem Vierteljahr im Bette halten. Der Typhusprocess dagegen hat eine bestimmte Dauer von mindestens 14 Tagen bis höchstens 4 Wochen, und Jenner hat mit Recht darauf aufmerksam gemacht, dass immer, wenn die Krankheit über 4 Wochen fortdauert, nicht mehr der Typhusprocess das Object des ärztlichen Handelns ist, sondern allerlei anderweitige und secundäre Leiden, welche nun besonders aufgesucht und erkannt werden müssen; nur eine Ausnahme dürfte sich für diesen Satz ergeben, nämlich der Fall der wahren Typhusrecidive (§. 290). — Für die gewöhnlichen Fälle leichterer und mittlerer Intensität kann man 4 — 6 Wochen als mittlere Dauer des Gesammtleidens, bis der Kranke anfangen kann, das Bett zu verlassen, betrachten; aber eine derartige Bestimmung ist, wie bemerkt, von nur mässigem Werthe.

§. 295. Auch über die M o r t a l i t ä t lässt sich wenig allgemein Gültiges sagen. Einmal differiren die Epidemieen selbst sehr an Intensität und Tödtlichkeit der Erkrankungen und äussere Umstände (schlechte Pflege, die ungünstigen Verhältnisse einer Kriegsepidemie etc.) influiren sehr stark; sodann ergeben sich sehr verschiedene statistische Resultate, je nachdem viele Kinder, viele ältere Leute unter den Kranken sind, je nachdem die Kranken frühe oder spät in Behandlung kommen, endlich je nachdem die Diagnose des Typhus, besonders in Epidemieen, wo viele leichtere Erkrankungen vorkommen, ausgedehnt wird. So erklärt es sich, dass Differenzen der Mortalität von 5 Procent (unter allen Umständen unrichtig und viel zu niedrig) bis 40 Procent in den statistischen Angaben vorkommen.— Wenn man nur die Fälle mitzählt, wo nach den charakteristischen Symptomen und der Krankheitsdauer entwickelter Ileotyphus anzunehmen ist, von solchen aber die Statistik möglichst vieler Epidemieen zusammennimmt, so ist eine Mortalität von 22 — 25 Procent wahrscheinlich als die richtigste, d. h. aus den grössten Zahlen von Beobachtungen sich ergebende zu betrachten *), einzelne Epidemieen, einzelne Hospitäler, welche alle ihre Kranken schon im ersten Beginn des Typhus bekommen, können viel günstigere Verhältnisse haben; durch sorgfältige Pflege, Wartung, Reinlichkeit etc. in einem Hospital kann die Sterblichkeit gewiss vermindert werden.

Das tödtliche Ende erfolgt am öftesten in der 3. Woche, dann zu Ende der 2. und in der 4. und 5., sehr selten schon in der ersten Woche **). In beiden erstgenannten Zeiten, welche der Acme und der Wendung der Krankheit entsprechen, sterben die Kranken theils an der Intensität des Gesammtprocesses ohne aussergewöhnliche Localisationen ausser Hypostase, Lungencollapsus, lobulären Pneumonieen, Lungenödem u. dgl., oft wie es scheint, an jener Veränderung des Bluts, die sich an der Leiche als Mangel an Gerinnbarkeit, dicke ölige Beschaffenheit und violette Farbe kund thut und die man so häufig neben den sich eben bildenden und abstossenden Schorfen findet, oft auch an deren Perforation, weniger an Darmblutung. In der zweiten Periode sterben die Kranken am häufigsten an Anämie und Marasmus, Pneumonie, pyämischen Processen, an Darmperforation, Larynxleiden, Pleuritis, brandigen Affectionen. Sehr häufig erfolgt der Tod — im ganzen Verlaufe des Typhus — unter Erscheinungen der Erschöpfung, theils wahrer Jnanition, theils

---

*) In sämmtlichen französischen Typhusepidemieen von a. 1841 — 1852, worüber die französische Academie Bericht erhielt (14 — 15,000 Fälle betreffend) war die Mortalität nur 14 — 16 Procent (Gazette médicale 1854 p. 26). Ich glaube, dass diese niedere Zahl von der Einrechnung sehr vieler leichter Fälle mit anfechtbarer Diagnose herkommt. Auch von der grossen Typhusepidemie in Wien 1855 wird die Gesammtmortalität des Krankenhauses (über 1600 Kranke) auf nur 17% angegeben; in manchen Zeiten betrug sie eben daselbst schon 33%.
**) Auch diess scheint in verschiedenen Epidemieen zu differiren. So soll in einer von S e i t z erwähnten (der Typhus, p. 332) Militärepidemie stark ⅙ der Todesfälle schon in der ersten Woche eingetreten sein.

langsamer oder schneller unter dem Einfluss des Nervensystems erfolgtem Collapsus etc. Ganz unerwartete, plötzliche Todesfälle bei Kranken, die eben noch gesprochen und sich ziemlich wohl gefühlt hatten, kommen im Ganzen selten, viel eher in der 2. Periode und vorzugsweise bei anämischen weiblichen Kranken, zuweilen unter Convulsionen, vor. Man findet in solchen Fällen in der Leiche bald nur acutes Lungenödem, bald gar nichts, was mit dem schnellen Tod in Beziehung gebracht werden könnte; neuere Beobachtungen (Virchow) haben übrigens gelehrt, dass manche dieser Todesfälle unzweifelhaft auf Verstopfung der Pulmonalarterie durch aus dem Venensystem hergeschleppte Gerinnsel beruhen.

17) Diagnose des Ileotyphus.

§. 296. Die Diagnose des Ileotyphus wird gegründet einestheils auf die Art der Allgemeinsymptome, namentlich der febrilen, Circulations- und Nervenerscheinungen, andrerseits auf die Zeichen der characteristischen örtlichen Processe, der primitiven Localisationen, wo freilich der Nachweis eines pathologischen Products direct doch nur an der Milz geführt werden kann. — In ersterer Beziehung zeichnet sich die Krankheit aus durch die frühe und bedeutende Abgeschlagenheit und Muskelschwäche, das remittirende Fieber mit Gliederschmerzen, Kopfweh, Schwindel und Ohrensausen, durch die Eingenommenheit und Betäubung des Kopfs, die Häufigkeit der Delirien, die dunkle Färbung des Gesichts, den doppelschlägigen Puls, die frühe trocknenden Schleimhäute. — Unter den Zeichen der örtlichen Processe sind die werthvollsten der Milztumor, die hellgefärbten, krümmlig-flockigen, sich in 2 Schichten theilenden Diarrhöen, der Meteorismus, die Empfindlichkeit der Ileocoecalgegend, die bronchitischen Geräusche, die Roseola. — Wo die Mehrzahl oder gar alle diese Erscheinungen vorhanden sind, steht die Diagnose fest. Allein sehr häufig fehlen wenigstens zeitweise einige, ja viele derselben, oder ihre Würdigung ist durch die Concurrenz anderer Umstände erschwert. Dann ist das anhaltend remittirende Fieber mit relativ langsamer Steigerung, aber schon hoher Temperatur gegen Ende der ersten Woche *) und das Nichtvorhandensein einer anderweitigen schweren Erkrankung (des Hirns, der Lunge, der Nieren etc.), welche ein solches Fieber unterhalten könnte, schon in ziemlichem Grade massgebend; dann ist es besonders nothwendig, theils einzelne empirische Zeichen, theils die ätiologischen Verhältnisse genau zu beachten. Das Lebensalter von 16—40 Jahren, ein früher guter Gesundheitszustand, noch nie überstandener Typhus, das Herrschen einer Epidemie, die Exposition an Ansteckung erhöhen, die gegentheiligen Verhältnisse vermindern die Wahrscheinlichkeit des Ileotyphus. Wenn bei bestehender Tuberculose, Herzkrankheit, bei bedeutenden chronischen Krankheiten überhaupt, sodann bei vorgeschrittener Schwangerschaft, selbst im Puerperium eine Krankheit mit typhusartigen Symptomen auftritt, so sind dies zwar fast immer ganz andere Processe als Typhus: doch lasse man sich bei allseitigen und unverkennbaren Zeichen auch nicht durch eine vermeintlich absolute Constanz dieser Ausschliessungen irre machen, da auch unter den genannten Verhältnissen immerhin einzelne Fälle vorkommen. — Von den einzelnen empirischen Zeichen ist das Nasenbluten ziemlich werthvoll; auch eine ungewöhnlich starke

---

*) Die von Thierfelder (l. c.) den Temperaturverhältnissen entnommenen speciellen diagnostischen Regeln habe ich bis jetzt nicht in einer gehörigen Anzahl von Fällen im Detail prüfen können, halte sie aber im Allgemeinen für brauchbar.

Wirkung selbst leichter Laxanzen kann für, ein Herpes labialis wird immer sehr gegen Typhus sprechen. — Uebrigens ist in manchen, namentlich leichten Fällen die Diagnose des Typhus, eine — ich möchte sagen mehr ätiologische, d. h. man schliesst zuweilen aus der zu präsumirenden Ursache, namentlich dem Bestehen einer Epidemie, mit Wahrscheinlichkeit auf die eigentlich typhöse Natur eines vorliegenden Falles, wenngleich die Symptome an sich noch nicht bestimmt dazu berechtigen würden.

§. 297. Es kommt häufiger vor, namentlich bei den Practikern der alten Schule, dass Typhus irrthümlich angenommen wird, wo er nicht ist, als dass der vorhandene Typhus verkannt wird. In den ersten Tagen ist noch keine feste Diagnose möglich; hier sind Verwechslungen mit dem Beginn der acuten Exantheme, Pocken, Scharlach, Rotz u. dgl., bei starken Gliederschmerzen selbst mit dem Anfang eines acuten Rheumatismus möglich; für diese Krankheiten müssen sich immer bald die characteristischen Zeichen ergeben. Vom Ende der ersten Woche und von da an weiter kommen hauptsächlich Verwechslungen des Typhus mit 3 Reihen von Krankheiten vor:

a) Mit solchen, denen er in Bezug auf die gastrischen und Unterleibssymptome ähnlich ist; hauptsächlich febrilen gastrischen und gastrointestinalen Catarrhen, besonders — worauf Wunderlich mehrfach mit so grossem Rechte. aufmerksam gemacht hat — wenn diese Erkrankungen anämische, chlorotische, heruntergekommene Subjecte, Säufer u. dgl. betreffen, wo sie sich durch unverhältnissmässige allgemeine Hinfälligkeit auszeichnen; ferner öfters mit dem Einleitungsstadium des Intermittens mit gastrisch-febrilen Erscheinungen.

b) Mit solchen, denen der Typhus in Hinsicht auf die Allgemeinsymptome, nämlich das starke Fieber, die Hinfälligkeit, zum Theil auch den Pulsus dicrotus ähnlich ist, wie die Pyämie, manche urämische Zustände, manche Fälle acuter Tuberculose, manche Pneumonien mit adynamischem Gesammtcharacter etc.

c) Mit solchen, wo starke Hirnsymptome auf den Verdacht des Typhus führen, wie Meningitis, Encephalitis, Insolation.

Ohne alle einzelnen diagnostischen Zeichen zwischen diesen Krankheiten und Typhus hier aufzuführen, genüge es darauf hinzuweisen, dass die Unterscheidung in manchen Fällen durch Complication jener mit Bronchialcatarrh und Diarrhöe besonders erschwert wird, dass in allen Fällen in erster Instanz die typhöse Roseola, nächst ihr die Milzschwellung — wenn das Individuum nicht früher an Wechselfieber gelitten hat —, der Pulsus dicrotus, das Nasenbluten, die Diarrhöe, der Meteorismus, der früh eintretende Stupor die wichtigsten Zeichen für den Typhus abgeben. — Von den gewöhnlicheren Symptomen der Pyämie fehlen die Schüttelfröste dem Typhus fast immer; sie ist auch von einem unregelmässigeren Temperaturgang, öfters von Icterus begleitet und es ist fast immer ein vorausgegangenes Leiden nachzuweisen, aus dem sie entstand. Die acute Tuberculose kommt gewöhnlich bei zuvor schon bestehender tuberculöser Erkrankung oder hereditärer Disposition vor, der Eintritt und Verlauf der Hirnsymptome ist viel inconstanter und unregelmässiger. Die Meningitis macht heftigeren, weit mehr zu Klage veranlassenden Kopfschmerz, lautere Delirien, mehr Erbrechen, eher Ungleichheit der Pupillen. — Bei den Affectionen der einzelnen Organe ist deren diagnostische Bedeutung bereits angegeben worden. Die Hauptsache aber ist immer die Würdigung der Gesammtheit der symptomatischen und ätiologischen Momente und in der ungeheuren Mehrzahl der Fälle gelingt es hiemit theils durch die positiven Zeichen des Typhus, theils `durch Ausschliessung der anderen möglichen Krankheiten die Diagnose wenigstens mit der allergrössten Wahrscheinlichkeit zu machen. In einzelnen aber bleibt sie nicht nur im Anfang, sondern während des ganzen Krankheitsverlaufes bis zum Tode — gibt es doch Fälle, die selbst an der Leiche noch dubiös sind — oder bis zur Genesung unentschieden. Dann kann zuweilen noch die Dauer der Krankheit, die lange und schwierige Reconvalescenz, die eigenthümliche Art der Nachleiden (Anästhesien, Schmerzen und Schwäche der untern Extremitäten, Ausfallen der Haare u. s. w.), nachträglich den abgelaufenen Typhus mit grosser Wahrscheinlichkeit feststellen. — Dass es im ganzen Verlaufe der Krankheit nie genügt, „Typhus" zu diagnosticiren, sondern der practische Zweck nur erreicht wird, wenn alle Einzelstörungen des gerade vorliegenden Falles möglichst scharf constatirt und möglichst weit analysirt werden, diess braucht wohl nicht besonders erörtert zu werden.

18) Prognose.

§. 298. Die Prognose des Ileotyphus ist von Beginn bis weit in die Reconvalescenz hinein immer zweifelhaft. Auch bei scheinbar günstigstem Verlauf können unerwartet viele üble, ja tödtliche Zwischenereignisse eintreten und anderseits nimmt oft, auch bei einem Complexe der drohendsten Erscheinungen die Krankheit doch noch einen günstigen Ausgang. Im Allgemeinsten betrachtet wird man sagen können, der Kranke hat 4—5 mal mehr Wahrscheinlichkeit zu genesen als zu sterben; ein grosser Unterschied vom exanthematischen Typhus, wo die Chance der Genesung fast doppelt so gross ist. Manches für die Prognose hängt von dem gut- oder bösartigen, oft allgemein milden, oft durchschnittlich gefährlichen Character der Epidemie, vielleicht auch von der Zeit der Epidemie ab; auf ihrer Höhe scheinen die meisten schweren, mit ihrem Ende die meisten gelinden Fälle vorzukommen. Grossen Einfluss haben die individuellen Dispositionen: Erwachsene sind mehr gefährdet als Kinder; Mädchen in den ersten Jahren nach der Pubertätsentwicklung, ebenso ältere Leute über 40 Jahre bieten auffallend viele Todesfälle; junge und kräftige Leute erkranken zwar im Durchschnitte schwer, überstehen aber die Krankheit besser als Geschwächte und chronisch Leidende; bei fetten Personen sieht man auffallend häufig einen schweren Verlauf; die Complicationen mit Schwangerschaft, mit Herzkrankheit u. dergl. lassen eine schlimme Prognose vorn vornherein stellen; Menschen, die sich vorher sehr angestrengt haben, die durch Nachtwachen, Krankenpflege, Affecte, Kummer geschwächt sind, erkranken in der Regel sehr schwer, ebenso Trinker, und zwar nicht bloss habituelle Branntweintrinker, welche seltener befallen werden, als Leute, bei denen es ohne täglichen Excess, doch öfters zu Berauschungen kommt oder die gerade in der Zeit vor der Erkrankung besonders unmässig gelebt hatten. Fälle mit einem sehr langen Vorbotenstadium, Fälle mit langem Herumschleppen, langer Vernachlässigung im Beginne verlaufen meistens schwer; wir haben in der Tübinger Clinik eine hohe Mortalität am Typhus, weil wir die bedeutende Mehrzahl unserer Fälle aus der Umgegend, nach 8—10 tägiger Krankheitsdauer in elenden Verhältnissen und nachdem sich oft die Kranken noch 1—2 Wochen zuvor krank herumgeschleppt hatten, bekommen.

§. 299. Die Prognose des Einzelfalls ist immer sehr vorsichtig zu stellen. Während hie und da in anscheinend sehr milden Fällen plötzlich eine tödtliche Complication auftritt, sieht man andere Kranke mit dem schwersten Symptomenbilde, heftigen Hirnerscheinungen, grossem Meteorismus, elendem, aussetzendem Pulse, äusserster Schwäche noch genesen. Bei der Betrachtung der meisten einzelnen Symptome ist auch ihre prognostische Bedeutung erwähnt worden; bei ihrer Zusammenfassung erwäge man, dass gegen ein einziges sehr ungünstiges Zeichen alle übrigen, günstigeren sehr wenig mehr bedeuten. Ungünstig aber ist vor allem eine sehr bedeutende Intensität der febrilen Erscheinungen und ihre lange Andauer auf einem hohen Grade; ungünstig ist ferner alles Ungewöhnliche Unregelmässige im Krankheitsverlauf, ausbleibende Schweisse um die Zeit der Wendung, reichliche Schweisse schon auf der Acme der ersten Periode, schnelle Veränderungen im Kräftezustand und in der Physionomie, eine heftige Recrudescenz des Fiebers nach schon erfolgter Abnahme, alle eigentlichen Complicationen und manche auch scheinbar günstige, aber der Gesammtheit der Erscheinungen ganz widersprechende Symptome, z. B. schnelles Aufhellen des Sensoriums oder wiederkehrender Appetit bei sonst heftig fortdauerndem Fieber, anhaltend trockener Haut, verfallenem Gesicht. Alle ungünstigen Symptome sind von um so schlimmerer Bedeutung, je mehr sie schon ungewöhnlich frühzeitig kommen und je länger sie dauern; eine vorübergehend sehr hohe Pulsfrequenz ist noch kein schlimmes Zeichen, sehr ungünstig aber die von Tag zu Tag zunehmende und sich Wochenlang auf 120 und darüber haltende Steigerung; ebenso sind lange fortdauernde starke Diarrhöen, lange fortdauerndes Delirium, Stupor und Sopor viel ungünstiger als auch höhere, doch nur kurzdauernde Grade der Darm - und Hirnerscheinungen. — Unter den Unterleibssymptomen sind die ungünstigsten die der Perforation, sodann profuse Darmblutungen und sehr hohe Grade von Meteorismus; Erbrechen auf der Höhe der Krankheit, Singultus, wirklich hartnäckige Verstopfung sind zum mindesten sehr verdächtige Erscheinungen. Von den Respirationsorganen sind alle Complicationen schlimm, am schlimmsten der Larynx - und Bronchialcroup, die ausgebreiteten ulcerativen und die perichondritischen Processe am Larynx und der Lungenbrand; aber auch die grossen Hypostasen und schon die blossen sehr ausgebreiteten Catarrhe bei grosser Muskelschwäche geben eine ziemlich schlechte Prognose. Unter den nervösen Erscheinungen ist eine sehr frühzeitige tiefe Schwäche mit anhaltender Rückenlage, sind sehr bald eintretende, wilde Delirien, sind alle krampfhaften Erscheinungen (mit Ausnahme eines mässigen Grades von Subsultus tendinum) und alle paralytischen Symptome (Ptosis, Strabismus, sehr träge Pupillen, Lähmung einer Extremität) entschieden ungünstige, die letzteren meist unbedingt tödtliche Zeichen. Jeder im Verlauf eintretende Frost lässt für die nächste Zeit eine wichtige Complication, wenn nicht eine alsbaldige schlimme Wendung erwarten; in der Regel tödtlich, doch auch in einzelnen Fällen nach dem allerschwersten Verlaufe noch in Genesung endigend sind die nicht eben seltenen Fälle, wo profuse Hämorrhagieen, pyämische und ausgebreitete gangränöse Affectionen die schwere Form des sog. Faulfiebers constituiren. — Relativ günstig ist ein regelmässiger Verlauf mit Masshalten aller Erscheinungen, namentlich des Fiebers und der Hinfälligkeit, wenn gleich auch hier in jedem Augenblick die schwersten Complicationen eintreten können; günstig besonders sind Schweisse zu gehöriger Zeit, ruhiger Schlaf, Freiwerden des Sensoriums und Nachlass des Schwächegefühls mit Reinigung der Zunge. Ausser Gefahr ist der typhös Erkrankte noch nicht einmal in der Reconvalescenz; selbst wenn die Genesung ganz zu Stande gekommen scheint, kommen bei manchen Kranken noch schwere Nachleiden, die zum Tode führen.

Therapie des Typhus.

§. 300. Wiewohl der exanthematische und der Ileotyphus mit höchster Wahrscheinlichkeit als 2 specifisch verschiedene Krankheiten zu betrachten sind (§. 143 ff.), so sind doch die allgemeinen Grundsätze und viele Einzelnheiten der Behandlung dieselben und es werden Wiederholungen vermieden, indem beider Therapie zusammen angegeben wird; einzelne Differenzen werden hervorgehoben werden.

Das Grundverfahren für beide Krankheiten, welches durch die Erfahrung im Grossen als das nützlichste erwiesen ist, besteht in einem exspectativen Verhalten gegenüber dem Typhusprocesse selbst, gegen den es keine directen Heilmittel gibt, und in Bekämpfung aller derjenigen Zustände und Ereignisse, welche dem Kranken besonders lästig werden, welche den regelmässigen, an sich zur Heilung tendirenden Gang der Krankheit zu stören vermögen oder welche gar Gefahr drohen. Die günstige Durchführung des Kranken durch den Process, der einmal begonnen, so wenig schnell sistirt werden kann, wie Scharlach, Masern, Pocken u. dgl., geschieht einestheils und vorzüglich durch eine Reihe allgemeiner diätetischer Maassregeln, über welche gar keine Meinungsverschiedenheit mehr bestehen kann; weiteres actives Einschreiten richtet sich sodann nach dem Zwecke, die unangenehmen oder gefährlichen Zufälle und Complicationen des vorliegenden Falles zu beseitigen, wobei ebenso sehr als deren specielle Art und Gestalt, auch die durch Alles sich hindurchziehenden individuellen Eigenthümlichkeiten und Dispositionen der einzelnen Kranken zu berücksichtigen sind. Es kann demnach als ein positiver therapeutischer Fehler betrachtet werden, was man freilich alle Tage sieht, wenn der Arzt die dem Typhus einmal nothwendig zukommenden Erscheinungen, auch solange sie in mässiger und ganz ungefährlicher Weise auftreten, immer mit Arzneien zu beseitigen sucht; als ein noch grösserer freilich, wenn er mit vermeintlichen specifischen Mitteln, die überall und immer indicirt sein sollen, auf das directe „Heilen" des Typhusprocesses ausgeht.

Bei Beurtheilung der von verschiedenen Seiten her statistisch beigebrachten oder sonst behaupteten therapeutischen Resultate ist vor Allem zu beachten, wie verschieden die Intensität dieser Krankheiten zu verschiedenen Zeiten und Orten und selbst schon in der nämlichen Epidemie sein kann, wie sehr die Zahl der leichten Fälle (Febricula) variirt und wie wenig es möglich ist, diese leichten Fälle, die bei jeder Therapie günstig verlaufen, im Beginn zu unterscheiden (§. 160 ff.), wie wenig gleichmässig ferner der Maasstab ist, nach dem die verschiedenen Beobachter die Besserung der einzelnen Erscheinungen und ihrer Grade abschätzen.

§. 301. 1) Prophylactische Massregeln können für beide Formen zur Anwendung kommen. Sie bestehen theils darin, dass man die Miasmenbildung zu beschränken und ganz aufzuheben, theils darin, dass man die contagiöse Verbreitung zu verhüten sucht. In ersterer Beziehung ist es nothwendig, Fäulnissheerde in und um die menschlichen Wohnungen zu entfernen, nach Umständen Desinfectionen der Dunggruben, Abtritte etc. vorzunehmen, überhaupt für Reinheit der Luft und nächstdem des Trinkwassers und für Vermeidung verdorbener Nahrungsmittel zu sorgen, ferner Zusammendrängung vieler Menschen in Wohnräumen, z. B. in Gefängnissen, Hospitälern etc. zu verhüten. Wenn, wie nicht selten, eine isolirte Reihe von Fällen des Ileotyphus aus einem nahe umschriebenen Bezirk von Wohnungen kommt, so ist vor Allem auf das Trinkwasser

(§. 203) und die Beschaffenheit der Abtritte zu achten, doch natürlich auch stets die Contagion im Auge zu behalten. — Diese kommt um so sicherer nicht zu Stande, je mehr frische Luft um den Kranken erhalten und je strenger die Reinlichkeit an und um ihn gehandhabt wird. In den Hospitälern müssen die Ausleerungen der Typhuskranken schnell und vollständig beseitigt und ihre Bettschüsseln keinen andern Kranken gegeben werden, ebensowenig ihre Wäsche und Betten, ehe sie vollständig gereinigt sind; bei starkem Herrschen, namentlich des Fleckfiebers, lasse man lieber die werthlosen Bettstücke, Stroh u, dergl. nachher verbrennen, das übrige mit Lauge, Chlorkalk etc. waschen, auch in Backöfen erhitzen. In den Hospitälern ist es am besten, wenige Typhuskranke in grossen Zimmern neben ältere, an chronischen Krankheiten leidende Personen zu legen. Bricht aber eine Epidemie des exanthematischen Typhus - aus, so ist die Errichtung eigener Hospitäler, im Krieg und in der günstigen Jahreszeit namentlich unter Zelten, oder wenigstens eigener Typhus - Abtheilungen in den Krankenhäusern von 2 Uebeln noch das kleinere; eine je bessere Lüftung man ihnen geben kann, um so mehr ist hiezu zu rathen, nur bei schlechter Einrichtung werden sie Heerde der Ansteckung und unter keinen Umständen vertheile und zerstreue man eine Truppe, die exanthematischen Typhus mit sich führt, in die Wohnhäuser der Bürger.

§. 302. 2) Allgemeine diätetische Behandlung. — Erkrankt Jemand unter Erscheinungen, wie sie den Prodromen oder den ersten Tagen des Typhus zukommen, so enthalte man sich aller starken Eingriffe, entferne den Kranken aus der Atmosphäre der Erkrankung und von allen Geschäften, ordne alsbaldige vollständige Ruhe und strenge Diät an und mache bei starkem Kopfweh kalte Ueberschläge. Brechmittel (Ipecacuanha) sind nur in dem Falle erlaubt, wenn schädliche oder zu reichliche Ingesta sich im Beginn der Erkrankung im Magen finden oder wenn der Kranke starken Ekel gefasst hat und dabei an Brechneigung ohne Erbrechen leidet; Abführmittel sind unter allen Umständen zu vermeiden; beim Fleckfieber sind die Emetica weniger gewagt als beim Ileotyphus. Bei dem genannten, einfachen Verfahren verlieren sich häufig nach wenigen Tagen wieder alle Symptome, welche den Beginn des Typhus anzuzeigen schienen, auch bei Personen, welche der Contagion ausgesetzt waren. Entwickelt sich aber auch die Krankheit, so lehrt die Erfahrung, dass sie um so milder verläuft und um so weniger Complicationen macht, je frühzeitiger der Kranke in passende diätetische Verhältnisse gebracht worden ist.

§. 303. Kommt man zu schon entwickelteren Symptomen, welche Typhus sehr wahrscheinlich oder gewiss machen, so sind alsbald dieselben Anordnungen zu treffen, welche sich vornemlich auf Abhaltung aller Schädlichkeiten beziehen. Es ist von jetzt an vor Allem für eine gute Pflege zu sorgen, welche beim Typhus ganz die Hauptsache, aber vom Arzte, der diese Kranken häufig besuchen muss, stets in ihrer Ausführung aufmerksam zu überwachen ist. — Beständig muss um den Kranken reine Luft erhalten werden durch öfteres Oeffnen der Fenster, wobei ohne alles Bedenken hier und da ein Luftzug um ihn hergestellt werden darf. Eine so beständig fortgesetzte Zugluft, wie sie Riegler (in Wien 1850) und neuestens Stromeyer empfahlen, ist bei niederer Temperatur der Luft nicht räthlich, denn der Kranke soll nie frieren; bei warmer und mittlerer Lufttemperatur kann sie in Hospitälern Anwendung finden. —

Auch in der Temperatur des Krankenzimmers vermeide man ganz die Extreme und halte sie auf etwa 12—14° R. Während man früher mehr durch Erhitzung der Kranken fehlte, hat man in neuerer Zeit mehrfach eigentlich erkältende Behandlungsmethoden einzuführen versucht, deren Resultate keineswegs günstig ausfielen; die beständige Reinheit der Luft ist viel wichtiger als die niedere Temperatur. — Die Lagerung des Typhuskranken muss so sein, dass jeder unregelmässige Druck der aufliegenden Theile vermieden wird; sehr zweckmässig ist es für alle, nothwendig für sehr viele Fälle, dass der Kranke zwei, neben einander stehende Betten zur Disposition hat, zwischen denen alle Tage wenigstens einmal, bei Beschmutzung etc. noch öfter gewechselt wird. — Die Wäsche muss häufig erneuert und die scrupulöseste Reinlichkeit am Körper des Kranken, besonders an den Theilen, auf denen er ruht, erhalten werden; auch Mund, Nasenhöhle und Zunge werden öfters durch sanfte Waschungen gereinigt.

Von Ernährung kann in der ersten Zeit des Typhus, namentlich in der ersten Woche, bei starken gastrischen Erscheinungen und heftigem Fieber nicht die Rede sein; die völlige Appetitlosigkeit würde schon jeden Versuch verbieten; der Kranke verlangt hier meistens nichts als kaltes Wasser. Aber nichts ist falscher als der Grundsatz, beim Typhus müssen die Kranken hungern; sobald ein Typhuskranker auch nur den geringsten Appetit hat, muss dieser befriedigt werden und in sehr vielen Fällen kann mit der Ernährung gar nicht auf das Verlangen nach Nahrung gewartet werden, welches der somnolente oder verwirrte Kranke ohnediess sehr oft nicht äussern kann; sondern sobald der Kranke keinen positiven Widerwillen zeigt, dürfen ihm von der dritten, oder dem Ende der zweiten Woche an, leicht nährende Dinge, aber immer in vollkommen flüssiger Form, Milch mit Wasser, Hühnerbrühe, Kalbfleischbrühe mit Ei, kräftige Schleimsuppe, nach Umständen kleine Mengen Wein mit Wasser gegeben werden. Je erschöpfter der Kranke sich zeigt, je mehr er zuvor schon heruntergekommen oder gar ausgehungert war, je mässiger vollends das Fieber ist, um so früher müssen ihm Nahrungsmittel, am besten Suppen mit Ei, gegeben werden. — Man versäume nie, den Kranken gehörig trinken zu lassen, oft, aber wenig auf einmal; zum Getränk dient frisches Wasser, auch ein einfach kohlensaures Wasser, wo kein Meteorismus ist; dazwischen bei Diarrhöe Gerstenwasser, Mandelmilch, wo keine solche besteht, Citronenlimonade, Fruchtsäfte u. dgl. — Alle geistige Beschäftigung (Lesen u. dergl.) muss auch in den leichten Fällen ganz eingestellt, noch mehr jede gemüthliche Aufregung vermieden werden, welche im Typhus leicht die gefährlichsten Folgen hat. —

Im Ganzen werde in der ganzen ersten Periode mehr ein kühlendes und entziehendes, mit Eintritt der zweiten mehr ein positiv restaurirendes Verfahren eingehalten; aber erst wenn Fieber und Diarrhöe vollkommen beseitigt sind, dürfen irgend welche feste Speisen genossen werden. Auch in der Reconvalescenz ist noch grosse Vorsicht in der Diät geboten; immer noch können kleine Diätfehler schwere Folgen haben; namentlich ist fettes Fleisch und rohes Obst zu vermeiden. Die Reconvalescenz ist nach dieser Krankheit mit besonderer Gemächlichkeit einzurichten, geistige Arbeiten müssen wenigstens zwei Monate, in einzelnen Fällen halbe Jahre lang ausgesetzt bleiben; viel frische Luft, Landaufenthalt, öfters genommene laue Bäder sind die zweckmässigsten Beförderungsmittel der schwierigen Erholung ohne speciell aufzufindende Krankheitszustände.

Diese diätetischen Maassregeln reichen in der Mehrzahl der Fälle so vollständig zur Behandlung des Typhus aus und leisten so sattsam alles, was möglicherweise erreicht werden kann, dass die Kranken keinen Gran Arznei zu nehmen brauchen. Werden — aus bloss äusseren Gründen — dennoch anhaltend Medicamente verordnet, dann Wohl den Kranken, bei denen diese wenigstens möglichst indifferente sind! —

§. 304. 3) Behandlung der einzelnen Zustände. a) Fieber. — In hunderten von Fällen wünscht man am Bette der Typhuskranken nur Eines — der von Tag zu Tage steigenden Intensität des Fiebers Einhalt thun zu können, die an sich oder durch die Complicationen, die sie setzen wird, den Kranken aufzureiben droht. Es gibt kein Mittel, den unbekannten inneren Processen, die die Hitze unterhalten und steigern, direct beizukommen; was man thun kann, ist Alles mehr palliativ, doch kann Manches erreicht werden. Wohlthätig wirken hier ausser einer mehr kühlen Luft und reichlichem kühlem Getränk besonders kalte Umschläge auf den Kopf, die — mit Wasser oder Eis — um so anhaltender fortgesetzt werden müssen, je heisser und röther der Kopf ist, ferner oft (5—6 mal täglich) wiederholte Waschungen des ganzen Körpers mit kaltem oder kühlem Wasser oder sehr verdünntem Essig, auch ganz kühle Bäder (18—22° R.), einmal täglich $1/4$ Stunde lang angewandt, wie solche neuerlich von A. Vogel (Pfeufer) empfohlen wurden. Innerlich gibt man hier Mineralsäuren, Salzsäure in Schleim oder Phosphorsäure ʒi—ii auf 24 Stunden ebenso oder in Syrup zum Getränk, bei frühzeitigen copiösen Schweissen und bei Blutungen auch Schwefelsäure. Die Säuren scheinen doch hauptsächlich eben kühlend und durstlöschende zu wirken; die neutralisirende Wirkung auf den stark alkalischen Darminhalt dürfte dabei allerdings nicht ganz werthlos sein; ihre Wirkung auf Besserung der Blutconstitution ist sehr zweifelhaft; bei starker Diarrhöe und Bronchitis passen sie nicht. — Dieses ganze, stark abkühlende Verfahren passt nur für die Typhusfälle mit bedeutender Hitze; es für alle Fälle im ersten Zeitraum anwenden zu wollen, ist eben so verkehrt, wie jede andere specifische Behandlung*). — Einigemale habe ich, in Fällen mit grosser Intensität des Fiebers, systematische reichliche Speckeinreibungen des ganzen Körpers, nach Art der Schneemann'schen Behandlung des Scharlach, angewandt, in einzelnen Fällen mit sonderbarem Erfolg**); aber es fehlt mir an grossen Beobachtungsreihen, um den Werth dieses Verfahrens feststellen zu können. —

---

*) Nachdem schon Horn (1808 — 15) die kalte Behandlung des Typhus mit Waschungen, Umschlägen, Uebergiessungen, Douchen, kalter äusserer Temperatur, häufig ohne alle Medicamente in grosser Ausdehnung und bei richtiger Auswahl der Fälle mit Glück geübt hatte, ist das erkältende Verfahren, zum Theil durch die Hydrotherapie, neuerlich hier und da als allgemeine Methode aufgekommen. Die Erfahrungen hierüber lauten beim Ileotyphus durchaus nicht günstig. Bricqet (Union méd. 1852) hatte bei anhaltender innerer Anwendung des Eises, häufigen Waschungen und Klystieren mit Eiswasser schlechte Resultate in Bezug auf Dauer und Ausgang; ebenso Valleix (Union méd. 1853) ganz üble Erfolge von anhaltenden Kaltwasserumschlägen auf den Bauch, vielem Trinken, Klystiren und Waschen mit kaltem Wasser.

**) In 2 Fällen fiel die Eigenwärme des Körpers in den nächsten Stunden nach der ersten Einreibung bedeutend (einmal um 2° C.), aber die folgenden Einreibungen hatten diesen Erfolg nicht mehr. In einem sehr schweren Falle entstanden nach mehrere Tage fortgesetzter, täglich 3maliger Einreibung, einige kreuzergrosse Eiterblasen auf der Haut und ein kleiner Abscess unter der Zunge; hiemit trat ebenso unerwartete als allseitige und bedeutende Besserung des Gesammtbefindens, des Fiebers, der Trockenheit der Schleimhäute und aller schweren Symptome ein, und eine ungewöhnlich frühe und rasche Reconvalescenz schloss sich an. In ei-

Ein mässig kühlendes Verfahren dagegen ist, wie schon bemerkt, immer während der Dauer der ersten Periode fortzusetzen; es vermindert Pulsfrequenz und Hauthitze und befördert Ruhe und Schlaf. Auch die Schweisse um die Zeit der Wendung der Krankheit sind nicht durch viele warme Getränke und heisses Verhalten besonders zu befördern; sie setzen sich bei indifferenter und mehr kühler Behandlung ungestört fort. Werden die Schweisse später, noch in der Reconvalescenz, excessiv, so ist, neben der allgemein tonischen Behandlung, Schwefelsäure, Elixir. acid. H. u. dgl. anzuwenden; auch Chinin kann versucht werden.

§. 305. b) Symptome von den Digestionsorganen. — Ausser der Reinhaltung der Mundhöhle, wo zur schnellen Entfernung des Fuligo schwache alkalische Lösungen (Sodawasser) gebraucht werden können, ist für ihr Feuchthalten und für stete Stillung des Durstes zu sorgen. — Wie sehr in Bezug auf Nahrungsmittel die Darmschleimhaut geschont werden muss, ist schon erwähnt worden. — Diphteritis und Soorvegetation in der Mund - oder Rachenhöhle muss rasch bekämpft werden, am besten durch Pinselsäfte mit Mineralsäuren, starke Alaunlösung oder Höllenstein in Substanz. — Sind die Bauchschmerzen stark, so mache man anhaltend warme Umschläge, lege wohl auch von Zeit zu Zeit einen grossen Senfteig; blutige Schröpfköpfe oder Blutegel sind nur in den exceptionellen Fällen passend, wo in den ersten Zeiten des Typhus Schmerz und Empfindlichkeit des Bauchs sehr bedeutend sind und sich nicht durch Cataplasmen bald verlieren (starke Congestion des Peritoneums?) — Eine mässige Diarrhöe gehört zum Ileotyphus und darf durchaus nicht gehemmt werden; nur wenn sie, besonders im zweiten Stadium, so häufig oder so copiös wird, dass theils durch Erschöpfung, theils durch die stete Beunruhigung des Kranken Gefahr droht, sind solche Versuche zulässig. Das zu diesem Zwecke häufig angewandte Ipecacuanha-Infus (Gr. 10—15) ist ganz unsicher und scheint zuweilen eher die Diarrhöe zu vermehren; ebenso unsicher sind die kleinen Gaben Calomel (Gr. $^1/_8$ — $^1/_2$ alle 2 Stunden), wie sie Dietl früher empfahl; am besten ist Alaun mit Opium oder Tannin innerlich, auch Argent. nitr. in Klystieren (Gr. 2—4 auf 1 Clysma); stark sinapisirte Cataplasmen auf den Bauch können damit verbunden werden. — Längere Verstopfung wird am besten durch Klystiere, wo diese nicht ausreichen, durch eine milde Gabe Ol. Ricini beseitigt. — Fordert ein höherer Grad von Meteorismus zum Einschreiten auf, so können zunächst Klystiere mit Chamillenthee, für sich oder mit Zusatz von ₃j—jj Terpentinöl, auch aromatische Einreibungen in den Unterleib versucht werden; wird die Gasauftreibung dennoch sehr bedeutend, so leisten eiskalte Klystiere und Umschläge (Eisblasen) auf den Bauch das Meiste; hiebei finden sich oft auch reichliche Anhäufungen dünner Faeces, welche auf die kalten Fomente und Klystiere zu grosser Erleichterung des Zustandes entleert werden. Der Versuch, die Gase mittelst einer Spritze auszuziehen, hat selten rechten Erfolg; aber das blosse Einführen einer etwa 2′ langen Röhre zeigt sich mitunter sehr nützlich, indem sogleich Gase und flüssige Fäcalmaterien mit bedeutender Volumsverminderung des Unterleibs durch dieselbe abgehen. — Auch bei den Darmblutungen ist die anhaltende und energische Anwendung der Kälte in Klystier, Eisumschlag und Eispillen das bei weitem nützlichste; die Eisumschläge werden hier meistens ausgezeichnet

---

nem anderen Falle kamen dieselben Eiterblasen an den Beinen unter allmähliger Besserung der Erscheinungen, aber in gewöhnlichem Verlauf. — In der Pest sind Fetteinreibungen längst ein empirisches Mittel.

gut ertragen. Dabei muss die grösste Ruhe und absolute Diät beobachtet werden; von Medicamenten kann Alaun, Schwefelsäure, Tannin, Bleizucker, Eisenchloridlösung gegeben werden, oft zweckmässig mit Opium,
bei Collabirenden mit Wein oder Campher. Durch Eisenchlorid werden
die Stühle längere Zeit schwarz gefärbt und es ist diess nicht mit fortdauernder Färbung durch Blut zu verwechseln. Die Empfehlungen des
Chlorwassers und des Terpentinöls, letzteres namentlich durch Engländer
und Americaner, scheinen nicht verlässlich. — Kommen die Erscheinungen der Perforation, so muss die vollständigste Ruhe des Körpers
beobachtet, alle Getränke müssen weggelassen und statt derselben nur
Eisstückchen gegeben, alle Klystiere vermieden und alle 2 Stunden 1 Gran
Opium bis zum Nachlass der Erscheinungen oder zu Narcotisationssymptomen gegeben werden; man kann zugleich dünne, nicht drückende Eisumschläge auf den Bauch machen lassen.

§. 306. c) Den vielen und grossen Gefahren, die von den Respirationsorganen drohen, haben wir leider nur kleine und palliative
Maassregeln entgegenzusetzen. — Bei starkem Bronchialcatarrh
gebe man das Getränke und halte das ganze Regime etwas wärmer als
sonst, gebe schwache Ipecacuanha-Infuse und mache warme Umschläge
auf die Brust; bei grosser Zähheit der Secrete kann auch Sulfur aurat.
versucht werden. Sind die pfeifenden Geräusche sehr verbreitet und
die Respiration etwas beengt, so sind blutige Schröpfköpfe von
Nutzen, müssen aber in manchen Fällen öfter wiederholt werden. Bei
Ueberfüllung der Bronchien und stockendem Secrete kann Ipecacuanha in
stärkerer Dose, Senega, Flor. Benzoës mit oder ohne Campher, Liq. ammon. anis. u. dergl. oder nach Stokes Terpentinöl (3 mal täglich 20—30
Tropfen) mit etwas Campher angewandt werden; der Entwicklung bedeutender Hypostasen steuert man am besten durch oftmaligen Wechsel der
Lage. — Die lobäre Pneumonie ist ganz exspectativ und symptomatisch
zu behandeln; nach Umständen (§. 315) mit Reizmitteln. —
Entwickeln sich Symptome vom Larynx, so ist zunächst ein vorhandener Reizhusten durch warme, schleimige Getränke zu mildern, etwaiger Schmerz durch Cataplasmen, wohl auch ein Vesicans zu besänftigen. Die perichondritischen Processe und grossen Zerstörungen,
das Oedema glottidis, welches zu ihnen treten kann, machen dann, wenn
die Zufälle der acuten Larynxstenose eintreten, die alsbaldige Tracheotomie,
nach Umständen wenigstens die Eröffnung des Abscesses nach aussen nothwendig. Die Tracheotomie unter diesen Umständen ist schon einigemale
ausgeführt *), in mehreren bekannt gewordenen Fällen mit Genesung des

---

*) Von Demme (Tod während der Operation, grosses Kehlkopfgeschwür mit Perforation des Schlundkopfs und tief herabreichendem perichondritischem Process, das
Lumen der Trachea sehr verengert); von Textor (3mal, jedesmal mit tödtlichem
Ausgang; 2mal wurde die Trachea nicht eröffnet. Würzb. Verhandl. 1851. 5. 6.);
von Hein (allgemeiner Bronchialcroup; Henle u. Pfeufer, Zeitschr. VII. 3); von
Oppolzer (Glottisoedem; Tod erst 14 Tage nach der Operation an Pneumonie,
Prager Vierteljahrsschr. I. p. 1 ff.). — 2 Genesungsfälle sind von Ebhardt und
Braun in Wiesbaden und waren wahrscheinlich Oedema glottidis, welches in
der Reconvalescenz eintrat; in einem anderen Genesungsfalle von Dinstl (Zeitschrift der K. K. Ges. der Aerzte zu Wien 1853. Nr. 59) folgte auch Pneumonie auf
die Operation, welche aber unter Anwendung warmer Dämpfe sich bald besserte;
die Canüle konnte noch nach 4 Monaten nicht entfernt werden. — Vgl. noch über
die Tracheotomie im Typhus die Arbeit von Frey, Henle u. Pfeufer Zeitschr.
VI. p. 1 ff.

Kranken; aber häufig kommt der Arzt zu spät in diesen rapid tödtlichen Fällen, häufig auch bestehen Complicationen mit schwerer Erkrankung anderer Theile des Respirationsapparates (lobulärer Pneumonie etc.), welche die Rettung des Kranken vereiteln. Auch in der Reconvalescenz dauern öfters noch Brusterscheinungen, namentlich protrahirte Bronchialcatarrhe fort; man wende Landluft, Selterswasser mit Milch, Carragheengallerte und dergl. an, bei Verdacht von Tuberculose ausserdem noch Leberthran.

§. 307. d) Den anomalen Zuständen des Bluts muss, soweit sie erkannt werden können, nach ihrer Art entgegengetreten werden. — Besteht Erschöpfung aus Anämie, so gibt man frühe und häufig kräftig nährende Dinge in flüssiger Form, nebst Wein, Weinsuppen u. drgl. Die Anämie der Reconvalescenten kann später durch Eisenmittel, namentlich natürliche Eisensäuerlinge günstig modificirt werden; bei den Zuständen von Marasmus, wo der Magen nichts erträgt, ist kalt bereitete Liebig'sche Fleischbrühe zu versuchen. — Bei vielfachen Blutungen (Dissolutio sanguinis) sind Mineralsäuren, namentlich Schwefelsäure und Elix. acid. üblich und man kennt keine anderen wirksameren Mittel, man darf indessen nicht zu viel von ihnen erwarten; genaue Rücksicht auf die diätetischen Verhältnisse, namentlich auf Reinheit der Luft und kühles Verhalten dürften noch wichtiger sein. — Bei pyämischen Zuständen ist die Anwendung des Chinin, zu Gr. 12—16 in 24 Stunden, längere Zeit fortgesetzt, noch das Beste. — Allzu starkes Nasenbluten wird mit kalten Umschlägen, Aufschnupfen und Einbringen von Charpie mit Alaunlösung, im Nothfalle mil Tamponiren bekämpft; innerlich wird Schwefelsäure gegeben.

§. 308. e) Den Verhältnissen der Urinsecretion schenke man besonders in der Richtung Aufmerksamkeit, dass der Kranke, der es vergisst, zu öfterem Wasserlassen aufgefordert wird und dass man, wenn wirkliche, mitunter sehr schmerzhafte Retention in der Blase eintritt, ohne Zögern catheterisirt. Letzteres ist im exanthematischen viel häufiger als im Ileotyphus nothwendig und es bedarf hierbei mitunter bei einliegendem Catheter eines Druckes auf die Blasengegend zur Entleerung. Bei Harnbeschwerden, welche diphteritische Erkrankung der Blasenschleimhaut vermuthen lassen, sind viel schleimige Getränke, warme Umschläge und Bäder am Platze. — Ist die Urinsecretion auffallend sparsam, so lasse man einige Tage fort reichlich Selterswasser trinken und gebe, wenn sonst nichts im Wege steht, ein laues Bad; eine copiöse blasse Urinsecretion erscheint dann oft gleich nach dem Bad unter Mässigung der Krankheitserscheinungen.

§. 309. f) In Bekämpfung der Hirn- und Nervensymptome sei man vor Allem nicht zu geschäftig, und wenn sie zu besonderem Handeln aufzufordern scheinen, suche man die besondere Begründung ihrer zu grossen Intensität oder ihrer anomalen Gestaltung im einzelnen Falle zu eruiren. Sehr oft kann diess nur annähernd geschehen, ist aber doch viel besser als die banale Anwendung gewisser Reihen von Mitteln bei ganz differenten Zuständen.

In der ersten Periode ist eine grosse Intensität der Kopfsymptome, des Kopfschmerzes, Schwindels, Deliriums, Stupors meistens auf die starke Fieberhitze zu beziehen. Je heisser und injicirter der Kopf ist, um so mehr müssen dann kalte Wasser- oder Eisumschläge anhaltend Tag und Nacht fortgesetzt werden; Schröpfköpfe in den Nacken sind höchstens bei sehr bedeutender Röthung des Kopfs, in Ausnahmsfällen daneben anzuwenden.—

Bei den Zuständen grosser Nervenaufregung mit Schlaflosigkeit, Schmerzen, unruhigem, selbst wildem Delirium dagegen, welche bei kühlerer Haut und mässigem Fieber auftreten und welche bei erschöpften, zuvor überreizten, anämischen Individuen auch schon frühe kommen können, passen Nervina, Valerianathee, der auch in Clysma angewandt werden kann, kleine Gaben Campher und Moschus, hauptsächlich aber Opium, am besten nur in einer einzigen abendlichen Gabe (Gr. j oder Morphium Gr. $^1/_4$), wobei je nach dem Kräftezustande Spirituosa gleichzeitig gegeben werden können; die gleiche Behandlung erfordert das unruhige Delirium früherer Trinker, welches sich oft dem Delirium tremens nähert und mit Zittern und Zusammenfahren verbunden ist. — Die torpiden Zustände sind der Wirkung der Medicamente viel weniger zugänglich; gegen tieferen Stupor können grosse Sinapismen und kalte Begiessungen des Kopfs angewandt werden.— Die wahren Schwächezustände mit Prostration, schwachem, frequentem, kleinem Puls und schwachen Herztönen, und noch mehr vollends die Zustände von Collapsus mit Erblassen und Kühlwerden der Haut und zunehmendem Sinken des Pulses bedürfen der Reizmittel, mag der Zustand sein wie er will, mag Stupor oder Aufregung da, die Zunge dürr oder feucht, die Haut trocken oder schwitzend sein. Die erste Stelle unter jenen verdient kräftiger Wein, welcher pur oder mit wenig Wasser verdünnt, zu einigen Unzen täglich, nach Umständen mehr, gebraucht wird; sodann Campher zu Gr. 6 — 12 für den Tag, der mehr für tiefere Schwächezustände mit Stupor, und Moschus zu Gr. 1—3 pro dosi, welcher mehr bei gleichzeitigem versatilem Verhalten, bei starkem subsultus tendinum, Zähneknirschen u. dergl. zu passen scheint, (Vgl. noch §. 315).

Die verschiedenen Nervenleiden, welche als Nachkrankheiten des Typhus nicht selten zurückbleiben, bedürfen vor Allem einer langen Schonung in geistiger und gemüthlicher Beziehung und einer kräftigen Ernährung mit Landaufenthalt und Bädern. Die Paresen und Paralysen, welche hiermit nicht weichen, behandle man ja nicht stürmisch; für diese Fälle eignet sich zunächst der Gebrauch der indifferenten Thermen, Wildbad, Pfäfers, Gastein; wenn diese nicht anschlagen, gebrauche man die Salzthermen oder die kohlensäurereichen Soolbäder; mit Seebädern sei man äusserst vorsichtig, ebenso mit Nux vomica und Electricität. Methodische passive und active Bewegungen können hier und da die Heilung unterstützen. — Bei den länger fortdauernden Kopfschmerzen können ausser der erwähnten Allgemeinbehandlung Vesicantien im Nacken, auch längere Anwendung von Valeriana u. dergl. versucht werden.

§. 310. g) Unter den sonstigen Complicationen sind folgende für die Therapie die wichtigsten. Wenn Decubitus beginnt, lasse man zuerst, sobald der Rücken roth wird, möglichst anhaltende Seitenlage annehmen, bei der Rückenlage dicke Schichten von Watte unterlegen, die scrupulöseste Reinlichkeit beobachten, die Stelle mit Branntwein, rothem Wein, Campherspiritus u. dergl. waschen. Wird das Erythem stärker und bilden sich kleine Erosionen, so macht man Umschläge mit Bleiwasser, applicirt Collodium, Tanninsalbe; bei dem verschorfenden Decubitus muss zuerst cataplasmirt, dann Charpie mit Campherschleim, dünne Chlorkalklösung, Lösung von Argent. nitricum u. dergl., auch Betupfung mit Höllenstein und nach Umständen hohle Lagerung angewandt werden; Pflaster sind im Allgemeinen bei der Behandlung des Decubitus wegzulassen, unter ihnen scheint es leicht zur Jaucheresorption zu kommen. — Die Parotiten werden mit einfachen Cataplasmen behandelt und mit Rücksicht auf die örtlichen Gefahren der Eiterung jedenfalls frühzeitig geöffnet. Ob es sonst im Allgemeinen besser ist, die Abscesse im Typhus mög-

lichst früh zu reifen und zu entleeren, oder, wie S t r o m e y e r will, so
spät als möglich zu eröffnen und ihren spontanen Aufbruch durch Kälte
zu verlangsamen zu suchen, darüber mag die Erfahrung noch nicht ganz
endgültig entschieden haben; ich selbst habe aber nie schlimme Folgen
vom ersteren Verfahren gesehen. — Das E r y s i p e l werde einfach bedeckt und (mit Rücksicht auf die p. 164 erwähnten Momente) die Nasenhöhle durch warme Wasserinjectionen recht offen und rein erhalten. — Das
gleiche Verfahren gilt für die Affectionen des äusseren Gehörgangs und Otor-
rhoe; die Nachleiden vom Gehörorgane erfordern eine specielle Behandlung, bei der der Catheterismus der Eustachischen Röhre unentbehrlich
ist *). — Die Behandlung der B l u t g e r i n n u n g e n in den Gefässen s.
im 1. Bde. — Bei beginnenden Brandflecken mache man warme Fomente
von Spiritus camphoratus. — Der H y d r o p s nach Typhus, der nicht auf
Nierenentartung beruht, bedarf einer tonischen und diuretischen Behandlung, namentlich nützlich ist kräftiger Wein.

§. 311. **4) M o d i f i c a t i o n e n d e r B e h a n d l u n g n a c h d e n
F o r m e n.** — Für die einzelnen Formen und Verlaufsweisen des I l e o-
t y p h u s lassen sich wenig specielle Vorschriften geben, welche nicht
schon im Früheren enthalten wären. — Bei Erscheinungen, welche ambulatorischen Typhus wahrscheinlich machen, muss der Erkrankende vor
Allem zum Aufenthalte im Bette veranlasst und im übrigen in alle oben
genannten hygieinischen Verhältnisse gebracht werden. — In den mild
verlaufenden, leichten Fällen gebe man so wenig als möglich, am besten
gar keine Arzneien; ebenso hüte man sich bei den lentescirenden Schleim-
fieberformen vor starken Eingriffen, man lasse hier viel Selterwasser trinken,
dazwischen etwas Salzsäure gebrauchen, sorge für passende Ernährung
mit flüssigen Dingen und bringe gleich mit dem ersten Eintritt der Reconvalescenz den Kranken aufs Land; hier kann dann Chinin und Eisen passend werden. — Keinerlei sicheres Verfahren gibt es für die rapid verlaufenden Fälle, wo von vorn herein von stürmischen Fiebererscheinungen
und wilder Nervenaufregung baldige Erschöpfung droht. Non nocere!
Keinerlei riskirte Eingriffe! besonders höchste Vorsicht mit Anwendung
von Reizmitteln sind hier die obersten Regeln; von Arzneien ist wenig,
von reichlich frischer Luft und kühlendem Allgemeinverfahren eher etwas
zu erwarten; ob Opium angewandt werden soll, entscheidet sich hauptsächlich nach den Individualitäten (§. 309).

§. 312. Die Behandlung des e x a n t h e m a t i s c h e n Typhus weicht
in einigen Punkten, doch nicht sehr bedeutend, von der des Ileotyphus
ab. Im Ganzen ist auch das exspectative Verfahren das geeignete und
auch auf gute Pflege, namentlich ausgiebige Ventilation, ein Hauptwerth
zu legen; eine Behandlung, welche die Krankheit anzuhalten oder bedeutend zu verkürzen vermöchte, ist noch nicht gefunden. Brechmittel und
Abführmittel haben, wenn das Bedürfniss einzutreten scheint, weniger Bedenken als im Ileotyphus. — Die enorme Hitze in der ersten Krankheitszeit bedarf hier eines öfter stark kühlenden Verfahrens, oft wiederholter
kalter Waschungen, innerlich Eisstückchen etc.; Schröpfköpfe im Nacken
sind hiebei auch nach Umständen anwendbarer als im Ileotyphus. — Andererseits sind bedenkliche Schwächezustände der Circulation auch häufi-

---

*) Vgl. über die Therapie dieser Leiden die Arbeit von T r i c q u e t, Journal de Mé-
decine de Bruxelles 1854, XIX. p, 414 ff.

ger als in letzterer Krankheit und daher die Stimulantien öfter nothwendig.
Die Indicationen sind die angegebenen (s. §. 315): es ist gut, sich an sie
zu halten und schädlich, besonders bei jungen, kräftigen Kranken von
vornherein Reizmittel zu geben *). — Die Brustaffectionen verdienen die
grösste Berücksichtigung; die Mittel gegen sie sind die oben genannten.—
Bei schwerem Status nervosus, tieferer Betäubung, Sopor mit brennender
Hauthitze sind kalte Begiessungen und Sturzbäder von Nutzen; die
Application des Glüheisens, mehrmals wiederholt, soll in den Zuständen
von völliger Unempfindlichkeit der Sinne und Coma vigil. hier und da ret-
tend gewesen sein (Horn). — Säuren, Opiate etc. finden unter denselben Umständen Anwendung, wie im Ileotyphus.

§. 313. 5) Einzelne Mittel. — Einige Bemerkungen über gewisse, im Typhus, besonders im Ileotyphus öfters gebrauchte oder vorge-
schlagene Mittel und Methoden mögen hier noch ihre Stelle finden.
Von Venaesectionen kann wohl nicht anders die Rede sein,
als um vor ihnen zu warnen; es gibt gar keine Umstände, unter denen sie
im Typhus wirklich indicirt sind; sie haben meistens nicht einmal die vorübergehende Erleichterung zur Folge, wie in anderen acuten Krankheiten und
sind meistens als positiv schädlich, sonst als ganz unnütz zu betrachten.—
Oertliche Blutentziehungen an Brust und Bauch können unter bezeichneten Umständen (§. 305) Anwendung finden. — Die Emetica, noch 1846
(Puchelt) warm zum Abschneiden des Processes empfohlen und früher
ziemlich allgemein gegen die gastrischen Erscheinungen des Krankheitsbe-
ginnes angewandt, sind gleichfalls in der Mehrzahl der Fälle ganz schädlich,
indem sie Diarrhoe hervorrufen oder verstärken und langefort Magenver-
derbniss und Brechneigung unterhalten. Ausser der oben angeführten
(§. 302) seltenen Indication im Beginn können sie höchstens noch bei drohender
Erstickung durch Bronchialsecret versucht werden; es ist aber nicht besonders viel von ihnen zu erwarten, indem es hier meistens gar nicht
mehr zum Erbrechen kommt. — Ebenso verwerflich sind im Allgemeinen
alle Abführmittel; an Larrocque's günstige Erfolge vom anhaltenden
Gebrauch des Bitterwassers glaubt längst Niemand mehr; die zahlreichen
Fälle, wo die Kranken Anfangs purgiren oder purgirt werden, nehmen
meist einen sehr unangenehmen, sehr oft einen schweren Verlauf. Noch
in der Reconvalescenz sind nur die allermildesten eröffnenden Mittel zu
gestatten. — Die Chlorpräparate als Heilmittel des Typhus haben
schon lange alles Zutrauen verloren. —

§. 314. Unter den Mercurialien hat das Calomel in einzelnengrösseren
Dosen in Deutschland die meiste Empfehlung gefunden (schon von Wedemeyer 1814, dann von Lesser 1830, später von Sicherer, Taufflieb, Schönlein-Traube und vielen Anderen). Während man früher
eine oder mehrere Scrupeldosen anwandte und von diesen rühmte, den ganzen
Krankheitsprocess im Beginne abzuschneiden, ist man in neuerer Zeit auf
mehr getheilte oder absolut kleinere Gaben gekommen, schreibt ihnen auch
nicht schnelles Sistiren, sondern nur grosse Milderung des Verlaufs zu; so gaben

---

*) Ueber eine allgemeine Behandlung, wie sie neuerlich Todd (Medical Times
1853 Bd. 7. p. 217) empfiehlt — Tag und Nacht alle $\frac{1}{2}$—1 Stunde $\frac{1}{2}$—1 Unze
Branntwein, alle 2 Stunden 5 Gran Ammon. carbon. mit Aether, Vesicator auf
den geschorenen Kopf etc. — habe ich allerdings keine eigene Erfahrung. So
lange sie aber nicht anders gestützt ist, als auf — 18 Fälle, wird sie wohl auch
nicht viele Nachahmer finden.

Schönlein-Traube täglich 3mal 5 Gran, Taufflieb von 5 bis zu 30 Gran, Wunderlich-Thierfelder nur 5 Gran 1mal bis höchstens 2mal im Ganzen. Bestimmte Indication für seine Anwendung sollen die erste Woche der Krankheit und Stuhlverstopfung oder wenigstens ˙ Abwesenheit von Zeichen eines intensiven Darmcatarrhs sein; die gewöhnliche nächste Wirkung besteht in einigen dünnbreiigen grünlichen oder bräunlichen Ausleerungen. Der therapeutische Effect soll in einer baldigen Besserung des Gesammtbefindens, des Fiebers und der Kopfsymptome, grosser Abkürzung des Krankheitsverlaufes, geringer Ablagerung in die Schleimhaut das Ileum oder rascher Resorption der Krankheitsprodukte daselbst bestehen. — Ich bekomme zu wenige Fälle im ersten Beginn des Typhus, als dass es mir möglich gewesen wäre, grosse eigene Erfahrungen über diese Methode zu machen; wandte ich sie, strenge nach der obigen Indication in einzelnen Fällen an, so sah ich doch niemals die gerühmten Erfolge. — Aus den vielen und in neuester Zeit sich noch immer häufenden Publicationen ihrer Empfehler selbst ergibt sich jedenfalls folgendes Thatsächliche, was zur Beleuchtung derselben dienen kann. a) Der gesammte Typhusprocess wird auf keinen Fall durch die Anwendung des Calomel abgeschnitten; denn in den 31 Fällen, welche Wunderlich mit Calomel behandelte (Handbuch l. c. p. 389) trat jedesmal nachher die Roseola ein. b) Unter den Fällen, welche sich in den oben angeführten günstigen Bedingungen für den Calomelgebrauch befanden, trat immer nur bei einer gewissen, mitunter ziemlich kleinen Anzahl die günstige Wirkung auf rasche Besserung der Symptome, bedeutende Mässigung und Abkürzung des Krankheitsverlaufes ein. Man kann nicht sicher behaupten, dass diese Fälle ohne Calomel gerade ebenso verlaufen wären, aber man muss sich wenigstens erinnern (§. 167), dass es ziemlich viele Fälle gibt, die Anfangs sich zu einem schweren Typhus zu entwickeln scheinen und auch bei exspectativ-diätetischer Behandlung entweder in wenigen Tagen schon wieder rückgängig werden oder wenigstens bald einen leichten Character annehmen und im Anfang und in der Mitte der zweiten Woche fieberlos werden, und dass es ganze Epidemieen gibt, wo diese Fälle (Febricula, Abortivtyphus) die Majorität bilden. — c) Es ist Thatsache, dass in den Fällen, wo Calomel im Beginn angewandt wurde, sich bei später erfolgendem Tode oft ganz dieselben Veränderungen, Darmgeschwüre etc. finden, wie sonst. Erscheint hier und da die Darmaffection nach Calomelgebrauch auffallend gering, so ist diess eben auch in andern Fällen ohne Calomelgebrauch häufig genug der Fall. — d) Taufflieb, der einzige, der recht grosse Erfahrungen über Calomelgebrauch (518 Fälle) publicirt hat, hatte eine Mortalität von fast 12 Procent, was bei streng diagnosticirtem Typhus — im Beginn freilich unmöglich! — allerdings sehr günstig wäre, beim Zusammennehmen aller Fälle einer Epidemie aber, wo immer eine sehr grosse Anzahl ganz leichter Fälle darunter ist (vgl. p. 102) keineswegs besonders niedrig erscheint. — e) Die Angaben über die Bedingungen unter denen das Calomel wirkt, stimmen nicht mit einander überein. Einige fanden Mundaffection und nicht selten Salivation und sahen mehr Erfolge in den Fällen, wo sie eintrat (Taufflieb, auch Lombard), Andere beobachteten sie fast gar nie und halten sie eher für schädlich; Einige legen grossen Werth für die Wirkung auf die erfolgenden Calomelstühle, Andere (Thierfelder) fanden die Besserung gar nicht abhängig von solchen etc. — Mit diesen Bemerkungen über den Calomelgebrauch soll nur ein starker Zweifel an seiner genügenden Begründung, aber keineswegs seine gänzliche Verwerfung ausgesprochen werden. Er scheint mir weiterer Beobachtungen zu bedürfen und sich auch für solche zu eignen; denn seine Unschädlichkeit für die grosse Mehrzahl der Fälle kann schon jetzt als festgestellt betrachtet werden. — Serres hat (1847) statt des Calomel eine noch vollständigere Quecksilberbehandlung eingeführt, bestehend in reichlicher Einreibung grauer Salbe und 2 — 3 mal wiederholter Anwendung von 16 Gran schwarzem Schwefelquecksilber. Diesem Verfahren wurde ungefähr dasselbe nachgerühmt, wie in Deutschland dem Calomel und Serres selbst legte auch den Hauptwerth auf die örtliche Einwirkung des Mittels. Dasselbe fand auch seine Nachahmer; in neuester Zeit hört man nichts mehr von dem Erfolg dieser Behandlung. Wären die behaupteten glänzenden Wirkungen richtig, so müsste diess Verfahren längst in der allgemeinsten Anerkennung stehen, ja sich unentbehrlich gemacht haben. —

§. 315. Reizmittel. Ein grosser Theil der älteren deutschen Schule[, der eclectische Rest der Erregungstheoretiker, Hufeland und sein Anhang etc. sahen in den Excitantien die eigentlichen Heilmittel des Typhus. Sie nahmen solchen (oder das Nervenfieber) nur an, wo entschiedener Status typhosus vorhanden war, die „nächste Ursache des Nervenfiebers" wurde wieder „in Schwäche und anomaler Wirkungsart des ganzen Nervensystems" (Hufeland) gesucht und die Excitantien sollten hiegegen directe Heilmittel sein. Die hieraus hervorgehende anhaltende Behandlung mit aufregenden Dingen, Valeriana, Ammoniak, Campher, Moschus, Castoreum, Aether, im weiteren Verlauf mit China, Calamus, bitteren Tincturen u. dergl. war eine entschieden schädliche*). Die besseren Aerzte folgten zwar der Erfahrung und hielten sich in sehr vielen Fällen überwiegend an die sogenannten schwächern und schwächsten Reizmittel (Chamillenthee, etwas Spir. Mindereri etc.) oder an Dinge, die man nur der Schule zulieb zu den Reizmitteln zählte**); aber es war doch sehr allgemein die Neigung verbreitet, vorzeitig und nach einzelnen diese Mittel gar nicht rechtfertigenden Symptomen auch die stärkeren derselben anzuwenden. Mit dem Aufkommen der Antiphlogistik, mit der Lehre von der Dothinenteritis, mit den ganz veränderten Vorstellungen vom Typhus überhaupt wurde der Gebrauch der Reizmittel sehr, an manchen Orten (Paris) vielleicht zu sehr beschränkt. So viel steht heute fest, dass sie nicht wie früher gegen die grosse Mattigkeit, die Empfindung von Kraftlosigkeit, gegen die Muskelschwäche als „Wesen der Krankheit," oder gegen den Stupor, die Apathie, die Delirien überhaupt anzuwenden sind. Diese Symptome gehören mehr oder weniger zum Verlauf des Typhus, haben in sehr vielen Fällen an sich nichts Bedrohliches und können daher sich selbst überlassen werden; namentlich ist das öfters geübte Verfahren, den Stupor direct durch Reizmittel heben zu wollen, ganz unpassend. — Dasjenige „Sinken der Kräfte," welches den Gebrauch der Reizmittel am meisten indicirt, ja schlechthin nothwendig macht, lässt sich in der Hauptsache auf Schwäche der Herzthätigkeit zurückführen; wenn Hände, Füsse, oder die ganze Hautoberfläche kühl, Puls, Herzstoss und Herztöne schwach

---

*) Rasori wurde durch die ungünstigen Erfolge der Brown'schen Behandlung bei den Petechialfiebern in Genua ein Gegner der Brown'schen Therapie und erfand den Contrastimulus.

**) So sagt E. Horn (sein Archiv 1808. 4. Bd. p. 148), bei der Form des Typhus mit Schwindel, grosser Hitze, stark eingenommenem Kopf, glänzenden Augen, vollem, starkem Puls etc. sei nichts schädlicher, als die starken, excitirenden Mittel, „der Gebrauch sehr gelinder Reizmittel, der Mineralsäuren, wenig reizender Getränke, der kühlen und lauwarmen Bäder ist hier am rechten Orte."

werden, muss Wein oder Campher angewandt, bei eigentlichem Erkalten der Extremitäten hiermit noch starke Hautreizung mit Sinapismen, Reibung mit Campher-Spiritus u. dergl. verbunden werden; auch heisser schwarzer Caffee kann hier versucht werden, ebenso Essigäther, Ammonium pyro-oleosum u. dergl. — In den mässigeren Schwächezuständen ist die Wirkung der Reizmittel häufig auch noch eine sehr deutliche, am meisten, wenn der Kopf frei, oder doch kein sehr hoher Grad von Betäubung vorhanden ist; doch passen die Excitantien, namentlich kräftige Weine in kleiner Gabe, auch sehr in den Aufregungszuständen (grosse Unruhe, Delirium, Schlaflosigkeit) zuvor anämischer, vor dem Typhus schon heruntergekommener Individuen, bei blasser Haut, mässiger Fieberhitze und kleinem, frequentem Puls. — Die sonstigen Indicationen der Analeptica sind etwas unsicherer; es ist gewiss, dass auch in einzelnen andern Fällen die Hirnaufregung nach Gebrauch von Wein und besonders von Campher nachlässt, aber es lässt sich nicht mehr so bestimmt sagen, in welchen? Mässige Hauthitze, kleiner, frequenter, schwacher Puls, apathischer Zustand des Gehirns rechtfertigen jedenfalls einen Versuch mit ihnen. — Es liegt in der Natur der Sache, dass die Indication für sie sich sehr selten — etwa nur bei zuvor sehr tief geschwächten Personen — frühzeitig, in der ersten oder im Beginn der zweiten Woche des Typhus ergibt, und dass sie ihre Hauptanwendung in den Schwächezuständen des zweiten Stadiums finden, namentlich denen, welche nicht auf besonderen Complicationen beruhen; doch kann auch diess bei den oben bezeichneten Zuständen seine Ausnahme erleiden. Ein kräftiger Wein ist für die grosse Mehrzahl der Fälle jedem anderen Reizmittel vorzuziehen; ist die Indication nicht ganz sicher, so gebe man ihn im Anfang mit Wasser verdünnt; viel kommt hierbei und bei der Wirkung des Weins über-. haupt auch auf Gewohnheit an; die Wirkung der Stimulantien ist viel grösser bei Ungewöhnten. Die Menge richtet sich nach der beobachteten Wirkung und nach der Stärke des Weins; nimmt die Pulsfrequenz, die Aufregung des Hirns und die Hitze unter seinem Gebrauch zu, so muss er alsbald ausgesetzt, mindern sie sich, so muss er längere Zeit fortgesetzt und nie auf einmal, sondern immer allmählig wieder weggelassen werden. — Wesentlich anders als Wein oder Campher, scheint der Moschus zu wirken; er wird mit dem meisten Erfolg noch da angewandt, wo neben dem allgemeinen Verfalle der Kräfte lebhafte Aufregung und Unruhe, besonders auch krampfhafte Erscheinungen vorhanden sind, und diess kann sowohl bei kühler, schlaffer, als bei heisser, trockner Haut der Fall sein; die erhebende und zugleich beruhigende Wirkung auf die Nervencentren tritt, wenn sie überhaupt kommt, meistens bald, nach den ersten 24 Stunden und meistens unter Schwitzen ein, sie muss durch Fortsetzung des Mittels festgehalten werden. Die Wirkung der Nervina ist überhaupt immer eine vorübergehende; werden sie plötzlich ausgesetzt, so scheint zuweilen die Schwäche um so grösser. — Immer sei man äusserst vorsichtig mit den Excitantien in der ersten Periode des Typhus und verfolge ihre Wirkung sorgfältig; man nehme auch bei ihrer Anwendung ebensosehr und fast noch mehr die individuellen Verhältnisse, wie geschwächte Constitution, vorausgegangenes Trinken, höheres Alter, ganze Epidemieen bei einer durch Hunger geschwächten Bevölkerung und dergl. in Betracht, als den eben vorliegenden Krankheitszustand.

§. 316. Die sonstigen, wirklich oder vermeintlich tonischen Mittel finden selten eine glückliche Anwendung im Typhus. Die Amara sind ganz überflüssig, meistens den Kranken widrig und den Magen belästigend, höchstens, wie auch das Eisen, in einzelnen Fällen sehr zögernder Reconvalescenz anwendbar. Jedenfalls ist für das Heraufbringen der Kranken in der zweiten Periode Nahrung und Wein unendlich viel wirksamer als die Chinadecocte, die nur die Verdauung stören. — Ueber die Wirkungen des Chinin als Roborans in der zweiten Periode lässt sich wohl wenig Positives beibringen; seine Anwendung dagegen ist bei den pyämischen Zuständen, seien diese acut oder mehr lentescirend (Siechthum mit sich fortsetzenden Abscessbildungen) jedenfalls anzurathen, bei rhythmischen Exacerbationen febriler oder nervöser Art am Ende des Typhus immerhin zu versuchen (die Erfolge sind hier nicht gross); die Empfehlungen des Chinin als von vorn herein zu gebendes Hauptmittel gegen den ganzen typhösen Process oder zum „Abschneiden" des Typhus (B r o c q u a 1840, B o n o r d e n 1841, D u n d a s 1852, C z y k a n e k 1853 u. A.) sind von Hause aus empirisch und theoretisch so schwach begründet und erweisen sich am Krankenbette so unnütz und positiv schädlich, dass ihre weitere Besprechung nicht nöthig erscheint. Unrichtig ist auch die Angabe von P i o r r y , dass die typhöse Milzschwellung durch Chinin gehoben werde. Bei gleichzeitig herrschendem Wechselfieber können sich Verhältnisse ergeben, die Chinin nothwendig machen.

§. 317. Manches lässt sich im Typhus durch Bäder und äusserliche Application von Wasser in verschiedener Weise erreichen. Der kühlen Abwaschungen und kühlen Bäder (18—22⁰ R.) ist oben gedacht. — Die lauwarmen (26—27⁰ R.) Bäder haben im Allgemeinen auch die Wirkung, dass die Pulsfrequenz heruntergeht, der Durst abnimmt, die Zunge feuchter und reiner, die Haut weich und zu Transpiration geneigt wird; Mässigung vorhandener Schmerzen, Beruhigung der Nerven, Schlaf wird oft in sehr werthvoller Weise durch sie erreicht. Auf der Höhe der Krankheit ist das Bad bei trockener, rauher Haut, nicht allzugrosser Schwäche, aber grosser nervöser Aufregung, — bei aufgeregten Delirien oft passend mit kalten Umschlägen verbunden, — am meisten indicirt und durch Bronchitis keineswegs untersagt ; die Wirkungen sind aber hier mehr vorübergehend ; nachhaltiger, und vom ausgezeichnetsten Erfolge ist es in der Zeit der Abnahme der Krankheit und im Beginn der Reconvalescenz, wenn Nervenaufregung fortbesteht, Schlaf und Appetit sich nicht einstellen wollen, die Haut trocken und der Urin sparsam bleibt ; alle diese Störungen werden hier oft durch das erste oder nach einigen Tagen wiederholte Bad ausgeglichen. Ebenso vortrefflich wirken die lauen Bäder auf den Fortgang der Erholung. — Die kalten Uebergiessungen (3—6 Kübel voll) in leerer oder halbgefüllter Wanne zeigen sich besonders bei starkem, tiefem Stupor und anhaltender Verwirrtheit und Delirien torpider Individuen, bei starker Hauthitze nützlich. Körpertemperatur und Puls nehmen oft, wenn auch nur vorübergehend, ab, der Stupor mässigt sich, das Aussehen wird frischer, die Besinnung kehrt zurück, oft treten bald Schlaf und Schweiss ein und das livide Aussehen wird natürlicher ; die momentane kräftige Anregung der Respiration bei den Begiessungen dürfte hier nicht gering anzuschlagen sein. Sie passen auch, wenn neben starkem Stupor krampfhafte Erscheinungen vorhanden sind, die Haut kühl, blass, klebrig schwitzend ist; bei zu frequentem und schwachem Pulse eignen sie sich nicht. — Die Einwicklungen des ganzen Körpers in nasse, ausgerungene Tücher, von S c h a r l a u u. A. bei grosser Hitze und Trockenheit der Haut, grosser Pulsfrequenz und Eingenommenheit des Kopfs empfohlen, bedürfen noch genauerer Indication; bleibt der Kranke länger in ihnen liegen, so sind sie nicht mehr als ein kühlendes, sondern vielmehr als kräftig schweisstreibendes Verfahren zu betrachten. —

Vierte Formenreihe.

Febris recurrens (Relapsing-fever. Fièvre à rechûtes). —
Biliöses Typhoid. —

C o r m a c k, Nat. history, pathology etc. of the epidemic fever. etc. Edinb. 1843. —
C r a i g i e, Edinb. Journ. Vol. 60. 1843. p. 410. — J a c k s o n, Ibid. Vol. 61.
1844. p. 417. — H e n d e r s o n, Ibid. p. 201. — S m i t h, Ibid. Vol. 61. Vol. 62.
1844. — G o o d s i r, Ibid. Vol. 63. 1845. p. 134. S t e e l e, Ibid. Vol. 70. p. 145.
Vol. 72. p. 269. — P a t e r s o n, Ibid. p. 362. 371. Die Schriftsteller über die
oberschlesische Epidemie, namentlich D ü m m l e r und v. B ä r e n s p r u n g (s. oben
p. 103). — O r r, Edinb. Journ. Vol. 96. 1848. p. 363. — Report etc. etc. Dublin
Journal 1849. VII. VIII. — J e n n e r, l. c. (s. p. 87).
C a l l i s e n, Obs. circ. epid. bilioso-nervoso-putridam inter nautas etc. Act. societ. med.
Havn. Vol. III. p. 1. ff. — L a r r c y, Mémoires de chirurgie militaire. Tom. II.
Par. 1812. — L a n g e, Eigenthümliche Milzkrankheit — oder Typhus? in Beob.
am Krankenbette. Königsb. 1850. p. 285. — G r i e s i n g e r, Beob. über die
Krankh. von Egypten. Arch. für physiol. Heilk. XII. 1853. p. 29.

§. 318. Ich schlage die Bezeichnung Febris recurrens für die eigenthümliche Krankheitsform vor, welche die englischen Pathologen Relapsing-
Fever nennen und welche bis jetzt bei uns keinen Namen hat. Die Frage,
in wieweit dieses Leiden wirklich ein eigenthümliches ist, ob und worin
es sich von den andern Typhusformen specifisch unterscheidet, wird sich
vollständig erst aus der folgenden Erörterung der Aetiologie und aus der
ganzen Schilderung des Processes beantworten; doch können einige einleitende Bemerkungen wesentlich zur richtigen Auffassung dieser zwar
nicht in Deutschland, aber in der deutschen Literatur fast ganz unbekannten Krankheit dienen.

§. 319. Schon ältere schottische und irische Epidemiologen (R u t t y
1741, B a r k e r u. C h e y n e 1816 — 21 u. A.) haben das Relapsing-
Fever deutlich beschrieben und bei H i l d e n b r a n d und einzelnen anderen deutschen Schriftstellern über Kriegs - Typhus finden sich hier und
da Andeutungen, als ob es auch ihnen vorgekommen sei. Diese Beobachtungen und Bemerkungen waren aber vergessen oder nie genügend beachtet, bis die grossbritannischen Epidemieen des letzten Jahrzehents die Aufmerksamkeit auf die Krankheit als besondere Typhus- oder Fieberform
hinlenkten und Gelegenheit gaben, sie ausführlich zu studiren und ihr Bild
zum erstenmale fest zu zeichnen. — Die schottischen Epidemieen begannen a. 1843 und Jedermann erklärte damals das Leiden für eine neue,
bisher unbekannte Krankheit; diese wiederholte sich in Schottland, Irland
und London später öfters, namentlich in den grossen irischen Epidemieen
von 1847 — 1848 in der Weise, dass F. recurrens in sehr grossem Umfang neben exanthematischem Typhus vorkam. Das gleiche war sicher
der Fall in den oberschlesischen und vielleicht auch in den böhmischen Epidemieen derselben Jahre, und ebenso kam mir selbst die
Krankheit in Egypten a. 1851 vielfach gemischt mit andern Typhusformen vor. Unter diesen Umständen wurde und wird sie alsdann öfters
nicht in ihrer vollen Eigenthümlichkeit erkannt. Der besondere Krankheitsverlauf, die grosse Differenz vom gewöhnlichen Fleckfieber, die
Analogie mit dem Intermittens drängen sich zwar — wie es auch bei
einzelnen Beobachtern der oberschlesischen Epidemie der Fall war — in
den ausgeprägtesten Fällen auf, aber diese bilden zuweilen in den ge-

mischten Epidemieen die Minderzahl und so geschieht es leicht, dass
diese Besonderheiten als zufällige und individuelle Differenzen erscheinen,
und Alles doch unter die eine Categorie, „der herrschenden Krankheit" sub-
sumirt wird. Nächst den schottischen und einem Theil der irischen Epidemiologen hat Jenner besonders die Eigenthümlichkeit der Febris recurrens nach Beobachtungen epidemischer und sporadischer Fälle in London in seiner bündigen Weise geltend gemacht; der neuliche Feldzug in
der Krimm hat zwar einige Bemerkungen, die das Vorkommen des Leidens daselbst zeigen, aber keine Vermehrung unserer Kenntnisse über
dasselbe gebracht.

§. 320. Ein besonderer Krankheitsverlauf, bestehend in zwei (selten
mehr) successiven, durch eine starke Remission von einander geschiedenen
heftigen Fieberanfällen, deren späterer sich also wie eine Recidive (Relapse)
des ersteren ausnimmt, ein sehr rascher Abfall des Fiebers am Ende
dieser Anfälle, eine überwiegende und starke Localisation nach der Milz,
nächstdem nach dem Gallenapparat, ein vorzugsweises Vorkommen in
Malariagegenden, — diess sind die am meisten characteristischen Umstände an der Krankheit. Sie nähern dieselbe offenbar der Intermittens,
während sie sich doch andererseits wieder in der Gesammtheit der Phänomene und in der Art ihrer (contagiösen) Verbreitung von den bekannten Formen der Wechselfieber ganz unterscheidet und — wie aus dem Späteren erhellen wird — jedenfalls nur zu den typhösen Krankheiten gerechnet werden kann. Einzelnen neueren Schriftstellern ist das Missverständniss begegnet, in dem Relapsing-Fever eben solche Fälle der sonstigen
Typhusformen (des Ileotyphus oder Fleckfiebers) zu sehen, bei denen der
Kranke recidiv wird. Nichts ist irriger*); die Relapse sind nicht Rückfälle
der Reconvalescenten, sondern constituirende Elemente der Krankheit, sie
kamen bei manchen Beobachtern in 99 Procent der Fälle vor und geschehen
— wie sich aus der Beschreibung ergeben wird — unter Erscheinungen,
die man bei den Recidiven anderer Typhusformen ganz vergeblich suchen
wird.

Beim Urtheil über die Natur epidemischer Krankheiten scheint mir der Gesammteindruck, den solche auf den Geist geübter Beobachter machen, nicht
verachtet werden zu dürfen. Dieser ging bei Manchen dahin, dass die Krankheit eine Modification des gewöhnlichen Typhus, bei Anderen (v. Bärensprung p. 481 seiner Arbeit) dahin, dass sie ein unregelmässiges Wechselfieber sei; die Mehrzahl aber und diejenigen gerade, welche die Krankheit recht im Grossen beobachten konnten, vermochten sie keinem dieser
beiden Processe anzureihen und erklärten sie für sui generis und eigenthümlich, qualitativ von beiden verschieden. Diesen stimme ich bei. —

§. 321. Es gibt aber noch weitere Krankheitsformen, weit schwerer,
als die in der Regel wenig gefährliche Febris recurrens, welche der letz-

---

*) Christison, l. c. p. 144. Wiewohl er keine detaillirte Beschreibung gibt, kennt
er schon sehr wohl den Unterschied zwischen mehrmaligem, schnell hintereinander erfolgendem Anfalle von Typhus und zwischen dem, was er „Relapse der
Synocha" nennt, „eine höchst eigenthümliche und interessante Form, welche zeitweise vorkommt und wo die Relapse von Vielen zur Krankheit selbst gerechnet
werden."— Es gibt freilich ganze Epidemieen des Fleckfiebers, wo Recidive häufig
sind (vergl. Schütz über Typhus exanthem. Prag. Vierteljahrsschr. Bd. 22. p. 50.)
Aber diese Rückfälle kommen nach einigen (3 — 5) Wochen, nicht nach einigen
Tagen.

teren nach meiner Ueberzeugung ganz und gar angereiht werden müssen, nemlich die Fieber, die von mir unter der Bezeichnung „biliöses Typhoid" beschrieben wurden und die, von älteren und neueren Epidemiologen vielleicht öfters, aber immer nur andeutungsweise und mit verwischten Zügen behandelt, früher zu keiner fixen Stelle in der Pathologie gelangen konnten. Der Process bei diesen Fiebern hat die entschiedenste Analogie mit der F. recurrens durch die beiden gemeinsamen, hier aber ganz eminenten Localisationen in der Milz und im Gallenapparat, durch die auch hier mitunter stark angedeuteten Remissionen oder selbst ausgeprägte Recurrenz, wie solche andern Typhusformen nicht zukommen, ferner durch das öftere gemeinschaftliche Vorkommen beider Fieberformen neben einander und durch vielfache Andeutungen der Erscheinungen des biliösen Typhoids schon in leichteren Recurrens-Fällen. Hat die einfache, mildere Recurrensform nicht wenig Analogieen mit einem Wechselfieber mit sehr protrahirten Paroxismen (Hitzestadium), so bietet das biliöse Typhoid seinerseits wieder mancherlei Aehnlichkeiten mit irregulären und malignen Malariaprocessen, wesshalb es auch schon nicht nur von einzelnen Malariatheoretikern, sondern auch von Solchen, die die Krankheit selbst beobachtet, den Wechselfiebern selbst angereiht werden konnte. Diese Leiden haben andererseits wieder nicht zu verkennende Analogieen mit dem Gelbfieberprocess, sie haben solche auch mit dem Ileotyphus und mit der Pest. Diese Analogieen müssen beachtet und dürfen hervorgehoben werden ; aber nimmermehr wird das Verständniss dieser Krankheiten durch Zusammenwerfen mit ähnlichen, sondern nur durch deutliche Bestimmung ihrer Eigenthümlichkeiten gefördert. Dass sie den sonstigen Typhusformen im Ganzen doch viel näher stehen, als einem der andern genannten Process, wird aus der Einzelschilderung des biliösen Typhoids erhellen und damit die Einreihung unter die typhösen Krankheiten sich rechtfertigen. Möchte es selbst sein, dass sich einfache Recurrens und biliöses Typhoid nicht als bloss gradative Modificationen eines und desselben Leidens verhalten, möchten — was ich durchaus nicht annehmen kann — von vornherein qualitative Differenzen der Processe bestehen, so viel ist sicher, dass die primäre Wendung und Gestaltung des Leidens bei beiden eine offenbar sehr ähnliche, und sie von den andern Typhusformen einerseits, von den Intermittensprocessen andrerseits ganz wesentlich unterscheidende ist.

A. Febris recurrens.

§. 322. Aetiologie. Die Febris recurrens kommt ganz überwiegend epidemisch vor. Nie darf man erwarten, in unsern gewöhnlichen Verhältnissen sporadischen Fällen zu begegnen; in London dagegen scheint die Krankheit in der Art eingebürgert, dass verzettelte Fälle neben zeitweiser epidemischer Steigerung (etwa wie bei uns Ileotyphus) vorkommen. Die Epidemieen sind zuweilen von ungeheurer Ausdehnung [*], befallen alle Lebensalter, auch Säuglinge und Greise, im Ganzen viele Kinder und junge Leute, dauern gewöhnlich nicht sehr lange und die Krankheit kann dann wieder für viele Jahre ganz verschwunden sein. Die Epidemieen treten vorzugsweise, doch nicht ganz ausschliesslich in Ländern mit mässiger oder starker Malaria auf und Intermittens-Epidemieen gehen ihnen zuweilen voraus oder folgen ihnen. Es gibt Recurrens-Seuchen, wo nur diese

---

[*] K e n n e d y (Irischer Bericht p. 179. ff.) schätzt die Zahl der Kranken in Dublin a. 1847 — 48 auf 40,000.

Form allein herrscht; viel häufiger sind gleichzeitig andere Typhusformen, namentlich Fleckfieber und Febricula — selten Ileotyphus — in grossem Umfange verbreitet; oft herrschen auch Ruhr und Scorbut neben ihm. Diess hängt damit zusammen, dass die Recurrens ganz vorzugsweise, vielleicht allein unter Umständen öffentlicher Calamitäten, bei Misswachs und Theuerung, unter hungernden, in Schmutz und Elend verkommenen Bevölkerungen (Irland, Oberschlesien, Egypten etc.) epidemisirt; wenn irgend eine Typhusform den Namen des Hungertyphus verdient, so ist es diese *). — Hiebei ist ferner das merkwürdig, dass bei gleichzeitig herrschendem Fleckfieber und Recurrens das arme, hungernde Volk ganz überwiegend von letzterer Krankheit, die höheren Classen dagegen weit mehr vom Fleckfieber befallen werden. Dieser Umstand könnte zu der Ansicht führen, dass die F. recurrens nur eine durch individuelle Bedingungen gesetzte Modification der Febricula oder des exanthematischen Typhus, ohne specifischen Unterschied, sei; doch sprechen andere Thatsachen überwiegend gegen diese Auffassung, auf die ich unten zurückkomme. —

§. 323. Die F. recurrens ist contagiös. Wir haben hiefür das einstimmige Zeugniss der schottischen und irischen Beobachter. Wenn Einzelne derselben die Ansteckung bezweifeln**), so sprechen sie diess mehr als subjective Ansicht aus, als dass sie besonders wichtige Thatsachen beibrächten. Die Contagiosität scheint freilich, wie bei allen übrigen derartigen Krankheiten, bald schwach, bald stark zu sein. Ob die Krankheit sich bloss durch Kranke, oder auch unabhängig von solchen, durch Miasmen des Bodens, des Wassers, der Nahrung etc. verbreite, war, wie beim Fleckfieber, schon Gegenstand des Streites; das letztere ist auch hier das Wahrscheinlichere. Ueberfüllung der Wohnräume schien allen Beobachtern ein wichtiges Moment der Krankheitsentstehung; die sogen. Gelegenheitsursachen haben nichts Eigenthümliches. — Zweimaliges Erkranken eines Individuums kommt nach J e n n e r nicht selten innerhalb weniger Monate vor; H e n d e r s o n hatte solches nach grossen Erfahrungen in Abrede gestellt.

§. 324. Die Hauptfrage der ganzen Aetiologie, die nach der Specificität der Ursachen, kann von verschiedenen Seiten her beleuchtet werden. — Wenn ein an Fleckfieber oder Fleckfieber - Febricula Leidender einen Gesunden so ansteckon könnte, dass bei diesem F. recurrens entsteht oder wenn umgekehrt von Recurrens-Kranken her eine andere Typhusform contrahirt werden könnte, so bestünde kein specifischer Unterschied der Ursachen und die F. recurrens wäre als eine individuell bedingte Varietät des Verlaufs und der Wendung des typhösen Processes zu betrachten; käme dagegen gar keine reciproke Ansteckung vor, so spräche diess nothwendig für eine viel tiefere, specifische Differenz der Ursachen. — Ueber diesen Punkt nun herrscht gerade keine Uebereinstimmung der Beobachter. Einige der irischen Aerzte heben hervor, dass in denselben Wohnungen öfters Recurrens- und Fleckfieberkranke neben einander lagen, 'dass in einer Familie zuweilen die Kinder und jungen Leute von Recurrens, die älteren von Fleckfieber befallen wurden, dass zuweilen nach Gelegen-

---

*) Einzelne Beobachter nennen die Krankheit geradezu das „Relapsing- oder Hungerfieber." S t e e l e , Edinb. Journ. Vol. 72. p. 269.
**) Z. B. R i d l e y , Irischer Bericht p. 172.

heit zu Fleckfieber-Contagion Erkrankungen an Recurrens erfolgten. Andere, namentlich schottische Aerzte und besonders Jenner stellen alle reciproke Contagion in Abrede, und wenn negative Gründe hier weniger stringent erscheinen, so muss an die ungemeine Schwierigkeit, ja Unmöglichkeit erinnert werden, bei gleichzeitigem Herrschen beider Formen fest zu bestimmen, von wo in den concreten Fällen die Contagion ausgegangen, ja ob der betreffende Fall überhaupt ein contagiös entstandener war. —

Dagegen sprechen einige andere Umstände mit grösserer Stärke für die Specifität der Ursachen der Recurrens. — Mehreren Beobachtern ist die Thatsache aufgefallen, dass oft in einer und derselben Epidemie ein Individuum successiv von Recurrens und Fleckfieber befallen wurde, dass also die eine Krankheit die Disposition für die andere durchaus nicht aufhalte. Es kommt zwar unzweifelhaft vor, dass Einzelne auch von derselben Typhusform in der nemlichen Epidemie zweimal ergriffen werden, aber es ist bekannt, dass diess doch im Ganzen seltene Vorkommnisse sind; befallen zwei in ihren Symptomen so differente Krankheiten häufig kurz nach einander dasselbe Individuum, so wird man, nach allen unsern heutigen Anschauungen, darin allerdings einen gewichtigen Grund gegen die Identität ihrer Ursachen finden. — Noch mehr, wenn die Recurrens nur eine individuell modificirte Erscheinungsweise einer anderen Typhusform (oder eines typhösen Erkrankens in abstracto) ist, warum zeigt gerade dasselbe Individuum heute eine Recurrens-, und nach einigen Wochen oder Monaten eine ganz characteristisch ausgeprägte Fleckfieber-Erkrankung? — Sehr eigenthümlich ist es auch, dass in den irischen Epidemieen von 1847 — 48 zwar — wie bemerkt — im Ganzen die Recurrens ganz überwiegend die Krankheit des niedern, hungernden Volkes war und die höheren Stände weit mehr an Fleckfieber erkrankten, dass aber Geistliche und Aerzte, die auch in guten Verhältnissen lebten, Fleichnahrung genossen etc., die aber mit jenen Kranken der untersten Stände in tägliche Berührung kamen, unverhältnissmässig viele Erkrankungen von Recurrens darboten. Sie waren mehr als die andern Mitglieder ihrer Gesellschaftsclasse der Contagion der Recurrens ausgesetzt, während die übrigen dem Contacte mit den armen Kranken im Durchschnitt ziemlich ferne standen, dagegen unter sich der Ansteckung mit der anderen Typhusform mehr exponirt waren. — Man bedenke ferner, dass Typhus in der Form des Fleckfiebers und der Febricula zu allen Zeiten in Grossbrittanien vorkam; an zeitweisen grossen Epidemieen hat es nicht gefehlt, auch nicht an Noth und Nahrungsmangel, namentlich in Irland. Dennoch war die eigenthümliche Form der Recurrens, als sie 1843 und 1847 grosse Epidemieen machte, den Aerzten ein vollkommenes Novum, das sie einstimmig für specifisch verschieden vom bisherigen Typhus erklärten. Sie war seit vielen Jahren nicht im Lande vorgekommen; an einzelnen Orten *) hörten sogar mit dem Auftreten der neuen Krankheit die Fleckfieber unter der armen Bevölkerung gänzlich auf, wie man solches Verschwinden der gewohnten Krankheiten zuweilen auch sonst beim Auftreten ganz neuer Krankheitsformen (z. B. der Cholera) beobachtet. — So wird es auch für diese Formenreihe zur überwiegenden Wahrscheinlichkeit, dass die eigenthümliche neue Krankheit auch von einer ihrem Wesen nach, specifisch besondern Ursache herrührte. — Um aber die volle Eigenthümlichkeit der Krankheit selbst würdigen zu können, muss man sich an die reinen, aus-

*) Lynch, irischer Bericht p. 118.

geprägten Fälle derselben halten und diese mit den andern Typhusformen vergleichen. In solchen Epidemieen aber, wo exanthematischer Typhus gleichzeitig in grosser Ausdehnung herrscht, scheint es*), dass viele Mittel- und Mischformen vorkommen, welche dann modificirte Krankheitsbilder ergeben und die Processe nicht in ihren characteristischen Besonderheiten erkennen lassen. Aus diesem Umstand, den die früheren Bearbeiter dieser Krankheitsformen noch kaum berücksichtigt haben, dürfte sich manche jetzt noch disputable Frage der bisherigen Discussionen lösen lassen. Sollte aber die Frage nach der ätiologischen Specifität sich in diesem oder in jenem Sinne entscheiden, so viel ist sicher, dass das ganze Leiden seinen Symptomen nach so eigenthümlich dasteht, dass es jedenfalls als besondere Typhus form beschrieben werden müsste. —

Symptomatologie.

1) Uebersicht des Krankheitsverlaufs.

§. 325. In der Mehrzahl der Fälle — doch nicht ausnahmslos — werden die Erkrankenden ohne Vorboten, rasch, mitunter ganz plötzlich befallen. Sie bekommen starken Frost, Kopfschmerz in Stirn und Schläfen, öfters mit Erbrechen, darauf Hitze, und werden alsbald bettlägerig wegen grosser Angegriffenheit und Muskelschwäche. Es entwickelt sich nun folgende Symptomenreihe: ein anhaltender Fieberzustand mit lebhaften, oft ungemein heftigen Glieder-, Gelenks- und Lendenschmerzen, klopfender Kopfschmerz, Schwindel, Injection des Gesichts, Empfindlichkeit für Licht und Töne, sehr starkes Krankheitsgefühl, grosse nächtliche Unruhe, völlige Appetitlosigkeit mit Uebelsein und weissbelegter Zunge, grosse Pulsfrequenz. Diese Erscheinungen steigern sich in den nächsten Tagen, die Haut wird heisser, der Kopfschmerz stärker und mit Ohrensausen verbunden, die Unruhe grösser, die Pulsfrequenz erreicht sehr frühe schon 120— 140 und darüber; öfters ist fortdauerndes Erbrechen vorhanden, das Epigastrium und die Hypochondriden werden empfindlich, die Zunge neigt zum Trocknen; Einzelne bekommen Schmerzen in den Brustwandungen mit leichter Bronchitis; die Milz schwillt mehr oder weniger, mitunter sehr beträchtlich an. Um den 3.—4. Tag kommt bei Mehreren eine Andeutung von Icterus; die Ausleerungen sind in der Regel träge, aber gallenhaltig. — Auffallend stark ist die Prostration der Kranken; um den 4.—6. Tag erreichen Unbehagen, Hitze, Unruhe und Durst ihr Maximum, ein Oppressionsgefühl im Epigastrium erregt Dyspnoe und Angstempfindungen; hier und da brechen laute Delirien aus. —

§. 326. Da, eben auf der Höhe der bedenklichsten Erscheinungen, während zuweilen eben noch auf Gesicht und Lippen eine tödtliche Blässe trat, erscheint auf einmal ein Nachlass unter Eintritt von reichlichem Schweiss, der bald nur einige Stunden, bald einen, bald mehrere Tage anhält. In vielen Fällen hören nun auf einmal, wie abgeschnitten, alle Krankheitssymptome auf; im Verlauf einiger Stunden oder eines Tages fühlt sich der Kranke wohl und behaglich, wenngleich sehr kraftlos, der

---

*) Namentlich in der oberschlesischen und einigen irischen Epidemieen scheint diess der Fall gewesen zu sein. Cormack allein hat in der schottischen Epidemie von 1843 sie schon als solche bezeichnet.

Kopf wird frei, das Aussehen ruhig, die Haut kühl, es kommt viel Urin, der Puls sinkt ganz oder fast ganz auf die normale Frequenz, Appetit und Schlaf stellen sich ein. In anderen Fällen ist die Besserung nicht so ganz plötzlich; sie geht im Verlaufe von 2 bis 3 Tagen unter einigen Schwankungen vor sich und es bleiben starke Gliederschmerzen in der Remissionszeit zurück. So oder so — es ist jetzt ein Zustand von Remission oder Intermission eingetreten, · der sich bei sehr Vielen wie eine beginnende Reconvalescenz ausnimmt, in dem aber Andere doch an bedeutender Mattigkeit, Gliederschmerzen und mässigen Fieberbewegungen leiden. Dieser Zustand relativen Wohlseins dauert verschieden lange, bald 4, bald 7—14 Tage.

§. 327. Nun erscheint, ebenso plötzlich, wie das erstemal, ein neuer Frost, wieder mit tiefem Unwohlsein. Erbrechen, heftigen Glieder- und Kopfschmerzen, Fieber und allen Erscheinungen der ersten Periode, auch der starken, sehr schnell sich wieder hebenden Pulsfrequenz. In günstig verlaufenden Fällen dauert dieser neue Anfall 2 — 4 Tage; dann beginnt eine neue, reichliche Transpiration, welcher wieder derselbe allseitige Nachlass aller Symptome folgt. Dieser Nachlass geht nun entweder in die definitive Reconvalescenz über, oder aber es wiederholt sich nach einigen Tagen noch einmal ein, meist viel schwächerer Anfall, mit dem dann die Krankheit beendigt ist. — In den schlimmern Fällen bleibt in der genannten Zeit des zweiten, oder schon des ersten Anfalls der Schweiss aus, die Symptome steigern sich und nehmen den Charakter eines schweren, typhoiden Zustandes an; die Kranken zeigen sehr grosse Hinfälligkeit, Stupor, Delirien und Abnahme des Gehörs, brennende Hitze der Haut, trockne, braune Zunge, unwillkürliche Ausleerungen; Manche haben anhaltendes Erbrechen. Unter Coma und Convulsionen kann der Tod erfolgen; Manche sterben auch unerwartet schnell, nach kurz zuvor ordentlichem Befinden, unter plötzlichem Collapsus mit Erbrechen. — Die Reconvalescenz ist auch bei günstigem Verlauf sehr gewöhnlich eine lange und mühsame; namentlich bleiben oft lange Gliederschmerzen zurück oder es treten verschiedene Nachkrankheiten auf. —

2) Einzelne Phänomene der Krankheit

§. 328. 1) Am interessantesten ist ohne Zweifel der sonderbare Verlauf des Leidens in getrennten Anfällen. Durch kein Verhalten des Kranken, keine Arzneien, keinen Wechsel des Wohnortes kann der „Relapse" verhütet werden. In manchen Epidemieen kam er bei 99 Procent der Erkrankten vor (Lynch im irischen Bericht); in andern recurrirt das Fieber nur in einer geringeren Anzahl von Fällen. Dann dauern die beschriebenen Symptome 6 — 10 Tage und die wirkliche Reconvalescenz beginnt (Febricula); oder aber es kommt um diese Zeit nur die Andeutung einer Remission, so dass die neue Exacerbation doch fast als unmittelbare Fortsetzung der ersten Fieberperiode erscheint, oder endlich, wenn sich schwerere Symptome (vom Magen, vom Gallenapparate etc.) ausbilden, besteht zuweilen ein ganz anhaltender, 3 — 4 Wochen dauernder Fieberzustand, der sich nur allmählig zur Besserung wendet (vergl. das biliöse Typhoid). — Andererseits kommen wieder Fälle vor, wo ein dritter, vierter, ja fünfter „Relapse," meist jeder etwas milder als die früheren, jedesmal mit Schweiss am Ende und mit mehrtägiger Remission eintritt, und derlei Fälle wurden fast überall, wo die Krankheit epidemisirte, wenn auch nicht häufig beobachtet. — Der erste Anfall ist in der

Regel der längste und auch der schwerste; am öftesten dauert er 5 (five-days-fever einzelner Orte Irlands), doch auch 7 und 9, selten 11 — 14 Tage; gegen Ende der Epidemieen währte er hier und da nur noch 2—3 Tage (L y n c h). Der erste „Relapse" kommt nicht selten, mit der Regelmässig-keit einer ausgebildeten Intermittens, auf die Stunde hin, am 7ten, öfters auch schon am 3. und 5. Tag nach dem Beginn der Remission; selten dauert die Remission nur einen Tag, oder länger, bis 10 Tage. — Nicht allzuselten endlich ist die erste Fieberperiode kurz und schwach und die zweite verlängert und verstärkt sich unter Entwicklung typhoider Er-scheinungen.

§. 329. Nächst dem recurrirenden Verlauf ist besonders die Schnel-ligkeit in den Wendungen der Krankheit bemerkenswerth. In der sehr grossen Mehrzahl der Fälle endet das Fieber scharf abgesetzt unter Ein-tritt einer „solennen Krise", nemlich einer copiösen, mitunter sehr auffal-lend und eigenthümlich riechenden Haut-Transpiration; hiemit stellt sich eine sehr bedeutende subjective Erleichterung und ein Pulsabfall auf oder selbst unter das Normal (von 120 innerhalb 12—16 Stunden auf 70—60) ein. Sehr häufig geht dem Eintritt des Schweisses gerade eine erhebliche Verschlimmerung aller Erscheinungen voraus, ein ausserordentliches Krank-heitsgefühl, eine Pulsfrequenz von 140 — 160, starke Gliederschmerzen, Angst und Beklemmung, selbst starke Fröste oder eine Art Status algi-dus mit Schwinden des Pulses *), und gerade während dieses bedenklich-sten Zustandes beginnt die erleichternde Transpiration. Dass zuweilen, namentlich in schwereren Fällen, die Remission nicht gleich eine vollstän-dige ist und mehr in Absätzen, unter wiederholter Transpiration erfolgt, dass hier und da auch bei leichterem Verlaufe der Nachlass mehr allmählig und ohne die gewöhnlichen copiösen Schweisse geschieht, wird von man-chen Beobachtern erwähnt; nur selten aber wurden statt des Schweisses profuse Diarrhoeen, auch Nasenbluten (C o r m a c k) bemerkt. —

Vergleicht man dieses ganze Verhalten des pathologischen Processes mit den Hergängen bei den andern Typhusformen, so wird man die An-sicht, die Recurrens sei ein (individuell) recidivirender Typhus, nicht län-ger haltbar finden und die Eigenthümlichkeit dieses Erkrankens anerken-nen. Von Interesse für die pathologische Stellung der Recurrens scheint mir aber noch ein Punkt zu sein, der bisher nie zur Sprache kam. Schon bei den schottischen Seuchen (J a c k s o n) wurde mehrfach Miliaria beob-achtet; in einzelnen Londoner Epidemieen **) waren starke Friesel-Exan-theme so gewöhnliche Begleiter des Leidens (der Schweisse), dass man die Krankheit Frieselfieber nannte (wie diess schon öfters andern Typhus-formen begegnet ist); bei den von mir selbst beobachteten Recurrensfällen bedeckten gleichfalls die Frieselausschläge öfters den ganzen Körper. Man bemerke nun den Ausbruch der reichlichen Schweisse und der hier und da dabei bemerkten Miliarien auf der Höhe der Krankheit, nach vorausge-gangener Steigerung aller Phänomene, oft unter dem auffallendsten Sinken der Kräfte, heftiger Oppression, Angst und Beklemmung, und man wird sich an manche Beschreibungen der älteren und neueren idiopathischen Schweiss- und Frieselfieber sehr erinnert finden, man wird kaum den

---

*) Irischer Bericht p. 33. p. 88. — D ü m m l e r, p. 347.
**) Vergl. O r m e r o d, clinic. obs. on continued fever. Lond. 1848. p. 217 ff. Die dort erwähnten Thatsachen können sich nur auf Relapsing-fever beziehen.

Gedanken abweisen können, dass bei beiden räthselhaften Krankheitsformen ihrer Art nach ziemlich ähnliche Vorgänge stattfinden mögen. —

§. 330. 2) Unter den febrilen Erscheinungen ist hauptsächlich die oft so ausserordentliche Pulsfrequenz bei einer Krankheit von im Ganzen so günstiger Prognose hervorzuheben. Mit Recht ist schon von Anderen (Henderson) bemerkt worden, dass die Recurrens kein blosser leichter Grad des (anderweitigen) Typhus sein könne, da es keine leichten Typhusfälle gebe, die schon in einer frühen Periode der Krankheit ohne alle schlimme Bedeutung für den Gesammtverlauf, eine Pulsfrequenz von 130—160 zeigen. — Auch in der Remissionszeit und in der Reconvalescenz, wo der Puls oft unter der normalen Frequenz (bis herab auf 40) steht, behält er noch die Eigenthümlichkeit, mit jeder Körperbewegung plötzlich bedeutend, auf 100 und mehr zu steigen (Jenner). Uebrigens sinkt die Pulsfrequenz zuweilen schon in den Anfällen, namentlich im zweiten, unter das Normal; es scheint aber, dass diess doch vorzugsweise bei vorhandenem Icterus vorkommt. Doppelschlägige Pulsbeschaffenheit wurde nie beobachtet. — Grosse Kraftlosigkeit des Herzens, schwache Töne, schwindender, fadenförmiger, aussetzender Puls gehört jenen Zuständen von Prostration an, wie solche oft auf der Acme der Krankheit, kurz vor dem Schweisse vorkommen. — Im Uebrigen ist die Hitze besonders während des ersten Paroxismus bedeutend (Temperaturbeobachtungen fehlen) und überhaupt die Gesammtintensität der Fieberbewegung eine ganz ungewöhnlich starke. Die Hirnfunctionen aber sind in der grossen Mehrzahl der Fälle intact; wenn Delirien vorkommen, so scheinen sie mehr der Stärke des Fiebers, als einer toxischen Hirnstörung zuzuschreiben zu sein; der Eintritt gesunden Schlafes scheint aber ebenso wichtig, wie bei den andern Typhusformen. Die eigentlich typhoiden Zustände und einige andere schwere Nervensymptome scheinen auf der Ausbildung secundärer, gleich zu erwähnender Blutalterationen und Localleiden zu beruhen.

§. 331. 3) Exantheme. — Jenner begründet den specifischen Unterschied der Recurrens vom Typhus zum Theil auf das von ihm behauptete gänzliche Fehlen der Roseola. Hiergegen lassen sich einzelne Thatsachen anführen. So viel ist zwar sicher, dass dieselbe in der ungeheuren Mehrzahl der Fälle ganz fehlt (auch in den von mir beobachteten Fällen fand sie sich nie) und es mag sein, dass sie den reinen Fällen gar nicht zukommt. Aber in jenen grossen Epidemieen, wo die Recurrens in Gesellschaft des Fleckfiebers verbreitet ist, kommen immer auch Fälle vor, die sich ihrem ganzen Verlaufe und sonstigen Phänomenen nach ganz als Recurrens präsentiren, dennoch aber copiöses Roseola-Exanthem entwickeln. Schon Cormack (1843) beobachtete solche Fälle; in den irischen und oberschlesischen Epidemieen scheinen sie nicht eben selten gewesen zu sein *). Man wird indessen diese Fälle wohl am richtigsten als Mischformen zu betrachten haben, wofür sich ja auch sonst bei gleichzeitigem Herrschen zweier epidemischer Krankheiten nahe Analogieen finden, und man wird jedenfalls für die sehr grosse Majorität aller Fälle den Satz vom Fehlen der Roseola festhalten können. — Eine gross-fleckige, mehr verwaschene Hauthyperämie, eine Art Marmorirung mit purpurrothen Flecken wird öfters bemerkt. —
Wichtig scheint mir das ort- und zeitweise so häufige Vorkommen von Gesichtsherpes bei der Recurrens. Hierin liegt ein sehr bedeutender

---

*) Vgl. Dümmlers eigenen, lehrreich beschriebenen Fall (Ausbruch der Roseola am 4. Krankheitstag); Jackson und einige andere Beobachter im irischen Bericht.

Unterschied von den sonstigen Typhusformen, hierin auch wieder eine nicht zu verkennende Aehnlichkeit mit dem Processe des Intermittens. — Der Miliarien ist schon Erwähnung geschehen. —

§. 332. 4) Die inneren Localisationen bei der Recurrens beziehen sich fast ganz auf die Unterleibsorgane. — Vor Allem häufig scheint die Milz zu schwellen. Zwar wird auch diess in manchen Epidemieberichten als inconstant oder mangelnd, in sehr vielen anderen aber als ganz oder fast constant angegeben und man wird auf die negativen Angaben nicht, allzu viel Werth legen, wenn man sich der in der Praxis so häufigen unvollständigen Untersuchung der Milz erinnert. Einzelne Beobachter erwähnen das Fortbestehen der Milzschwellung auch in der Remissionszeit und erklären dieselbe für das eigentliche pathologische Verbindungsglied zwischen dem ersten und zweiten Anfall, für den wahren Krankheitsheerd, von dem die Relapse ausgehen *); in anderen Fällen sah man sie mit dem profusen Schweisse ausserordentlich schnell abnehmen. Nicht sehr selten auch werden lebhafter Schmerz und Empfindlichkeit in der Milzgegend wahrgenommen, die sich noch bis in die Reconvalescenz hinein erstrecken und die einzelne Beobachter (Henderson) noch ohne Sectionen Milzentzündung annehmen liessen. Ein lautes Geräusch in der Milzgegend wird von einigen der irischen Beobachter angegeben (vgl. p. 23). —

Geringe, seltener höhere Grade von Icterus können während des ersten oder zweiten Paroxismus auftreten; die Frequenz dieser Störung variirt ungemein; in den ersten schottischen Epidemieen (1843) war Gelbsucht an manchen Orten so gewöhnlich, dass man die Krankheit dort icteric-fever, mild-yellow-fever nannte; in den irischen und oberschlesischen Epidemieen kam sie viel seltner und unregelmässiger — stellenweise gar nicht — vor, Jenner fand sie in London bei ¼ der Kranken. Die Fälle mit Icterus sind meistens schon schwerer und gehen durch nicht mehr scharf abzugrenzende Gradationen in das ausgebildete biliöse Typhoid über. Wenn auch die Haut, die inneren Theile der Urin icterisch sind, so bleiben doch die Ausleerungen und das öfters vorhandene Erbrechen gallig, ja die Beschaffenheit der Stühle lässt häufig auf vermehrten Gallenabfluss schliessen; an der Leiche sind die Gallengänge offen, die Gallenblase gefüllt und der Inhalt des Darms ist gallig. Während des Lebens kann öfters mässige Schwellung und mehr oder weniger Empfindlichkeit der Leber constatirt werden. — Die Parallele, welche auf die bezeichneten Verhältnisse des Icterus hin, von Graves u. A. zwischen unserer Krankheit und dem gelben Fieber gezogen wurde, ist nach den bei letzterer Krankheit gegebenen Thatsachen und Bemerkungen (§. 139) zu beurtheilen. —

Sonst ist von den Verdauungsorganen nach das sonderbare, mit allen übrigen Symptomen im Widerspruch stehende Hungergefühl auf der Höhe der Krankheit, das sich in manchen Fällen zeigt, sodann das mitunter anhaltende grasgrüne Erbrechen, die hier und da vorkommenden copiösen galligen Diarrhöen, endlich die Dysenterie zu erwähnen, welche letztere zuweilen als Complication oder Nachkrankheit in grosser Ausbreitung und natürlich mit ungünstiger Bedeutung auftritt.

§. 333. Nächst den Störungen im Digestionsapparat sind die in den

---

*) Vgl. Hudson, irischer Bericht p. 203.

uropoëtischen Organen die wichtigsten. Die starken Lumbarschmerzen scheinen mit Wahrscheinlichkeit auf die Nieren bezogen werden zu müssen; öfters kommen im zweiten Paroxismus Blasenbeschwerden, Dysurie, zeitweise oder totale Urinretention, ja wie es scheint selbst Aufhören der Secretion vor. Urinuntersuchungen von Bedeutung existiren nicht, die Sectionsresultate lauten hinsichtlich der Nieren negativ; dennoch wollen die schottischen Beobachter (Cormack, Henderson, Taylor u. A.) erhebliche Mengen Harnstoff im Blute und im Serum der Hirnventrikel — ersteres bei an Convulsionen Leidenden. aber selbst bei einzelnen später Genesenen, letzteres auch in Fällen, wo die Urinsecretion nicht ganz fehlte — aufgefunden haben und schliessen schon auf urämische Vergiftung. In der That kommen zuweilen schnell comatöse Zustände und Convulsionen mit tödtlichem Ausgange vor, welche dieser Annahme entsprechen.

§. 334. 5) Ueber die Blutbeschaffenheit wissen wir wenig, als dass das Blut während der Paroxismen meistens eine Speckhaut bilden soll (Jenner), was jedenfalls auch von den sonstigen Typhusformen sehr abweicht. — Von Blutungen kommen hauptsächlich vor: Nasenbluten, häufig im Beginn oder später zum Beschluss des ersten Fieberzeitraums, und Petechien, letztere besonders im zweiten Anfall, mitunter von Kreuzergrösse, als Ausdruck eines hohen Grades hämorrhagischer Diathese, neben Mund-, Darm-, Harnblasen-, Magenblutung; diess nur in den schwersten, wohl immer mit starkem Icterus verbundenen Fällen.

§. 335. 6) Die Brustorgane zeigen sich selten erheblich ergriffen, doch kommen starke Bronchiten und Pneumonieen vor (Steele, Jackson, Jenner); auch Endocarditis soll beobachtet worden sein (Ridley), ebenso Venenblutgerinnung. — Decubitus ist selten; Gangrän an den Beinen kommt vor, auch an der Nase und am Mund; Parotiten und Erysipele sind zeitweise häufig, in anderen Epidemieen sehr selten. Schwangere abortiren gewöhnlich; einem einzigen der irischen Beobachter kamen 16 derlei Fälle vor; aber der Abortus wird selten tödtlich. —

§. 336. Sehr häufig kommen secundäre Störungen um die Zeit des Krankheitsnachlasses und später wahre Nachkrankheiten vor. Erstere bestehen vorzüglich in Abscessen des Zellgewebes und einzelner Lymphdrüsen, Furunkeln, Parotitis, auch Larynxleiden (Lynch); letztere besonders häufig in Ophthalmieen und Dysenterie. Ausserdem leiden viele an lange dauernder Anämie, Herzklopfen, Gliederschmerzen, Oedemen; auch Hydrops im Zusammenhang mit Albuminurie oder mit Venengerinnung, Tuberculose, Diabetes, Paraplegie, Stummheit, Amaurose, Geistesstörung wurden hier und da als Folgeleiden beobachtet. —

§. 337. Der tödliche Ausgang ist bei der Recurrens merkwürdig selten im Vergleich mit der Schwere der Symptome. Die Krankheit ist wohl in einer Epidemie gefährlicher als in der andern, aber mehr als 6—8 Procent dürfte die Mortalität fast nie betragen und 3—4 Procent werden als das gewöhnliche Verhältniss zu betrachten sein. Sehr auffallend ist auch, was man von mehreren Seiten in den Epidemieen bemerken wollte, dass die Mortalität um so geringer, die Fälle um so milder sein sollen, je ausgehungerter die Individuen sind.

Wenn der Tod erfolgt, so geschieht diess meistens im zweiten, doch öfters auch schon auf der Höhe des ersten Paroxismus. Hier tritt zuweilen schnell der Collapsus ein: die Kranken verfallen in zunehmende Schwäche, die peripherischen Theile werden kalt und livid, die Hautmarmorirung tritt deutlicher hervor, es kommt Stupor und murmelndes Delirium und das Leben erlischt ohne weitere Symptome. Andere Kranke sterben unter deutlicheren urämischen Erscheinungen, etwa wie beim gelben Fieber; sie bekommen plötzlich Convulsionen, denen Coma und Collapsus folgt; Blutbrechen geht auch hier diesen Symptomen voraus; doch wurde letztere Erscheinung vorzugsweise unter den elendesten Verpflegungsverhältnissen der Kranken wahrgenommen. — In noch anderen Fällen liegen die Kranken mehre Tage in Schweiss gebadet, bis ein tödtlicher Collapsus erfolgt; solche erinnern wieder an die Schweissfieber epidemischer Verbreitung oder an die perniciöse Intermittens diaphoretica. — Endlich sollen in überfüllten, verpesteten Häusern sehr rasche Todesfälle nach nur 6—24 stündiger Krankheitsdauer unter den Erscheinungen der Sideration (p. 92) vorgekommen sein *); natürlich kann hier die Diagnose keine bestimmte sein.

3) Pathologische Anatomie.

§. 338. Die Obductionen ergeben keine constanten Localveränderungen; dieselben sind zum Theil ganz unerheblich, zum Theil variiren sie nach Ort und Zeit der Epidemieen. Wir können um so kürzer in ihrer Aufzählung sein, als diese durch das beim biliösen Typhoid Anzuführende wesentlich ergänzt wird. — Solange sich die Krankheit auf dem Grade der einfachen Recurrens hält, sind die Störungen offenbar zum bei weitem grössten Theile bloss functionell. Hirn und Hirnhäute zeigen keine Veränderung. Die Lungen sind im Allgemeinen viel blutärmer als beim exanthematischen Typhus (Jenner); Bronchitis, splenisirte oder lobuläre hepatisirte Stellen, frische Pleuritis, Schwellung der Bronchialdrüsen kommen unregelmässig, bald häufiger, bald sehr selten vor. — Das Herzblut ist bald flüssig, bald wohlgeronnen und speckhäutig, die Herzsubstanz hier und da auffallend mürbe und weich. — Die Leber ist meist geschwellt und mit Blut überfüllt (Jenner); doch findet man sie in andern Fällen auch schlaff, weich, hellgelb, anämisch und fett. In einem von Hudson **) berichteten Falle war sie stark geschwollen und mit plastischem Exsudat überzogen. Die Gallengänge sind wegsam, die Gallenblase enthält meistens viel dicke, dunkle Galle. — Die Milzschwellung ist nach vielen Beobachtern die constanteste Veränderung in der Leiche; sie erreicht mitunter einen sehr bedeutenden Grad; keilförmige Milzentzündung wurde von den englischen Beobachtern öfters wahrgenommen (Jenner, Hudson u. A.). — Im Magen findet sich öfters viel Blut; Magen- und Dünndarmschleimhaut können ecchymotische Flecke zeigen; acute Dünndarm-Catarrhe scheinen in den irischen Epidemieen häufig vorgekommen zu sein; die Peyer'schen Platten sind nie infiltrirt oder ulcerirt. Der Dickdarm zeigt, wenn der Tod später erfolgt, oft dysenterische Veränderungen. — Nieren und Harnblase sollen nichts Anomales bieten. —

B. Biliöses Typhoid.

§. 339. Dieses Leiden, das ich, wie bemerkt, für eine schwerere

---

*) Irischer Bericht p. 29.
**) Irischer Bericht p. 206.

und (wegen der raschen Ausbildung vielfacher Localisationen) im Durchschnitt mehr anhaltende Form desselben Processes, der der f. recurrens
zu Grunde liegt, halte, kann in manchen älteren Epidemieberichten zwar
vermuthet, aber — hauptsächlich wegen Mangels anatomischer Untersuchungen — nirgends mit völliger Bestimmtheit erkannt werden. Nur hinsichtlich der von L a r r e y (l. c.) auch aus Egypten und der von L a n g e
aus Königsberg geschilderten Epidemieen besteht für mich kein Zweifel
an der Identität mit der Krankheitsform, die ich in grossem Umfange in
Cairo beobachtete und für die ich den obigen Namen vorschlug. In den
oben erwähnten Berichten über die schottischen, irischen und schlesischen
Recurrens- und die böhmischen Typhusepidemieen finden sich freilich
mancherlei Thatsachen (besonders bei C o r m a c k), die mit grosser Wahrscheinlichkeit auf dieses Leiden zu beziehen sind; aber sie sind nirgends
rein herausgestellt und Manches, was mir besonders characteristisch für
dasselbe erscheint, hat dort entweder gefehlt oder ist übersehen worden.

§. 340. A e t i o l o g i e. Das biliöse Typhoid ist bis jetzt fast immer
nur epidemisch, theils für sich, theils neben andern Typhusformen, Recurrens und Intermittens beobachtet worden; bald so, dass nur eine gewisse, relativ mässige Anzahl der Erkrankten die Charactere dieses Leidens darbietet, bald als dominirende Hauptkrankheit. Im letztern Falle
kommt dasselbe zuweilen beschränkt auf eine gewisse Menschenklasse, ja
ganz eng umgrenzt in einem kleinen Kreise, einem einzigen Gebäude u.
dergl. mit grosser Heftigkeit herrschend und kaum über diesen Bezirk
hinausreichend vor (L a r r e y l. c. u. mein Bericht p, 61 ff.), wo dann die
Ursachen fix an die Oertlichkeit gebunden oder etwaige Ansteckungen
nach auswärts abgeschnitten sein müssen. — Die Krankheit wurde schon
in nördlichen und südlichen Ländern beobachtet. In Egypten ist sie zeitweise, namentlich im Winter und Frühling häufig, aber immer in beschränkten Kreisen. In der Krim scheint sie vorzukommen; der Typhus icterodes,
der Sommers öfters in Smyrna in der untern Stadt herrschen *) und sehr
gefährlich sein soll, ist wohl auch nichts anderes. — Sie befällt alle Lebensalter; mir kam eine besonders grosse Menge bei älteren Kindern und
jungen Leuten vor. Ueber die wahren Ursachen wissen wir so wenig als
bei den andern Typhusformen; Elend, Verwahrlosung, Feuchtigkeit, Schmutz,
Menschenanhäufung und Zusammendrängung müssen auch hier als wirksame Momente für die local-miasmatische Entstehung gelten. — Die Contagiosität ist nicht über allen Zweifel erhaben, ich selbst hatte keine Gelegenheit, mich von ihr zu überzeugen; doch kamen Anderen Thatsachen
vor, welche für solche sprachen.

S y m p t o m a t o l o g i e.

1) U e b e r s i c h t d e s K r a n k h e i t s v e r l a u f s.

§. 341. Die Krankheit beginnt mit Kopfweh, Schwindel und Mattigkeit und, wie es scheint, in der Regel auch mit Frost. Es stellen sich
bald reissende Gliederschmerzen, besonders in den Muskeln und Gelen-
ken der untern Extremitäten ein, welche zuweilen grosse Intensität erreichen. Es entwickelt sich nun ein anhaltender Fieberzustand mit frequen-

---

*) A u b e r t, de la Peste etc. p. 110. — R ö s e r , Krankheiten des Orients, 1837
p. 31.

tem, vollem und schnellendem Puls, unruhigem Verhalten und gastrischen
Erscheinungen: starkem Zungenbeleg, wiederholtem wässerigem oder gal-
ligem Erbrechen, etwas empfindlicher Magengegend. Manche Kranke zeigen schon jetzt bedeutende Hinfälligkeit, Eingenommenheit des Kopfs, ein
auffallend apathisches Verhalten. Das Fieber steigt in den ersten Tagen
allmählig, dann in der Mehrzahl der Fälle schnell und beträchtlich, so
dass sich das Krankheitsbild im Laufe eines Tags vollständig ändert. Die
Hitze erreicht nun einen ungewöhnlichen Grad, die Haut ist trocken. zuweilen
roth, turgescent und schwitzend, der Kopfschmerz tobend, das Auge injicirt, es besteht starker Schwindel, Ohrensausen, rauschartige Umneblung
des Sensoriums und grosse Muskelschwäche; die Zunge trocknet und wird
oft geschwollen und rissig, galliges Erbrechen, zunehmende Emfindlichkeit
der obern Bauchgegend, besonders aber Diarrhoe stellt sich ein, zuweilen
schon von einem annähernd dysenterischen Character. Die nähere Untersuchung ergibt jetzt mehrfache, schnell sich bildende Localisationen; oft
Bronchitis, oft Pharyngitis, immer aber und ohne Ausnahme eine, zuweilen früher schon in geringerm Grade nachweisbare, öfter erst jetzt beginnende und sehr rasch zunehmende, den Rippenrand öfters handbreit
überschreitende Schwellung der Milz mit meistens nicht unbedeutender
Empfindlichkeit, und bald darauf in vielen Fällen auch eine geringe. gleichfalls mit Empfindlichkeit des rechten Hypochondriums verbundene Volumszunahme der Leber. Mit diesen Erscheinungen tritt sehr häufig, doch
nicht constant. Icterus ein, am öftesten um den 4.—6. Tag nach dem Beginn der Krankheit, nicht selten aber auch erst einige. Tage später. Extreme Hinfälligkeit, grosse Apathie, immer noch heisse, aber nicht mehr
turgescente Haut, trockene Zunge dauern fort; der Puls verliert rasch
und bedeutend an Frequenz, bleibt aber voll; die Milzschwellung nimmt
nachweisbar mehre Tage lang zu.

§. 342. In diesem Zustande sterben manche Kranke, meist unerwartet schnell collabirend; bei anderen tritt eine rasche, allseitige Besserung
(mit oder ohne Schweisse) ein; sie bleiben mehre Tage scheinbar recon-
valescent, plötzlich aber kommt — wie diess in einigen meiner, besonders aber in den Fällen von Lange stattfand — ein Rückfall mit allen
früheren, aber nun sehr oft rapid bis zu tödtlichem Ausgang sich steigern-
den Symptomen. Bei noch anderen, in meinem Beobachtungskreise häufigen Fällen setzt sich der geschilderte Zustand ohne deutliche Remission
fort und entwickelt nun die im engeren Sinne so genannte typhoide Symptomengruppe, Prostration, Stupor, halbsoporösen Zustand, stille oder lautere Delirien, dürre, krustige Zunge, unwillkührliche, dünne Ausleerungen.
Der Puls ist nun in der Regel selten, ausnahmsweise frequent und klein, die
icterische Färbung wird intensiver; der Unterleib, besonders die Hypochondrieen sind empfindlich, die dünnen Stühle sind dunkelgallig, öfters
aber auch entschieden dysenterisch, selten massenhaft geronnenes Blut
führend; oft dauert das Erbrechen fort; Heiserkeit, Schlingbeschwerden
mit croupösem Beleg der Pharynxschleimhaut, Bronchitis, ausgedehnte lobäre Pneumonieen, hier und da auch Pericarditis entwickeln sich; auf der
Haut erscheinen Petechien und Miliarien. Abends steigt das Fieber; unregelmässige Fröste, Hitzeexacerbationen und Schweisse stellen sich, unter
Verschlimmerung des Gesammtzustandes ein. Entweder erfolgt ein tödtliches Ende in Sopor mit leichten Convulsionen, oder in plötzlichem Collapsus, zuweilen eben nach vorausgegangener Besserung, oder von der
Affection der Brustorgane aus, zuweilen auch durch besondere Ereignisse,
wie innere Hämorrhagieen (Milzruptur). Oder es kommt zu einer Rück-

bildung der Symptome, welche zuweilen auch noch ganz rasch und allseitig erfolgt, so dass von Morgens bis Abends das Milzvolum stark verringert gefunden wird, innerhalb 2 Tagen der Kopf ganz frei, die Zunge feucht und fast rein, der Puls normal wird, der Appetit und die Körperkräfte wiederkehren. In andern Fällen, besonders da, wo ausgebreitete und tiefe Localerkrankungen der Brustorgane und des Darms (Pneumonie, Dysenterie etc.) sich gebildet haben, dauert ein wechselnder, nur allmählig definitiv zurückgehender Fieberzustand mit mässigen typhoiden Erscheinungen und langsamem Abschwellen der Milz noch 6—10 Tage fort und die Genesung erfolgt allmählig. — Die Reconvalescenz war in meiner Epidemie in der Regel rasch und leicht; in Lange's Fällen protrahirt und mühsam; acuter Marasmus mit Oedemen, länger andauernde Dysenterie, Fusszehenbrand, Tuberculose kamen als immerhin seltene Nachkrankheiten vor.

2) Uebersicht des Leichenbefundes.

§. 343. In der kurzen Zeit von 5—12 Tagen, welche die Krankheit in der Regel währt, bilden sich mehr palpable anatomische Veränderungen, als in irgend einer anderen acuten Krankheit. Nicht alle gehören ursprünglich und primär dem Processe an; mehre entwickeln sich unverkennbar erst secundär.

Erfolgt der Tod auf der Acme, im Beginn der typhoiden Symptome, so sind die Leichen in der Regel mehr oder minder icterisch; die Muskeln sind nicht so trocken und dunkel, wie in unserm Typhus; die Haut, die serösen und Schleimhäute zeigen oft Petechien und Ecchymosen. Auch im Gewebe der Pia mater findet sich öfters Blutaustritt; im Uebrigen sind Hirn- und Hirnhäute wie die meisten übrigen Organe, auffallend blutarm. Die Schleimhaut des Pharynx zeigt Catarrh und sehr häufig croupöses Exsudat; nicht selten setzt sich dieses auf den Kehldeckel fort, an dessen Rändern dieselben Erosionen wie beim Ileotyphus entstehen, zuweilen auch auf den Beginn der Höhle des Larynx. — Die Bronchialdrüsen sind zuweilen acut geschwellt und infiltrirt, auch ohne erhebliche Erkrankung der Lunge. Die Lungen erscheinen meistens sehr blutarm; Bronchialcatarrh und zerstreute lobuläre Infiltrationen kommen vor. — Das Herzfleisch ist meistens etwas schlaff und blass; das Blut in der Mehrzahl der Fälle dünnflüssig und blass mit sehr voluminösen, weichen, gelatinösen Fibrinklumpen.

Die Hauptveränderungen finden sich in den Unterleibsorganen. Die Leber ist meistens etwas geschwollen, sehr turgescent, bald sehr blutreich, bald blutarm und locker, weich, gleichmässig gelb (icterisch) durchtränkt und fett; dabei ist sie oft auf dem Peritonäalüberzug mit frischem, feinfetzigem oder membranösem Exsudat belegt. Die Gallenblase ist meistens, doch lange nicht immer, voll dicker, dunkler Galle; die Ausführungsgänge sind wegsam. — Auch die Milzhülle zeigt zuweilen einen dünnen, frischen Exsudatbeleg. Immer ist die Milz vergrössert, sehr turgescent, mürbe, brüchig, dunkelbraunroth; ihre Volumszunahme ist im Durchschnitt bedeutender, als in irgend einer anderen Krankheit: Milzen von einer Vergrösserung auf das 5—6fache des normalen, von circa 1 Schuh Länge und entsprechender Dicke sind nach 6—8 tägiger Krankheitsdauer nichts Seltenes, und 3mal kam in meinen (101) Fällen Ruptur der Milz in Folge der heftigen Congestion und Spannung der Hülle vor; die Form des Organs ist auffallend walzen - oder eiförmig, nicht abgeplattet. In der sehr grossen Mehrzahl der Fälle findet sich die vergrösserte Milz durchsetzt mit vielen Tausenden kleiner, graugelber, etwas verwaschen in die umgebende Substanz übergehenden Heerdchen, welche nichts anderes sind als die Malpighischen Bläschen, mit Exsudat gefüllt und auch auf ihrer Aussenfläche umgeben; sie sind Anfangs starr, mohnkorn - bis hanfkorngross, erleiden aber in vielen Fällen schon frühe eine eitrige Umwandlung, so dass dann das ganze Milzgewebe unzählige, nicht in einander fliessende kleine Abscesschen, jedes aus einem Tröpfchen Eiter bestehend, enthält. Ausserdem finden sich häufig frische, schwarzrothe, oder auch schon erbleichte Infarcte und Fibrinkeile von bedeutendem Umfang. — Der Magen zeigt zuweilen sehr ausgebreitete hämorrhagische Erosionen und acuten Catarrh; der Dünndarm enthält viel gallig gefärbte Stoffe; öfters findet sich Catarrh, zuweilen stark entwickelter Croup des Ileum, dasselbe, als verschiedene Formen des dysenterischen Processes, auch im Dickdarm. Die Mesenterialdrüsen sind häufig acut geschwollen und infiltrirt, in einzelnen Fällen ebenso markig, wie beim Ileotyphus; auch die Drüsen um den Magen, die Milz, die Leberpforte, die Retroperitonealdrüsen zeigen mitunter sehr beträchtliche Schwellung. Die Peyer'schen Drüsen zeigen nie Infiltration oder Verschorfung. — Die Nieren sind in vielen Fällen erheblich geschwollen, sehr turgescent, locker, zuweilen noch hyperämisch, öfter blutarm, graugelb, von reichem Fettgehalt; daneben Catarrh des Nierenbeckens; die Harnblase bietet keine characteristischen Veränderungen.

§. 344. Hatte die Krankheit etwas länger gedauert und erst nach voll entwickelten typhösen Erscheinungen getödtet, so ist der Icterus noch constanter und intensiver, die Milzschwellung ist sehr bedeutend, das Infiltrat der Malpighischen Bläschen gewöhnlich in Eiterung, die keilförmigen und unregelmässig das Gewebe durchsetzenden Exsudate sind ausgebreiteter und mehr allgemein erblasst; sie sind in vielen Fällen von ganz enormer Ausdehnung, hie und da findet man sie jauchig zerfallen. — Die Leber ist nicht mehr so turgescent und geschwellt, blutarm, icterisch, trocken, schlaff; sie nähert sich in einzelnen Fällen dem Zustande der s. g. acuten gelben Atrophie. Croupöse Processe und ihre Folgen auf Pharynx, Larynx, Ileum, Dickdarm, Harnblasenschleimhaut sind häufiger, selbst Magencroup kommt vor. Pneumonie ist viel häufiger, auch Lungeninfarct; auf der hinteren Larynxwand findet sich zuweilen ein Geschwür, welches dem beim Ileotyphus vollkommen gleicht *); auf den serösen Häuten, namentlich dem Pericardium sind öfters Exsudationen erfolgt; die Nieren sind noch infiltrirt, und die Aufzehrung des Blutcruors ist noch stärker geworden; Petechien und anderweitige Blutungen kommen noch immer vor. Peripherisch - sitzende metastatische Processe in der Hirnsubstanz und in den Nieren, Perichondritis des Kehlkopfs, Parotitis, Lungenbrand, gangränöse Dysenterie, Eiterheerde in einzelnen Mesenterialdrüsen, Zellgewebsabscesse sind seltenere Vorkommnisse einzelner Fälle.

§. 345. Aus der Gesammtheit der Leichenbefunde ergibt sich, dass beim biliösen Typhoid sehr frühe die Milz eine acute Schwellung, gewöhnlich mit eigenthümlichen Entzündungsprocessen ihres Gewebes erleidet, dass gleichzeitig oder sehr bald hernach auch die Leber und die Nieren mehr oder weniger Infiltration mit acuter fettiger Degeneration erleiden; viele der weiteren Veränderungen und der schweren Symptome

---

*) Ich fand solches 13mal unter 101 Sectionen.

während des Lebens müssen offenbar secundären Infectionen des Bluts von der Vereiterung der Malpighischen Bläschen (Pyämie), von der Lebererkrankung (Cholaemie) und Nierenaffection (Uraemie) zugeschrieben werden. — Für die pathologische Gesammtauffassung des biliösen Typhoids ist dte eigenthümliche Infiltration der Malpighischen Milzbläschen das Wichtigste *). Mit ihr schliesst sich die Krankheit unmittelbar an den Ileotyphus an, wo die anatomisch‑physiologisch identischen Apparate, die Follikel der Peyer'schen Drüsen, infiltrirt werden. Ueberhaupt bietet der Process auch sonst, in der häufigen und starken Miterkrankung der Mesenterial‑ und sonstigen abdominalen Lymphdrüsen und dem nicht seltenen Vorkommen des Larynxgeschwüres, mancherlei nahe Analogieen mit dem Ileotyphus. Pigmentablagerungen, wie bei den Malariaprocessen, finden sich nie.

3) Einzelne Phänomene des biliösen Typhoids.

§. 346. 1) Der Verlauf der Krankheit ist zuweilen der ganz exquisit recurrirende mit 2, auch 3 und 4 Anfällen und characteristischer Remission. Oefter aber ist er ein anhaltender, besonders wenn, wie in meiner Epidemie, sich gleich von vorn herein so zahlreiche und schwere Localisationen bilden; doch kommen auch dann öfters deutliche Andeutungen des Nachlasses unter profusen Schweissen mit neuen, heftigen Exacerbationen vor, und Abnahme und neue Anschwellung der Milz lassen sich dann oft deutlich constatiren. Die spätere, im engeren Sinne typhoide Periode ist zu betrachten als bedingt durch die secundären Alterationen des Bluts und der Organe, ungefähr analog dem Choleratyphoid. Die Schriftsteller über die leichtere Form, das Relapsing, haben aus den grossen Epidemieen immer eine Anzahl Fälle beschrieben, die schon in diesen typhoiden Zustand sich fortsetzten.

Die grosse Intensität des Fiebers, die heftigen Gliederschmerzen, das häufige und langfortdauernde Erbrechen, die starke Milzschwellung, alles diess entspricht dem Verhalten bei der Recurrens. Ebenso kommt häufig Herpesexanthem im Gesicht, sehr selten, fast nie Roseola vor. Auch ein schnelles Sinken des Pulses, wenn der erste und stärkste Fiebersturm vorüber ist, etwa um das Ende der ersten Woche, kommt beim biliösen Typhoid, wie bei der einfachen Recurrens vor; doch glaubte ich solches dem Icterus zuschreiben und nicht als Zeichen von Remission auffassen zu müssen, da es so oft ohne sonstige Zeichen von Besserung eintrat.

§. 347. 2) Der Icterus ist ebenso wenig wie beim gelben Fieber aus Hindernissen des Gallenabflusses herzuleiten, wiewohl auch hier, wie dort, in einzelnen seltenen Ausnahmsfällen, Catarrh der Gallengänge bestehen mag. Wir sehen, ebenso wie in jener Krankheit, eine acute fettige Entartung der Leber Platz greifen, vermögen aber keine bestimmte Erklärung für die Entstehung der Cholaemie aufzustellen. Während sich das Leiden in dieser Lebererkrankung, in dem zuweilen auch vorkommenden copiösen Blutbrechen, in der, wie es scheint, häufigen Urämie und selbst in manchen Stücken des Verlaufs — man denke an den ersten Fieberanfall und die Remission beim gelben Fieber! — dieser Krankheit sehr ähnlich zeigt, so unterscheidet es sich von ihr in toto durch die eigenthümliche

---

*) Auch in einzelnen, sehr seltenen Fällen des englischen Typhus ist eben diese Erkrankung der Milzbläschen schon gefunden worden (Bennett); man kann die Frage erheben, ob diese Fälle nicht zum Relapsing gehörten? —

Erkrankung der Milz, welche beim gelben Fieber nie vorkommt; diese
aber gerade ist für das biliöse Typhoid am meisten characteristisch und
der Grundprocess ist desshalb als ein ganz differenter zu betrachten.

§. 348. 3) Der U r i n enthält in relativ wenigen Fällen Eiweiss oder
Blut trotz der bedeutenden acuten Erkrankung der Nieren. Seine Be-
schaffenheit ist sehr wechselnd, ein sparsamer dunkler Harn wechselt
zuweilen auf der Höhe der Krankheit plötzlich mit copiösen, wässrigen
Ausscheidungen. Ein Theil der schweren Symptome der vorgerückten
Krankheitszeit, namentlich die allgemeinen Krämpfe, wie solche L a n g e
beobachtete, die Somnolenz und das spätere Erbrechen ist mit höchster
Wahrscheinlichkeit auf Urämie zu beziehen, die aber (wie beim gelben
Fieber) zugleich mit Cholaemie, und hier besonders noch sehr häufig mit
einer pyämischen Blutinfection verbunden ist.

§. 349. 4) Die D a u e r der ganzen Krankheit war in meinen, mehr
anhaltenden Fällen, im Mittel 10—14 Tage; Fälle mit Genesung oder Tod
nach 5—6 tägiger Dauer waren übrigens nicht selten. — Es scheint auch
für den Process des biliösen Typhoids viele l e i c h t e F ä l l e zu geben;
diese verhalten sich theils wie wahre Recurrens, theils lassen sie sich,
wenn es nicht zum Relapse kommt, nicht von der Febricula der einfachen
Typhusformen unterscheiden (vgl. p. 100). — Sind einmal die Symptome
in der Weise entwickelt, dass sich der Fall zum biliösen Typhoid rechnen
lässt, so ist die P r o g n o s e der Krankheit immerhin eine sehr schwere.
Bei L a n g e starben ⅔ der Kranken, auch L a r r e y hatte eine sehr hohe
Todtenzahl; bei mir war die Mortalität bei exspectativer Behandlung
gleichfalls sehr bedeutend, wurde aber, als ich die Behandlung mit grossen
Gaben Chinin einführte, sehr gering.

4) T h e r a p i e d e r R e c u r r e n s u n d d e s b i l i ö s e n T y p h o i d s.

§. 350. In einem wichtigen Puncte der therapeutischen Thatsachen ergibt sich zwischen den verschiedenen Beobachtern ein
gewisser Widerspruch, dessen Lösung bis jetzt nicht möglich ist,
während über andere Punkte grosses Einverständniss der Erfahrungen herrscht. — Die einfachen, mit mässiger Intensität verlaufenden Fälle von Recurrens bedürfen der Ruhe, Reinlichkeit, frischer Luft und eines im Uebrigen symptomatischen Verfahrens; leichte
Ernährung ist in manchen Fällen von vorn herein geboten, soweit sie der
Zustand der Digestionsorgane erlaubt. Emetica scheinen mehr schädlich
als nützlich, Abführmittel zweckmässiger; Schröpfköpfe in der Milzgegend,
Nitrum, Brausepulver, Opiate können nach Umständen angewandt werden.
Bei drohendem oder eintretendem Collapsus ist rasch und reichlich Wein,
Punsch u. dergl. zu geben; bei deutlichen urämischen Symptomen sind
Pflanzensäuren, Diuretica, Abführmittel anzuwender. Der Eintritt des zweiten Fieberanfalls konnte nach Angabe der englischen Beobachter weder
durch diätetische Maassregeln, noch durch Chinin, Arsenik, Bebeerin
u. dergl. verhütet werden. Ob das Chinin häufig genug und in hinreichend grossen Gaben angewandt worden, lässt sich nicht entscheiden.
Einzelne geben an, dass es in protrahirten Fällen (mit Eisen verbunden)
gute Dienste thue. — Hinsichtlich der Behandlung des biliösen Typhoids
kann ich versichern *), dass das Chinin dieselbe Wirksamkeit wie im

---

*) Der statistische Nachweis findet sich in meiner citirten Arbeit p. 346 ff. Auch
L a n ,g e fand das Chinin hauptsächlich wirksam.

Wechselfieber äusserte, dass Fälle der allerschwersten Art in überraschend kurzer Zeit, unter schneller Volumsabnahme der Milz sich allseitig zur Genesung wendeten. Ich glaube daher das Chinin aufs dringendste empfehlen zu müssen; dasselbe muss in grösseren Gaben, 10—30 Gran für den Tag, am besten per os et anum, in Auflösung angewandt werden. Uebrigens gelingt es nicht durch Chinin den ganzen Process von vornherein abzuschneiden; es ist vielmehr zweckmässiger, in der ersten Krankheitszeit mässige Abführmittel, Salze, Ol. ricin., Cremor tartari, Tamarinden etc. zu geben, und erst nach deren Wirkung, um die Zeit des eben erscheinenden Icterus die Chininbehandlung zu beginnen; diese muss jedenfalls mehre Tage durch fortgesetzt werden. Aderlässe und Brechmittel sind schädlich. — Das sonstige symptomatische Verfahren gegen die einzelnen Beschwerden ist bekannt. — Die Dysenterie im Verlauf des biliösen Typhoids schien mir durch Calomel und Ol. ricin. am meisten günstig modificirt zu werden. — Die Behandlung der Nachkrankheiten hat nichts Eigenthümliches. — Die hygieinischen Verhältnisse im Grossen müssen geordnet, erkrankte Truppenkörper dislocirt und zerstreut, auch die Erkrankten wo möglich schon im Beginn vom Orte der Erkrankung entfernt werden.

Fünfte Formenreihe.

Die Pest.

Die alten Pestschriften geben eine viel geringere Ausbeute für die Kenntniss der Krankheit, als man glauben sollte, sie beschäftigen sich vorzüglich mit Hypothesen über den Ursprung der Krankheit und mit Arzneiformeln; ich habe desshalb nur wenige der wichtigsten älteren Monographieen angeführt.

G. Agricola, De peste Libr. 5. Basil. 1554. — H. Mercurialis, De Peste. Basil. 1577. — Al. Massaria, De Peste. Venet. 1579. — Prosper Alpinus, Med. Aegypt. Venet. 1591 (ed. Friedreich 1829.) — Diemerbroeck, De peste. Libr. IV. Opp. omn. Ultraject. 1685. — Th. Sydenham, Febr. pestil. et pestis ann. 1665—66. Opp. ed Kühn. Lips. 1827. p. 84 ff. — Muratori, De tractanda evitandaque peste etc. Mutini 1710. — Mead, De cont. pest. et methodo etc. Lond. 1720. Mead, de Peste. Lond. 1723. — Bertrand, Relation historique de tout ce qui s'est passé à Marseille etc. Cologne 1723. — Chenot, Tract. de peste. Vindob. 1766. — A. de Haën, De Peste. Ratio medendi. Pars XIV. 2. Vienn. 1770. (Sah die Pest nicht selbst). — Orraeus, Descr. pestis quae a. 1770. in Jassia et 1771 in Moscua grassaata est. Petrop. 1784. — J. v. Hildenbrandt, Ueber d. Pest. Wien 1799. — Samoilowitz, Mém. sur la peste de Moscou. Par. 1787. — Mertens, Obs. med. de febr. putridis, de peste etc. Vienn. 1728. — Russel, A treatise on the plague. Lond. 1791. (Uebers. Leipz. 1792.) — Schraud, Geschichte der Pest in Syrmien 1795—96. Pesth 1801. — Desgenettes, Hist. méd. de l'armée d'Orient. Par. 1802. — Pugnet, Mém. sur les fièvres de mauvais charactère du Levant etc. Lyon 1804. — Brooke-Faulkner, Obs on the plague in Malta. Edinb. Journ. vol. 10. 1814. — Grohmann, Ueber die a. 1813 in Bucharest herrschende Pest. Leipzig 1816. — Morea, storia della peste di Noja. Nap. 1817. — E. de Wolmar, Abhandl. über d. Pest. Berlin 1827. — Czetyrkin, Die Pest in der russ. Armee etc. Aus d. Russ. 1837. — Lorinser, Die Pest des Orients etc. Berlin 1837. — Pariset, Mém. sur les causes de la peste etc. Par. 1837. — Bowring, Obs. on the oriental plague etc. Edinb. 1838. — Gosse, Relation de la peste etc. en Grèce etc. Par. 1838. — Bulard, De la peste orientale etc. Par. 1839. (Uebers. v. Müller. Leipzig 1840.) — Frari, della peste etc. Venez. 1840. — Clot-Bey, de la peste observée en Egypte. Pau 1840. — Gaëtani, sulla peste etc. Napol. 1841. — Aubert-Roche, de la peste ou Typhus d'Orient. Par. 1843. — Littré, art. Peste in Diction. de Méd. en 30 vol. — Vol. 24. 1841.— Gobbi, Beitr. zur Entwicklung und Reform des Quarantainewesens. Wien 1844. — Robertson, med. notes on Syria etc. Edinb. journ. vol. 62. 64. 1844. 1845. — Prus, rapport à l'académie roy. de médecine etc. Par. 1846. — M. Heine, Beitr. z. Geschichte der orient. Pest. Petersb. 1846. — Sigmund, Zeitschr. der kk. Ges. der Aerzte zu Wien. 1850. — Procès-verbaux de la conférence sanitaire internationale. Par. 1852. — Simon, med. Geschichte des russisch-türkischen Feldzugs 1828—29. Hamb. 1854.

§. 351. Die Definition, welche Galen (im Commentar zum 3. Buch der hippocratischen Epidemieen) gab „wenn eine Krankheit an einem Ort viele Menschen befällt, so ist sie epidemisch; wenn sie auch viele von ihnen tödtet, ist es eine Pest," war lange in der Medicin maassgebend; die verschiedensten ausgebreitet herrschenden, bösartigen, besonders auch ansteckenden Krankheiten nannte man Pesten oder pestilentielle Fieber. Allmählig gieng es wie mit dem Worte Typhus (vergl. p. 82). Neben jener generellen, mehr allgemein pathologischen Bedeutung des Wortes kam der Gebrauch desselben für eine bestimmte, besondere Krankheitsart auf, für diejenige, die wir noch heute so nennen. Es konnte bei diesem doppelten Sinne des Wortes, der sich bis gegen Ende des vorigen Jahrhunderts in der Medicin erhielt *), nicht an zahlreichen Missverständnissen fehlen, die von den übelsten practischen Consequenzen waren; während sich die Facultäten um den Namen stritten, schritten gewöhnlich die Epidemieen schrankenlos und mörderisch fort. — Heutzutage wird natürlich unter der Pest nur eine specielle acute Krankheitsform verstanden, der multiple Localisationen zukommen, die sich aber besonders durch schwere Erkrankung einzelner Abschnitte des lymphatischen Apparates (Bubonen-Pest) und durch die Entwicklung von Anthrax oder Carbunkel auszeichnet.

§. 352. Man kann darüber streiten, ob diese Krankheit zu den typhösen zu rechnen sei oder nicht. v. Hildenbrandt, ein Beobachter der Pest, that diess, hauptsächlich wegen der ihr zukommenden Typhomanie **). Man wird mit noch anderen, und ich glaube wichtigeren Gründen die Betrachtung der Pest als einer Typhusform rechtfertigen können. Vor allem reiht sie sich dem Ileotyphus und dem biliösen Typhoid an durch die starke und hier vollends ganz überwiegende Localisation im Lymphsystem, wobei gewisse Gruppen äusserer und innerer Lymphdrüsen in einer jenen Leiden entsprechenden Weise infiltrirt werden, allen Typhusformen sodann durch die primäre, offenbar toxische und hier eminente allgemeine Nervenstörung von depressivem Character, durch die Milzschwellung und das, wie unten gezeigt werden wird, sehr wahrscheinlich auch ihr zuweilen zukommende roseolöse Exanthem. Andererseits aber nähern sich die andern Typhusformen in einzelnen Fällen und selbst in

---

*) Während schon Fracastor im 16. Jahrhundert die wahre Pest bestimmt von den pestilentiellen Fiebern im Allgemeinen unterschieden hatte, auch bei Schriftstellern des 17. Jahrhunderts, z. B. Lang sich der Ausspruch findet, die Zeichen der Pest seien nur aus den Bubonen, Carbunkeln und Vibices zu entnehmen, diagnosticirte man noch sehr viel später nach dem Satze, der noch im vorigen Jahrhundert geschrieben ist: „Pestis vocatur quando in morbis supremus malignitatis gradus adest."

**) Ansteckender Typhus. 1810. p. 17.

einzelnen beschränkten, aber sehr malignen Epidemieen *) wieder der Pest, indem beim Fleckfieber oder Ileotyphus ausnahmsweise auch dieselben Lymphdrüsengruppen, wie bei jener, die Inguinal-Lumbar-Axillardrüsen Sitz einer Infiltration werden, zuweilen sogar noch Carbunkel entstehen und damit und mit schweren, putriden Allgemeinsymptomen die ganze Krankheit eine der Pest höchst ähnliche Gestaltung annimmt.

Indessen wäre es sehr irrig, desshalb etwa in der Pest nur einen sehr hohen Grad oder eine besonders maligne, etwa septische Form des sonstigen Typhus zu sehen. Es gibt auch leichte Fälle von Pest mit ganz characteristischen Symptomen ohne allen septischen Character, es gibt selbst, wiewohl selten, ganz leichte Epidemieen, es gibt eine wahre Pest-Febricula, wie es eine solche für die übrigen Typhusformen gibt. Die Pest ist eine ganz specifische Krankheit und ihre Ursachen müssen specifische sein. Die Processe bei ihr, obschon vielfach ähnlich den anderen Intoxicationsprocessen, die wir Typhus nennen, haben in mancher Beziehung, namentlich in der Häufigkeit des Carbunkels und der, wie es scheint, primär und secundär (von dem Allgemeinleiden aus) möglichen Entstehung desselben und in der Ansteckungsfähigkeit des Blutes (§. 359), auch wieder mannigfache Analogie mit dem Milzbrand. Sie sind aber mit diesem ebenso wenig identisch als mit den anderen Typhusprocessen. —

Vorkommen und Aetiologie der Pest.

§. 353. Es ist ganz sicher, dass die Pest eine alte, schon vor der christlichen Zeitrechnung vorgekommene Krankheit ist. In einer Stelle des Rufus, die sich bei Oribasius**) findet, werden die Pestbubonen nebst den übrigen Symptomen der Krankheit unzweifelhaft beschrieben, ihr epidemisches Vorkommen und ihre Häufigkeit in Syrien und Egypten erwähnt. Diese Notiz ist nicht bloss von gelehrtem Interesse ; sie widerlegt die Ansicht, dass die Pest erst von der Zeit an erschienen sei, wo — im 5. Jahrhundert n. Chr. — das Einbalsamiren der Leichen in Egypten abkam (Pariset) und manche darauf gegründeten Schlüsse hinsichtlich der Aetiologie. — Näher geschichtlich bekannt ist übrigens erst die fast über ganz Europa verbreitete Epidemie des 6ten Jahrhunderts (Justinianische Pest). Im Laufe des Mittelalters waren die Epidemieen häufig; der verheerende „schwarze Tod" des 14. Jahrhunderts war sicher gleichfalls wahre Pest (mit häufiger Lungengangrän ?). Noch im 16. und 17. und zum Theil noch im Anfang des vorigen Jahrhunderts war die Pest eine in Europa ziemlich häufige Krankheit; sie verhielt sich damals in Deutschland, Holland, Italien etc. ungefähr ebenso wie später und noch in unseren Zeiten im Orient, d. h. sie trat bald da bald dort in grossen, öfters auch in kleinen, localen Epidemieen auf und war oft wieder für längere Zeit ganz verschwunden; über ihr sporadisches Vorkommen unter jenen Verhältnissen ist nichts bekannt. In England schloss die heftige Londoner

---

*) Vgl. Pringle, Krankheiten der Armee. 3. Theil. Cap. 7. Hirsch, Horns Archiv 1808. 4. Bd. p. 66. Banhöffer, würt. med. Corresp. Bl. 20. November. 1852. Montgarny, citirt bei Hirsch, Prag. Vierteljahrschr. Bd. 32. p. 27. Gaultier de Claubry l. c. p. 13. 21. 24, wo namentlich die Fälle aus der furchtbaren Kriegstyphusepidemie in Mainz zu beachten sind, welche der schwersten Pest glichen. — Eine geringe Mitinfiltration der Lumbardrüsen ist beim Ileotyphus gar nicht selten; selbst schmerzhafte Schwellung der Achseldrüsen ohne alle peripherische Ursache kam mir selbst schon bei Typhuskranken mittlerer Gravität vor. —
**) Classicor. auctor. e Vatican. codicib. ed. T. IV. cur. A. Maio. Rom, 1831. p. 11.

Epidemie von a. 1688, in Frankreich und überhaupt im Westen des europäischen Continents die Epidemie von 1720 in Marseille und der Provence die Reihe der Pestseuchen; in Osteuropa, der Ucraine (1738), Moskau (1770), Ungarn, Galizien, Siebenbürgen etc. kamen solche noch später (bis 1797) häufig vor. — In diesem Jahrhundert waren nur noch die eigentlichen orientalischen und ihre Grenzländer der Sitz grösserer Epidemieen; vereinzelte Fälle und beschränkte, kleine Epidemieen kamen wohl in den Inseln und Seestädten des mittelländischen und schwarzen Meeres, Malta, Corfu, Noja, Odessa vor; in Griechenland (1827—28) und in den unteren Donauländern (1827—29) kam es während der damaligen Kriege zu grösserer epidemischer Ausbreitung; in der Türkei, in Syrien und Egypten traten noch später sehr grosse, verheerende Pestseuchen (z. B. Cairo 1835) auf. —

§. 354. Jetzt ist seit 12—14 Jahren die Pest auch im Orient vollständig erloschen. Seit a. 1841 ist in Constantinopel, seit 1843 in der asiatischen Türkei *), seit 1844 in Egypten kein einziger Pestfall mehr constatirt worden. Dieses merkwürdige, gänzliche Verschwinden der Pest trifft zusammen mit der Einführung und Regulirung einer planmässigen Sanitäts- und speciell Pestpolizei im türkischen Reiche. Solche erfolgte in Constantinopel im J. 1840, in Egypten a. 1842 und in letzterem Lande wurden dabei besonders einige wichtige Maassregeln öffentlicher Gesundheitspflege, namentlich eine bessere Hygieine der Begräbnisse eingeführt. Bei der grossen Mangelhaftigkeit der Sanitätseinrichtungen in der ganzen europäisch-asiatischen Türkei aber und bei der grossen Störung, die solche vollends in dem letzten Kriege (1854—55) erlitten, ist es ganz unmöglich, in denselben die eigentliche Ursache des Verschwindens der Pest zu sehen, wenn man überhaupt die spontane Entstehung der Krankheit in Europa und Asien zugibt. Betrachtet man dagegen bloss Egypten als die eigentliche Heimath der Pest, so kann es bei den dort viel vollkommneren und in ungestörter Wirksamkeit verbliebenen Sanitätsmaassregeln auch für möglich, wenn gleich nicht besonders wahrscheinlich gelten, dass diesen eben das Aufhören der Krankheit zuzuschreiben sei. — So höchst merkwürdig dieses gänzliche Verschwinden der Krankheit, auch aller sporadischen Fälle im ganzen Orient ist, so wäre es doch sehr übereilt, desshalb schon jetzt die Pest für auf immer erloschen zu halten. Auch früher kamen zuweilen 10jährige Intervallen zwischen den Epidemieen vor und Niemand kann sagen, wie lange dieser günstige Zustand fortdauern wird. —

§. 355. Ob die Pestepidemieen früherer Jahrhunderte zum Theil in Europa selbst sich entwickelten oder ihre Ursachen immer aus dem Orient eingeschleppt wurden, lässt sich jetzt nicht mehr ausmachen; das erstere kann indessen als wahrscheinlicher betrachtet werden. Seit mehr als 100 Jahren aber liess sich bei allen wahren, in den mitteleuropäischen Ländern vorgekommenen Pestfällen die Einschleppung nachweisen. — Welches unter den orientalischen Ländern aber wieder der eigentliche Entstehungs- und Ausgangsheerd der Krankheit in neueren Zeiten sei, ist strittig. Ueber Egypten ist Jedermann einig auch für Syrien und Kleinasien wird die spontane Entstehung der Pest wohl allgemein zugegeben; ob das Festland der europäischen Türkei die Krankheit jedesmal durch Einschleppung von aussen erhalte, ob sich die Krankheit dort nie

---

*) Gobbi, l. c. p. 38.

ursprünglich entwickle, welche Ansicht in neuerer Zeit aufkam *), wird
sich wohl sehr schwer erweisen lassen, und das gleiche gilt für Persien
und Armenien. Am zweifelhaftesten ist die originäre Entstehung der Pest
in den unteren Donauländern; die früheren grossen Epidemieen der Wal-
lachei, Bulgariens etc. scheinen, soweit sie näher gekannt sind, allerdings von
auswärts her entstanden zu sein; dabei soll es aber auch wieder daselbst
ein endemisches Fieber geben, das sich häufig mit Bubonen, Carbunkeln
und Petechien verbinde **) und doch etwas ganz anderes als die Pest sei.
Wie es sich hiermit verhalte, lässt sich derzeit nicht entscheiden.

§. 356. Die orientalischen Länder haben trotz der grössten climatischen und topographischen Verschiedenheiten gewisse Verhältnisse unter
sich gemein, welche der Entstehung und Verbreitung schwerer epidemischer Krankheiten erfahrungsmässig sehr günstig sind: Allgemeines Elend
der Population in Bezug auf Wohnung, Nahrung und Kleidung, bis auf die
neueste Zeit gänzlicher Mangel aller Sanitätspolicei, Vernachlässigung der
Bodencultur, überall massenhafte Ansammlung faulender organischer Substanzen, an vielen Orten Sümpfe neben andern Quellen von Feuchtigkeit
der Luft und des Bodens und neben hoher Temperatur. Unter-Egypten
namentlich, das Land, wo immer vorzugsweise die Pest spontan zu entstehen schien, zeichnet sich aus durch Elend, Schmutz und Barbarei des
unglaublichsten Grades neben tiefer und ausgedehnter Durchfeuchtung seines Alluvialbodens bei der Nilschwelle mit Bildung zahlreicher Tümpel
und Moräste. Aus der Verbindung dieser antihygieinischen Momente lässt
sich natürlich nicht ohne Weiteres — wie doch schon so oft geschehen
— das Auftreten dieser eigenthümlichen Krankheit erklären; immerhin
aber ist es beachtenswerth, dass in den anderen Typhusformen dann
besonders die pestartigen Fälle (§. 352) zum Vorschein kommen, wenn
die Bevölkerung oder die Kranken grosser allgemeiner Vernachlässigung
und starken fauligen Ausdünstungen ausgesetzt sind. — Mit den Malaria-
ursachen haben die Pestursachen nichts zu thun. Sehr starke Ma-
lariagebiete unter ähnlichen climatischen Verhältnissen, z. B. das französische Nordafrika, produciren keine Pest; nach G o s s e trat in Griechenland
oft gerade in den Fieberorten die Pest gelinde auf und von Egypten selbst
gehören doch eigentlich nur gewisse Küstenstriche zu den ausgeprägten
Fiebergegenden.

§. 357. Während so die Pest im Orient für jetzt erloschen ist,
scheint es aus einzelnen neueren Berichten, dass sie in Gegenden, wo
man sie früher gar nicht vermuthete, namentlich in Ostindien stellenweise
noch immer epidemisch vorkommt. Die früher (1815—21. 1836) beobachtete sogenannte Pali-Pest in Oberindien ist nach ihren Erscheinungen ***)
und ihrem Leichenbefund (W e b b) †) als dieselbe Erkrankung wie die
orientalische Pest zu betrachten, wobei ihr namentlich öfters jene Lungen-

---

*) Auch S i g m u n d l. c. p. 262 ist ihr ganz beigetreten.
**) C h e n o t, Witt, S i g m u n d u. A. — Auch aus dem letzten Kriege enthält eine
    Correspondenz der Wiener Wochenschrift 1854. Nr. 13 die Stelle: „In Turtukai
    hatte sich das Wechselfieber häufiger mit jenen knotigen Drüsenanschwellungen
    gezeigt, welche man auch in Egypten und am St. Georgskanal beobachtet und
    diese Erscheinung hatte die Besorgniss erregt, die Pest sei im Anzug."
***) Vgl. die Berichte von R a n k e n, Gilder, Whytt in Edinb. med. and surg. Jour-
    nal. Vol. 51. p. 231. u. Vol. 55. p. 194.
†) Pathologia indica. 2. ed. p. 212 ff.

hämorrhagieen zukommen, die auch die Pestepidemie des „schwarzen
Todes" ausgezeichnet haben. Dieselbe Krankheit soll nun auch entfernt
von der Gegend dieser Epidemieen, an andern Orten Ostindiens (Ghur-
val) bis zum Jahr 1853 alle Jahre vorgekommen sein *). — Diese indischen Pesten bedürfen jedenfalls noch weiterer Aufklärung; sie sind von
Interesse in nosographischer Beziehung, aber auch in historischer, da
die Annahme, der „schwarze Tod" des 14. Jahrhunderts habe sich,
wie die Cholera, aus Indien her nach Westen verbreitet. manches für
sich hat. —

§. 358. Die Pest, wie wir sie aus dem Orient und aus Europa kennen, ist eine contagiöse Krankheit. — Diese Thatsache, welche
bis vor etwa 20 Jahren mit wenigen älteren Ausnahmen unbestrittene Geltung hatte, wurde in neuerer Zeit von einigen französischen Aerzten, namentlich Clot, theils in ganz unbegründeten Zweifel gezogen, theils, wo
die Erfahrungen gar zu laut sprachen, wenigstens durch den unnützen
Wortstreit um „Infection" und „Contagion" verdunkelt. Ich will hier dem
Widerspruchsgeist und der Sophistik nicht auf allen ihren Wegen nachgehen,
ich will nur gegen einen dieser Scheingründe etwas bemerken. Den einzelnen, wohl constatirten und erwiesenen Fällen von Contagion, welche aber,
weil die Forderung strenger Constatirung gemacht wird, nothwendig nicht
sehr zahlreich sein können, wollte man die Masse der sogenannten negativen, d. h. der Fälle entgegensetzen, wo der Verkehr mit Pestkranken
ohne Folgen blieb; nun sollte die Majorität der Fälle entscheiden, und jene
ersteren sollten als „Ausnahme" gelten und für die ganze Frage kaum in
Betracht kommen! — In dieser Weise liesse sich die Contagiosität fast aller
Krankheiten, die wirklich ansteckend sind, widerlegen; zur Contagiosität
gehört es nicht, dass jedesmal und unverbrüchlich durch Verkehr
mit einem Kranken die Krankheit mitgetheilt wird, sondern dass diess geschehen kann. Diess aber erhellt bei der Pest unzweifelhaft aus folgenden Umständen.

§. 359. a) Bei einer Anzahl wohl bekannter Epidemieen lässt eine
unbefangene Betrachtung aller Umstände, wie solche von uninteressirten
und wahrheitsliebenden Beobachtern erhoben wurden, keine andere Annahme zu, als dass die Pest einer bisher gesunden Population durch einzelne, von aussen hereingekommene Kranke überbracht worden ist. So
bei der von Schraud beschriebenen Pest in Syrmien, bei der Pest von
Moskau 1770 (nach 150 freien Jahren; nachgewiesene Einschleppung durch
Soldaten, Samoilowitz, Mertens), in Marseille 1720 (nach 70 freien
Jahren; Einschleppung durch das Schiff des Capitän Chataud), in Malta
1813 (nach 137 freien Jahren; durch das Schiff St. Nicolo aus Alexandrien,
Faulkner u. A.), in Morea 1827 (durch die egyptischen Truppen, Gosse),
in Odessa 1837 (M. Heine), in Cairo 1835 etc. — Eine unbefangene
Betrachtung wird in Folge eines genauen Studiums dieser Fälle, nach der
erwiesenen Ankunft der Pestkranken an diesen Orten, nach der erwiesenen Thatsache, dass die ersten Fälle unter Solchen ausbrachen, die unmittelbar mit den Pestkranken zu thun hatten, nach der langsamen, oft
von Mann zu Mann, von Familie zu Familie nachweisbaren Ausbreitung
der Krankheit aus dem ersten Kreise, nach den langen Pestfreien Zeiten,
die den Epidemieen oft voraus gingen, die Contagiosität nicht in Abrede

---

*) S. Schmidt's Jahrb. 1856. Heft 1. aus Nederl. Weeckbl. Jan. 1855.

stellen und aus ihr auch den ganzen Gang der Ereignisse erklären können. Die Gegner der Contagion lassen diese Epidemieen etwa aus der Luft, aus dem Genius epidemicus, aus unbekannten Verhältnissen entstehen. — b) Zahlreiche, in gar keiner Weise anfechtbare Einzelfälle sind in den europäischen Quarantäne - Anstalten durch Verkehr mit aus dem Orient zugereisten Pestkranken vorgekommen. Solche kamen nie vor, ohne dass eben Pestkranke eingetroffen gewesen wären und wann immer sie vorkamen, da herrschte auch ohne Ausnahme an einem der Orte, woher das betreffende Schiff kam, eben epidemische Pest. Solche unzweifelhafte Pesteinschleppungen in die europäischen See-Quarantänen, Venedig, Livorno etc. sind (nach dem gewissenhaften Ségur-Dupeyron) von 1721 — 1830 33mal vorgekommen; in der Marseiller Quarantäne allein wurden von 1720 bis jetzt 8 Fälle unter dem Lazareth-Personal (5mal mit tödtlichem Ausgang) constatirt; die Fälle von Malta (1813, 1814), Zante (1829), Alexandrien (1832), Constantinopel (1841) sind ebenso sicher, wie jene, erhoben.

c) Bei strenger Isolirung der von der Pest Befallenen verbreitet sich die eingeschleppte Krankheit nicht weiter, wie diess eben die zahlreichen Erfahrungen der europäischen Quarantänen lehren, während umgekehrt bei offenem Verkehr derselben mit Gesunden die Krankheit weite Verbreitung findet. Strenge Abschliessung der Gesunden gibt zwar in den Pestepidemieen des Orients keinen absoluten Schutz vor der Krankheit; es liegt aber doch eine Anzahl wohl constatirter Fälle vor, wo die consequent durchgeführte Abschliessung einen grösseren Menschencomplex mitten in einer von der Pest decimirten Bevölkerung frei hielt. So im Waisenhaus von Moskau A. 1770, wo 1400 Personen ganz frei von der Krankheit blieben, so in der Cavallerieschule von Ghizeh und in der polytechnischen Schule von Boulak in der Cairiner Epidemie von 1835*) und in zahlreichen andern Fällen. — Wenn in abgeschlossenen Häusern auf der Höhe der Epidemieen dennoch nicht selten Pestfälle vorkommen, so ist vor Allem daran zu denken, dass oft die Abschliessung nur gegen die unmittelbare körperliche Berührung von Menschen und Effecten gerichtet ist, nicht aber auch gegen Ausdünstungen schützte, dass ferner diese Abschliessungen, wo nicht die strengste Aufsicht waltet, unendlich häufig übertreten werden, dass sich aber auch allerdings zuweilen auf der Acme der Epidemieen eine allgemeine Pestatmosphäre zu bilden scheint (§. 364), gegen die keine Absperrung mehr schützt.

d) Ein Nachweis der Uebertragbarkeit, den wir bis jetzt von keiner andern typhösen Krankheit besitzen, die directe Inoculation hat bei der Pest in einer Reihe von Fällen positive Resultate ergeben. Abgesehen von einigen älteren, merkwürdigen, aber nicht öffentlich constatirten Angaben (Dussap, Valli, Ceruti) liegen hiefür der Fall des englischen Arztes Whyte (1802; starkes Einreiben von Bubonen-Eiter in die Inguinalgegend, am folgenden Tag noch Inoculation solchen Eiters in die Handgelenke; Ausbruch der Pest am 3. — 4. Tage. Entstehung eines Anthrax an

---

*) Letztere, mitten am Orte des lebhaftesten Verkehrs des niedern arabischen Volkes, war vom Wüthen der Pest umgeben; das nach aussen communicirende Wach-Personal erlitt eine Reihe von Erkrankungen; einzelne Individuen, welche den abgeschlossenen Raum verliessen, wurden allsogleich befallen; unter den Abgeschlossenen selbst kam kein Fall vor. Ich kenne diese Thatsachen aus ganz authentischer Quelle.

der eingeriebenen Stelle; Tod am 7. — 8. Tag) und die a. 1835 angestellten Cairiner Experimente *) an zum Tode Verurtheilten (Inoculation
des Bluts von frischen Pestfällen bei 2 Gesunden, Ausbruch der Pest am
3. Tage; Genesung) vor.

§. 360. Wie bei den andern typhösen, wie bei allen sonstigen acuten contagiösen Krankheiten sieht man auch bei der Pest, dass die Ansteckung zeitweise und von einzelnen Fällen eine eminent starke, von andern eine sehr geringe ist oder gar nicht beobachtet wird. Dass unmittelbare Berührung des Kranken nicht zur Ansteckung nothwendig ist —
wie man noch jetzt vielfach im Orient glaubt und wie diess früher, noch
bei Hildenbrandt und in seiner ganzen Zeit auch die allgemeine Ansicht der Aerzte war, — ist sicher. Das Contagium wird offenbar in geringer Entfernung auch durch die Luft übertragen und es ist diess gewiss — wenigstens nach den heute gültigen Thatsachen — die häufigste
Art der Ansteckung. Diese Mittheilung in Distanz scheint durch die bekannten Umstände, eingeschlossene Luft, Unreinlichkeit, Zusammenhäufung
von Kranken, Feuchtigkeit sehr begünstigt zu werden, wogegen ganz vereinzelte Krankheitsfälle in vollkommen freier Ventilation sehr wenig contagiös zu sein scheinen. Unter jenen antihygieinischen Umständen besonders scheint sich eine allgemeine Pestatmosphäre bilden zu können.
Auch die von den Kranken benützten Effecten, Betten, Wäsche und
dergl. können das Contagium aufnehmen und an bisher pestfreie Orte
bringen**). Dagegen liegt kein unzweifelhaft constatirter Fall vor, dass
durch blosse Handelswaaren aus dem Orient (Baumwolle u. dergl.) die
Pest in Europa eingeschleppt worden ist und mit Recht hat man in den
neuesten Verhandlungen über die Pestsache die bisherige Unterscheidung
der Waaren in solche, durch welche die Pest eingeführt werden kann und
solche, durch die diess nicht geschieht, für veraltet und unbegründet erklären können.

§. 361. Die Incubationszeit hat bei der Pest eine sanitätspoli-
zeiliche Wichtigkeit, wie bis jetzt bei keiner anderen Krankheit; denn die
Zeit der Quarantäne muss sich nothwendig darnach richten, innerhalb welcher Zeit man bei einem noch kein Pestsymptom Darbietenden das noch
mögliche Erscheinen der Pest zu befürchten hat. — In sehr vielen Fällen dauert die Incubation offenbar nur 2 — 5 Tage; die Zeiten der längsten Incubation wurden von verschiedenen Beobachtern verschieden an-

---

*) Die Fälle sind vielfach erzählt; der Bericht von Gaëtani (l. c. p. 82 ff.) dürfte
als verlässlich betrachtet werden. — Auch das Anziehen der mit dem Schweiss
Pestkranker durchnässten Kleider rief die Krankheit in beiden gemachten Experimenten am 4. und 5. Tage hervor. — Schon Czetyrkin übrigens bemerkte,
dass nach Einimpfung der Flüssigkeit aus den frischen Bläschen eines noch
nicht brandigen Carbunkels bei Kranken, welche schon Bubonen hatten, an der
Impfstelle wieder Carbunkel entstanden; zuweilen bildete sich darauf auch ein
Bubo der nächstgelegenen Drüsen ohne Carbunkel.
**) Ich berufe mich hier nicht auf die älteren, z. Theil abentheuerlichen Geschichten
von der lange in Kästchen eingeschlossenen Pest u. dergl. Aber wohl constatirte
Thatsachen sind von dem unbefangenen Ségur-Dupeyron aus den Seehäfen
des Mittelmeeres beigebracht und selbst von der hypercritischen Commission der
französischen Academie a. 1846 als authentisch anerkannt worden. Auch in
dieser Beziehung verdienen die älteren Zeugnisse von Männern wie Pugnet oder
Desgenettes weit mehr Zutrauen, als die Anzweiflungen neuerer, einseitiger und
nach Aufsehen lüsterner Partheischriftsteller.

gegeben; doch scheint in der ungeheuern Mehrzahl der Fälle, namentlich
nach den vorliegenden, wichtigen Quarantäne-Beobachtungen*) die Pest
fast immer innerhalb 7 Tagen nach der möglichen Aufnahme des Contagiums auszubrechen und die von Manchen angegebenen längeren, bis
15tägigen Incubationszeiten (H e i n e, B u l a r d, R o b e r t s o n, G o s s e
u. A.) scheinen doch nur ganz vereinzelt und exceptionell vorzukommen,
wie es ja auch einzelne ganz seltene Fälle gibt, wo die Vaccine - Pustel
erst viel später als gewöhnlich, etwa um den 10. Tag erscheint.

§. 362. Ganz eigenthümlich ist es bei der Pest, dass auch eine ö r t -
l i c h e C o n t a g i o n auf der Haut, durch unmittelbaren Contact derselben
mit den Kranken oder ihren Effecten vorkommt, in der Art, dass dann an
der berührten Hautstelle ein Carbunkel oder vielleicht auch ohne solchen
in den nächstgelegenen Lymphdrüsen ein Bubo entsteht. G o s s e besonders hat diese Art der Wirkung des Pestgiftes und die Verbreitung der
Krankheit auf diesem Wege in der von ihm beschriebenen griechischen
Epidemie längere Zeit fort beobachtet; aber auch bei Anderen**) finden
sich Thatsachen, welche nur so sich deuten lassen, dass man annimmt,
das Pestgift wirke öfters direct auf die Haut ein und könne dort eine unmittelbar gangränescirende septische Wirkung und auch wieder eine Entzündung erregende auf die nächsten Lymphdrüsen ausüben. — Hierin
aber verhält sich die Pest ähnlich dem Milzbrand, der theils an der Be-
rührungsstelle Hautbrand macht, theils, wenn — wie nach dem Genuss des
Fleisches kranker Thiere — die Infection innerlich entsteht, durch diese
innere Ursache Hautbrand an beliebigen Stellen zur Folge hat. — Bei der
Pest sind freilich diese Fälle örtlicher Infection — soweit man sie näher
und bestimmter nachzuweisen vermag — bis jetzt als nur exceptionell zu
betrachten, man hat Grund zu der Annahme, dass die Ansteckung in der grossen Mehrzahl der Fälle zunächst ein Allgemeinleiden zur Folge habe, und es
ist sonderbar, dass jene von G o s s e beschriebene Pestform mit der örtlichen Infection, die nach ihm in Egypten häufig sein und die „Pest der armen Leute" genannt werden soll, gar nirgends bei den egyptischen Beobachtern erwähnt wird. Doch verdient dieser, für die Fortpflanzungsweise der
Pest so ungemein wichtige Punkt wiederholter, ganz neuer Untersuchungen, sobald sich wieder Gelegenheit ergibt; denn andererseits deuten doch
wieder einige Thatsachen***) darauf hin, dass die örtliche und zunächst örtlich bleibende Infection von der Haut aus vielleicht doch eine viel häufigere

---

*) In 43 Pestfällen der Quarantäne von Alexandrien wurde von G r a s s i und B e l l a
nie eine längere Incubation als 7 Tage beobachtet.

**) S c h r a u d, l. c. 2. Th. p. 38 erzählt, die Todtengräber, welche in den Verwe-
sungsflüssigkeiten aus den Pestleichen mit blossen Füssen herumgetreten seien,
seien in der Weise erkrankt, dass sie zuerst grosse Schmerzen in den Waden,
dann Leistenbubonen bekamen, dann in Delirium verfielen und schnell starben.
Bei C z e t y r k i n findet sich ein Fall, wo ein Krankenwärter von einem Pestkranken ein Geldstück nahm und in den Mund steckte; er bekam gegen Abend
geschwollene Unterkieferdrüsen und starb am folgenden Tag.

***) L e r n e t (bei Clot. p. 258) bemerkte, dass die Krankenwärter, welche barfuss
gehen, oft Carbunkel an den Füssen bekommen. Nach S a m o i l o w i t z ist
bei jüngeren Kindern der gewöhnliche Sitz des Bubo am Unterkiefer, selten in der
Achselhöhle, fast nie in der Inguinalgegend. — Sollte nicht der Grund hiervon
darin liegen, dass die Kinder noch nicht auf dem Boden gehen, aber vieles in den
Mund stecken? — Auch die Immunität der Oelträger im Orient mit ihrem imper-
meabeln Ueberzug von Fett und Schmutz kann hier angeführt werden.

sei, aber in einer sehr versteckten, bis jetzt wenig beachteten und schwer
nachweisbaren Weise vor sich gehe.

§. 363.   Ueber die Natur des Pestgiftes fehlen uns natürlich
alle nähern Kenntnisse ; mit dem sogenannten Leichengift hat es in seinen Wirkungen, vielleicht auch in seiner Entstehung, manche Analogieen.
Bei den Sectionswunden erfolgt zuweilen örtliche, rasch gangränescirende
Entzündung, zuweilen örtlich gar nichts und einige Tage nach der Ver-
letzung eine sehr acute, mit heftigen Allgemeinsymptomen begleitete Entzündung der nächsten Lymphdrüsen. Es scheint aber auch Allgemeinwir-
kungen heftiger Verwesungsdünste zu geben, welche eine der Pest höchst
ähnliche Erkrankung hervorrufen *), und selbst wahre Pest hat man (a. 1823)
in Egypten in der nächsten Umgebung eines frisch umgewühlten Kirchho-
fes auftreten sehen. — Es ist aber weiter beachtenswerth, dass bis zur Einrichtung des neuen Sanitätswesens die Leichen in dem eigentlichen Pestlande
Unter-Egypten, gar nicht eigentlich begraben, sondern fast nur auf den
Boden gelegt und mit Unrath bedeckt wurden, so also halb an der Luft
faulten und dass im coptischen Quartier in Cairo, das immer bei der Pest
so ausserordentlich mitgenommen wird und wo man einmal nach dem De-
moliren eines Hauses auch plötzlich Pestfälle in der nächsten Umgebung
auftreten sah, die Verstorbenen zu grossem Theile in den Wohnhäusern
selbst, ja zum Theil in der Wand und unter dem Boden der gewöhnlichen
Wohnräume bestattet wurden. Mit den neueren Sanitätsmaassregeln wurde
diesem schauderhaftem Zustande wenigstens fast ganz ein Ende gemacht
und seither hat sich die Pest nicht mehr gezeigt. Es lässt sich nicht beweisen, dass diess gerade der Grund davon ist und noch weniger kann
die Rede davon sein, die ganz specifische und contagiöse Pest für eine
einfache putride Vergiftung zu halten; aber eine gewisse Wahrscheinlichkeit dürfte sich aus allen diesen Umständen zusammen dafür ergeben, dass
die specifische Pestursache ihrer Natur nach dem sogen. Leichengifte
analog ist und in der Leichenzersetzung die begünstigenden Momente ihrer
Entstehung oder ihrer Aufbewahrung und ihres Fortbestehens findet.

§. 364.   Die Pest tritt in den Ländern, wo sie einheimisch ist, in der
Regel, vielleicht immer in kleineren oder grösseren, mitunter furchtbar
wüthenden Epidemieen auf. — Es scheint solche Epidemieen zu geben,
welche auf einer abundanten Production des Pestgiftes an vielen Stellen in
einzelnen Jahren, unter einem Concurs unbekannter Momente beruhen. Die
populäre Tradition in Egypten lässt Jahre mit starker Nilschwelle Pestjahre
sein; die Thatsache ist im Allgemeinen nicht richtig **), doch lässt sich der
Einfluss grosser Feuchtigkeit, in Verbindung mit anderen Momenten, auch
nicht ganz abweisen. — Gegenüber diesen Epidemieen, die man als mias-

---

*) Beim Graben in der Erde stiessen einige Leute eines americanischen Handelsschif-
fes auf ein Grab, das eine 2—3 Monate alte Leiche enthielt. Der heftige Gestank
machte die beiden Grabenden ohnmächtig niedersinken. Sie verfielen am folgenden Tag in ein heftiges typhöses Fieber, am 4. Tag erschienen Petechien, der
eine bekam einen Bubo in der Inguinalgegend, der andere in der
Achselgegend. Beide starben nach wenigen Tagen; viele Inguinal- und Achseldrüsen waren bedeutend geschwollen und enthielten Eiter. Ein dritter, welcher
dem Graben bloss angewohnt hatte, bekam am 5. Tag einen Bubo, genas
aber. Med. Chir. Review. N. S. Vol. 2. p. 202.

**) Die durch grosse Ueberschwemmungen ausgezeichneten Jahre 1829, 1836, 1851
waren pestfrei.

matisch entstanden bezeichnen kann, kommen in und ausserhalb des Orients entschieden häufiger solche vor, wo die Krankheit ursprünglich durch einen contagiösen Fall in eine Gegend eingeschleppt, allmählig sich ausbreitet, weil der Verbreitung der Ansteckung kein Einhalt gethan wird. Hier sind die Erkrankungen anfangs um den ersten, eingeschleppten Fall gruppirt, 3 — 4 Wochen lang bleiben sie ziemlich isolirt, bis sie mit der Disseminirung des Contagiums allenthalben auftauchen, wo sich dann, wenn es einmal hunderte und tausende von Fällen zugleich gibt, allerdings vielleicht eine allgemeine Verbreitung des Pestgiftes von ihnen aus durch die Luft bilden kann und ein allgemeiner epidemischer Einfluss sich auch in verbreitetem Unwohlsein vieler relativ gesund Bleibender äussert. — Die rein contagiösen Epidemieen lassen natürlich oft die ungesundesten Gegenden ganz frei, während die gesundesten decimirt werden können; die Pest kann in dieser Weise an einem Orte mit grosser Heftigkeit herrschen, während ein ganz nahe gelegener keinen einzigen Fall hat. Diese Epidemieen lassen sich nach zahlreichen Erfahrungen im Anfang durch Sperrmaassregeln zum Stillstand bringen und widerlegen ganz die Anschauung, als ob die Pestseuchen über eine Gegend mit Naturnothwendigkeit hereinbrechende und ihren Verlauf nehmende medicinische Cometen seien. Dass aber Schmutz, Feuchtigkeit und Elend, überhaupt antihygieinische Verhältnisse auch bei diesen ursprünglich rein contagiösen Epidemieen sehr förderlich für die Ausbreitung sind, wird durch die Analogie mit den andern contagiösen Krankheiten sehr wahrscheinlich und auch durch die Erfahrung bestätigt. —

§. 365. Der Gang der Epidemieen ist sehr verschieden. Sie dauern bald wenige Wochen oder Monate, bald mehrere Jahre lang anhaltend fort. Für viele, aber nicht für alle, und mehr für die kürzeren Epidemieen kann die Beobachtung gelten, dass die Intensität der Erkrankungen Anfangs eine ungemein heftige sei, im Verlauf der Seuche milder und gegen ihr Ende um vieles leichter und gutartiger werde; in anderen Epidemieen ist die Sterblichkeit im Verhältniss zur Krankenzahl von Anfang bis zu Ende gleich. Der Nachlass der grossen epidemischen Ausbreitung erfolgt in der Regel schnell; dann aber kommen, wenigstens an vielen Orten, noch zahlreiche, aber sehr vereinzelte Fälle über Jahre hinaus verzettelt vor. — Die Angabe, dass während des Herrschens der Pest die anderen Krankheiten ganz aufhören, ist theils ganz unrichtig, theils wenigstens sehr übertrieben. Man bedenke, dass während der Epidemieen im Orient, wo überhaupt ein sehr primitiver Zustand der Diagnostik herrscht, alle Krankheiten, vom leichtesten Unwohlsein an, der alle Aufmerksamkeit absorbirenden Seuche zugeschrieben werden.

§. 366. Die Epidemieen der Pest stehen an manchen Orten in einer ziemlich markirten Weise unter dem Einfluss der Jahreszeiten und der Temperatur. In den kühleren Gegenden des Orients, in Syrien, Constantinopel, Griechenland und ebenso früher in Europa wurde zwar die Krankheit in gleicher Heftigkeit in der Mitte warmer Sommer, wie im Schnee des Winters (selbst in Moskau) beobachtet; doch so, dass sie wenigstens bei strenger Kälte sich seltner und gutartiger zeigte, feuchte Wärme sie zu begünstigen schien und die Epidemieen in der Türkei meistens im Frühling und Vorsommer auftraten. Dagegen ist die bekannte Thatsache sehr bemerkenswerth, dass die Pest in Mittel-Egypten, namentlich in Cairo, immer sicher auf der Höhe des Sommers, von Mitte Juni an zur Zeit der grossen, trockenen Hitze als Epidemie aufhört und dann nur noch seltene

sporadische Fälle vorkommen. Hatte auch hier eben die Krankheit die
grösste Ausdehnung gewonnen, so verschwindet sie, während die Kirch-
höfe von Pestleichen strotzen, während die Effecten der Kranken überall
ohne alle Vorsicht manipulirt und verkauft werden, nun gerade ziemlich
schnell und noch gar nie ist es vorgekommen, dass im Hochsommer in
Cairo eine Epidemie begonnen hätte. Beim Gleichbleiben aller übrigen
Momente kann diess doch nur der grossen Hitze und Trockenheit dieser
Jahrszeit zugeschrieben werden, wodurch das Pestgift geradezu vernichtet
zu werden scheint. Mit dieser Auffassung stimmt die Thatsache überein,
dass die Pest noch nie in eigentlichen Tropengegenden *) beobachtet
wurde, dass schon das heisse und trockene Ober‑Egypten nie schwere
Epidemieen hatte und schon häufig bei den Epidemieen Mittel-Egyptens ganz
verschont blieb und dass sie in Unter-Nubien, wo von einem spontanen Entstehen keine Rede mehr ist, nie über Wadi-Halfa hinauf gekommen ist. —
Die Pest ist also, wie die übrigen Typhusformen, weit mehr eine Krankheit
gemässigter, als heisser Climate und verträgt sich, wie es scheint, noch weniger als diese mit sehr hohen Temperaturen. Man hat diese Thatsachen
auf die künstliche Vernichtung des Ansteckungsstoffes, wie es scheint mit
Glück, angewandt.

§. 367. Während man so über das epidemische Verhalten der Pest
in mancher Beziehung positive Auskunft geben kann, liegt ein tiefes Dunkel über dem Vorkommen und der näheren Entstehungsweise der sporadischen Pestfälle. Die allgemeine Annahme, welche selbst die
Grundlage des ganzen europäischen Pest-Sanitätswesens bildete, war bis
vor kurzem die, dass die Pest im Orient, speciell in Egypten beständig
fort in vereinzelten Fällen vorkomme; noch mehrere der letzten Bearbeiter der Pest, welche an Ort und Stelle untersuchten, behaupten diess ganz
positiv; Gaëtani z.B. erklärte noch diese sporadischen Fälle für ungemein
häufig in Unter-Egypten, viele Andere wenigstens für alle Jahre vorkom-
mend **) und oft tödlich. Bulard war eigentlich der erste, der aus-
sprach, diese Fälle müssen jedenfalls sehr selten und immer leicht sein,
und sie seien überhaupt gar nicht gehörig constatirt. Diesem Ausspruch haben
die neuesten Erfahrungen bis jetzt Recht gegeben. Man hört in Egypten
manchmal von diesen Fällen reden; verlangt man sie aber zu sehen, so
bleibt dieser Wunsch stets unerfüllt oder man wird — wie es mir und
zwar von Seiten eines Arztes, der schon ziemlich viel über die Pest geschrieben, erging — zu einem syphilitischen Bubo geführt. Weder einer
der französischen Sanitätsärzte, welche seit a. 1843 in Egypten stationirt
sind, noch ich selbst waren trotz alles Bemühens jemals so glücklich, einen
dieser Fälle zu sehen; sie können auf keinen Fall häufig sein oder sie
existiren gar nicht und die erwähnten Angaben über die sporadischen
Fälle sind sämmtlich auf die verzettelten Nachzügler von Epidemieen zu
beziehen. Jedenfalls ist die Pest keine im Orient und namentlich in Egypten permanente und im Sinne des anhaltenden Vorkommens endemische,
sondern eine überwiegend epidemisch auftretende Krankheit und diese
Thatsache ist auch bereits den neuesten Reformen des Quarantaine-We-
sens in mehreren europäischen Ländern zu Grunde gelegt worden. Gibt es
aber dennoch wirklich ganz isolirte Pestfälle, so wäre deren genaues Stu-

---

*) Die obigen ostindischen Gegenden haben kein wahres Tropenklima.

**) Diese Angabe wird auch in einem officiellen Gutachten des Cairiner Conseil de
santé d. d. 29. April 1839 als ganz positiv aufgestellt (Edinb. Journ. Vol. 68.
p. 382).

dium in Bezug auf Aetiologie unbedingt das Förderlichste, was in der nächsten Zeit für die Pestlehre geschehen könnte.

§. 368. Auch über die individuellen Umstände, welche einen Einfluss auf Entstehung der Krankheit haben, lässt sich wenig streng Constatirtes sagen. Beide Geschlechter scheinen gleich disponirt; Schwangerschaft und Puerperium geben keinen Schutz; nach dem 50. Lebensjahr soll die Krankheit seltner vorkommen, Kinder jedes Alters werden häufig befallen; an zu früh geborenen Früchten pestkranker Mütter sollen schon Carbunkel und Bubonen beobachtet worden sein (Russel, Aubert-Roche). Neger und Berberiner leiden in Egypten in sehr hohen Verhältnissen und sehr schwer; die Europäer trifft die Pest bald mehr bald weniger als die Eingeborenen, im Allgemeinen soll bei ihnen die Krankheit tödtlicher sein. Eine sonderbare Immunität einzelner Beschäftigungsweisen wird von mehreren Seiten ziemlich übereinstimmend versichert: Leute, welche viel mit Wasser zu thun haben, Wasserträger, Badediener etc., noch mehr aber die Oelträger, Oel- und Fetthändler sollen, wie beim Fleckfieber, nur sehr selten befallen werden. — Mehrmalige Erkrankung desselben Individuums kommt vor, doch nur selten und alsdann oft nur in fragmentärer Form (Unwohlsein und Schmerz in den Inguinaldrüsen, einzelne Carbunkel etc.). Ueberstandener Typhus schützt nicht, noch die Pest vor ihm. — Dass den gewöhnlichen Gelegenheitsursachen des Erkrankens, Erkältung, Fatiguen, Diätfehlern, Schrecken etc. in Pestzeiten viel zugeschrieben wird, lässt sich denken. Alle vorausgegangenen Schwächungen der Constitution scheinen übrigens die Empfänglichkeit zu erhöhen. —

Symptomatologie der Pest.

1) Uebersicht des Krankheitsverlaufes.

§. 369. Alle Beobachter stimmen darin überein, dass die Erscheinungsweise der Pest eine höchst mannigfaltige, dass daher ihre Erkenntniss oft, namentlich im Beginn der Epidemieen schwierig, und dass es misslich sei, eine erschöpfende allgemeine Schilderung der Symptome zu versuchen. Alle haben es daher nothwendig gefunden, eine Reihe verschiedener Formen zu beschreiben, die ich später berühren will. Dagegen herrscht allgemeine Uebereinstimmung in der Symptomenschilderung bei jenen häufigen wohl ausgebildeten Fällen, wie sie vorzüglich in der Mitte der Epidemieen die grosse Mehrzahl bilden, die zwar schon zu den schwereren gezählt werden müssen, aber doch noch Genesung möglich lassen und die man in allen Beziehungen als Typus der vollständig und allseitig entwickelten Krankheit betrachten kann. —

Hier erscheint die Pest als ein sehr acutes fieberhaftes Leiden mit ausgesprochenem Status typhosus, in dessen Verlaufe Bubonen und oft Carbunkel sich entwickeln. —

§.370. Selten gehen Vorboten voraus, Verlust des Appetits, Kreuzschmerzen, Mattigkeit, Niedergeschlagenheit. Gewöhnlich geschieht der Ausbruch schnell und beginnt mit einem Stadium der Depression oder des mehr oder minder ausgesprochenen Collapsus, welches der Erstwirkung des aufgenommenen Giftes anzugehören scheint. Die Kranken verfallen in die grösste Ermattung, bekommen heftigen dumpfen Kopfschmerz und fühlen eine Eingenommenheit und Schwere des Kopfs, welche man öfters der

Wirkung eines starken Ofendunstes vergleichen hört; das bald blasse, er-
schlaffte Gesicht, die matten hohlen Augen, der leere, starre Blick, die
schwere, stotternde Sprache, der wankende taumelnde Gang, die Stumpfheit der Sinne und des Geistes geben dem Kranken bei starker Entwicklung dieser Invasionssymptome schon frühe den Ausdruck, wie bei einer
schweren Berauschung. Es stellt sich Eckel und oft Erbrechen ein und
der Kranke bekommt vorübergehende Schauder mit dem Gefühle innerer Hitze, oder wirkliche Fröste ; der Puls ist noch wenig beschleunigt
und weich, öfter klein und irregulär. Oft zeigt sich jetzt Injection
der Conjunctiva am innern Augenwinkel, Erweiterung der Pupille, und
eine gänzliche Entstellung der Gesichtszüge. Diese erste Gruppe von Erscheinungen ist mitunter bloss angedeutet und wenige Stunden dauernd ;
häufig ist sie stark entwickelt und dauert einen ganzen Tag, ja selbst bis
zu 3 Tagen.

§. 371. Die beginnende Fieberhitze bezeichnet die Weiterentwicklung der Krankheit. Die Kranken werden unruhiger, die Haut bald brennend heiss, das Gesicht etwas gedunsen, das Auge injicirt, lebhaft glän-
zend, aber stier, die Pupillen meistens erweitert, das Gehör geschwächt;
die Lippen und die weiss, wie kreidig belegte Zunge schwellen und werden
bald trocken, schmerzhafte Hitzeempfindungen im Magen und Unterleib
werden durch gieriges kaltes Trinken nicht gelöscht. Die Kranken sind
so kraftlos und benommen, dass sie auch bei hellem Bewusstsein kaum
zu antworten vermögen. Manche deuten auf den Kopf und die Magengegend als Sitz von Schmerzen und sind dann wie überwältigt von der
Anstrengung. Der heftige Kopfschmerz geht allmählig in Stupor und Delirium über, und in den schweren Fällen ist schon am zweiten bis dritten
Krankheitstage ein ausgeprägter Status typhosus mit der vollkommensten
Prostration vorhanden. In dieser Zeit lebhaften Fiebers schwellen die
Hypochondrieen (Leber? Milz? Meteorismus?), das Erbrechen dauert oft
lebhaft fort; der Urin ist sehr sparsam, oft blutig oder ganz unterdrückt;
öfters stellt sich etwas Bronchialcatarrh, öfters auch Nasenbluten ein. Am
zweiten bis vierten Krankheitstage erscheint unter Schmerzen ein Bubo in
der Inguinalgegend, der Achselhöhle, am Hals oder am Winkel des Unterkiefers; es können deren mehrere oder nur einer, sie können klein oder
von Anfang an voluminös sein; Carbunkel sind seltner, kommen meistens
erst nach den Bubonen, zuweilen aber auch ohne solche; sie entwickeln
sich am häufigsten an den Beinen, am Hals oder Rücken. Mit der Bildung
und Weiterentwicklung dieser Localisationen tritt bei günstigem Verlaufe
unter starkem Schweiss ein Nachlass des Fiebers ein, der Kranke wird
ruhiger, der Gesichtsausdruck natürlicher, die Zunge feucht, die Injection
des Auges und die Pupillenerweiterung nehmen ab. Die Bubonen entwickeln sich nun weiter, eitern oder zertheilen sich, die Carbunkel begrenzen sich und das Brandige stösst sich los, und währenddem schreitet in
den günstigeren Fällen unter reichlichen Haut- und Nierensecretionen die
Besserung so fort, dass am 6. bis 8. Krankheitstage die Reconvalescenz
beginnt.

§. 372. Aber nicht nur mangelt zuweilen die Remission zur Zeit der
Entwicklung der Localisationen und ein Status typhosus mit Fuligo, stillen
Delirien, Diarrhoe dauert bis zum 15. bis 20. Krankheitstage an (den
2. Stadien der andern Typhusformen entsprechend); es kann auch nach
deutlicher Remission ein 2. Stadium mit unregelmässigen Fieberparoxysmen, Parotidenbildung und Miliarien (ohne Zweifel Pyämie) sich ausbilden.

Der Tod kann während des ganzen Verlaufs zu jeder Zeit eintreten, bald
in Form eines ganz unerwarteten plötzlichen Collapsus, bald unter schnell
auftretenden Convulsionen mit Coma, bald unter den Zeichen der Erschöpfung durch die Intensität des Fiebers, bald unter denen eines frühe
oder spät entwickelten septischen Zustandes (Petechien, Blutungen, Gangränescenz der Bubonen). Die Reconvalescenz ist zuweilen ziemlich rasch,
in vielen andern Fällen bleibt grosse Entkräftung lange zurück; locale Störungen, fortdauernde Abscesse, welche nicht heilen wollen, Vereiterungen innerer Lymphdrüsen u. dergl. dauern an.

§. 373. Die Abweichungen von diesem gewöhnlichsten Verlaufe der
Pest beziehen sich theils auf die Intensität und Dauer der Krankheit,
theils auf Differenzen in der Reihenfolge, in der einige wesentliche Störungen sich entwickeln. — Alle Beobachter, die viele Pestkranke gesehen,
beschreiben Fälle von sehr rapid tödtlichem Verlauf, wo die Kranken
das erste Stadium des Collapsus nicht überleben ; schnell entwickeln sich
alle Zeichen der tiefsten Depression der Nervenfunctionen, unregelmässige
Fröste treten ein, die Kranken werden schläfrig, stumm, verfallen in Ohnmachten oder in einen unruhig comatösen Zustand, erbrechen hin und
wieder und zeigen leichte Convulsionen; sie erkalten, das Gesicht wird
ganz entstellt, bleifarbig, leichenähnlich, es zeigen sich hin und wieder Petechien und der Tod erfolgt in den ersten 12 Stunden bis 2 Tagen, ohne
dass es zu äusserlich erkennbaren Localisationen oder auch nur zu lebhafter Fieberreaction kommt, während sich in der Leiche doch schon innere Lymphdrüsen - Abschnitte geschwollen zeigen (Pestis siderans). —
Fast eben so gefährlich scheinen die Fälle, wo sich alsbald ein ungewöhnlich heftiger Fieberzustand entwickelt, der zeitweise Remissionen mit unregelmässigen Exacerbationen macht, in denen starke epigastrische Schmerzen und Erbrechen fortdauern, die Urinsecretion fast ganz stockt, die Bubonen sich zu entwickeln beginnen, öfters aber wieder zurückgehen, Carbunkel, Pusteln auf der Haut und Petechien erscheinen; in jeder Remissionszeit wird der Kranke erschöpfter und stirbt gewöhnlich am 3. —
4. Tag.

§. 374. Diesen höchst malignen Verlaufsweisen stehen die wieder
vielfach modificirten leichten Pest-Erkrankungen gegenüber, welche öfters,
besonders gegen das Ende der grossen Epidemieen häufiger werden, selten, mit einzelnen schweren Fällen untermischt, ganze kleinere Epidemieen
constituiren. Hierher gehören theils die Fälle, wo zwar die in §. 371
beschriebenen Erscheinungen sich in mittlerem Grade entwickeln, aber
bei zu Transpiration geneigter Haut und ohne Störung der Urinsecretion
sich 4 — 5 Tage lang auf einem mässigen Intensitätsgrade halten, frühzeitig Bubonen oder oberflächliche Carbunkel kommen und ohne weitere
Störung ihre Eiterung oder Zertheilung und ihre Abstossung durchmachen.
Theils sind es ganz ambulatorische fieberlose Fälle von ziemlich schlep-
pendem Verlauf mit Appetitlosigkeit, Zungenbeleg, zeitweisem Schwindel,
Entwicklung eines kleinen Bubo oder auch blosser Schmerzhaftigkeit in
der Inguinalgegend oder der Achselgrube ohne erkennbare Geschwulst,
wobei indessen auch ganz plötzlich und unvermuthet ein tödtlicher Ausgang erfolgen kann.

§. 375. Auch jene schon mehrfach erwähnten Fälle scheinen im Allgemeinen mehr zu den gutartigen zu gehören, wo Carbunkel mit oder
ohne Bubonen als primäre Störungen auftreten und die letzteren direct

durch Resorption aus den mortificirten Hautstellen zu entstehen scheinen;
ja in manchen dieser Fälle scheint die Infection ganz örtlich begrenzt zu
bleiben, sie zeigen nur eine ganz leichte, febrile Störung ohne Andeutung
der sonstigen Allgemeinsymptome der Pest und mit der Heilung der Local-
Erkrankung stellt sich ohne Zwischenfall die Genesung ein; in anderen
allerdings kommt es von der Stelle der örtlichen zu einer allgemeinen Infection, es entwickelt sich bald ein Status typhosus mit allen beschriebenen Symptomen und oft tödtlichem Ausgang. —

§. 376. Von grossem Interesse sind die öfters während der Pestepidemieen beobachteten Fälle mit Icterus, Nasenbluten, hier und da blutigem Erbrechen und Suppression des Urins, welche mehrfach mit dem
„gelben Fieber“ verglichen worden sind *). Anatomische Nachweise über
diese Fälle fehlen ganz; ich glaube, dass es entweder Pyämieen, in der
Pest entstanden, oder — nach den vorliegenden Beschreibungen wahrscheinlicher, — dass sie mit dem biliösen Typhoid identisch sind; möglich
auch, dass in einzelnen Fällen durch starke Schwellung der Lymphdrüsen der Leberpforte mechanischer Icterus entsteht.

2) Pathologische Anatomie der Pest.

§. 377. Unsere Kenntnisse über den Leichenbefund nach der Pest sind
noch ziemlich weit zurück. Die älteren Beobachtungen aus der Marseiller
Epidemie (C o u z i e r u. A.) und die späteren aus der französischen Expedition nach Egypten (L a r r e y , P u g n e t etc.), aus Bessarabien 1825
(S c h l e g e l) und aus der Moldau und Walachei 1828 — 29 (C z e t y r k i n)
sind sehr wenig zahlreich und geben kaum Andeutungen über die wesentlichen Veränderungen. Erst in der egyptischen Epidemie von 1834 — 35
wurde eine grössere Anzahl von Leichenöffnungen — im Ganzen wahrscheinlich mehrere hundert — gemacht, und zwar an verschiedenen Orten, von Aerzten, die verschiedenen Nationen und Schulen angehörten, —
worin eine grosse Bürgschaft für das liegt, worin die Berichte übereinstimmen, im Ganzen auch mit weit mehr Genauigkeit als früher, doch nicht
immer mit der gehörigen Sachkenntniss und Freiheit des Urtheils und namentlich fast ohne Rücksicht in den Angaben auf die Krankheitszeit und
die Verschiedenheit der vorausgegangenen Symptome. So viel diese Arbeiten nach heutigen Anforderungen zu wünschen übrig lassen, so haben
sie doch einige Hauptpunkte soweit festgestellt, dass ein Gesammtbild des
Processes auch vom anatomischen Standpunkt gegeben werden kann.

§. 378. Die Leichen zeigen keine Abmagerung, einen ruhigen Gesichtsausdruck und mässige Todtenstarre; auf der Haut finden sich oft
Petechien, Carbunkel etc. Die Zersetzung tritt bei denen, die der sehr
rasch verlaufenden Form unterlegen sind, früher als sonst ein; einzelne
wenige Leichen zeigen ein allgemeines Emphysem des subcutanen Bindegewebes.

---

*) Schon S c h r a u d (l. c. p. 92) und W o l m a r beschrieben solche Fälle; die Be-
obachter in Egypten, P u g n e t , G a ë t a n i , C l o t erwähnen sie mehrfach. Auf
diese Art von Fällen bezieht sich wohl die Bemerkung von D e s p o r t e s (Gazette med. 1846. p. 516): die Pesturschache erzeuge oft eine, dem gelben Fieber
sehr ähnliche Krankheitsform.

Hirn und Hirnhäute bieten keine erhebliche Veränderung; in der Pia finden sich hier und da kleine Ecchymosen. Die behaupteten Anomalieen des Sympathicus (Aubert-Roche) sind theils als reine Imbibitionserscheinungen aufzufassen, theils scheinen in der Nähe sonstiger grosser innerer Ecchymosen auch zuweilen kleine Extravasate in Theile des Nervengewebes zu erfolgen.

Auch die Pleuren zeigen oft ecchymotische Flecken; sind Achselbubonen mit viel Extravasat ihrer Umgebung vorhanden, so erstreckt sich solches oft noch bis auf die Costalpleuren der betreffenden Seite. — Die Lungen sollen selten pathologische Veränderungen zeigen, hier und da wurde Bronchitis bemerkt; ältere Beobachter beschrieben zuweilen Zustände, die man bald als Pneumonie, bald als Lungenbrand zu deuten hat; auch Aubert fand hier und da Pneumonieen.

Der Herzbeutel zeigt oft ecchymotische Flecken; das Herz, besonders die rechte Hälfte ist von Blut beträchtlich ausgedehnt, der Herzmuskel oft blass und schlaff; das Herzblut locker geronnen oder klebrigflüssig, oft mit viel weicher Fibrinausscheidung; die grossen Venenstämme der Brust- und Bauchhöhle sind beträchtlich von Blut ausgedehnt.

Im Netz und Peritonäum und unter demselben kommen auch kleine Blutextravasate vor; ebenso auf der Leberoberfläche; die Leber soll in der Regel leicht geschwellt und nicht sehr blutreich, die Galle reichlich, dunkel und dick sein, die Gallenblase zuweilen Oedeme ihrer Wandungen darbieten.

Die Milz ist fast immer geschwellt, häufig aufs doppelte bis vierfache, weich, mit Blut durchtränkt, von dunkler Färbung; sehr selten findet sie sich unverändert.

In der Magenschleimhaut kommen Petechienartige Blutflecke und hämorrhagische Erosionen, hier und da Injection auf der Höhe der Falten und vermehrte Schleimsecretion vor. — Der gesammte Darm zeigt zuweilen eine mässige venöse Injection, enthält meistens reichlich gallig gefärbte Massen; in der Schleimhaut bestehen auch zuweilen ecchymotische Flecke, hier und da acuter Catarrh des Dünndarms mit Schwellung der Solitärdrüsen, niemals Infiltration oder Ulceration der Peyer'schen Drüsen. Die Mesenterialdrüsen sind durchaus etwas voluminös und zuweilen bis zum Schwarzrothen injicirt oder ecchymosirt, doch wie es scheint, ohne wahre Infiltration. Das Bindegewebe um die Nieren enthält in der Regel grosse Blutextravasate; die Nieren selbst sind oft geschwollen, von dunkel-violetter Farbe mit Ecchymosen auf der Oberfläche und in der Schleimhaut des Nierenbeckens; in letzterem finden sich oft Blutgerinnsel, die sich in die Ureteren fortsetzen; die Ureteren sollen auch öfters durch die Lymphdrüsengeschwülste des Beckens comprimirt und abgesperrt sein. Der Urin der Harnblase ist oft blutig und die Schleimhaut zuweilen ecchymosirt.

§. 379. Die wichtigsten Veränderungen enthält der gesammte lymphatische Apparat. — Die äusserlich sichtbaren Bubonen bestehen immer aus den angeschwollenen Lymphdrüsen selbst, auch die am Winkel des Unterkiefers gelegenen sind Lymphdrüsen, ohne Betheiligung der Parotis (Parotitis kann, hiervon unabhängig, doch in seltenen Fällen vorkommen); bei den Inguinalbubonen sind bald die vor den Cruralgefässen gelegenen, bald die tieferen, am häufigsten die den dreieckigen

Raum zwischen M. sartorius und adductor longus füllenden Drüsen, sehr selten
allein die höher liegenden und oberflächlicheren erkrankt. Das Bindegewebe
um die erkrankte Drüse soll zuweilen serös, zuweilen derber infiltrirt und
mit dem Drüsengewebe zu einer Masse verschmolzen sein ; sehr häufig ist
es der Sitz von Blutextravasat, das um so beträchtlicher ist, je stärker die
Schwellung der Drüsen. Da wo beträchtlichere Bubonen äusserlich sichtbar sind, sind die Drüsen sehr stark geschwellt, so dass das ganze
Paket das Volum eines Gänse-Eies, ja eine Masse von mehreren Pfun-
den Gewicht erreichen kann ; treten aber auch keine Bubonen hervor,
so findet man doch immer die Lymphdrüsen am gewöhnlichen Sitze jener aufs doppelte oder dreifache vergrössert und mehr oder minder, bis
zum Dunkelrothen injicirt. Bei den grösseren Tumoren ist das Drüsen-
parenchym bald gleichförmig geröthet, weinhefenroth, violett, bald weisslich oder marmorirt und von markiger, hirnähnlicher oder festerer, mehr
speckiger Consistenz; zuweilen ist das Gewebe durchaus breiig erweicht;
selten finden sich kleine Eiterheerde in ihm. Sind die Halsdrüsen in
dieser Weise erkrankt, so erstrecken sie sich, oft in Blutextravasate ge-
bettet, ununterbrochen am Halse abwärts bis ins Mediastinum und oft bis
in die Achselhöhle; ebenso communiciren die Achselbubonen mit den
in gleicher Weise oft bedeutend erkrankten Bronchial- und jenen Cer-
vicaldrüsen; die Schenkel- und Inguinalbubonen setzen sich oft, aber
nicht immer, durch den Schenkelring in die Beckenhöhle fort, die Drüsen
des Sacral - und Lumbal - Plexus zeigen dann dieselbe Infiltration und in
vielen Fällen reichen grosse, compacte Massen geschwollener Lymphdrüsen, in ausgedehnte Extravasate eingehüllt, zu beiden Seiten der Wirbelsäule bis zum Zwerchfell herauf; auch in ihnen finden sich zuweilen kleine Abscesse und nach längerer Dauer der Krankheit ausgebreitete Vereiterungen. Starke Erweiterung der Stämme der Lymphgefässe in der Nähe der erkrankten Drüsen wurde von Einzelnen bemerkt
(P u g n e t).
     Die Erkrankung der Lymphdrüsen findet sich (immer?) auch bei
Solchen, die schon am 2. — 3. Tage starben und auch wenn im Leben
kein Bubo zum Vorschein gekommen, sind wenigstens immer einzelne
Drüsen an den gewöhnlichen Stellen der Bubonen oder in den Höhlen in
der Nähe schon geschwollen. Einzelne Fälle scheinen vorzukommen, wo
eine ganz allgemeine, aber mässige Schwellung fast aller Lymphdrüsen
des Körpers beobachtet wird (A u b e r t); aber in der sehr grossen Mehrzahl der Fälle ist nur ein Theil des Drüsensystems in beschriebener Weise
bedeutend erkrankt; nie finden sich etwa gleichzeitig starke Infiltrationen
der Drüsen in beiden Achseln, beiden Weichen und am Hals.
     Die vermeintlichen Carbunkel innerer Organe, wie sie einzelne Ael-
tere angeben, sind wohl nichts anderes, als schwarze, ecchymotische
Flecke gewesen. Keiner der neueren Beobachter hat sie gesehen.

3) Einzelne Phänomene der Pest.

     §. 380. 1) Die F i e b e r e r s c h e i n u n g e n zeigen bei der Pest alle
möglichen Grade der Intensität und den verschiedensten Character. Zuweilen, nämlich in den ambulatorischen Fällen und denen, die sich ihnen
durch wirklich oder scheinbar milden Verlauf nähern, verläuft die Krankheit ganz fieberlos, in der Mehrzahl der Fälle scheint das Fieber wenigstens nicht sehr heftig. Im Beginn und später kommen öfters unregelmässige Exacerbationen und Remissionen, deren Deutung von der Gestalt
des speciellen Falles, der Ausbildung der Localisationen, der Bildung von

Complicationen abhängt. Bald scheinen bei stürmischen Fieberbewegungen die Kräfte noch ordentlich erhalten, bald zeigt bei mässiger Intensität des Fiebers Alles von vornherein den ausgesprochensten Ausdruck der tiefsten Adynamie. Entsprechend variabel ist die Pulsbeschaffenheit, im Beginn meist klein und frequent, in der Fieberhitze voll, in den secundären Zuständen je nach deren Art wechselnd. Die erratischen Fieberparoxysmen, mit denen schwere Pestfälle zuweilen endigen sollen, sind ohne Zweifel als Erscheinungen von Pyämie aufzufassen.

In den günstigsten Fällen nimmt gewöhnlich nach Ausbildung der Localisationen um den 3—4. Tag das Fieber bedeutend ab, unter Eintreten reichlicher Schweisse stellt sich erquickender Schlaf ein und der Kranke fühlt sich in hohem Grade erleichtert. Schweisse gelten daher für eine der allergünstigsten Erscheinungen; ohne sie soll keine Besserung Vertrauen verdienen und bedeutende allgemeine Nachlässe der Symptome, ohne vorhergegangenen Schweiss, sollen oft gerade dem tödtlichen Ende vorangehen. Auf eine bestimmte Deutung und Critik dieser Angaben wird vorläufig zu verzichten sein.

Der Gesammthabitus der Pestkranken ist im Allgemeinen — mit Ausnahme der leichten Fälle — der Prostration mit ruhigem, stillem, gleichgültigem, mehr oder weniger betäubtem Verhalten; nur wenn die Empfindungen innerer Hitze und Angst stärker sind, verhalten sich die Kranken unruhig und wälzen sich rastlos hin und her. Der staunende, verwirrte Blick von Anfang an und die gläsernen, bald injicirten Augen sollen characteristisch sein. Delirien fehlen in vielen Fällen ganz oder kommen nur in der abendlichen Exacerbation; manche Kranke werden bald ganz sprachlos. Bangigkeit und Oppression, auch Schmerzen in der Tiefe des Unterleibs gehören zu den bedeutendsten subjectiven Beschwerden (§. 384).

§. 381. 2) Das aus der Ader gelassene Blut bildet keine Cruste, aber einen grossen, lockeren, dunklen Kuchen mit stark roth gefärbtem Serum; brauchbare weitere Untersuchungen desselben existiren nicht. — Die secundären Blutveränderungen scheinen dieselben zu sein, wie in anderen typhösen Krankheiten. Pyämie und Blutsepsis, durch Infection des Blutes aus vereiternden Lymphdrüsen oder aus der Brandjauche der Carbunkel scheint nicht selten; denn viele Beobachter berichten von Pusteln- und Furunkeleruptionen, Parotiten, Abscessen, eiternden Miliarien, brandig werdenden Erysipelen, die unter irregulären Fieberbewegungen in späterer Zeit der Krankheit kommen, verlaufen und zum Tode führen. — Dass urämische Zustände vorkommen, geht aus den Angaben einestheils über blutigen Urin, Suppression desselben und erhebliche Nierenschwellung, andererseits über comatöse Zustände mit heftigen Convulsionen und häufigem Erbrechen mit grösster Wahrscheinlichkeit hervor. — Hämorrhagieen sind im Ganzen nicht häufig; Nasenbluten, Petechien, Blutungen aus den weiblichen Genitalien, auch blutige (dysenterische?) Stühle kommen nur schweren Fällen in vorgerückter Zeit der Krankheit zu.

§. 382. 3) Ein regelmässiges Exanthem findet sich nicht bei der Pest; doch lässt sich aus manchen zerstreuten Angaben *), die bis jetzt

---

*) Schon Massaria (de Peste p. 6) sagt: „Plerisque solent accidere papulae quas peticulas vocant." Hier können keine wahren Petechien gemeint sein, denn diese

keine Würdigung gefunden, mit grösster Wahrscheinlichkeit entnehmen, dass öfters R o s e o l a vorkommt. Sie scheint bald — wie früher beim exanthematischen Typhus — mit den Petechien zusammengeworfen, bald gar nicht beachtet worden zu sein; genaue Beschreibungen finden sich nirgends und es mag sein, dass sie in den neueren Epidemieen seltener erschienen ist. — H e r p e s l a b i a l i s scheint nicht vorzukommen; p o - c k e n a r t i g e E x a n t h e m e sollen in sehr seltenen Fällen mit günstiger Bedeutung sich finden (P u g n e t, G o s s c); M i l i a r i e n kommen wahrscheinlich hauptsächlich bei Pyämie. — Die wahren P e t e c h i e n sind keine so häufige Erscheinung, als man nach manchen älteren Angaben glauben könnte, und gehören durchaus schweren, fast immer tödtlich ver-laufenden Fällen an, kommen auch meistens erst kurz vor dem Tode. Sie zeichnen sich in der Pest mitunter durch ihre bedeutende Grösse (bis thalergross) und ihre schwarze oder Bleifarbe aus, sind wohl auch mit striemenförmigen Extravasaten untermischt.

§. 383. 4) Zu den constantesten Erscheinungen der Pest gehören die äusserlich wahrnehmbaren Lymphdrüseninfiltrationen oder B u b o n e n. Relativ selten sind solche, die secundär nach Carbunkeln in dem betreffen-den Lymphbezirke entstehen; in der Regel sind sie ein kleines, äusserlich erkennbares Fragment der ausgebreiteten Drüsenerkrankung, welche die prägnanteste und erst von der inneren Infection ausgehende Local-affection in der Pest bildet. Der bei weitem häufigste Sitz der Bu-bonen ist die Leistengegend *), sodann die Achselhöhle, endlich der Win-kel des Unterkiefers und der Nacken; nur ganz ausnahmsweise kommen sie auch am Ellenbogen und an der Kniekehle vor. In der Leistengegend sind weit weniger die ganz oberflächlichen und höher liegenden, wie beim syphilitischen Bubo, weit öfter und mehr die weiter abwärts, 2—3 Finger breit unter dem Schenkelring in dem dreieckigen Raum zwischen m. sartorius und adductor longus gelegenen Drüsen befallen; auch in der Achselhöhle scheinen zuerst die tiefstgelegenen Pakete zu erkranken. Ge-wöhnlich findet sich nur an einer dieser Stellen ein Bubo; gleichzeitige Leisten-, Achsel-. Halsbubonen gehören zu den grössten Seltenheiten. — Die Schwellung der Drüse erfolgt meistens rasch, unter Schmerzen, mit den ersten Fieberbewegungen, aber der äusserlich erscheinende Bubo bleibt zunächst noch klein, Haselnuss- bis Wallnussgross; mitunter (beim Sitz unter der Fascic, hinter dem Schenkelbogen etc.) ist die Schmerz-haftigkeit sehr bedeutend. Kommt es zu Eiterung, so tritt nach ei-nigen Tagen, in welche meistens die schwerste Zeit der Krankheit fällt, in der bisher stationären Geschwulst rasch neue Anschwellung ein; der nun bedeutendere, oft hühnereigrosse Bubo unter dem Cruralring oder

---

*) sind nicht so häufig in der Pest. — Auch P l e m p i u s (17. Jahrh.) nimmt pa-pulae in die Definition der Pest auf. D i e m e r b r o e k (cap. VII. not. 15. cap. XIV. not. 7.) bemerkt, oft sci ein rothes maculöses Exanthem am '3. — 7. Tage gekommen. W o l m a r (l. c p. 6) spricht von einem, nach dem ersten Fieber-anfall auftretenden, mit Erleichterung verbundenen, röthlichen, bis znm 4. Tage stehenden Petechial-Exanthem; auch C l o t erwähnt „rosenrothe Petechien," B u-la r d spricht von rothen Exanthemen etc.

**) Noch immer ist die Statistik von R u s s e l die werthvollste: In 2700 Pestfällen fanden sich 1841 Leisten-, 569 Achsel-, 231 Maxillarbubonen; Leistenbubonen kamen 175mal beiderseitig, 729mal bloss rechts, 589mal blos links vor; die Ach-selbubonen waren 9mal doppelseitig, 185mal rechts, 166mal links. Maxillarbubo-nen allein kamen nur 130mal vor und hierunter waren 67 Kinder.

im Centrum der Achselhöhle zeigt um den 8—10. Tag von seinem ersten
Erscheinen an die Zeichen der Reife des Abscesses, öffnet sich und
braucht dann 3—4 Wochen zur Vernarbung. Doch ist einfache Zertheilung
der ersten Anschwellung wohl ebenso häufig, nach Clot selbst häufiger
als Eiterung; selten bleibt die geschwollene Drüse Wochenlang ganz stationär und geht erst dann in.Eiterung oder Zertheilung über.

§. 384. Die vielfachen Debatten über die günstige oder ungünstige
Bedeutung der Bubonen für den Krankheitsverlauf im Allgemeinen dürften
sich im Wesentlichen darauf reduciren, dass allerdings sehr häufig mit
gesetzter Localisation eine erhebliche Remission des Allgemein - Leidens
eintritt und man insofern eine baldige Entwicklung der Bubonen gerne
sehen darf. Ihre Eiterung scheint in den meisten Fällen weniger ein Beförderungsmittel, als ein Zeichen des günstigen Verlaufs, insofern der
Kranke eben die schwerste Zeit überlebt haben muss, wenn es zur Eiterung kommen soll. Eine Menge Kranke genesen ohne Suppuration. Wirklich günstig indessen scheint die Eiterung der Bubonen bei der aus örtlicher Infection entstandenen, mit einem Carbunkel beginnenden Pest zu
sein (Gosse); es ist, als ob hier die allgemeine Infection durch die Eiterung verhütet würde. — Andererseits sind die Bubonen und ihre Fortsetzungen in die inneren Höhlen auch die Quelle mehrfacher, sehr bedeutender Beschwerden und zum Theil der gefährlichsten Zufälle. Die
grosse Bangigkeit und Oppression vieler Kranken, der zuweilen vorkommende quälende trockene Husten scheinen vorzüglich von der Schwellung
der Lymphdrüsen in der Brusthöhle, die Hitzeempfindungen in der Tiefe
des Bauchs, die starken Kreuzschmerzen von der Infiltration der Retroperitonealdrüsen herzurühren, grosse Drüsengeschwülste am Hals können Erstickung bewirken, grosse Arterien z. B. Cruralis, können bei der Eiterung
der Bubonen eröffnet werden, starke Schmerzen, langwierige Eiterungen
können erschöpfend wirken.

§. 385. 5) Unter dem, was als Pest-Carbunkel beschrieben
wird, wird man nach Entstehung und Verhältniss zur Gesammtkrankheit,
dreierlei unterscheiden müssen: 1) den primären Carbunkel oder Anthrax
als erste, möglicherweise local bleibende Störung durch directe Einwirkung
des Gifts, 2) den (secundären) Carbunkel, welcher sich in vielen Fällen erst
auf der Höhe der Krankheit, aus inneren Momenten entwickelt, 3) die
brandig werdenden Furunkel, Erysipele, Abscesse, wie solche in den schwersten
Fällen von Pyämie oder Blutsepsis erscheinen können.— Sieht man von den
letzteren ab, die keine weitere Besprechung bedürfen, so entstehen die
beiden ersteren mit einem kleinen, stark brennenden, braunen, ecchymoti-
schen Fleck in der Haut, zuerst nur wie ein Flohstich, bald aber zunehmend, auf dem sich alsbald eine kleine Blase oder mehrere Bläschen bilden; während ihr nächster Umkreis hart anschwillt, mortificirt im Centrum
die Basis der Bläschen zu einem schwarzen Schorf; Anschwellung und
Verschorfung breiten sich rasch nach der Peripherie aus, begrenzen sich
aber meistens innerhalb 2 Tagen, der Schorf hat dann gewöhnlich einen
Durchmesser von 1—2 Zoll erreicht und wird nun durch Eiterung abgestossen. Doch kann auch hier ein feuchter diffuser Brand ohne wirksame
Begrenzung vorkommen und sehr rasch um sich greifen, der übrigens bei
den brandigen Erysipelen noch häufiger vorzukommen scheint.

Die Carbunkeln sind im Ganzen viel seltner als die Bubonen; sie
finden sich in etwa $^1/_4$ — $^1/_5$ der Fälle (Russel). Sie kommen an allen Körperstellen mit Ausnahme des behaarten Kopfes, der Hohlhand

und Fusssohlen, am häufigsten aber an den unteren Extremitäten, am
Gesäss, im Nacken vor; sie sind meistens einfach, zuweilen sind es ihrer
5 — 6, ja 20 — 30 (letzteres brandige Furunkel?).

Das Erscheinen eines Carbunkels gehört noch nicht zu den schlimmen
Symptomen der Pest; sie sollen vielmehr gerade gegen das Ende der Epidemieen, mit deren Milderwerden häufiger kommen. Viele Kranke genesen trotz
derselben, ja manche ältere und neuere Beobachter schrieben selbst umfänglichen und zahlreichen Carbunkeln einen günstigen Einfluss auf den Gesammtverlauf zu — gegen welche Ansicht übrigens schon Diemerbroek
sich erklärte und die sich auch später nicht bestätigte. Die Anthraxpro-
cesse bieten jedenfalls eine Quelle der Resorption septischer Stoffe und
ihre örtlichen, verunstaltenden und zerstörenden Wirkungen sind nicht gering anzuschlagen *),

§. 386.   6) Fassen wir alles bisherige zusammen, so erscheint der
Gesammtprocess der Pest als eine acute Intoxication, meistens zuerst als eine allgemeine, das Blut betreffende, viel seltener als eine locale.
Im ersten Falle können schon die Primärwirkungen des Gifts tödten; meistens aber ist diess nicht der Fall, sondern unter Fieberbewegungen bilden sich Localisationen, nämlich starke Lymphdrüseninfiltrationen und auch
Carbunkel.   Die Ausdehnung und Tiefe der Localaffection entspricht so
wenig als bei den andern Infectionskrankheiten, der Intensität der Symptome; es gibt Fälle ganz milden Verlaufs, die noch plötzlich tödtlich endigen
und ausserordentliche Schwellung der inneren Lymphdrüsen zeigen **),
(wie beim Ileotyphus §. 287) und umgekehrt schwere Fälle mit geringer
Ausbildung der Localaffectionen.   Sind letztere gesetzt, so beginnt entweder die Rückbildung des ganzen Processes oder es entwickeln sich secundäre Veränderungen oft sehr schwerer Art durch consecutive Blutalterationen, durch eine üble Wendung in den Localleiden etc. — auch
hier Alles analog dem Gang der Dinge beim Ileotyphus. —

Die mittlere Dauer des eigentlichen Pestprocesses scheint 6 — 8
Tage zu sein ***), so dass der Beginn der Reconvalescenz in der Regel um
den 8—10. Tag erfolgt; wie bemerkt, kann aber der Tod schon nach 1—2
Tagen eintreten und die secundär-typhoiden Zustände können eine schwere
Erkrankung bis zu 4 Wochen protrahiren.

Die grosse Mehrzahl der Todesfälle erfolgt um den 3 — 5. Tag;
erlebt der Kranke den 8. Tag, so ist meistens Genesung zu erwarten. —
Die grosse Gefahr der Pest ist fast sprüchwörtlich geworden; in der That
gehört sie zu den wenigen Krankheiten, an denen in der Regel weit mehr
Menschen sterben als genesen.   Im Beginn der Epidemieen beträgt die
Mortalität manchmal 70—90 Procent der Befallenen, sonst oft 60 Procent,
selten weniger; einzelne, übrigens sehr seltene, durchaus gutartige Epidemieen
machen eine Ausnahme.   Jüngere Kinder sollen fast durchaus sterben;
Greise sollen sehr, kräftige Erwachsene relativ am wenigsten gefährdet
sein; bei schon früher einmal Befallenen ist die Prognose günstig. — Halsbubonen, starke dyspnoische Zufälle, Petechien, stärkere Delirien, blutige

---

*) Ich sah selbst einen türkischen Soldaten, dem ein Pestcarbunkel der Wange fast
   das halbe Gesicht zerstört und bei der Vernarbung den höchsten Grad von Ectro-
   pium gebildet hatte.
**) Aubert l. c. p. 184.
***) Schon v. Hildenbrandt bemerkt (l. c. p. 49): „Stirbt der Kranke nach dem
   7. Tage, so ist es nicht mehr an der Pest, sondern an den Folgen derselben."

oder cessirende Urinabscheidung, bedeutende Diarrhöen gelten für die ungünstigsten, spontane reichliche Schweisse, ausgesprochene Remission
nach dem Fieberparoxismus mit natürlicher Physiognomie und Aufhören
des Stupor für die günstigsten Erscheinungen.

Rückfälle sind häufig und gefahrvoll, die ihnen zu Grunde liegenden Processe aber nicht näher gekannt. Nachkrankheiten scheinen nicht
sehr häufig; Hydrops, langwierige Drüsenvereiterungen, partielle Lähmungen, Stummheit, Geistesstörungen, auch Vereiterung des Ohrs kommen
vor. —

§. 387. 7) Die Erkennung der Pest gründet sich theils auf
den oben angegebenen Gesammthabitus und Verlauf des Leidens, theils
auf die Entwicklung der Bubonen und Carbunkel, theils auf den beschriebenen Leichenbefund. Im Beginn der Epidemieen ist die sichere Diagnose,
namentlich in den Ländern, wo die Pest zu Hause ist, ihre Unterscheidung
von der perniciösen Intermittens, den rasch verlaufenden malignen Typhen,
die eben dort vorkommen, auch vom Milzbrand beim Menschen oft sehr
schwierig; auch mit anderweitigen Lymphdrüsenentzündungen, syphiliti-
schem Bubo, Parotitis können Verwechslungen vorkommen. Eine ausführ-
liche differentielle Diagnostik von allen diesen Leiden wird hier nicht
nöthig sein. Das Zugleichvorhandensein der von Anbeginn an
tiefen Adynamie und rauschartigen Umneblung mit den genannten Localisationen ist das Entscheidende; beim Milzbrand aber kommen zwar auch
Carbunkel und schwere allgemeine Infection, aber wohl nie primäre Bubonen vor, welche gerade bei der Pest viel häufiger sind als jene. —
Uebrigens ist natürlich viel auf die äusseren Umstände, unter denen der
Fall vorkommt, zu achten, ob gerade Pest herrscht, ob kurz zuvor Pestkranke von aussen hereingekommen sind; unter solchen Umständen wird
man einen verdächtigen Fall natürlich weit mehr im bejahenden, als im
verneinenden Sinn auffassen.

Behandlung der Pest.

§. 388. Die geringe Wirksamkeit der Therapie ergibt sich aus den
oben angegebenen Mortalitätsverhältnissen, welche so ziemlich gleich ausfallen bei Pesten, wo viele oder die meisten, wie bei solchen, wo nur
wenige Erkrankte ärztlich behandelt wurden. In der That kennt man kein
Verfahren, welches mit auch nur einiger Sicherheit wirklichen Nutzen bei
der einmal ausgebrochenen Krankheit brächte und die vorhandenen Empfehlungen tragen zum grössten Theil nur Widerspruch und Rathlosigkeit
zur Schau. — Gegen einen vielgeschäftigen Medicamentengebrauch und
für möglichst einfache Behandlung sprechen sich aber schon ältere (Bertrand in Marseille, Wolmaru. A.) und neuere Beobachter kräftig aus.—
Alsbaldige Verbringung der Kranken in frischer Luft möglichst zugängliche
Räume, grösste Reinlichkeit, milde Diät, reichliche Getränke sind jedenfalls anzuordnen, im Uebrigen aber symptomatisch zu verfahren. Dem
initialen Collapsus muss mit Reizmitteln, Aether u. drgl. entgegengetreten,
in der Fieberperiode ein kühlendes Verfahren, Limonade, Brausemischun-
gen, Kälte auf den Kopf, bei eintretender Neigung zum Schweisse müssen
mehr warme Tisanen angewandt werden; die Erscheinungen der sinkenden Reaction des Nervensystems und der späteren typhoiden Zustände
scheinen den Reizmitteln wenig zugänglich zu sein; aber man kennt auch
kein anderes zweckmässigeres Verfahren. —

Purganzen, Venäsectionen, Quecksilberbehandlung, Vesicatore sind

theils positiv und evident verderblich, theils wenigstens unnütz und verdächtig; Emetica im Beginn scheinen unschädlich, aber von höchst zweifelhafter Wirksamkeit. Ich sage diess alles nach Vergleichung sehr vieler
Berichte aus den Epidemieen.

Die einzige Behandlungsmethode, welche wenigstens einigermassen
bei verschiedenen Beobachtern und in verschiedenen Epidemieen etwas
zu leisten schien, die aber dennoch nicht die geringste Zuverlässigkeit bietet,
ist die mit reichlichen Oeleinreibungen der Haut vom ersten Beginn der
Krankheit an (C z e t y r k i n, R i n c k *) u. A.); sie wirken in der Regel
diaphoretisch und scheinen zuweilen den Gang der Krankheit zu erleichtern und zu beschleunigen. — In einem Manuscripte eines verstorbenen
englischen Arztes, der viel Pestkranke gesehen, welches mir in Cairo mitgetheilt wurde, fand ich die wärmste Empfehlung starker alkoholischer
Getränke vom ersten Anfang der Krankheit an, in der Art, dass der Kranke
beständig in starker Berauschung erhalten wird; eine nationale Parallele
zu der neuerlich von T o d d geübten Behandlung des englischen Typhus
(s. oben). —

Die Bubonen werden einfach mit warmen Cataplasmen bedeckt; heftiger Schmerz und Spannung können schon frühe eine Incision erfordern.
Sobald sie reifen, werden sie geöffnet und die weitere Behandlung hat
nichts Eigenes. — Gegen die Carbunkel, die primär, noch ohne Zeichen
von Allgemeinerkrankung entstehen, kann man tiefe Cauterisation mit Kali
causticum oder das Glüheisen versuchen; bei den im Laufe der Krankheit
auftretenden scheint hiermit nichts gebessert zu werden; sie werden gleichfalls in einfacher Weise behandelt.

§. 389. Von unendlich grösserem Erfolg als die Behandlung der
local ausgesprochenen Pest, sind die S c h u t z m a s s r e g e l n gegen ihre
V e r b r e i t u n g. — Eine sichere, individuelle Prophylaxis kann nur in
gänzlicher Entfernung aus dem Bereich der Pesturschen, also in Verlassen des Orts, wo die Krankheit herrscht, bestehen; wo diess unmöglich,
ist eine strenge Isolirung wenigstens im Stande, den einen und häufigsten
Weg der Krankheitsentstehung, den durch directe Contagion zum grössten
Theile fern zu halten, gibt aber, wie bemerkt, keinen absoluten Schutz;
bloss die Berührung der Pestkranken zu vermeiden und sich sonst ihrem
Dunstkreise auszusetzen, bietet nicht die allergeringste Garantie. — Dem
entsprechend sind die Pestkranken selbst strenge abzusondern und schon
die verdächtigen Fälle isolirt der genauesten Beobachtung zu unterziehen.
Im Anfang, wo es deren nur einzelne wenige sind, kann man der Verbreitung ohne grosse Schwierigkeiten Herr werden; später ist alles vergeblich. —

§. 390. Die Schutzmassregeln des ganzen mittleren und westlichen
Europas gegen die Pest des Orients bestehen in den Q u a r a n t a i n e-E i n-
r i c h t u n g e n. Hinsichtlich dieses grossen Zweiges der Staatsarzneikunde
können hier nur wenige der wichtigsten Thatsachen und leitenden Grundsätze, wie sich solche nach den Forschungen der neueren Zeit ergeben
haben, kurz beigebracht werden. Wer, wie der Verfasser selbst, die herr-
lichste Reisezeit des orientalischen Frühlings Wochenlang den Fictionen
und Chicanen der Quarantaine in der widerwärtigsten Einsperrung opfern
musste, dem wird man keine persönliche Vorliebe für diese Institute zu-

*) Bei S i m o n l. c. p. 220 ff.

██ten. Allein das Princip der Quarantainen selbst ist bei der erwiesenen Contagiosität einer so furchtbaren Krankheit wie die Pest, ohne allen Zweifel aufrecht zu halten und es ist schon ein grosser Irthum, wenn man die Quarantaine für solche Länder ganz verwirft, welche wie Egypten, die gewöhnlichen Entstehungs- und Ausgangspunkte der Pest sind; auch in solche kann, laut unzweifelhafter Thatsachen, die Pest eingeschleppt werden (z. B. nach Egypten aus Constantinopel). Es handelt sich nur darum, die Nothwendigkeit des Schutzes vor der Pest mit den Bedürfnissen des heutigen Verkehrs und Handels, den Grundlagen der modernen Civilisation, in Einklang zu bringen. Diess geschieht sehr einfach in der Weise, dass 1) eine Quarantaine nur allein für solche Zeiten bestehen darf, w o wirklich im Orient Pest herrscht, in pestfreien Zeiten dagegen dieselbe ganz unterbleibt, die Quarantaine also keine ständige, sondern nur eine temporäre Massregel bildet. Um aber vollkommen sicher zu wissen, w a n n Pest herrscht oder überhaupt vorkommt, ist eine anhaltende und ununterbrochene Ueberwachung des Gesundheitszustandes im Orient von Seiten der europäischen Culturstaaten nothwendig. Solche wird gegenwärtig realisirt durch die Sanitätsintendanzen, in denen die Vertreter der europäischen Seestaaten Sitz haben, und von Seiten Frankreichs noch durch die Unterhaltung eigener Sanitätsärzte an verschiedenen Hauptstädten des Orients, welche aber in neuester Zeit, wo so lange fort sich nirgends mehr Pest zeigte, wieder sehr beschränkt wurde.

Jene Ueberwachung muss aber in dem betreffenden orientalischen Lande selbst durch ein über das ganze Land sich erstreckendes Beobachtungsnetz mittelst öffentlich angestellter Aerzte des Landes, durch eine Art von Physicatseinrichtung, vervollständigt werden. In dieser Weise sind die Verhältnisse in Egypten schon seit längerer Zeit geordnet und wenn auch in der Ausführung noch Mängel bestehen, die im Orient nie ganz zu beseitigen sein werden, so ist die Einrichtung selbst doch eine in der Hauptsache zufriedenstellende, während für das ganze übrige türkische Reich für all dieses erst ganz ungenügend oder gar nicht gesorgt ist. Die Vervielfältigung der Consulate der Seestaaten und der sehr beschleunigte Verkehr lassen indessen annehmen, dass man in Europa immer, mit Ausnahme ganz ausserordentlicher Umstände, rechtzeitig über das Auftreten der Pest an den Hafenorten aufgeklärt wird.

2) Herrscht nun irgendwo im Orient die Pest, dann sind Vorsichtsmassregeln gegen das Hereinkommen Pestkranker oder solcher, die es noch werden können, in die europäischen Länder zu treffen. Die bei der Ankunft schon Erkrankten werden alsbald aufs strengste isolirt, hygienisch und ärztlich behandelt; die noch Gesunden werden so lange beobachtet, als erfahrungsgemäss die Incubationszeit der Pest dauert (§. 361). In Frankreich und Sardinien ist, in Folge der internationalen Sanitätsconferenz von 1850, seit 3 Jahren die Zeit von 10 Tagen von der Ankunft an als Minimum, die von 15 Tagen als Maximum für die Schiffe festgestellt, welche mit patente brute, d. h. mit der Erklärung der Sanitätsbehörde des Abfahrtshafens, dass die Pest dort existire, ankommen oder welche unterwegs Pestfälle gehabt haben.

3) Die unmittelbar mit dem Körper der Pestkranken in Berührung kommenden Effecten (Betten, Kleider etc.) werden, als im höchsten Grade verdächtig, den sorgfältigsten Reinigungsmassregeln zu unterziehen, je nach Umständen am besten zu zerstören sein. Die sonstigen verdächtigen Effecten können entweder durch eine Erwärmung bis zu 40—60° R., worüber indessen im Grossen noch keine Erfahrungen vorliegen, oder nach ihrer Beschaffenheit durch Waschen, Lüften, chemische Mittel etc. desinfi-

cirt werden. Die eigentlichen Handelswaaren, von denen es derzeit se͞͞͞͞ unwahrscheinlich ist, dass sie zur Verbreitung der Pest dienen, sind jedenfalls in pestfreien Zeiten ohne weiteres einzulassen; in Pestzeiten ist es bis jetzt noch der Vorsicht wegen eingeführt, sie mehr oder minder ähnlichen Desinfectionen zu unterwerfen und auch die Eintheilung derselben in zwei Klassen, je nach ihrer Gefährlichkeit (in der ersten Wolle, Häute, Federn etc., in der zweiten Baumwolle und leinene Waaren) ist noch in den neuesten Sanitätsconventionen (1850) beibehalten worden; erstere werden da, wo jene Conventionen gelten, strengerer Purification unterzogen.

Die weiteren Massregeln bei der Abfahrt der Schiffe, während der Reise und bei der Ankunft, für den ärztlichen Dienst und die Hygieine auf denselben, für die Behandlung der Waaren und Personen, für die Lazarethe etc., wie solche aus den heutzutage feststehenden Thatsachen und aus den angegebenen Principien hervorgingen, wird man in den Specialschriften, namentlich in den bei Tardieu *) publicirten Decreten, Reglements und Instructionen finden, die sich auf die Beschlüsse der mehrerwähnten internationalen Conferenz gründen. Oesterreich ist den Beschlüssen dieser Conferenz nicht beigetreten, aus Gründen, die bekannt sind und in Deutschland wohl überall getheilt werden; es hat aber, schon früher und in noch liberalerer Weise, wenigstens für die pestfreien Zeiten die Interessen des freien Verkehrs berücksichtigt.

CHOLERA.

I. CHOLERA ASIATICA.

Reports on the epidemic cholera etc. Bombay. 1819. — Jameson, report on the epid. cholera etc. Calc. 1820. (beide übers. von Reuss, Sammlung etc. Stuttg. u. Tüb. 1831. 32.). — Anderson, an account etc. Edinb. journ. 1819. vol. XV. — Tytler, on morbus oryzeus etc. Calc. 1820. — Boyle, treat. on the epid. cholera of India. Lond. 1820. — Scot, rep. on the epid. cholera etc. Madras. 1824. (Deutsch von Behrend, mit Anmerk. von Romberg. Berlin 1832.) — Annesley, treat. on the epid. cholera of India. Lond. 1829. — Annesley, Sketches on the most prevalent diseases etc. Sec. edit. Lond. 1831. — Searle, Cholera, its nature etc. Lond. 1830. — Kéraudren, mém. sur le choléra morbus de l'Inde. Par. 1831. — Moreau de Jonnès, rapp. sur le Choléra-morbus etc. Par. 1831.
Jaehnichen et Marcus, animadv. path. anat. de cholera. Mosq. 1830. — Marcus, rapport sur le Choléra à Moscou. Mosc. 1832. — Lichtenstädt, d. asiat. Cholera in Russland. 3 Bde. Berl. 1831. — Lichtenstädt u. Seidlitz, Mittheil. über die Choleraepidemie in St. Petersburg. Berl. 1831. — Remer, Beob. über d. Cholera in Warschau. 1831. — Prchal, über d. Cholera in Gallizien. Prag 1831. — Schnitzer, über d. Chol. contag. in Gallizien. Bresl. 1831. — Hille, Beob. über d. asiat. Cholera in Warschau. Leipzig. 1831. — Brierre de Boismont, relat. du choléra-morbus en Pologne. Par. 1831. — V. A. Riecke, Mittheilungen über d. morgenländ. Brechruhr. 3 Bde. Stuttg. 1831. — Protocollacte der Aerzte Rigas. Hamb. 1831. — Verhandl. der physical-medic. Gesellschaft zu Königsberg über d. Cholera 1831. — Die epidem. Cholera in Stettin von einem Verein von Aerzten. 1832. — Mitth. der med.-chir. Gesellschaft in Hamburg. 2. Bd. Hamb. 1833. — Cholera-Zeitungen von Radius, Casper, Zitterland,

---

*) Dictionnaire d'Hygieine III. 1854. p. 274 ff.

Albers u. A. 1831. — Elsässer, die epidem. Cholera nach Beob. in Wien u. Brünn. Stuttg. 1832. — Barchewitz, über d. Cholera nach Beob. in Russland u. Preussen. Danzig 1832. — Stromeyer, Skizzen und Bemerkungen etc. Hannov. 1832. — Gaimard et Gérardin, Cholera-morbus en Russie, Prusse etc. Par. 1832. — Delpech, sur le choléra-morbus en Angleterre et en Écosse. Par. 1832. — Casper, Behandl. d. asiat. Cholera durch Kälte. Berl. 1832. — Romberg, Hufeland Journal. Febr. 1832. — Gendrin, Monogr. du choléramorbus. Par. 1832. — Bouillaud, traité du Chol. morb. de Paris. 1832. — Magendie, leçons sur le Choléra. Par. 1832. (übersetzt. Leipz. 1839). — Boisseau, traité du Chol. morb. Par. 1832. — Rapport sur la marche et les effets du choléra à Paris 1832. par la commission etc. Par. 1834. — Gazette médicale. 1832. — The Cholera-Gazette. Lond. 1832. — Phöbus, über d. Leichenbefund der asiat. Cholera. Berl. 1833. — Dieffenbach, physiol.-chirurg. Beobacht. an Cholerakranken. 2. Aufl Güstrow 1834. — Pfeufer, Ber. über d. Choleraepidemie in Mittenwald. München 1837. — Kopp, Generalbericht über d. Choleraepidemie in München. 1837. — 'Böhm, die kranke Darmschleimhaut in der Cholera. Berl. 1838. — Romberg, Ber. über d. Choleraepidemie in Berlin. Berl. 1837. (1848). — Wisgrill, östr. med. Jahrb. 1837. Bd. 13. — Bostock, lond. med. gaz. März. 1843.

Parkes, researches into the pathology etc. Lond. 1847. — Rogers, reports on asiatic cholera in the Madras army etc. Lond. 1848. — Gutceit, d. Cholera in Orel. Leipz. 1848. — Rigler, d. Cholera in Constantinopel. Oestr. med. Wochenschr. 1848. — Polunin, Abh. über d. Cholera. Aus d. Russ. Leipz. 1849. — Graves, clin. lectures. vol. I. Dublin 1848. — Müller, Bemerk. über d. asiat. Cholera. Hannov. 1848. — Die Choleraepidemie im Obuchow'schen Hospital in St. Petersburg 1848. St. Peterb. 1849. — Steifensand, d. asiat. Cholera auf der Grundlage des Malariasiechthums. Crefeld 1848. — Heidler, d. epidem. Cholera. Leipz. 1848. — Virchow, in Medic. Reform. 1848. — Reinhard und Leubuscher, in Virchows Archiv. Bd. II. 1849. — Schütz, ibid. — Hübbenet, Ber. über d. Cholera im Kiew'schen Mil. Spital. Berl. 1849. — Rigaer Beiträge zur Heilkunde I. 1. Riga 1849. — Gazette médicale de Paris 1849. — Budd, malignant cholera. Lond. 1849. — Spindler, le choléra à Strasbourg 1849. Strasb. 1850. — Pirogoff, anat. pathologique du choléra. 16 Tafeln mit Text. St. Perb. 1849. — Kortüm, von der Cholera. Rostock 1849. — Hamernyk, d. epidem. Cholera. Prag. 1850. — Finger, d. Cholera epidemica. Leipz. 1851. — Heimann, d. Choleraepidemie in Cöln 1849. 1850. — Schmidt, Characteristik d. epidem. Cholera etc. Leipz. 1850. — Bricquet et Mignot, traité du Choléra-morbus. Par. 1850. — Melzer, Studien über d. asial. Brechruhr. Erl. 1850. — Frey, Archiv. f. physiol. Heilk. 1850. — Neufville ibid. — Samoje, deutsche Clinik 1850. — Dittel, Zeitschr. d. k. k. Ges. zu Wien. 1850. — C. F. Riecke, d. asiat. Cholera und d. Gesundheitsheitspflege Nordh. 1850. Derselbe, d. Choleraepidemie in Norddeutschland etc. Nordh. 1851. — Wachsmuth, d. Cholera in Gieboldehausen. Göttingen 1851. — Report of the general board of health on the epidemic Cholera of 1848—49. Lond. 1850. (ist im Folgenden überall gemeint, wo bloss „Report" citirt ist). — Farr, Report on the mortality of Cholera 1848—49. Lond. 1852. — Ebers, Günsburg Zeitschr. 1851. p. 126. — Middeldorpff, ibid. 1852. p. 63. — J. Meyer, Impfversuche, Virchows Archiv 1852. IV. p. 29. — L Meyer, Beitr. zur Pathol. d. Choleratyphoids. ibid. VI. 1854. p. 471. — Pacini, osserv. microsc. etc. Firenze 1854. — Güterbock, deutsche Clinik. 1853. 11—13. — F. Müller, amtl. Bericht. ibid. 1853. — Mansfeld, ibid. — Heidenhain, ibid. — Brauser, d. Choleraepidemie des Jahres 1852 in Preussen. Berl. 1854. — Löschner, Schlussbericht über d. Choleraepidemie in Prag etc. Prag 1854. — Stein, ärztl. Not. über d. Cholera in München. 1854. — Skoda, Oppolzer, Pfeufer, Wiener Wochenschrift 1854. — Knolz, Wiener med. Notizenblatt. 1854. — Lebert, Vorträge über d. Cholera. Erlangen 1854. — Intelligenzblatt bayer. Aerzte 1854. — Würtemb. med. Correspondenzblatt 1855. — Gietl, ibid. Cholera nach Beob. zu München. 1855. — Dietl, Wiener med. Wochenschrift. 1855. Nr. 24 ff. — M. Haller, ibid. Nr. 5. — C. Haller, Zeitschr. d. k. k. Ges. zu Wien. 1855. XI. p. 433. — Hönigsberg, ibid. X. p. 528. — Elsässer, Würtemb. med. Correspondenzblatt. 1855. — J. Reuss, ibid. Nr. 18 —20. — Husemann, die Contagiosität der Cholera. Erlangen. 1855. — Buhl, Henle und Pfeufers Zeitschr. N. F. VI. 1855. p. 1. — Delbrück, Ber. über d.

Choleraepidemie d. J. 1855 in Halle. 1856. — Joseph, über d. Choleraexanthem. Günsb. Zeitschr. 1856. VII p. 30. — Göring, deutsche Clinik. 1856. 10. 11. — Mahlmann, ibid. Beilage 2. 4. — Thiersch, Infectionsversuche an Thieren etc. München. 1856. — Pettenkofer, Verbreitungsart der Cholera. München. 1855. Derselbe, zur Frage über d. Verbreitungsart (Brochüre). München. 1855. Derselbe (A. Martin) Hauptbericht über die Choleraepidemie in Bayern. 1854. München 1856. — Lebert, d. Cholera in der Schweiz. Frankf. 1856. — Melzer, Zeitschr. d. k. k. Ges. zu Wien. 1856. p. 534. — Creutzer, ibid. p. 617. — Zsigmondy, ibid. p. 654. — J. Meyer, Charitéannalen. VII. 1. — E. Müller, ibid. VII 2. 1856. — A. Hirsch, Rückblick auf d. neuere Choleraliteratur. Schmidts Jahrbücher. Bd. 88. 1855. und Bd. 92. 1856.

Geschichte und Epidemiologie.

§. 391. Jedermann weiss, dass die epidemische Verbreitung der Cholera von Ostindien ausging. Es scheint, dass man in Ostindien immer unter dem Namen Cholera zweierlei Erkrankungsformen begriff, die beide von jeher daselbst vorkamen, nämlich einmal heftige gallige Diarrhöen und sodann die schwerere Form, die unserer asiatischen Cholera entspricht und die die Franzosen dort (durch Verderbung des Sanscrit-Wortes Mordixim) Mort-de-chien genannt hatten. Beide Formen scheinen sporadisch vorgekommen, zeitweise auch etwas häufiger geworden zu sein — ungefähr wie die Cholera nostras bei uns; die letztere Form scheint auch schon im vorigen Jahrhundert und später einzelne grössere epidemische Ausbreitungen gemacht' zu haben; aber die Krankheit war auf die Zeit des Herbstes und auf die untersten Volksklassen beschränkt, die Epidemieen hörten bald wieder auf und erregten wenig Aufmerksamkeit.

§. 392. Erst im J. 1817 (nach einer vereinzelten Nachricht schon in der ersten Hälfte des J. 1816)*) trat die Krankheit in Indien in grosser epidemischer Ausbreitung auf und fing an den wandernden Character anzunehmen. Schon im Mai, der Regenzeit des J. 1817 finden wir Epidemieen an zwei verschiedenen, gegen 40 geogr. Meilen von einander entfernten Orten, am Burrumputer und an einem Arm des Gangesdelta; im Juli war sie schon eine sehr verbreitete Krankheit (z. B. in Patna weit oben am Ganges), im August herrschte sie rund, um die nördliche Ecke der Bai von Bengalen (Calcutta, Jessore etc.), zu Ende Septembers hatte sie sich über eine Strecke von etwa 10 Längegraden allgemein ausgedehnt. Sie verbreitete sich nun von hier aus in Indien nach allen Richtungen, so dass zwar zunächst allerdings gewisse Striche eingehalten wurden, aber am Schluss des J. 1818 doch schon die ganze ostindische Halbinsel von der Krankheit durchzogen und verheert worden war.

Es ist von grossem Interesse, aus dieser ersten Zeit der Choleraausbreitung, über die uns sehr brauchbare Berichte vorliegen, einige Punkte hervorzuheben. —

Sowohl der wirkliche erste Ausgangspunkt der Krankheit als die Ursachen derselben sind unbekannt. Es waren zwar grosse Regengüsse zu ungewöhnlicher Jahreszeit, in Folge davon grosse Ueberschwemmungen und Misserndte des Reises vorausgegangen (1816), aber es lässt sich durchaus nichts Näheres über den Zusammenhang dieser Ereignisse mit den Choleraepidemieen sagen.

Die Art der Erkrankung war vollkommen dieselbe, wie wir sie später

---

*) Journal asiatique. Decbr. 1831.

in Europa kennen lernten. Die Epidemieen begannen fast überall mit der äussersten Bösartigkeit, nahmen dann an Intensität ab, und dauerten unbestimmt lange, hie und da nur wenige Tage, meistens 14 Tage bis 3 Wochen, an einzelnen Orten Jahrelang (Calcutta); hohe Gebirgsgegenden, namentlich felsige Orte blieben vielfach in auffallender Weise verschont, niedrig gelegene, feuchte, dicht bevölkerte Striche wurden im Ganzen sehr stark befallen, doch mitunter auch wieder verschont, während trockene, anscheinend gesunde Gegenden durchseucht wurden; der üble Einfluss schmutziger Pfützen und schlechter Abtritte wurde schon bemerkt. — Die Krankheit herrschte, stieg und fiel während aller Zeiten des Jahres und während der verschiedensten Temperaturen, von 4—40° R., während unaufhörlichem Regen und während der grössten Dürre. Die andern endemischen Krankheiten, Intermittens, Ruhr, Gallenfieber kamen neben ihr vor wie sonst.

Eine Hauptverbreitung im Beginn ging den grossen Flüssen nach, die zugleich die Hauptwege des Verkehrs sind; die Uferorte wurden immer viel stärker als die entfernter gelegenen befallen. Ebenso herrschte die Krankheit vorzüglich um die Landstrassen und in deren Nachbarschaft und man bemerkte, dass sie in keinem Orte ausbrach, das nicht mit einem andern, wo die Krankheit schon herrschte, Verkehr hatte. Auf einem grossen Theil ihres Weges schritt die Seuche direct entgegen dem Süd-Ost-Monsoon, einem starken, ununterbrochenen Strome frischer Seeluft mit starkem Regen, vorwärts. Schon als die Krankheit in Bombay erschien (August 1818), stand die Thatsache fest, dass sie sehr häufig dann an einem Orte ausbrach, wenn ein Erkrankter von aussen hereingekommen war; die Einschleppung in Bombay selbst z. B. galt für ausgemacht (Jameson); andererseits war man schon auf Thatsachen aufmerksam, welche gegen die gewöhnliche Art anderer ansteckender Krankheiten sprachen, wie dass Aerzte und ihre Gehülfen nicht in höheren Verhältnissen als Andere erkranken, dass die innigste Berührung mit dem Körper des Kranken die Krankheit nicht mittheile etc. Der Einfluss der Gelegenheitsursachen, Diätfehler, Erkältungen u. dergl. wurde bereits gewürdigt. — Was mir aber in den Berichten aus den ostindischen Epidemieen am meisten auffällt und in der That von dem späteren Verhalten der Krankheit in Europa sehr abweicht, ist der Umstand, dass es, neben vielen furchtbar heftigen Epidemieen, einzelne andere sehr leichte gab, mit einer so geringfügigen Mortalität, wie später nirgends etwas Aehnliches vorkam. Nach Jameson*) starben in den Vorstädten von Calcutta von 21,876 ärztlich Behandelten 1378 (6 Procent) und ebenso war das Verhältniss in der Stadt; in Bombay starben von über 14,000 Kranken 7,5 Procente; ja es heisst, von des Oberst Skinners Reiterei sei ein Corps stark ergriffen gewesen und doch (bei Salzwasserbehandlung) kein einziger Mann gestorben. Die Therapie der Cholera in Indien enthielt übrigens schon alle Keime, welche sich später in Mitten des europäischen Arznei-„Schatzes" so reichlich entwickelten, Aderlass, Calomel, Opium, Reizmittel, Salzwasser etc.

Von 1817 bis jetzt erlosch die Krankheit in Indien nie mehr ganz; bald hier bald dort kamen heftige epidemische Ausbreitungen vor. Zwi-

---

*) Uebersetzung l. c. p. 125. — Ich bemerke, dass auch Mason Good den obigen Zahlen Vertrauen schenkt. Man kann nicht daran denken, dass die meisten dieser Fälle bloss geringfügige Diarrhöen gewesen seien. — Aus den ersten europäischen Epidemieen gibt es noch einzelne Beispiele ziemlicher, allgemeiner Gutartigkeit und geringer Mortalität. S. unten.

schen 1825—1844 war die Cholera Todesursache bei $^1/_9$ aller Gestorbenen unter den europäischen und bei fast $^1/_5$ unter den einheimischen Truppen *).

§. 393. Die weitere Verbreitung der Cholera von Indien aus kann hier nur in den grössten Zügen angegeben werden. Sie ging zunächst nach Osten, Süden, Nordost und Südost (1819 Hinter-Indien, Sumatra, Isle de France, 1820—21 ganz China, Philippinen, Java, 1823 Amboina etc.), erst von 1821 an nach Westen und Norden (Mascat, Bagdad, Persien, Arabien); 1823 hatte sie einerseits die Ufer des caspischen Meeres (Astrachan), andererseits die Küste von Syrien und das mittelländische Meer (Antiochien, Alexandrien) erreicht. Sehr merkwürdig ist der Stillstand, der hier eintrat; die nahe bedrohten europäischen Länder blieben jetzt noch verschont, während in Asien fort und fort theils die früher befallenen, theils neue Länder durchseucht wurden. Erst 1829 brach die Krankheit wieder an den europäischen Grenzen, in Orenburg und 1830 von neuem in Astrachan, an ersterem Orte wie es scheint aus der Tartarei, an letzterem von Persien her eingeschleppt, aus. Auch hier finden wir an vielen Orten sehr hohe, an einzelnen anderen noch auffallend geringe Mortalitätsverhältnisse, die man kaum aus statistischen Fehlern herleiten kann **).

Die weitere Verbreitung der Cholera nach Europa geschah von Astrachan aus; sie drang zunächst im Thal der Wolga aufwärts, erreichte 1830 Moskau ***) (die 350 Wegstunden von Astrachan nach Moskau wurden, wenn man an beiden Orten vom Beginn der Seuche rechnet, in 2 Monaten zurückgelegt); Russland war im Laufe eines Jahres ganz überzogen, der russisch-polnische Krieg von 1831 scheint sehr viel zur Weiterverbreitung nach Westen (Polen) beigetragen zu haben. Ins Jahr 1831 fallen dann die ersten deutschen Epidemieen (Berlin, Wien etc.); ausserdem war die Verbreitung eine ungeheuere, im Norden bis Archangel, im Süden bis Egypten, über die Türkei, einen Theil von Griechenland etc.

In Deutschland, wo sich aus der Mitte der damals an positivem Inhalt ebenso armen als in Schuldünkel befangenen Medicin vor dem Ausbruch der Seuche hochmüthige Stimmen hatten hören lassen, hier würde endlich „dem Gespenst die Larve abgerissen werden,“ hatte die Cholera einen segensreich demüthigenden Einfluss auf die Wissenschaft und die ärztliche Praxis. Schon gleichzeitige Epidemiographen †) verglichen sie mit einem Feinde, der „uns gewaltsam aus der Lethargie herausschreckt, der an Systemen und Theorieen rüttelte, welche die Mehrzahl für unumstösslich hielt“ u. s. f. — Bis heute erstrecken sich diese wohlthätigen Wirkungen. Die Cholera mit den grossen practischen Problemen, die sie hinstellt, war es vor Allem, die allmählig der endlosen Stubenweisheit über Miasma und Contagium ein Ende machte, zum vorläufigen Fallenlassen dieser Nebel- und Schattengestalten führte und allmählig zur Einzeluntersuchung der wirklichen concreten Verhältnisse hindrängte.

---

*) Report of the general board of health. etc. 1850. p. 2.

**) In der Stadt Orenburg erkrankten 1100, genasen 900 M., in Iletzk erkrankten 113, genasen 106, im ganzen Orenburg'schen Gouvernement erkrankten 3590, genasen 2725. Lichtenstädt l. c. I. p. 149 ff. p. 50 ff.

***) In Moskau (oder in Charkow noch früher im J. 1830) wurden die ersten Sectionen in Europa gemacht, von Jähnichen und Marcus. S. Animadversiones anatom. path. de Cholera etc. Mosq. 1830 (20 Fälle); in Indien waren schon viele Sectionen gemacht worden.

†) Vgl. Siemssen, über die Cholera. Hamburger Mittheil. II. 1833. p. 183.

1832 kam die Cholera zum erstenmale nach London und über Calais nach Paris und erschien auch zuerst in America (Quebec). Hier erschien die Krankheit in der Zeit, wo der Hauptstrom der Einwanderer aus England, wo die Cholera herrschte, ankam, und zwar zuerst in dem von Ankömmlingen und Seeleuten bewohnten Stadttheil, ohne dass sich jedoch die Ausschiffung eines Cholerakranken constatiren liess. — Nun folgen sich in Europa bis 1837—38 viele, bald mehr zerstreute, bald mehr sichtlich zusammenhängende Epidemieen, die theils bisher freie Länder (Spanien 1833 — 34, Schweden 1834, Oberitalien, München 1836 etc.), theils schon früher durchseuchte Orte (z. B. Berlin wieder 1832, 1837) befielen. Vom J. 1838 an war Europa fast 10 Jahre lang von der Cholera frei.

§. 394. Im J. 1846 begann ein neuer Epidemieenzug der Krankheit von Indien aus. Sie war in jenem Jahre daselbst ungemein ausgebreitet und drang, diessmal bloss westwärts und sehr rasch, noch in demselben Jahre über Persien und einen Theil der asiatischen Türkei bis Syrien und gleichzeitig in nordwestlicher Richtung gegen den Kaukasus. Die weitere Verbreitung geschah mit grosser Schnelligkeit nach Süden (Mekka schon im Januar 1847) und nach Nordwesten; die Kaukasuskette wurde von der Epidemie nicht nur umgangen, sondern auch direct auf der Heerstrasse überschritten (Pirogoff), Moskau wurde wieder im September (1847) erreicht, diessmal nach 4jährigem, 1832 nach mehr als 12jährigem Epidemieenzug von Indien aus. Im J. 1848 fand wieder eine ausserordentliche, der von 1831 gleichende, aber raschere, allgemeinere, öfter in grossen Sprüngen vorwärts schreitende Verbreitung mit im Ganzen vielleicht grösserer Intensität der Krankheit über Ost-, Nord- und Mitteleuropa (Petersburg im Juni, Berlin im Juli, Hamburg und London im September, Norwegen im December etc.) statt; ebenso über den Orient (Türkei, Egypten etc.). Gegen Ende des Jahres 1848 erschien die Krankheit auch wieder in den grossen Hafenstädten der Vereinigten Staaten (New-York, New-Orleans). In den Frühling 1849 fällt eine neue Epidemie von Paris, wohin sie im Jahr 1832 von Calais aus fast 10 Monate, diessmal 4 Monate gebraucht hatte (1853 brauchte sie von Havre nach Paris kaum 25 Tage), bald darauf eine grosse Verbreitung über Frankreich, Belgien etc., und in dieses Jahr bis 1850 eine grössere epidemische Ausbreitung über Deutschland als jemals früher. Das Jahr 1851 war für Deutschland cholerafrei, 1852 brach die Krankheit, wie es scheint, wieder von Polen her, aufs Neue in den östlichen Theilen aus, verbreitete sich aber nicht weiter nach Westen als Berlin, das 1848, 1849, 1850, 1852 und ebenso 1853, 1854, 1855 (früher 1831, 1832 und 1837) Epidemieen hatte. Unter unregelmässiger Verbreitung auf die verschiedensten europäischen und aussereuropäischen Länder, wobei besonders die Jahre 1854 und 1855 wieder durch grosse Seuchen (z. B. München und Wien 1854, Italien, Spanien, der Orient, Oesterreich mit der 7ten und bis jetzt heftigsten Epidemie von Wien 1855) ausgezeichnet waren, 1854 und 1855 auch zum erstenmale (mit Ausnahme früherer Vorkommnisse in Tessin) in der Schweiz (Aarau, Zürich, Basel) Epidemieen erschienen, setzt sich die Cholera fast bis heute fort; das gegenwärtige Jahr (1856) brachte nur für wenige deutsche Orte (Königsberg etc. sehr kleine Ausbreitung in Wien etc.) Epidemieen, während solche in südlichen Ländern (Spanien, Portugal) und im Norden (Schweden) zum Theil in grosser Ausbreitung herrschten.

Die Epidemieen, deren Zug durch Europa 1848 begann, sind also bis jetzt nicht so, wie die Cholera bei ihrem ersten grossen Zuge, bald

wieder verschwunden, sondern die Krankheit erscheint jetzt weit mehr als
früher, ausser ihrem Entstehungsorte Indien, da und dort eingenistet und
es scheint, das von solchen Punkten aus sich verbreitende Contagium er-
zeugte bisher immer wieder neue Epidemieen.

Dennoch kann man die Frage, ob man demnach die Cholera als eine
bereits in Europa stationär gewordene, für immer eingebürgerte Krankheit
zu halten habe, durchaus nicht sicher in bejahendem Sinne beantworten; so gut sie 1838 wieder verschwand, so gut sie 1850 in Deutschland
ganz aufhörte, so gut muss man es für sehr möglich, ja wahrscheinlich
halten, dass diess wieder und überall geschehen kann. Doch gibt es allerdings schon einzelne Orte, wo die Cholera nun schon seit einer Reihe
von Jahren nie mehr ganz verschwunden ist, z. B. Petersburg; je länger
und an je mehr Orten ein solches Verhalten fortdauert, um so weniger
lässt sich daselbst wieder ein gänzliches Verschwinden hoffen, um so
mehr eine immer neue Verbreitung von ihnen aus befürchten.

Verbreitungsweise und Aetiologie der Cholera.

§. 395. Wenn man die Tausende von Thatsachen, die über die
Verbreitung der Cholera gesammelt sind und die mannigfachen Vorstellungen, mit denen man schon versuchte sie unter sich zu verknüpfen,
überblickt, so stösst man freilich überall bald auf Dunkelheiten, die wohl
noch lange ihrer Aufhellung warten werden. Man findet aber bald auch
einige unzweifelhafte Grundthatsachen, welche als feste Punkte zur Orientirung in dem durch eine ungeheure Masse von Detail bereits unabseh-
bar gewordenen Gebiete dienen. Man muss sich zunächst an diese halten.
Man darf nicht so zu Werke gehen, dass man durch Massen sogenannter
negativer Erfahrungen die positiv feststehenden abschwächen und ver-
dunkeln lässt; jene negativen Erfahrungen beschränken den absoluten
Werth und die unbeschränkte Ausdehnung gewisser Thatsachen und
weisen auf deren Bedingtsein durch wieder andere neue Umstände hin,
aber niemals vermögen sie desshalb den positiven Thatsachen ihre wesentliche Bedeutung zu nehmen. Das einmal sicher Feststehende und
Gekannte muss dann zum Ausgangspunkt vorsichtiger, alle Thatsachen ins
Auge fassender Schlüsse auf das Unbekannte genommen, nie aber darf
mit Berufung auf das Unbekannte und ganz Dunkle irgend ein Erfahrungs-
resultat angegriffen werden.

§. 396. Die Cholera war bis jetzt in allen Epidemieen, in allen Zonen
vom Aequator bis in die Nähe des Polarkreises, unter Lebensbedingungen
der Menschen von der möglichst differentesten Art durchaus dieselbe eigenthümliche Krankheit. Unbedeutende Abweichungen im Charakter einzelner Epidemieen — später näher zu betrachten — verschwinden ganz gegen die grosse und allgemeine, von Clima und Witterung, Lebensweise
und Civilisationszustand, epidemischer und stationärer Constitution vollkommen unabhängige Gleichartigkeit des wesentlichen Krankheitsproces-
ses. Die Krankheit war ferner vor dem Jahr 1830 in Europa unbekannt
und hatte sich, wie erwähnt, in genau verfolgbarer Weise aus Indien dahin verbreitet. Diese Umstände zusammen lassen auf eine Ursache schliessen, welche in ihrem Wesen sehr unabhängig von äusseren Bedingungen
sein muss, welche nicht überall in der ganzen Welt, unter den allerverschiedensten Verhältnissen, durch ein Zusammentreffen äusserer Umstände
entstanden sein kann, sondern irgendwo entstanden, einer — activen oder
passiven? — Verbreitung oder Bewegung fähig ist, kurz auf eine spe-

cifische uud der Verbreitung von einem Orte zum andern
fähige Ursache, die man mit Rücksicht auf die §. 2. 3. angeführten
Umstände und hier noch besonders auf den eminent hervorstechenden
Eindruck von Intoxication, den die Krankheit macht, unbedenklich als Choleragift bezeichnen kann. Dieses, seinem Wesen nach unbekannte, durch
seine Wirkungen unzweifelhaft sich manifestirende Agens, dieses Gift ist
das Wandernde und sich Verbreitende an der Cholera; wie alle anderen
Krankheitsgifte müsste es längst wieder untergegangen sein, wenn es nicht
immer neu reproducirt werden könnte. Wo immer die Cholera vorkommt,
da — wir können nichts Anderes annehmen — muss eben diese specifische, giftige Ursache vorhanden gewesen sein.

§. 397. Aber es zeigt sich weiter, dass die Wirkung des Giftes
durch gewisse Aussenverhältnisse vielfach begünstigt und gefördert wird,
welche sich also als Hülfsursachen zur Cholera verhalten. Diese
Hülfsmomente sind offenbar auf die Reproduction, auf die räumliche und
zeitliche Verbreitung des Giftes, auf die Intensität seiner Effecte und damit auf das Erscheinen und Verschwinden, das Vereinzeltbleiben oder
Epidemisiren, die Leichtigkeit und Schwere der Cholera vom grössten
Einflusse. Wo sie fehlen, da scheint das Choleragift kaum zu haften und
sich nur wenig zu reproduciren; grosse Verbreitung und mörderisches
Herrschen der Krankheit scheint immer ganz überwiegend von mächtigen
Hülfsmomenten abhängig zu sein. Solche bestehen theils in äusseren chemischen und physicalischen Verhältnissen, Bodenverhältnissen, Lage, Temperatur, atmosphärischen Zuständen, concurrirender Einwirkung putrider
Stoffe, diätetischer Schädlichkeiten u. dergl. m. theils in gegebenen Dispositionen der Bevölkerungen und der Individuen. — Man muss diese beiden Reihen von Ursachen, das Gift und die Hülfsmomente seiner Wirkung,
im Kleinen und Grossen wohl aus einander halten, um die Aetiologie der
Cholera zu verstehen. Es gibt Fälle, wo offenbar das Gift ganz allein,
ohne alle Concurrenz eines andern Umstandes die Krankheit hervorruft;
es gibt andere, wo einzelne Hülfsmomente so eclatant hervortreten, dass
man geneigt sein könnte, über ihnen die specifische Ursache ganz zu
übersehen; ohne letztere aber reichen jene nie zur Hervorrufung der
Krankheit aus.

Ob es auch, im Gegensatze zu den Hülfsursachen, natürliche Umstände und Potenzen gibt, welche gegen das Choleragift antagonistisch
wirken,. welche dasselbe positiv zerstören oder doch seine Wirkung direct
abzuschwächen vermögen, mag vorderhand nicht sicher zu entscheiden
sein; künstliche Mittel derart sind desinficirende Substanzen (s. unten).
Wir kennen die Umstände nicht, welche das Aufhören der Epidemieen
bedingen, und welche bewirken, dass an vielen Orten, wohin das Choleragift gelangt, gerade zu gewissen Zeiten keine Verbreitung statt findet;
wir vermögen nicht zu sagen, ob hieran nur der Mangel an Hülfsursachen schuld ist, oder auch ein oder viele eigenthümliche Vorgänge,
welche die Reproduction oder die Wirkung des Giftes hindern, hiebei
concurriren können.

1) Specifische Ursache der Cholera.

§. 398. Die Cholera verbreitet sich durch die Verbreitung ihrer specifischen Ursache. Die nächste Frage ist: auf welchem Wege? —
Sicher und unzweifelhaft durch den menschlichen Verkehr; ob
allein auf diesem Wege, wird später untersucht werden.

Die Verbreitung der Cholera durch den menschlichen Verkehr recht zu beurtheilen und zu erweisen vermag man natürlich nur da, wo dieser Verkehr überschaubar ist. Man vermag es ebensowenig auf der Höhe der Epidemieen grosser ·Städte, als bei einem Ueberblick aus der Vogelperspective über die Ausbreitung der Krankheit durch einen halben oder ganzen Welttheil. Diese Verbreitungsweise wird vielmehr hauptsächlich evident bei wenigen, isolirten Fällen, in kleinen Orten, dünnbevölkerten Gegenden, im ersten Beginn der Epidemieen, beim Schiffsverkehr aus kranken mit gesunden Seehäfen, bei Bewegungen von Truppen, die Cholera haben u. dergl. Aber ehe man noch auf diese der Untersuchung von Einzelfällen entnommenen Beweise eingeht, wird man doch schon in den allgemeinen Verbreitungsverhältnissen der Cholera Umstände genug finden, welche auch im Grossen betrachtet für die Verbreitung durch den menschlichen Verkehr sprechen und etwaige andere Arten der Verbreitung als mehr uhtergeordnet erscheinen lassen.

§. 399. Die Cholera verbreitet sich nicht etwa in einem bestimmten Curse nach den Himmelsgegenden. Früher war öfters von einem Fortschreiten der Krankheit von Osten nach Westen, wie von einem Gesetze ihrer Verbreitung die Rede; schon der erste Zug über die Grenzen Indiens, wo sie zunächst nach Osten, Süden, Nordosten drang, konnte diess widerlegen. Gegenwärtig ist es allgemein bekannt, dass die Verbreitung ganz unabhängig von der Himmelsgegend geschieht, bald von Süden nach Norden (z. B. aus Italien nach Tyrol und Deutschland 1836 — 38), bald von Westen nach Osten (z. B. von München nach Wien) etc. etc. Die Cholera verbreitet sich im Grossen wie im Kleinen sprungsweise nach mehreren Richtungen, annähernd strahlenförmig von einem oder vielen Mittelpunkten aus, indem sich immer neue örtlich beschränkte Ausbrüche, neue Heerde der Krankheit bilden. Solche Heerde und Mittelpunkte bilden vor allem grosse Städte, überhaupt grössere Menschencomplexe; in ihnen verweilt die Krankheit, von ihnen gehen die Radien aus, die bald kürzer, bald länger ausfallen. — Nie ist die Cholera bei ihren grossen Verbreitungen gleich einem breiten, ganze Länder zugleich überziehenden Strome fortgeschritten, so dass ein solcher die Erkrankung aller parallel gelegener Orte bewirkt hätte, sondern stets in relativ schmalen Strichen, von denen aus meistens, doch nicht gerade immer sich seitliche Abzweigungen bilden. In Ländern mit dünner Bevölkerung sieht man constant, dass diese Striche den grossen Verkehrsstrassen entsprechen; überschreitet die Krankheit ein hohes Gebirge, durchzieht sie eine Wüste, setzt sie über den Ocean, immer geschieht diess nur auf den Strassen des menschlichen Verkehrs, den Post- oder Militärstrassen, den Wegen der Caravanen, der Schiffe etc.; bricht sie auf einer Insel aus, so ist diess noch jedesmal in einer Hafenstadt, noch nie im Innern zuerst geschehen. In allen, etwas dichter bevölkerten Gegenden mit rascheren Communicationsmitteln schreitet die Cholera nicht anhaltend und gleichmässig, sondern unregelmässig und sprungsweise fort, so dass oft grosse in der Mitte liegende Strecken frei bleiben, übersprungen werden; 1848 z. B. war die Cholera in Russland erst bis Moskau und bis Smolensk vorgerückt, als sie, während noch alles Land dazwischen verschont war, plötzlich in Berlin ausbrach u. s. f.

§. 400. Die Schnelligkeit mit der die Krankheit fortrückt, ist eine sehr verschiedene; die mehrfach gegebenen Durchschnittszahlen für die mittlere Schnelligkeit ihrer Verbreitung (täglich 4 Stunden u. dergl.) geben in keiner Weise das Bild des allgemeinen und wahren Verhaltens beim Weiterschreiten der Krankheit*). Die Verbreitung ist im Allgemeinen eine sehr langsame in ganz dünngesäten Bevölkerungen, z. B. in den Steppen Asiens, eine relativ schnellere in dicht bevölkerten Gegenden mit viel Verkehr. Vor hohen Gebirgen hält die Verbreitung gewöhnlich eine Zeit lang inne und geht langsam, oft gar nicht weiter. Bei ganz gleicher Schnelligkeit der Communicationsmittel in Gegenden mit nur mässigem Verkehr beobachtet man zuweilen in mehreren Epidemieenzügen eine vollkommen, fast auf den Tag hin gleiche Schnelligkeit der Verbreitung; so brauchte die Krankheit 1830 und 1848 fast genau 4 Monate von Tiflis nach Kasan, wie sie denn auch 1847 in der nämlichen Richtung nach Russland drang, wie 1830 und am Ende beider Jahre die nämliche Ausbreitung hatte. — Ungewöhnliche Bewegungen grosser Menschenmassen, wie namentlich ʻKriege, tragen viel zur schnelleren Ausbreitung bei; bekannt ist diess von dem russisch-polnischen Krieg 1831, evident war es wieder in dem orientalischen Krieg der Westmächte gegen Russland (Rigler, Mühlig und A.). — Nie verbreitet sich die Cholera schneller als die menschlichen Verkehrsmittel**), nie z. B. schneller aus einem Seehafen über den Ocean, als ein Schiff zur Ueberfahrt braucht. Sind die Verkehrsmittel sehr beschleunigt (Eisenbahnen), so kann dadurch erfahrungsgemäss die Ausbreitung sehr beschleunigt werden (Beispiele sind die Fälle, welche 1854 die Cholera von München sehr schnell an entfernte Orte brachten), aber allerdings ist diess im Geringsten nicht immer und nothwendig der Fall; die Cholera kann z. B. trotz täglicher Eisenbahnverbindung (1848) 9 Monate in Berlin bestehen, bis sie in Breslau, 2 Monate (in demselben Jahr), bis sie in Hamburg ausbricht. Worin dies letztere seinen Grund haben kann, wird später besprochen werden; im Ganzen und Grossen wird man die Uebereinstimmung der Verbreitung der Cholera mit der Verbreitung des menschlichen Verkehrs nicht verkennen und aus den vielen Zufälligkeiten im Verkehr schon viele der Sonderbarkeiten im Gange der Cholera zu verstehen vermögen.

§. 401. Viel schlagender und beweiskräftiger sind — wie bemerkt — die Einzelerfahrungen über die Verschleppung der Krankheit. Es sind die nun zu Hunderten bekannt gewordenen Fälle, wo Menschen aus dem Orte wo die Cholera herrscht, entweder schon cholerakrank an den bisher ganz freien Ort kommen oder nach kurzem Aufenthalt an diesem an der Cholera erkranken und nun Personen ihrer nächsten Umgebung, des Hauses, in dem sie krank liegen und sterben, ihre Angehörigen, ihre Wärter u. dgl. von der Krankheit befallen werden. Derlei Erfahrungen liegen nun massenhaft, aus allen Ländern der Welt und allen Anforderungen einer strengen Critik genügend vor***); es kann nicht der leiseste

---

*) Doch ist die mittlere Schnelligkeit des Weiterschreitens in wenig bevölkerten Gegenden nicht ganz ohne Interesse. Sie betrug in Russland 1847 durchschnittlich täglich etwa 2 Meilen, im Monat August und September über 4 Meilen (Gobbi citirt bei Heidler, I. 1848. pag. 54).

**) In wenig civilisirten Gegenden ist der Flussverkehr rascher als der Landverkehr. Dem entsprechend legte die Cholera an der Wolga 1847 per Monat 700 Kilometer (zwischen Astrachan und Kasan) zurück, während sie zu Lande zwischen Tiflis und Moskau, in derselben Zeit nur 550 K. machte. (Tardieu, Dict. d. hygieine I. p. 295).

***) Ich hatte früher eine ziemliche Menge solcher Beispiele von der ersten Verbreitung in Indien an selbst gesammelt, unterlasse es aber überhaupt Einzelnes anzuführen; man kann schon auf ganze beträchtliche Sammlungen solcher Thatsachen

Zweifel obwalten, dass hier von den hereingekommenen Kranken auf ihre gesunde Umgebung etwas Krankmachendes übertragen wurde. Man kann diese Fälle wieder in mehrere Categorieen theilen:

a) solche, wo die eingeschleppte Krankheit auf ganz wenige Fälle in der nächsten Umgebung des Kranken, zuweilen auf einen einzigen beschränkt bleibt, ohne irgend weitere Ausdehnung zu gewinnen, und zwar bald unter Anwendung prophylactischer (Desinfections-) Massregeln, bald ohne solche. Diese Fälle sind die reinsten, weil hier die Erkrankung ohne alle mögliche Mitwirkung anderweitiger epidemischer Ursachen ganz allein durch den ersten Krankheitsfall hervorgerufen sein muss; sie sind ebenso stringente Beweise der Verschleppung wie die analogen Ereignisse bei der Pest, dem Typhus, den Pocken etc.

b) In einer anderen Reihe von Fällen bilden die hereingekommenen Kranken die ersten Fälle einer Epidemie. Brechen hier die neuen Erkrankungen in unmittelbarer Umgebung der zugereisten Kranken aus, so erscheint auch hier die Einschleppung gehörig evident und nur eine hypercritische Skepsis könnte hierin ein zufälliges Zusammentreffen von Erkrankungen aus anderweiten epidemischen Momenten mit dem von aussen hereingekommenen Falle erblicken. Häufig aber — die Geschichte der Epidemieen ist ungemein reich an solchen Beispielen — begibt es sich auch, dass kurz nach Ankunft von Cholerakranken an einem Orte die ersten neuen Fälle ausbrechen, aber nicht in deren unmittelbarer Nähe, vielmehr so, dass nur ein sehr loser oder selbst nicht der geringste Verkehrs-Zusammenhang der Neu-Erkrankten mit den hereingekommenen Fällen sich erweisen lässt. Hier sind mehrere Dinge möglich. Unzweifelhaft kann es hier sein, dass die Entstehung der neuen Fälle in gar keiner Beziehung zu dem ersten Falle steht und sehr mit Recht macht Pettenkofer *), einer der Hauptvertheidiger der Choleraverbreitung durch den Verkehr, auf den Irrthum aufmerksam, immer von dem ersten Cholerakranken eines Ortes eine directe Linie zu einem eingewanderten (oder auswärtigen) früheren Kranken finden zu wollen. Es kann hier sehr wohl sein, dass gar nicht die hereingekommenen Cholerakranken, sondern andere, viel leichter Erkrankte, welche ganz unverdächtig erschienen (§. 404), die eigentlichen Verbreiter der Krankheit waren, und dass diese, welche die Krankheit verbreitet haben, nach denen, welchen sie mitgetheilt wurde, an der Cholera erkrankten, dass dagegen gerade die hereingekommenen, an ausgebildeter Cholera Leidenden nicht die einschleppenden Verbreiter waren. — Es kann aber in dem genannten Falle auch so sein, dass der Hereingekommene in der That der Verbreiter der

---

hinweisen. Vgl. Melzer, Studien über die asiat. Brechruhr. Erlangen 1850. und Zeitschr der k. k. Ges. zu Wien 1856. XII. p. 542. Husemann, die Contagiosität der Cholera. Erl. 1855. Brauser, die Cholera-Epidemie d. J. 1852 in Preussen. Berlin 1854. Hirsch, Rückblicke etc. Schmidt's Jahrb. Bd. 88. p. 263. Bd. 92. p. 250. So ferner die Beispiele aus Schweden (von Berg), aus Norwegen (Kierulf, Würzburger Verhandl. 1852. p. 39), aus Russland bei Müller (l. c. p. 24), die Fälle der Fregatte Melpomène in Toulon 1833 (Gazette médicale 1850. Nro. 32), aus Charleston 1832 (American journal Tom. 13. p. 359) aus Strassburg (Spindler), aus Frankfurt (Neufville), Mannheim (Frey) etc. — Aus Schweden (1848—50) stimmten die Angaben von 50—80 Gemeinden darin überein, dass der erste Cholerakranke entweder inficirte Orte oder Personen besucht oder Besuch von daher empfangen hatte (Berg, Collectivbericht. Prager Vierteljahrschr. 1853. 4. p. 12).

*) Hauptbericht etc. p. 42.

Krankheit wird, obwohl die nächst Erkrankenden in keinem unmittelbaren Verkehr mit ihm standen; und zwar dadurch, dass jener dem neuen Orte etwas mittheilt*), was noch ausserhalb seiner nächsten Nähe und Umgebung wirksam ist (s. §. 409). — Die Erfahrung zeigt, dass durch Einschleppung um so eher eine Epidemie entsteht, je mehr die betreffende Bevölkerung durch schon ausgebreitet herrschende Gastro-intestinal-Affectionen für eine solche vorbereitet ist und je mehr überhaupt an dem betreffenden Orte weitere Hülfsursachen in Wirksamkeit sind.

§. 402. c) Auch innerhalb der Epidemieen ist die Verbreitung der Krankheit durch Kranke häufig ganz evident. Ein bisher innerhalb der Epidemie freigebliebener Menschencomplex, ein Haus, eine öffentliche Anstalt, ein Hospital oder ein Hospitalsaal bekommt plötzlich zahlreiche Erkrankungen, nachdem ein oder mehrere Cholerakranke von aussen hereingekommen sind. Namentlich über die Hospitäler liegen in dieser Beziehung die auffallendsten und schlagendsten Thatsachen überallher, aus Kiew (Mazonn) wie aus Breslau (Ebers), aus Paris (Briquet) wie aus Wien (Haller, Dittel) und aus sonst noch vielen Orten vor **). — Diese Fälle können auf den ersten Blick weniger überzeugend für die Verbreitung der Cholera durch Kranke erscheinen, da sie während der allgemeinen Belastung einer ganzen Bevölkerung durch die epidemischen Ursachen und zum Theil unter Mitwirkung bedeutender Hülfsursachen, namentlich Hospitalluft und oft Krankenüberfüllung, entstehen. Indessen wird einestheils eben die allgemeine Bevölkerung in unendlich viel niedrigeren Verhältnissen befallen, als die Hospitalbevölkerung in den erwähnten Fällen; andrerseits brechen die neuen Fälle oft durchaus nicht in den überfülltesten und ungesundesten, sondern in den besseren und am sorgfältigsten ventilirten Sälen (namentlich auffallend in der Pariser Charité), welche aber gerade die Cholerakranken bekamen, zuerst aus, sie brechen erst dann, und sogleich dann aus, wenn solche Kranke hineinkommen, verbreiten sich zuweilen Schritt für Schritt von den Betten und Zimmern der Cholerakranken aus, setzen sich fort, so lange solche von aussen hereinkommen, hören auf, sobald diess nicht mehr der Fall ist, ja an manchen Orten (in der Pariser Charité 1849 nach Briquet) kam auch unter den im Hospitale Beschäftigten eine Ausbreitung der Krankheit — ganz wie beim exanthematischen Typhus (p. 105) — gerade in dem Verhältnisse vor, als deren Aufenthalt in den Krankensälen ein langer und

---

*) Dass dem so sei, ergab schon den Orenburger Aerzten (1829) beim ersten Erscheinen der Krankheit auf europäischem Boden die noch unbefangene Betrachtung. Sie sagen in ihrem Gutachten über die Cholera: Wenn Jemand aus einem Choleraorte abreise und an einem andern erkranke, so theile er dem Luftkreis dieses neuen Aufenthalts eine krankmachende Beschaffenheit mit (Lichtenstädt l. c. I. p. 91).

**) In München wurden 1836 — 37 326 Cholerakranke im städtischen Hospital behandelt, von diesen hatten 106 (32%) die Krankheit im Hospital bekommen (Gietl). Ebenso war in der Pariser Epidemie 1853 — 54 ein Drittheil der in den Hospitälern behandelten Fälle in diesen selbst erkrankt (Gazette hebdomadaire. 1854. p. 410.), ja in der ersten Hälfte des März 1854 wurden 55 Fälle in der Charité behandelt, wovon 48 im Hospital entstanden (ibidem p. 469). In Strasburg erkrankten 1849 von der Hospitalbevölkerung 7%, von der Stadtbevölkerung etwas über $^1/_4$%, a. 1854 dort wieder 7% in der Stadt etwa $^3/_4$% (J. Reuss). Aus dem Wiener Krankenhause 1854 heisst es „In der Regel hatte eine Erkrankung stets mehrere, zuweilen sehr viele in demselben Krankenzimmer zur Folge." (C. Haller).

ihr Verkehr mit den Kranken ein inniger war. An Orten dagegen, wo die Cholerakranken in eigene Krankenanstalten gebracht werden, liegen auch keine Erfahrungen vor, dass die gewöhnlichen Hospitäler (z. B. die Berliner Charité) erheblich von der Cholera gelitten hätten. Furcht und Schrecken über den Anblick der hereingekommenen Cholerakranken kann es auch nicht sein, was die neuen Erkrankungen hervorruft, denn kleine Kinder und bewusstlose Typhuskranke werden oft befallen; und so wird nichts übrig bleiben, als die Annahme, dass in diesen Fällen die Cholera auch durch die Kranken oder durch etwas, was von den Kranken ausgieng, ausgebreitet wurde.

§. 403. In Verbindung mit diesen Thatsachen, welche die Verbreitung der Cholera auf dem Wege des menschlichen Verkehrs positiv zeigen, gewinnen auch die, wenn gleich mehr vereinzelten Fälle an Bedeutung, wo Orte, welche sich strenge gegen den Verkehr mit befallenen Gegenden absperrten, von der Krankheit frei blieben. Nur in dünnbevölkerten Gegenden oder unter besonderen Verhältnissen kann indessen von einer wirksamen Absperrung die Rede sein und es liegt in der Natur der Sache, dass es keine unanfechtbaren Beispiele ihrer Wirksamkeit gibt *).

§. 404. Ein ausserordentlich wichtiges, ja allein die Verbreitung durch den menschlichen Verkehr genügend aufklärendes Factum, welches in den neueren Epidemieen zweifellos festgestellt wurde, ist nun der Umstand, dass nicht bloss Cholerakranke, sondern an blosser Choleradiarrhöe Leidende die Krankheit verschleppen können. Menschen, welche in Folge der specifischen Choleraursache am Orte der Epidemie nur leicht erkrankt sind, keine einzige der schweren und eigenthümlichen Choleraerscheinungen zeigen, bloss an Durchfall leiden, damit herumgehen, gewöhnlich auch später nicht in eigentliche Cholera verfallen — hier und da findet dies noch statt — kommen an einem gesunden Orte an; kurz darauf erkranken einzelne Personen ihrer nächsten Umgebung daselbst, solche, welche sie bedienten, ihre Ausleerungen wegschafften, welche längere Zeit um sie waren, welche dasselbe Haus mit ihnen bewohnten, ja welche sie selbst nur besuchten; diese erkranken an ausgebildeter Cholera, wobei fast immer ein oder einige Todesfälle und ausserdem gewöhnlich einige andere Erkrankungen an blosser Diarrhöe sich ereignen. Dieses Entstehen, das nun durch viele Beispiele **) als vollkommen festgestellt betrachtet werden kann, erklärt erst eigentlich die Ver-

---

*) Im Regierungsbezirk Bromberg wurde die Erfahrung gemacht, dass in 34 Ortschaften, wohin je nur ein Kranker gekommen war und dieser abgesperrt wurde, keine weitere Ausbreitung stattfand. — In Petersburg 1831 schloss sich der ganze russische Hof, 10,000 Personen, in Peterhoff und Zarskojeselo streng ab und entging vollständig der Krankheit. (Armstrong, obs. on malignant Cholera. Edinb. 1832. p. 7).

**) Am nächsten liegt mir der sehr merkwürdige Fall von Stuttgart im Herbst 1854 (Köstlin, Würt. med. Corresbl. 1855. Nr. 26). Vgl. sodann den Fall der Strafanstalt Dieburg, wo ein Individuum, das 8—14 Tage lang nur ab und zu an Diarrhöe, einigemale auch an Erbrechen gelitten hatte, ankommt; nach fünftägigem Verweilen desselben im Krankenzimmer erkranken seine beiden Bettnachbarn an Cholera und sterben nach wenigen Tagen asphyctisch (Göring, deutsche Klinik 1856. Nr. 10). Ferner bei Pettenkofer das Beispiel der diarrhöekranken Aufseher des Glaspallastes und den Fall von Ebrach; einen Fall bei Husemann, dann bei Kortüm p. 61 ff. etc.

breitung der Krankheit durch den Personen-Verkehr. Schon Cholerakranke reisen nicht mehr; die Fälle, wo Zugereiste aus dem Orte der Epidemie an ihrem neuen Aufenthaltsorte an ausgebildeter Cholera erkranken und diese ihrer Umgebung mittheilen, sind häufig genug, aber unendlich viel häufiger lässt die sorgfältigste Untersuchung doch eine derartige Einschleppung nicht erkennen. Jene Diarrhöekranken aber reisen sehr häufig, sie vorzüglich vermitteln den pathologischen Verkehr der inficirten mit den gesunden Orten; ihr Unwohlsein ist uncontrollirbar und spottet aller Cordons; sie vermögen, wie mehrere wohl constatirte Beispiele zeigen, nicht nur an Orten, wo sie längere Zeit verweilen, ihrer Umgebung das Krankmachende mitzutheilen, sondern auch da und dort, an Orten, wo sie unterwegs nur kurz sich aufhalten, etwas zurückzulassen, welches die Krankheit hervorzurufen vermag bei Solchen die mit ihnen selbst gar nicht in Berührung gekommen sind *), d. h. sie vermögen die Ursache der Krankheit überall hin zu verstreuen.

§. 405. Während die Thatsache, dass bloss Diarrhöekranke **) die Cholera mittheilen und verbreiten können, unzweifelhaft feststeht, ist die Frage, ob auch ganz Gesunde, die aus dem Orte der Epidemie oder überhaupt aus einem Infectionsheerde kommen, das Gift mit sich führen können, bis jetzt nicht mit völliger Sicherheit zu entscheiden. Einzelne Beispiele ***) machen Solches sehr wahrscheinlich; doch bleibt immer die Möglichkeit, dass solche anscheinend Gesunde wenigstens an geringen Graden specifischer Diarrhöe gelitten haben. Hiermit würden die Fälle unter die vorige Categorie fallen; man müsste dann als höchst wahrscheinlich annehmen, dass diese Individuen selbst das Gift reproducirten, während im anderen Falle, wenn bei denselben keine Spur von Diarrhöe vorhanden war, eher an ein äusserliches Anhängen und Weitertragen der specifischen Ursache zu denken wäre.

§. 406. Indem die Cholera ganz zuverlässig durch Kranke, und zwar sowohl durch Cholerakranke als durch Diarrhöekranke, und vielleicht auch durch Gesunde, welche aus inficirten Gegenden kommen, anderen Gesunden mitgetheilt und hiemit verbreitet werden, indem das Gift aus Kranken oder aus dem, was zunächst von den Kranken kommt, entstehen kann, erweist sie sich nach dem gewöhnlichen Sprachgebrauche als contagiös (desshalb natürlich noch nicht rein contagiös). Die Anerkennung dieser Contagiosität ist in den letzten 4—5 Jahren überall, in Indien, Europa und America fast einmüthig erfolgt, und es gibt gar keine Krankheit,

---

*) Vgl. den Fall bei Pettenkofer, Verbreitungsart. etc. p. 191. - Ein in Regensburg mit Choleradiarrhöe Angekommener benützt bei einem Besuch im Hause von Bekannten den Abtritt; 4 Tage darauf kommt die erste Erkrankung in dem Hause vor.

**) Dass die Krankheit auch noch von Choleratyphoidkranken mitgetheilt werden kann, seheint ein Fall von Husemann l. c. p. 14—15 zu zeigen; doch ist hier auch eine andere Auffassung wenigstens möglich.

***) Vgl. den Fall der Taglöhnerin bei dem oben citirten Ereigniss in Stuttgart, welche selbst gesund bleibt, aber ihrem Mann auf ein benachbartes Dorf die Cholera überbringt; ferner den Fall von Cannstatt, wo die Frau eines beim Verbrennen von Cholerawäsche verwendeten Mannes, welcher selbst gesund bleibt, an Cholera erkrankt und stirbt (Elsässer, Würt. med. Corrbl. 1855. Nro. 22), den Fall von Briquet (l. c. p. 105), von Wachsmuth aus dem Göttinger Hospital (l. c. p. 33), einzelne Fälle bei Pettenkofer etc. Auch in dem oben citirten Falle von Göring war in das Mannheimer Gefängniss die Cholera wahrscheinlich durch ein Individuum eingeschleppt worden, welches, ohne selbst krank zu sein, aus einer Gegend kam, wo die Cholera wüthete.

vielleicht Fleckfieber und Pocken ausgenommen, wo die Verbreitung durch Kranke fester erwiesen wäre, als bei der Cholera. Man muss diesen Satz von der Contagiosität natürlich rein empirisch verstehen und alle Theorieen und Definitionen, alle erklärenden Hypothesen über Contagion und Contagium, Infection, Miasma u. dgl. hiebei ganz bei Seite lassen. Man muss die näheren Bedingungen und Modalitäten der Uebertragung, die Medien derselben, die äusseren Umstände, welche erfahrungsgemäss auf dieselbe von Einfluss sind, untersuchen und so dem ganz allgemeinen Ausdruck der „Contagiosität" einen bestimmteren Inhalt zu geben suchen. Doch ist es bei der viel debattirten Frage nicht ohne Interesse, die allgemeine Uebereinstimmung oder Nichtübereinstimmung der Cholera mit sonstigen contagiösen Krankheiten zu untersuchen und die Einwendungen, welche man gegen die Ansteckungsfähigkeit dieser Krankheit erhoben hat, näher kennen zu lernen. Beides zusammen wird ergeben, in welchem Sinne man die Cholera für contagiös erklären kann.

Gewisse allgemeine Verhältnisse der Verbreitung stimmen bei der Cholera mit anderen evident contagiösen Krankheiten sehr überein. Sie befällt nie eine Stadt oder eine ganze Gegend auf einmal, sondern erscheint bei den grossen Epidemieen im Anfang, bei den kleinen immer verzettelt und zerstreut in wenigen Häusern, während deren Umgebung frei bleibt. In den befallenen Häusern kommen relativ viele Erkrankungen vor. Letzterer Umstand darf freilich nicht bloss im Sinne der Contagion von Mann zu Mann gedeutet werden, man muss vielmehr annehmen, dass die Häuser hier etwas enthalten, was auf die Bewohner wirkt (§. 411); aber dieses Etwas geht von den Kranken aus und das verzettelte Vorkommen betrifft eben die Orte, wo dieses Etwas von den Kranken ausgieng. Nach diesem sporadischen Anfang kommt eine allmähliche, fluctuirende Vermehrung der Fälle, und erst dann wird die Krankheit epidemisch.

Oft schon ist auf die 1000 und aber 1000fach vorgekommenen Erfahrungen hingewiesen worden, dass eben der Umgang mit Cholerakranken die Krankheit nicht hervorruft, dass Gesunde bei Cholerakranken im Bette liegen, kranke Mütter bis ins Stadium asphycticum ihre Kinder säugen, kurz dass der intimste Verkehr unendlich häufig die Krankheit nicht hervorruft, dass gerade solche Personen, welche am meisten mit den Kranken zu thun haben, wie Aerzte, Krankenwärter u. dergl. so geringe Erkrankungsverhältnisse zeigen, dass endlich alle Cordons und Quarantainen sich nutzlos erweisen. — Man könnte mit Recht hiergegen geltend machen, dass die negativen Erfahrungen über die Contagiosität überhaupt nicht die positiven aufzuheben vermögen (vgl. §. 358), dass eben bei der Cholera verschiedenerlei besondere Bedingungen ihrer Uebertragbarkeit vorhanden sein können, dass sich für die meisten contagiösen Krankheiten dieselbe Erfahrung anführen liesse, dass nemlich beim Verkehr mit Kranken öfter die Contagion ausbleibt als erfolgt; man dürfte gewiss mit vollem Recht auf die verschiedene Disposition der Individuen zum Erkranken, vielleicht auch auf den verschiedenen Grad der Contagiosität der Krankheitsfälle hinweisen und man kann mit Recht sagen, wenn diess negative Thatsachen gegen die Contagion sein sollen, so sind es jedenfalls auch negative Thatsachen gegen die Infection durch die Luft, denn auch durch diese erkranken ja nicht Alle, sondern nur relativ Wenige. Aber weit wichtiger als diess alles — die Uebertragung der Cholera geschieht allerdings höchst wahrscheinlich in der That in anderer Weise als bei den meisten anderen contagiösen Krankheiten, nemlich vorzüglich durch die Ausleerungen der Kranken (§. 409); es scheint unendlich viel weniger darauf anzukommen, ob Jemand vielen und nahen Verkehr mit Kranken hat, als ob die

Emanationen der Ausleerungen, und diese vielleicht wieder in einem besonders modificirten Zustande (§. 410) und in länger fortdauernder, anhaltender Weise auf ihn einwirken. Hieraus ganz vorzüglich erklärt sich die so unendlich häufige Nichtübertragung von den einzelnen Kranken selbst und dagegen die in anderen Erfahrungen so eclatant hervortretende Uebertragung von Stoffen her, die doch zunächst von den Kranken ausgegangen waren.

§. 407. Was aber die Erfahrungen hinsichtlich der Erkrankungsverhältnisse des ärztlichen Personals betrifft, so sind hier gewisse Thatsachen offenbar vielfach zu sehr verallgemeinert worden. Gewissen, immerhin sehr zu beachtenden Erfahrungen von auffallendem Freibleiben oder sehr geringer Krankenzahl unter dem ärztlichen Personal*) stehen andere, ganz entgegengesetzte gegenüber. In Moskau 1830 erkrankten 30—40 Procente des Personals der Hospitäler, in der Stadt nur 3 Procent der Bevölkerung (Jaehnichen); in Berlin 1831 erkrankten in Rombergs Cholerahospital von einem Dienstpersonal von 115 Personen 54, a. 1837 von 65—70 Wärtern 14 ($^1/_5$), einmal innerhalb 24 Stunden 7.**). In der Pariser Charité 1849 wurde der sechste Mann der Bediensteten ergriffen, von der Stadtbevölkerung nur der 25ste; in Mitau 1848 von 16 Aerzten 8; im Marinehospital von Toulon wurden 1832 von 35 officiers de santé 10 befallen (5 starben), im Militärhospital von 32 — 8 befallen; von 30 Taglöhnern, welche die Leichen trugen, starb $^1/_3$ nach wenigen Tagen (Reynaud); im Wiener Krankenhause erkrankten 1854 von 36 Wärterinnen 7 an Cholera (2 gestorben), und 3 an einer „zu Typhus sich ausbildenden Diarrhöe," 3 an Choleradiarrhöe, die 7 Journaldiener welche die Cholerakranken zu geleiten und zu übertragen hatten, erkrankten alle an 3 — 8 Tage dauernder, ermattender Diarrhoe (C. Haller) etc.; 1849 erkrankten im Strassburger Hospital von 10 Wärtern 5, 1854 von 10 — 3 (Reuss) u. s. f. Diese Beispiele zeigen, dass in der That die Erkrankung des ärztlichen Personals stellenweise eine bedeutende ist und nach den Erfahrungen vieler Berliner Epidemieen konnte neuerlich Mahlmann (l. c. p. 28) das häufige Erkranken der Wärter und das nicht seltene der Assistenzärzte geradezu unter den Gründen für die Contagiosität der Cholera anführen. Die obigen Differenzen zwischen den einzelnen Orten und Hospitälern aber lassen sich zum Theil daraus erklären, dass die Reinlichkeit und die gesammte Salubrität der Anstalten bald strenger, bald laxer gehandhabt, dass namentlich die schleunige Entfernung und Desinfection der Ausleerungen bald durchgeführt wird, bald unterbleibt, dass das ärztliche Personal bald zu erhöhter Wachsamkeit auf seine Gesundheit und zu alsbaldiger Behandlung jeder Diarrhoe veranlasst wird, bald sich vernachlässigt, dass es sich zuweilen von alten, überarbeiteten, ein unmässiges Leben führenden Individuen als Wärtern handelte, kurz, dass verschiedene Hülfsmomente zuweilen sehr wirksam

---

*) Nach Oppolzer erkrankte auf seiner Choleraabtheilung in Prag keine Wärterin, kein Secundärarzt, kein Schüler; in Christiania wurde 1853 von 80 ärztlichen Gehülfen nur einer befallen (Conradi); bei der Pariser Epidemie von 1832 war das Verhältniss der Choleratodten beim gesammten Medicinal-Personal der Hospitäler und bei den Aerzten in der Stadt unter dem Verhältniss bei der ganzen Bevölkerung; im Wiener Krankenhause sollen 1831 von 327 Wärtern nur 15 erkrankt sein (Günther) etc.

**) Hufeland, Journal 1832. 2. Stück. — Romberg, Bericht p. 18.

sind, in andern Fällen durch entgegengesetzte Verhältnisse Schutz gewährt
wird. Auch beim Ileotyphus findet übrigens — wie Gietl mit Recht
bemerkt — das Verhältniss statt, dass Aerzte, Wärter, Studirende etc.
weit weniger erkranken, als die in denselben Sälen befindlichen Kranken,
welche anhaltend fort den die Contagion vermittelnden Ausdünstungen
ausgesetzt sind. — Uebrigens ist auch in der Cholera der Verkehr des
Arztes mit dem Kranken nicht einmal ein so naher als z. B. im Typhus,
und der Arzt hat wenig mit den Ausleerungen oder doch fast immer nur
mit ihnen in frischem Zustand zu thun.

    Cordons und Quarantainen endlich sind allerdings in allen Ländern mit
lebhaftem Verkehr vollkommen nutzlos und vollkommen unmöglich,
(§. 404); ihre Wirksamkeit da, wo sie so ausgeführt werden können, dass
jeder menschliche Verkehr von dem inficirten Orte her abgehalten werden kann, wie z. B. auf kleinen Inseln in der See, kann durchaus nicht
in Abrede gestellt werden, ja solche Massregeln dürften hier als die einzig
nützlichen und wirksamen zu betrachten sein. Diejenigen Cordons übrigens,
von denen (1831—32) die Erfahrung ihrer Nutzlosigkeit hergenommen
wurde, boten wenig Garantieen der Zuverlässigkeit und wurden häufig erst
dann gemacht, wenn die Krankheit in ihren Vorläufern — Diarrhöen etc.
— schon innerhalb des abzusperrenden Gebietes sich befand!

    §. 408. Die vielfach versuchten künstlichen Infectionen von
Thieren, durch die man die Contagiosität des Blutes oder einzelner Secretionsstoffe, namentlich der Ausleerungen, direct zu erweisen sich be-
mühte, haben bis jetzt vollkommen entscheidende Resultate nicht ergeben.
Die Impfversuche mit Blut von Namias (1836) an Kaninchen, die Blut-
injectionen von Magendie bei einem Hunde gaben ganz zweideutige,
unbrauchbare, die von C. Schmidt und Lauder Lindsay vollkommen
negative Resultate. In den Versuchen von J. Meyer*) entstanden nach
Injection grösserer Quantitäten von frischem Reiswasserstuhl in den Magen und Dickdarm choleraartige Erscheinungen und auch der Leichenbefund erinnerte an Cholera; doch waren die Resultate dieselben, als gewöhnliche, mit Galle gefärbte diarrhoische Faeces in den Magen gebracht wurden. In den berühmt gewordenen Versuchen von Thiersch**)
brachten nicht frische, sondern schon mehrere (2—6) Tage alte, eingetrocknete Reiswasserstühle bei weissen Mäusen Erkrankungen hervor, die auch
nach Erscheinungen und Leichenbefund der Cholera glichen; leider fehlt
das Gegenexperiment, ob diese Thiere nicht auch durch andere, ebenso
behandelte Fäcalstoffe ebenso vergiftet worden wären. Lauder Lindsay**) brachte Erscheinungen hervor, welche denen der Cholera sehr
analog waren, als er Hunde den Ausdünstungen der Ausleerungen,
des Blutes, der mit Schweiss benetzten Kleidungsstücke von Cholerakranken
aussetzte; er hatte diese Thiere zuvor durch schlechte Nahrung, Unreinlichkeit etc. zu schwächen und für die Infection zu disponiren gesucht.
Mehrfach endlich sind Fälle berichtet, wo Hunde oder Katzen unter choleriformen Erscheinungen erkrankten und starben, nachdem sie freiwillig
die Ausleerungen von Cholerakranken zu sich genommen hatten †). Auch

---

*) Virchow Archiv IV. 1852.
**) Infectionsversuche an Thieren etc München 1856.
***) Gazette hebdomadaire. 1854. p. 939. p. 1044.
  †) Lindsay (l. c.) sah solche Fälle, Thiersch (l. c. p. 1) und J. Meyer (l. c.)
     je einen solchen, Otto a. 1831 einen solchen. Im letzteren Falle fand sich übri-
     gens bei der Section ziemlich viel klarer, gelber Urin in der Blase. Bei J. Meyer

von einer Anzahl Hühner, welche man mit Brot, gemischt mit Cholera-
dejectionen 14 Tage lang gefüttert hatte, erkrankten mehrere und eines
starb unter choleriformen Erscheinungen *). — In allen diesen Fällen
ohne Ausnahme ist die wirkliche Choleranatur der Erkrankungen nicht
über jeden Zweifel festgestellt; nach Stich's **) bekannten Versuchen ist es
vielmehr sehr möglich, dass die Erkrankungen Resultate der putriden
Infection überhaupt, nicht einer specifischen Cholera-Intoxication waren;
doch ist allerdings Thiersch (l. c. p. 102) zuzugeben, dass immerhin ein
nicht geringer Unterschied zwischen seinen und Stichs Versuchen besteht, der kaum gestattet, beide unter die gleiche Categorie zu bringen,
indem Stich mit grossen Mengen stark faulig riechender Flüssigkeiten,
Thiersch mit sehr kleinen Mengen trockenen Rückstandes aus nicht faulig riechenden Flüssigkeiten die Cholera-ähnlichen Erkrankungen hervor-
brachte. —

Die Möglichkeit von Thier-Erkrankungen an Cholera überhaupt scheint
übrigens durch viele Epizootieen erwiesen zu sein, welche besonders
den ersten Epidemieenzug der Cholera begleiteten, und welche bald Federvieh, bald Pferde, Kühe etc. mitunter in sehr grosser Ausdehnung und
mit wohl charakterisirten, der menschlichen Cholera höchst analogen Erkrankungen betrafen.

§. 409. Träger der specifischen Ursache, des Choleragiftes, sind
die Ausleerungen, sowohl der Cholera- als der Choleradiar-
rhoe-Kranken. Es kann die Möglichkeit nicht in Abrede gestellt werden,
dass auch auf anderem Wege eine Mittheilung von den Kranken aus erfolgen kann, allein es ist dies problematisch und weit weniger wahrscheinlich, während es positiv ist, dass die Ausleerungen die inficirende
Materie enthalten. Dies wird vor Allem durch die Fälle erwiesen, wo
ohne den geringsten Verkehr mit Kranken solche Personen die Cholera
bekamen, welche die durch Choleraausleerungen beschmutzte Wäsche
eben manipulirt und gewaschen hatten***). Es wird ferner ziemlich deutlich gezeigt durch die Fälle, wo ein mit Choleradiarrhoe behafteter Durch-
reisender im selben Hause, in dem er übernachtet oder wo er auch noch kürzere Zeit verweilt hat, die Cholera hinterlässt; die Krankheit bricht mehrere Tage, nachdem er das Haus verlassen, aus; das einzige bekannte
Stoffliche, was er dem Haus hinterliess, sind seine Ausleerungen (der
Urin ist wohl so wenig als bei irgend einer andern contagiösen Krankheit
in Verdacht zu ziehen). Nicht minder wichtig scheint mir der gewisser-
massen negative Beweis, der Umstand nemlich, dass eine ausgiebige,
chemisch-zersetzende Desinfection der Ausleerungsstoffe und der Abtritte,

---

wird auch ein Fall erzählt, wo ein Hund spontan an der Cholera erkrankte und
seine Besitzerin, welche ihn gepflegt, nach 24 Stunden die Krankheit bekam und
starb. — Auch Schweine, welche die in einen Hof gegossenen Ausleerungen
eines Cholerakranken gefressen hatten, erkrankten unter choleriformen Erscheinungen und starben (Otto in Rust's Magazin Bd. 36. p. 298.)
  *) Charcellay, Gazette hebdom. 1856. p. 240.
 **) Charité-Annalen III.
***) Zahlreiches Erkranken der Wäscherinnen wurde von den ersten Epidemieen an
oft bemerkt. Neuere, erst beweiskräftige Beispiele siehe bei Pettenkofer, Verbreitungsart p. 130. 190. Delbrück p. 13. — Auch in Frankfurt 1854 begannen
die Hauptgruppen von Erkrankungen mit Leuten, welche Cholerawäsche gewaschen
oder benützt hatten (Mappes).

in welche diese gelangen, in mehreren bekannten Fällen in eclatanter Weise die Verbreitung der Cholera hemmte *).

§. 410. Pettenkofer hat fast zuerst die Cholerainfection durch die Ausleerungsstoffe als allgemeine Thatsache erkannt und gelehrt; eine Menge der bisher räthselhaftesten Verhältnisse in der Verbreitung der Cholera werden damit vollkommen durchsichtig und erklärt und mir scheint eben in der Uebereinstimmung so vieler, früher ganz dunkler Thatsachen die grösste Garantie für die Richtigkeit des Satzes selbst zu liegen. Auch die oft bemerkte, viel stärkere Infectionskraft der Leichen **) (als der Lebenden) scheint auf die ihnen so häufig adhärirenden Excrementstoffe bezogen werden zu müssen und die wohl zu beachtende Bemerkung ***), dass durch Kinder, namentlich Säuglinge, die Cholera mit viel mehr Intensität verbreitet werde als durch Erwachsene, dürfte mit grosser Wahrscheinlichkeit auf die meist unvorsichtige Behandlung der Ausleerungen kranker kleiner Kinder, das Verweilen der von ihnen beschmutzten Wäsche in den Wohnräumen etc. in sehr natürlicher Weise zu beziehen sein.

Dass die Ausleerungen nicht auf jedem Wege inficiren, dass sie namentlich nicht impfbar sind, beweisen die zahlreichen Fälle von Sectionsverletzungen bei Choleraleichen, wo die Wunden so oft in den Transsudatflüssigkeiten des Darms gebadet werden, ohne die geringsten üblen Folgen zu erregen. Das eckelhafte Experiment, das Erbrochene Cholerakranker zu trinken, hat bei denen, welche sich hiezu entschliessen konnten, keine Folgen gehabt. Bei Thieren durch Eingeben frischer Choleraausleerungen die Krankheit in wohl characterisirter Ausbildung künstlich hervorzurufen ist noch nicht sicher gelungen (§. 408). — Nach mehrfachen Beobachtungen, die Pettenkofer mittheilte, und besonders nach den angeführten Experimenten von Thiersch könnte es scheinen, dass die Ausleerungen in frischem Zustande gar nicht, sondern erst, nachdem sie eine gewisse Veränderung erlitten haben, welche mehrere Tage zu ihrer Vollendung braucht, inficirend wirken, dass sie erst mittelst eines eigenthümlichen Zersetzungsprocesses giftig werden. Thiersch's Experimente lassen indessen Zweifel über mehrere Punkte zu; es gibt andererseits ziemlich viele Beispiele, wo schon 24 — 36 Stunden nach dem Hereinkommen eines Kranken in einen bisher gesunden Menschencomplex die Krankheit ausbrach, und wenn, wie dies so häufig ist, allerdings 3 — 4 Tage zwischen dem Hereinkommen des Kranken und den ersten neuen Erkrankungen vergehen, müsste man entweder gar keine Incubationszeit für die Neu-Erkrankten oder gar keine Zersetzungszeit für die Excremente statuiren. Es wäre allerdings auch möglich, dass mehr ausnahmsweise zuweilen die Excremente die giftige Eigenschaft sehr schnell (innerhalb 24 Stunden) ausserhalb des Körpers bekommen, ja dass die betreffende Zersetzung,

---

*) Pettenkofer, Beispiel von Traunstein; Verbreitungsart pag. 229 ff. u a. O. Brauser l. c. p. 59. Budd, bei Hirsch l. c. Bd. 92. p. 256. Auch das Beispiel von Ulm (1854), einer Stadt, die wegen mancher Localverhältnisse eine bedeutende Epidemie erwarten lassen musste, wo aber durch fleissige und energische Desinfectionsmassregeln es bei einer ganz beschränkten Verbreitung blieb und die Krankheit schnell erlosch.

**) In dem berühmten Miaulis'schen Falle (1836), dem ersten, der jeden Zweifel über die Verbreitung der Cholera durch den Verkehr beseitigen konnte, erkrankte Niemand von denen, die um den Kranken gewesen, sondern zuerst 2 Leichenwärter. (Husemann p. 8.)

***) Huette, Archives générales. Nvbr. 1855.

deren Näheres unbekannt ist, im Darm des Kranken schon vor sich gehe
(wie diess schon Thiersch selbst, auch Delbrück vermutheten); freilich gibt es in diesen Fällen keine Mittel, solche von frischen, noch nicht
eigenthümlich zersetzten Excrementstoffen zu unterscheiden.

§. 411. Die gewöhnlichen Wege der Verbreitung der Cholera durch
die Ausleerungen scheinen die zu sein, dass entweder die mit ihnen beschmutzten Effecten, Wäsche, Betten etc. hin und her gebracht werden,
oder und hauptsächlich, dass sie aus dem Erdboden, aus den Abtritten,
Senkgruben, Misthaufen, wohin sie abgesetzt oder geschüttet worden sind,
etwas Inficirendes in die Luft der nächsten Umgebung, d. h. des betreffenden Hauses selbst abgeben, oder endlich dass von dort etwas derartiges in
das Trinkwasser gelangt. Namentlich scheint eine rasche und mächtige
Reproduction und Vermehrung des in den Ausleerungen enthaltenen giftigen Stoffes mittelst der Faecalmaterien zu geschehen, denen sie an
den genannten Orten zugemischt werden; es scheint, als ob zuweilen
der ganze Inhalt eines solchen Abtrittes durch die hineingekommenen
Choleraexcremente in eigenthümliche Umwandlungen versetzt werde, deren
Resultat die Neuerzeugung des giftigen Stoffes, in Form von gasartigen
oder staubförmigen, in der Luft schwebenden Materien ist. Diese Anschauung wird durch solche Erfahrungen sehr plausibel, wo in einem Hause
nur derjenige Theil der Bewohner Choleraerkrankungen zeigt, der den Ausdünstungen des Abtrittes, in den die Ausleerungen der Kranken geschüttet
wurden, ausgesetzt ist*). In dieser Weise scheinen sich durch Choleraexcremente selbst und durch deren Mischung mit sonstigen Faecalmaterien
örtliche Infectionsheerde zu bilden, auf deren grössere oder geringere
Mächtigkeit und Wirksamkeit natürlich noch eine Menge weiterer Nebenumstände Einfluss haben. Durch diese Mittelglieder endlich scheint es zu
geschehen, dass — wie Pettenkofer an dem Beispiele der Aufseher
des Münchner Glaspallastes zeigte — durch relativ wenige Menschen,
welche bloss an Diarrhöe erkrankt zu sein brauchen, der Keim der Krankheit über eine ganze Stadt verbreitet werden kann, indem eben ihre Ausleerungen überall, wo sonst günstige Bedingungen sich finden, die Bildung
solcher Infectionsheerde veranlassen. Von diesen gehen dann die Vergiftungen aus und es unterscheidet sich also die Cholera von andern contagiösen Krankheiten wesentlich dadurch, dass 1) die Verbreitung durch
Kranke direct, aber auch 2) indirect, so dass die Kranken nur einen
Stoff zu einem Infectionsheerd von sich geben, geschehen kann.

§. 412. Aus diesen Infectionsheerden erklärt sich das gruppenweise
Erkranken, das überwiegende Befallenwerden einzelner Häuser, die oft
enge Umgrenzung, oft aber, wenn die Verhältnisse zur Bildung vieler Infectionsheerde günstig sind, weit gehende Ausbreitung der Krankheit. —
Mit grösster Stärke sprechen gegen „Contagion" im gewöhnlichen Sinne

*) Nach Budd (Hirsch l. c. Bd. 92. p. 255) erkrankten im J. 1854 in einem eng-
lischen Arbeitshause nach dem Hereinkommen einer an Choleradiarrhöe Leidenden
unter 645 Bewohnern so viele, dass innerhalb 5 Wochen 144 an der Cholera
starben; die Erkrankungsfälle kamen ausschliesslich unter den Bewohnern des
Hauses vor, welche sich der Abtritte bedienten, in die die Choleraausleerungen
geschüttet wurden. — In dem Fall von Dieburg (Göring, deutsche Clinik 1856.
Nr. 11.), welcher diesem Verhalten zu widersprechen scheint, gingen die Erkrankungen so vor sich, als ob das Gift auch in dem betreffenden Abtritt sich gefunden hätte, aber nicht in die obern Stockwerke gedrungen wäre.

(als blosse Ansteckung von Mann zu Mann) Fälle, wie der aus dem Gefängnisse von Massachusets*), wo zuerst ein in Einzelhaft befindlicher
Gefangener erkrankt, und dann in den verschiedensten Theilen des
Hauses im mindesten nicht communicirende Gefangene, 205 in 24 Stunden, erkranken. Hier ist keine Rede von persönlicher Contagion, hier
kann nur ein sehr mächtiger Infectionsheerd gewirkt haben; ein solcher·
kann sich noch in einem Hause finden, dessen sämmtliche Bewohner
an der Cholera ausgestorben sind**) und es scheint, ein kurzer Besuch in einem Hause, das einmal ein solcher Infectionsheerd geworden
ist, kann in einzelnen Fällen die Krankheit zur Folge haben***); aber
diese Infectionsheerde bilden sich nicht spontan, sondern durch etwas,
was die Kranken verbreiten (§. 409). — Seit man die Verbreitung der Cholera durch bloss Diarrhöekranke und die weitere eigenthümliche Vermittlung der Krankheitsgenese durch die Ausleerungsstoffe
und die Bildung der Infectionsheerde kennt, ist die in 1000 Epidemieberichten erwähnte Thatsache, dass die ersten Erkrankten mit Cholerakranken nicht in die geringste Berührung gekommen seien, vollkommen werthlos
und in keiner Weise gegen Contagiosität der Cholera, d. h. gegen ihre
Verbreitbarkeit durch Kranke zu benützen; aber zu dem Momente des Verkehrs kommt eben in sehr vielen Fällen noch ein anderes hinzu, welches
nicht mehr dem Verkehr angehört, nämlich die Bildung der Infectionsheerde; dieses Mittelglied macht, dass in unendlich vielen Fällen der
Faden der Verbreitung nicht mehr bis zu dem Kranken, von dem sie herrührte, verfolgt werden kann.

§. 413. Vom Standpunkte der bisher angeführten Thatsachen aus
müssen die Angaben und Ansichten über autochthone Entstehung
der Cholera beleuchtet werden. Eine solche wird von Vielen da angenommen, wo eine Verbreitung der Krankheit von aussen her sich nicht
nachweisen lässt und den Umständen nach unwahrscheinlich erscheint;
Einzelne haben noch einen Character der autochthonen oder — wie sie
auch hier und da, aber mit Unrecht bezeichnet werden — miasmatischen,
oder noch unrichtiger „idiopathischen" — Epidemieen darin zu finden geglaubt, dass diesen längere Zeit verbreitete Diarrhöen vorangehen und
dass sich aus dieser Krankheitsconstitution, aus dem Genius epidemicus
heraus an Ort und Stelle die Cholera entwickle. — Eine wahre Autochthonie könnte nur in einer Erzeugung der specifischen Choleraursache an
einem gewissen Orte durch ein Zusammentreffen dort existirender schädlicher Momente, ohne Mitwirkung irgend einer von aussen
hereingekommenen Schädlichkeit, namentlich unabhängig von
der ursprünglich aus Indien hergekommenen Choleraursache bestehen.
Gegen eine solche spricht aber so sehr die ganze Geschichte der Cholera, ihre Verbreitung aus Indien, ihr Wiederverschwinden für viele Jahre

---

*) Hirsch, l. c. Bd. 88. p. 264.
**) In Petersburg, Riga, Mitau, Dorpat machte man oft die Erfahrung, dass Familien,
    welche Quartiere bezogen, deren bisherige Bewohner kurz zuvor an der Cholera
    gestorben, sofort von der Krankheit ergriffen wurden (C. Schmidt l. c. p. 80).
***) Eine Frau aus einem cholerafreien Orte besucht in der Irrenanstalt Zwiefalten, wo
    die Cholera herrscht, 2mal ihre Tochter, welche an Diarrhöe gelitten hat, aber
    schon wieder genesen war. Sie hält sich je 1—2 Stunden in der Anstalt
    auf und kommt in kein Zimmer, wo Cholerakranke sind. Am Abend ihres 2ten
    Besuchs beginnt Diarrhöe, 3 Tage darauf asphyctische Cholera (Würt. med. Corrbl.
    1855. Nr. 22).

etc., dass man eine Autochthonie in diesem Sinne nicht nur für unwahrscheinlich, sondern für schlechthin unzulässig erklären muss. Ueberall
wird man vielmehr als wahre Ursache der Cholera nur das, an einen
bisher freien Ort stets von aussen hereingekommene oder jedenfalls an
Ort und Stelle nur unter dem Einfluss irgend eines von aussen hereingekommenen Agens entstandene Gift anerkennen können.

Auf die g r o s s e n Epidemieen scheinbar autochthoner Art wird man sich
wohl heutzutage nicht mehr berufen wollen. Ob in Hamburg 1831, in Berlin
und London 1848 *) u. s. f., ob in hunderten und tausenden von Beispielen,
auch noch so ausdrücklich berichtet wird, eine Einschleppung habe durchaus nicht stattgefunden, diese Angaben erscheinen jetzt alle als werthlos,
bei der Uncontrollirbarkeit des Verkehrs der D i a r r h o e k r a n k e n. —
Es sind mehr gewisse kleinere, noch überschaubare oder selbst sehr eng
umgrenzte und dadurch scheinbar sehr werthvolle Dorf- oder Haus-Epi-
demieen, wo in einer sehr frappanten Weise die Cholera vollkommen spontan ohne irgend eine Spur einer Einschleppung auszubrechen schien und
welche noch in neuester Zeit für die autochthone Entstehung sehr stark
hervorgehoben worden sind, z. B. die Epidemie in Aarau 1854 und die
ziemlich zahlreichen Fälle, wo in einem kleineren Kreise, einer öffentlichen
Anstalt, einem Gefängnisse etc. (Irrenanstalt Zwiefalten 1854, Gefängniss
in Genf 1855, in Massachusets 1854 etc.) weit entfernt vom Orte einer
Epidemie (oder nahe einem solchen, aber abgeschlossen) die Cholera erschien, „ohne dass — wie man sich ausdrückt — an Einschleppung gedacht werden konnte." —

Auch für diese Fälle aber gilt alles bereits Bemerkte. Diarrhoekranke
können das Gift verbreiten und damit die Bildung von Infectionsheerden
veranlassen; die merkwürdig aufklärendsten Beispiele liegen in dieser
Beziehung vor, wo die Verschleppung allerdings nicht alsbald offen da-
lag, aber bei genauer Nachforschung doch sicher und vollständig aufgeklärt wurde (P e t t e n k o f e r, G ö r i n g, H u s e m a n n u. A.). — Die Einschleppung kann in diesen Fällen um so mehr übersehen werden, je längere Zeit nach derselben das Gift erst zur Wirkung kommt, wo der vorübergehende Aufenthalt eines Zugereisten dann oft wieder vergessen ist.
Nach der erlaubten und nothwendigen Analogie dieser Beispiele ist in allen
Fällen scheinbar autochthoner Entstehung anzunehmen, dass doch immer die
specifische Ursache von aussen hereinkam **), vor allem auf dem Wege des

---

*) Von London 1848 wird berichtet, die ersten 28 Fälle haben sicher keine Berüh-
rung und Verkehr mit Cholerakranken gehabt, bei einigen derselben (Gefangenen
u. dgl.) sei eine solche sogar positiv unmöglich gewesen. Aus neuerer Zeit wurden auch die Epidemieen von Schweden und Norwegen als Beispiele sehr wahrscheinlich autochthoner Entstehung angeführt, weil man durch Sperren und Quarantaine die Einschleppung unmöglich gemacht habe (s. unten bei der Prophylaxis).

**) In dem Berichte über die Brechruhrepidemie in der Irrenanstalt Zwiefalten (S c h ä f-
f e r, würt. med. Corrbl. 1855. Nr. 27) wird stark hervorgehoben, dass die zuerst
von Cholera befallenen Pfleglinge nicht den geringsten Verkehr nach aussen hatten; die Epidemie erscheint demnach als spontan oder autochthon. Aber der
Bericht erwähnt auch (p. 211), dass ein Wärter, eine Wärterin und eine Küchen-
magd, also Personen die nach aussen communiciren, f a s t 8 T a g e v o r d e m e r-
s t e n C h o l e r a a n f a l l u n t e r d e n P f l e g l i n g e n a n D i a r r h ö e l i t t e n,
welche bei den 2 weiblichen Personen noch zur Cholera steigerte. Diese 3 Per-
sonen waren wieder an ihren Diarrhöen gerade zu derselben Zeit erkrankt, wo im
Dorfe Zwiefalten auch wieder ein Cholerafall vorkam, nachdem mehre andere solche
länger vorausgegangen waren. Ich führe dieses Beispiel an, weil es auf eine
Menge analoger Fälle passt und weil es zeigt, wie leicht noch die Aufklärung
nachträglich ist, wenn nur die Thatsachen gewissenhaft und genau angegeben sind.

Verkehrs durch Personen, hier und da durch Effecten, Wäsche u. dgl., vielleicht, aber gewiss sehr selten, noch auf anderem Wege (§. 417). Es sind hauptsächlich alle neuen Ankömmlinge aus dem Orte einer Epidemie, Durchreisende, fremde Arbeiter, nicht selten Gefangene, Vaganten u. dgl., auf welche unter diesen Umständen der Verdacht der Verbreitung fallen muss; es liegt in der Natur der Sache, dass es nicht immer und überall möglich ist, den Faden der Einschleppung, wenn zuweilen erst nach 8—14 Tagen ihre Folgen sich zeigen, noch aufzufinden, dass aber auch der zuerst der Wahrnehmung entgangene Zusammenhang bei weiterer Nachforschung oft herausgebracht wird *).

Uebrigens gibt es bei diesen Fällen sog. autochthoner Entstehung auch noch andere Möglichkeiten. Man hat einzelne Beispiele, welche es wahrscheinlich machen, dass das Choleragift längere Zeit fortzubestehen, vielleicht in einem weniger wirkungsfähigen Zustande an einem Orte zu verweilen und erst nach Monaten und länger die Krankheit hervorzurufen vermag **). Das von früheren Fällen sich herschreibende, wenn auch lange latent gebliebene Gift ist hier nicht autochthon entstanden.

Endlich ist noch sehr wohl die Möglichkeit ins Auge zu fassen, dass die ohne allen Zusammenhang mit einer Epidemie vermeintlich autochthon entstandenen Fälle g a r k e i n e C h o l e r a w a r e n. Theils zufällige, theils absichtliche Intoxicationen mit verschiedenen, namentlich mit [Metallgiften ***) sind schon öfters für Cholera gehalten worden und sie können als Hausepidemieen erscheinen, wenn mehre Mitglieder einer Familie in kurzer Zeit aus dieser Ursache erkranken.

Auch die Pocken kommen unendlich häufig vor, ohne dass wir für den concreten Fall die Quelle der Infection nachzuweisen vermögen; wir entschliessen uns dennoch nicht, autochthone Entstehung des Giftes bei dieser doch bei uns heimisch gewordenen Krankheit anzunehmen. Wie könnten wir es für eine ebenso specifische, nachweisbar von Indien her verbreitete und durch die schon Millionen mal wiederholte Concurrenz der bei uns einheimischen Krankheitsursachen nie früher entstandene Krankheit!

§. 414. Was endlich jenen Unterschied zwischen den von aussen her veranlassten und zwischen den autochthonen (oder miasmatischen) Epidemieen betrifft, dass die letzteren durch eine eigenthümliche Krankheitsconstitution, namentlich ausgedehnt herrschende Diarrhöen eingeleitet werden, so wird dieser wichtige Punkt später (§. 439) erörtert werden. Hier sei nur vorläufig an die höchst wichtige Beobachtung erinnert, dass in

---

*) P e t t e n k o f e r, Hauptbericht etc. p. 40.
**) So brachen im März 1854 auf einmal in der Pariser Charité wieder Cholerafälle in den Sälen aus, welche 3 Monate zuvor die Cholerakranken enthalten hatten. In Wien kam der erste Fall, der nach dem völligen Erlöschen der Seuche erst im Februar 1855 wieder vorkam, aus einem Haus, das während der Seuche als Cholerahospital gedient hatte (C. H a l l e r). — Ferner der ganz isolirte Fall in Lugano a. 1855 2 Monate nach dem völligen Verschwinden der Epidemie: „der Kranke soll sich der Kleidung und Effecten eines 2 Monate vorher in gleichem Hause an der Cholera Verstorbenen bedient haben." L e b e r t l. c. p. 4. Auch sonst werden einzelne Fälle erzählt, wo nach ganz erloschener Epidemie Menschen die Cholera bekommen haben und gestorben sein sollen, nachdem sie von Kranken gebrauchte Betten aus verschlossenen Kisten herausnahmen (P a p p e n h e i m, in Casper Vierteljahrschrift Bd. 5. 1854. p. 294).
***) Mit Arsenik, arsenikhaltigem Kochsalz, Kupferpräparaten u. dergl. Vgl. F l a m m, Cholera und Vergiftung. Wien 1856. — Ich habe selbst einen solchen dubiösen Fall, Vergiftung mit Cuprum sulfuricum zur Zeit einer Epidemie, beobachtet. —

vielen Fällen unläugbarer Entstehung durch Einschleppung neben den Cholerafällen auch blosse Diárrhöefälle entstehen, und dass z. B. in der vierwöchigen Localepidemie, welche in Uffenheim auf den Tod des Adjudanten Miaulis folgte, neben relativ wenigen Cholerafällen auch einzelne Diarrhöen mit reiswasserähnlichen Entleerungen vorkamen und **viele Einwohner** Kollern im Leibe bekamen *). Ebenso in dem Fall von **Budd****): In eine ganz gesunde Bevölkerung eines Kohlenbergwerks kommt von auswärts ein an Choleradiarrhöe Leidender und stirbt. **Diarrhöen werden nun ganz allgemein** und 17 bekommen die Cholera. — Wir wollen hiermit nur vorläufig constatiren, dass die Einschleppung der Cholera durch einen einzigen Fall jenes verbreitete Gastro-intestinal-Leiden, auf welches — mit Recht — bei den Epidemieen Werth gelegt wird, hervorrufen **kann**. — Es gibt aber gerade auch Beispiele von Epidemieen (Aarau 1854), wo die Beschreiber einestheils hervorheben, dass keine Spur, fast keine Möglichkeit der Einschleppung stattgefunden habe, anderntheils, dass ihr durchaus keine Aenderung des herrschenden genius epidemicus, namentlich im Geringsten keine Diarrhöen vorausgiengen.

§. 415. Wenn alle bisher beigebrachten Thatsachen und Erörterungen die Verbreitung der Cholera durch den menschlichen Verkehr überzeugend gezeigt haben dürften, so entsteht die weitere Frage, **ob dies der einzige Modus der Verbreitung sei?** — Da aber die Verschleppung oft eine so versteckte ist (§. 413), so wird man die Frage so stellen müssen, ob es Fälle gibt, für welche dieser, sicher gewöhnliche Weg der Verbreitung schlechthin unannehmbar und unmöglich ist? — Ich kann mir nur einen solchen Fall denken, wenn nämlich auf einer kleinen Insel im Meere die Cholera zu einer Zeit ausbräche, nachdem schon seit beträchtlich langer Zeit **gar kein** Schiff mehr an ihr gelandet hätte. Ich habe mir viele Mühe gegeben, solche Beispiele aufzufinden, kenne aber kein einziges, ganz beweiskräftiges ***) Den Ausbruch der Cholera auf Schiffen mitten auf der See, bei dem man sich früher öfters vorstellte, das Schiff müsse durch einen Strom in der Luft verbreiteten Choleragiftes gefahren sein, kann man, da hier sehr vieles möglich ist †), durchaus nicht zu einem analogen Beweise brauchen.

§. 416. Als fast einziges Medium ausser dem Verkehr, durch welches überhaupt die Verbreitung geschehen könnte, kann man, wenn man nicht gerade noch gänzlich unbekannte Naturkräfte in Anspruch nehmen will, die **Atmosphäre** betrachten. — Man kann nun nicht daran zweifeln, dass das Gift eines gewissen Verweilens in der Luft fähig ist; der Luftkreis des Kranken, von dem eine Ansteckung ausgeht und seiner Ausleerungen muss es jedenfalls enthalten. Es entwickelt sich ja allem nach aus diesen und inficirt den Gesunden durch das Medium der Luft, durch die Atmosphäre der Häuser, welche Infectionsheerde enthalten, es

---

*) **Husemann** p. 9.
) **Hirsch l. c. Bd. 92. p. 256.
***) Scheinbar könnte das Beispiel der Cholera in dem Städchen Bandholm auf Laaland hierher passen (**Panum**, Würzb. Verhandl 1852. p. 24 ff.); aber es heisst hier nur, es sei längere Zeit kein Schiff aus einem **mit der Cholera behafteten** Orte eingetroffen. Die Krankheit brach aus nach vorausgegangenen Diarrhöen; diese können selbst schon Folge von Einschleppung der Choleraursache gewesen sein.
†) Vgl. **Pettenkofer**, Verbreitungsart p. 77 ff.

bewirkt wahrscheinlich durch die Luft jenes so sehr verbreitete Unwohlsein, welches die grossen Epidemieen einer Stadt, wo eben das Gift sehr
verbreitet ist, begleitet, jene allgemeine Choleraatmosphäre, in der das
Gift — wenn man will — zum Miasma geworden ist und gegen die keine
Isolirung mehr schützt. Dies scheint auf eine grosse Diffusibilität der
Choleraursache durch die Luft hinzudeuten. Aber sicher ist, dass diess
keine ihrer wesentlichen Eigenschaften ist, ihr vielmehr nur unter gewissen Umständen zukommt. Denn sehr oft ist von einem solchen allgemeinen Choleraeinfluss gar nichts zu bemerken, sondern es
bleibt die Cholera in der allerbeschränktesten Weise fixirt; ja es ist
gerade bei der Cholera im höchsten Grade auffallend und spricht ganz
gegen eine grosse atmosphärische Verbreitung, wie enge, auf einen kleinen Raum umschrieben diese Krankheit oft bleibt, wie eine Stadt befallen
sein kann und ihre ganze Umgebung frei bleibt oder ein Dorf stark,, ein
ganz dicht daneben gelegenes gar nicht befallen wird, wie in einer Stadt
selbst ringsum ein durch die Krankheit halb aussterbendes Haus die übrigen ganz gesund bleiben können und wie zuweilen selbst in einem Haus,
wo die Cholera sehr heftig herrscht, doch nicht die allgemeine Atmosphäre
des Hauses, sondern nur in diesem eine wieder beschränkte Localatmo-
sphäre die Krankheit hervorzurufen scheint. In der Strafanstalt Ebrach
z. B. herrschte die Cholera sehr heftig unter den Sträflingen; aber keiner
der auf den Gängen wachestehenden Soldaten, kein Beamter, Aufseher
etc. erkrankten. Alle diese Personen bedienten sich anderer Abtritte als
die Gefangenen *).

    Dass sich aber die Cholera im Grossen, über Länder und Meere durch
die Atmosphäre verbreite, dieser Annahme wiedersprechen eine Menge
Thatsachen. Von den ersten indischen Epidemieen an fiel an allen Orten
die Unabhängigkeit ihres Fortrückens von der Richtung der Luftströmungen auf; stimmt auch einmal der Gang der Cholera mit dem herrschenden
Winde überein (z. B. in Wien 1849 nach Dittel), so kann man dies nur
für Zufall halten, wenn man sie unendlich viel häufiger und 1000fach constatirt, entgegengesetzt den herrschenden Winden und zwar dem Passat
im indischen Ocean wie unseren localen Luftströmungen, vorrücken sieht.
Die Cholera erscheint zu gleicher Zeit an verschiedenen, weit von einander entlegenen Orten, bei denen im geringsten kein Zusammenhang durch
den Wind angenommen werden kann; neben stark befallenen Orten bleiben andere, ganz zunächst gelegene ganz verschont: die übrigen Veränderungen der Atmosphäre, die in einem gewissen Zusammenhang mit dem
Winde stehen (das Wetter etc.) haben einen äusserst geringen Einfluss
auf die Cholera. — Sollte es gewisse, besondere, noch unbekannte Luftbeschaffenheiten geben, welche die Verbreitung der Cholera vermittelten?
— Auch diess ist höchst unwahrscheinlich. Ist das Cholera - Agens ein
gasförmiger Stoff, so kann es wahrscheinlich wie manche Dünste, wie
das Ammoniak etc. eine Zeit lang mit dem Wasserdampf der Luft grosser Städte beigemengt sein, um so mehr je mehr es sich immer frisch
reproducirt und kann wohl auch durch Luftströmungen in allernächster
Nähe hin- und hergeführt werden. Aber bald muss die Zerstreuung in
die offene Atmosphäre erfolgen und nimmermehr kann ein Gas aus beträchtlicher Entfernung vom Winde hergeweht werden. Sollte das Cho-
lera-Agens ein fester Körper organischer oder unorganischer Art sein, so
könnte man sich eher denken, wie ein solcher in wolkenförmigen Anhäu-

---

*) Pettenkofer, Verbreitungsart etc. p. 126.

fungen in der Atmosphäre sich sammle und schwebe, aber kaum denkbar trotz Ehrenberg's Beobachtungen über die Verbreitung der Infusorien durch die Luft ist es, wie solche Wolken im Zusammenhange über den Ocean weggeweht und nicht in alle Winde zerstreut werden sollten, und wie dann ein solcher Cholerastrom in der Luft am Ende nur auf ein paar Häuser oder Strassen wirken sollte. — Die Hypothese endlich einer selbstthätigen Fortbewegung des Choleraagens in Form lebender Thierchen, so mannigfach sie schon Beifall gefunden, ist die unwahrscheinlichste von allen. In Indien heimathberechtigt, aber ebenso im höchsten Norden lebens- und fortpflanzungsfähig, gegen den Passat über den Ocean fliegend (Infusorien!), den Kaukasus und die Alpen übersteigend, immer unsichtbar und sonderbarerweise gerade die Verkehrstrassen einhaltend, sich in mörderischen Haufen gerade da niederlassend, wo Diarrhöekranke aus Choleraorten angekommen sind, den Reisenden, den transportirten Sträflingen aus den Choleragegenden in ihre Nachtquartiere folgend — diess sind chimärische Vorstellungen *) und man braucht kaum noch darauf aufmerksam zu machen, dass die Infusorien des Trinkwassers, der Speisen u. dgl. in den Verdauungsorganen alsbald absterben zu scheinen (Cohn in Breslau).

§. 417. Ein weiterer, möglicher Weg der Verbreitung der Cholera wäre der durch das Wasser. Hierbei kann es sich nicht von der, oft bemerkten Verbreitung der Krankheit längs den Flüssen handeln; diese geschieht sicher nicht durch das Medium des Wassers selbst, denn sie geht ebenso Flussaufwärts als abwärts; sondern sie beruht theils auf dem Flussverkehr, theils aber und noch mehr, auf gewissen Terrain-Verhältnissen, die als wichtige Hülfsmomente wirken (§. 424). — Bei einer Verbreitung durch das Wasser kann es sich vielmehr nur um das Trinkwasser handeln. Eine Verbreitung auf diesem Wege ist nicht nur entschieden möglich, sondern es spricht hiefür eine Reihe der auffallensten Thatsachen. Snow**) hat viele dergleichen zusammengestellt und die Zumischungen der Ausleerungen zum Flusswasser, durch welches sie sodann in das Trinkwasser gelangen, für die Hauptverbreitungsart der Cholera erklärt. Besonders wichtig erscheint die von J. Simon***) mitgetheilte Thatsache, dass aus den Häusern in London, welche mit einem Flusswasser versorgt werden, das da geschöpft wird, wo der Fluss schon einen grossen Theil der Londoner Cloaken aufgenommen hat, 13 P. Mille der Bewohner an der Cholera starben, während aus den, sonst unter durchaus gleichen Verhältnissen befindlichen Häusern, die ein nicht verunreinigtes Wasser benützen, nur 3, 7 P. Mille starben. Diese Zahlen sind vollkommen überzeugend; der eigentliche Hergang ist noch nicht erklärt. Es kann sein, dass die Choleraausleerungen dem Wasser

---

*) Weit eher zulässig, doch auch nicht besonders wahrscheinlich scheint mir die Ansicht von der vegetabilischen Natur des Giftes. Man kann hier mit Melzer (1856) annehmen, der giftige Pilz sprosse in den Dejectionen; komme mit dem Trocknen seiner Unterlage in die Luft etc., oder mit Thiersch, den Pilzvegetationen, welche sich in den Ausleerungen entwickeln, adhärire nur äusserlich der schädliche Stoff und werde mit jenen verbreitet.

**) Ueber die Verbreitungsweise der Cholera. 2. Ausg. aus d. Engl. Quedlinb. 1856.

***) S. bei Pettenkofer Hauptbericht pag. 333. — Entsprechende Erfahrungen aus Halle finden sich bei Delbrück l. c. p. 37. — Vgl. noch Report p. 59 ff. und Appendix A. p. 16. Sehr interessant sind die Beobachtungen von Pettenkofer (Hauptbericht p. 362), welche zeigen, dass es Verunreinigungen des Brunnenwassers durch Stoffe aus Cloaken und Schwindgruben gibt, die sich durch Geruch und Geschmack des Wassers im Geringsten nicht bemerklich machen.

zugemischt, diesem das Gift mittheilen; es ist diess um so mehr möglich, als — wie E b e r s *) bemerkt — die Cholera mit so viel Verunreinigung verbunden, der Gebrauch des Wassers zur Reinigung hierbei so bedeutend ist und mit diesem Wasser dann eine ungeheure Menge verderbter Stoffe ohne besondere Rücksicht ausgegossen wird, welche wieder in die umgebenden Gewässer sich ergiessen **), damit in die Brunnen dringen können etc. (Dieselben können sich auch mit der Feuchtigkeit gemischt in den Häussern anhäufen, an den verschiedensten Orten lange verweilen, in vertrocknetem Zustande in die Luft gelangen etc.). Es ist aber auch möglich, dass das Trinkwasser nicht die giftige Substanz selbst zu führen braucht, sondern dass z u r Z e i t e i n e r C h o l e r a e p i d e m i e der Genuss eines überhaupt verdorbenen, faulende Substanzen enthaltenden Wassers als diätetische Schädlichkeit (wie manche Speisen, wie vieles, was Diarrhöe macht, wie dunstförmige putride Stoffe) wirkt und hiermit zu einer starken Hilfsursache wird.

P e t t e n k o f e r (l. c.) spricht die Vermuthung aus, dass in Fällen, wo man das Trinkwasser anschuldigt, namentlich in dem von J. S i m o n berichteten, nicht nur das Trinken, sondern weit mehr der Zusammenfluss des unreinen Wassers im Untergrund der Gebäude, der den Boden mit verwesenden Stoffen imprägnire, die Schuld der Choleraentstehung trage. Hiergegen dürften entschieden die Fälle sprechen, wie der von S n o w berichtete, wo Personen, welche nicht in dem Stadttheil wohnten, wo das verdächtige Wasser im allgemeinen Gebrauche war, vielmehr solches von daher bezogen und tranken, erkrankten, während weit und breit in ihrer Umgebung Alles frei blieb, ja wo eine Person, die nur bei einem Besuch von solchem Wasser getrunken hatte, allein an ihrem Orte an der Cholera erkrankte und starb.

Wenn alle diese Thatsachen es im äussersten Grade wahrscheinlich machen, dass die Cholera durch das Trinkwasser verbreitet werden k a n n , dass also die Sage von den vergifteten Brunnen einer gewissen realen Grundlage nicht ermangelt, so ist doch zu bedenken, dass massenhafte andere Erfahrungen (in London selbst, in Bayern etc.) hinsichtlich einer Verbreitung durch das Trinkwasser vollkommen negativ lauten, dass es nicht wenige Fälle gibt, wo sogar die Infection auf dem Wege des Trinkwassers geradezu unmöglich ist, dass also dieser Weg mehr ein unter bestimmten, einzelnen Bedingungen, d. h. exceptionell vorkommender sein muss, und dass mittelst desselben natürlch immer nur Verbreitungen in kleinerem Kreise, innerhalb einer Stadt etc., niemals aber die Verbreitung im Grossen erklärt werden kann.

§. 418. Die Frage nach der I n c u b a t i o n s z e i t der Cholera hat, seitdem man die Verbreitung durch den Verkehr als unzweifelhaft erkannt hat, eine viel grössere Wichtigkeit als früher, eine fast gleich grosse, wie bei der Pest (§. 361) bekommen, Die Erfahrungen über diesen Punkt gehen indessen sehr aus einander. Einige schätzen die Incubation nur auf 1—2 Tage, oder im Durchschnitte auf 50—60 Stunden,

---

*) G ü n s b u r g, Zeitschr. II. p. 131.
**) Aus Breslau 1832 berichtet E b e r s (l. c.) einen Fall, wo man „Solches annehmen muss; als die Pumpe aus dem betreffenden Graben herausgenommen wurde und hiermit kein Wasser mehr geschöpft werden konnte, hörte in wenigen Tagen in diesem Theil der Stadt die Seuche auf. Ein eben solches Beispiel aus 1848 findet sich ebendaselbst.

im Maximum auf 6 Tage (Spindler nach den Erfahrungen in Strasburg), Andere (Pettenkofer, Faye in Schweden) nehmen auch lange, 8 bis 15 tägige, zuweilen noch längere Zeiten (3—4 wöchige) an. — Es gibt eine Menge Beispiele, welche zeigen, dass die Incubation eine sehr kurze sein, dass die Cholera 12—24 Stunden nach der ersten möglichen Infection ausbrechen kann*). — Es gibt noch zahlreichere, ja sehr viele andere Beispiele, wo die Incubation 2—4 Tage betragen zu haben scheint**); es gibt endlich noch andere, wo die Incubationen wahrscheinlich viel länger, 3—4 wöchentlich waren***). Doch ergeben sich bei der Beurtheilung der letzteren mehrere Schwierigkeiten. Man kann die Incubationszeiten aus solchen Fällen zu erschliessen suchen, wo gesunde Personen aus einer entfernten Gegend in eine stark von der Cholera ergriffene Stadt kommen und erkranken; man untersucht hier, wie lange sie da sein mussten, bis die Erkrankung begann. Oder man untersucht bei den aus einer inficirten Stadt in eine gesunde Gegend verschleppten Fällen, wie lange nach deren Anwesenheit die ersten neuen Erkrankungen begannen. Für die Fälle erster Categorie ergab sich in Pettenkofers Zusammenstellung eine mittlere Incubationszeit von 3, 6, für die Fälle zweiter Categorie von 7, 7 Tagen. Diese Differenz ist allerdings auffallend und kann dafür angeführt werden, dass der Stoff, der die Cholera erzeugt, erst nach einigen Tagen wirkungsfähig werde. Doch sind die Zahlen in beiden Reihen nicht so gross, dass Zufall ausgeschlossen wäre und bei beiden angeführten Arten, die Incubationszeit zu beurtheilen ist doch die Zeit der wirklichen Infection unbekannt. Bei den Fällen der ersten Categorie werden die hereingekommenen Gesunden nicht im er-

---

*) Eine Frau in Halle holt beim ersten Beginn der Epidemie die mit den Ausleerungen eines Verstorbenen beschmutzte Wäsche hervor, um sie zu waschen; in der nächsten Nacht erkrankt sie an der Cholera. Delbrück l. c. p. 32. — Ein mit Cholera asphyctica Erkrankter kommt in das Lazareth; schon in der nächsten Nacht erkrankt sein Bettnachbar an Cholera. ibid. p. 13. — Gleicher Fall aus dem Marseiller Hospital und aus dem Militärhospital von Algier, Hirsch l. c. Bd. 92 pag. 251. — Eben solche Fälle bei Melzer, Zeitschr. XII. 1856. pag. 542 ff. und bei C. Haller l. c. — In dem Fall des Kohlenbergwerks von Budd (s. oben) erkrankt der Arbeiter, der neben dem kranken Hereingekommenen gearbeitet und denselben krank aus der Grube geschafft hatte, schon am folgenden Tag und stirbt Abends. — Unter 448 in der Pariser Charité 1849 an Cholera Erkrankten (worunter gewiss die ungeheure Mehrzahl durch Mittheilung der Krankheit im Hospital selbst) zeigten 34 die ersten Cholerasymptome schon in den ersten 24 Stunden ihres Hospitalaufenthalts; Bricquet l. c. p. 92.

**) In der Pariser Charité erkrankten die Neuhereingekommenen am häufigsten um den 3. Tag, Bricquet p. 99. — In dem Fall des englischen Arbeitshauses von Budd (s. oben) war die mit Diarrhoe Behaftete am 16. August in das Haus gekommen, am 18. gestorben, am 20.—21. kamen die ersten Fälle vor. In dem Miaulis'schen Falle konnte die Incubation höchstens 3, in dem Fall der Strafanstalt Dieburg (Göring) höchstens 5 Tage gedauert haben. — Nach Genf 1855, wo die Cholera herrschte, kam eine Frau aus einer ganz gesunden Gegend am 15. October; sie erkrankte in der Nacht von 17.—18. October an der Cholera (Rilliet). Nach Gietl (Geschichtliches etc. p. 4) kam 1831 der erste Fall am 23. September ins Hospital und starb an 24.; von den 8 Kranken desselben Saals verschlimmerten am 26. plötzlich sich ihre Diarrhoe und starben an der Cholera am 27.

***) In dem Fall von Kaisheim (Pettenkofer, Verbreitungsart p. 135) scheint die Incubation 22 Tage gedauert zu haben. Die Anschauung dieses Forschers, dass die Incubation immer mindestens 5 Tage dauere (ibid. pag. 192) ist durch die obigen und durch viele, von ihm selbst später beigebrachte Thatsachen (Hauptbericht) unhaltbar geworden.

sten Augenblicke ihres Aufenthaltes am Orte der Epidemie, bei den Fällen zweiter Art die Gesunden in der Umgebung der aus dem Kreise der Epidemie verschleppten Fälle nicht im ersten Augenblicke von deren Aufenthalt oder deren Erkrankung inficirt worden sein *). Man wird also wohl für die wirkliche Incubation, d. h. für die Zeit zwischen Infection und Krankheitsausbruch kürzere Zeiten, als die von P e t t e n k o f e r gefundenen annehmen dürfen und man könnte die Incubation präcis nur nach solchen Fällen entscheiden, wo die Person nur ganz vorübergehend, eine kurze Zeit lang der Infection ausgesetzt war **).

Die Beurtheilung der Incubation wird , aber auch noch durch ungleiche Rechnung, bald vom Anfang der Choleradiarrhoe, bald vom Beginn der schweren Cholerasymptome, erschwert. Das Erstere ist offenbar das Richtigere, es ist die Zeit der beginnenden K r a n k h e i t , aber diese wird sich sehr häufig nicht genau eruiren lassen.

§. 419. Die Natur des Giftes ist ganz ebenso unbekannt, wie die aller andern Krankheitsgifte, und ist bisher nur Gegenstand der Speculation gewesen. Alle Combinationen von Schädlichkeiten, alle Witterungsverhältnisse, alle möglichen putriden Ausdünstungen, Alles von einheimischen Schädlichkeiten, worauf man rathen könnte als Entstehungsursache des Giftes, müssen schon oft zuvor in Europa sich gefunden haben, das Choleragift ist 1830 nachweisbar auf langer Reise zuerst nach Europa gebracht worden; es ist immer und überall dasselbe, denn seine Wirkungen sind immer die gleichen. Dem Ileotyphusgifte und dem Ruhrerzeugenden Miasma, die auch in den Ausleerungen enthalten zu sein scheinen und die auch die Darmschleimhaut wesentlich in Erkrankung versetzen, scheint es in manchen Beziehungen nahe zu stehen, denn das Resultat der cholerischen Vergiftung erscheint hier und da anatomisch und symptomatisch als Ruhrprocess (s. unten) und es wird bei der pathologischen Anatomie erhellen, wie nahe einzelne Cholerafälle in anatomischer Beziehung auch dem Ileotyphus stehen. Wenn man sieht, wie durch Fäulnissprocesse und durch Feuchtigkeit, welche die Fäulnissprocesse so sehr begünstigt, die Intensität der Choleraursache gesteigert, wie sie wahrscheinlich unter der Mitwirkung solcher sehr vervielfältigt wird , so wird man wie beim Ileotyphus, wie bei der Intermittens etc., sich der Ansicht nicht erwehren können, dass auch das Choleragift ein Product gewisser besonderer Zustände der Putrescenz der organischen Materien sei, wobei aber nicht daran gedacht werden darf. in der Cholera etwa eine einfache putride Vergiftung zu sehen, vielmehr die vollkommene Specifität der Ursache aufs Strengste festgehalten werden muss.

---

*) Z. B. ein aus einem bayerischen Choleraorte Zugereister stirbt im Armenhaus eines würtembergischen Dorfes Der erste weitere Fall beginnt 6 Tage nach dem Tode des ersten. Aus dieser Thatsache lässt sich f ü r d i e I n c u b a t i o n eigentlich gar nichts entnehmen, sie kann 6 Tage oder 6 Stunden gedauert haben. F a y e nimmt die lange Incubation an, weil zuweilen 10 — 18 Tage lang keine Fälle vorkamen und man die nun weiter auftretenden nicht als eingeschleppt betrachten konnte. Diess beweist für die Incubation gar nichts; das Gift konnte erst nach 9—17 Tagen wieder auf Jemand eingewirkt haben.

**) Diess war der Fall bei der Frau, welche in der Irrenanstalt Zwiefalten bei einem Besuche inficirt wurde (s. pag. 261 Note); leider hatte sie zweimal hinter einander einen solchen Besuch gemacht; die Incubation bis zum Beginn der Diarrhoe konnte nur ½ Tag oder 2 Tage gedauert haben.

So wird man am wahrscheinlichsten beim jetzigen Zustand unserer Kenntnisse als Ursache der Cholera einen giftigen Stoff betrachten müssen, welcher sich aus den Ausleerungen reproducirt, sich von dieser seiner Erzeugungsstätte nach allen Richtungen in die Luft zerstreut und sich endlich in der Atmosphäre so verliert, dass er unwirksam wird. Die Wirkung scheint fast im Quadrat der Entfernung von der Erzeugungsstätte abzunehmen, d. h. auf 1 Fuss Entfernung 10,000 mal stärker zu sein als auf 100 Fuss. Anhäufung in geschlossener Atmosphäre erhöht natürlich die Wirkung. Denkt man sich einen feinen, staubförmigen Stoff, welcher zwar schon an sich, aber noch schwach giftig, dabei aber fähig wäre, mit irgend einem der näheren Fäulnissproducte, sei es mit Ammoniak, mit Schwefelwasserstoff u. dergl. eine intensiv giftige Verbindung zu bilden, so wird man über die Natur der Choleraursache eine wenigstens nicht ganz unvernünftige und auf die bisher bekannten Thatsachen so ziemlich passende, auch zu ferneren Untersuchungen in bestimmter, positiver Richtung anregende Hypothese haben. Bis jetzt sind die geringen ernsthaften Versuche, den Stoff in der Luft aufzufinden (von Ehrenberg in microscopischer, von Dundas Thomson *) a. A. in chemischer Richtung) ohne Resultat geblieben.

§. 420. Aus allem bisherigen hat sich als nicht nur sicher nachgewiesene, sondern durchaus hauptsächliche Verbreitungsart der Cholera die durch den menschlichen Verkehr ergeben. Gegenüber allen den evidenten Thatsachen über Verschleppung führt es zu nichts, mit älteren und neuesten Schriftstellern vor „einseitigen Theorieen" zu warnen, oder von Miasmen zu reden, welche sich gelegentlich zu Contagien steigern u. dergl. oder endlich, was freilich das Einfachste ist, immer Alles dahin gestellt zu lassen. Wohl aber ist die Beschränkung der einen, wohl constatirten Thatsache durch andere ins Auge zu fassen. Ja, die Cholera verbreitet sich durch den Verkehr, aber sie verbreitet sich nicht überall hin und nicht immerfort. Als Epidemie bleibt sie innerhalb eines gewissen Rayons, über welchen nur vereinzelte Fälle hinausgehen. Sie überschreitet z. B. in einem gewissen Jahr nicht Berlin gegen Westen, wiewohl der Verkehr derselbe ist wie in andern Jahren; sie grassirte 1852 seit der Mitte Juli in Posen und erschien trotz des täglichen grossen Eisenbahnverkehrs erst am 30. August in Berlin, ganz genau wie 1831, wo noch keine Eisenbahn bestand (Brauser)**); sie tritt in den Umgebungen einer stark durchseuchten Stadt nicht überall in einer dem Verkehr entsprechenden Stärke auf, einzelne Dörfer in nächster Nähe bleiben zuweilen vollkommen frei, während andere ungemein stark leiden; am Orte der Epidemie selbst herrscht sie ja, da doch der Verkehr in einer grossen Stadt über-

---

*) Lond. med. Gazette. X. 1850. p. 208. — Es fanden sich keine festen Bestandtheile in der Luft, sondern eben etwas Ammoniak, wie immer in der Luft der Städte (§. 198).

**) Ein Beispiel eines so häufigen und ausserordentlich wichtigen Verhaltens der Cholera, welches vielleicht nach den neuesten Gesichtspunkten etwas weniger unerklärlich ist. Pettenkofer nimmt an, bei gleichem Verkehr richte sich die Schnelligkeit mit der sich die Cholera von einem Orte zum andern verbreite, nach der Empfänglichkeit des letzteren und diese Empfänglichkeit werde nach dem Grade der Intensität beurtheilt, den dann die Epidemie erreicht. Dies trifft hier zu. Die Cholera von 1852 in Berlin war sehr schwach (nur 165 Todte); 1831 war sie sehr stark (1423 Todte), aber damals war der Verkehr natürlich viel geringer.

all hin geht, häufig lange ganz überwiegend, fast ausschliesslich in einem
Theil, einer Vorstadt u. dergl.; kurz das Auftreten der Cholera zeigt eine
Menge von Umständen und Eigenheiten, welche sich durch den
Verkehr nicht mehr erklären lassen. —
Dieses, die ungleichartige, die nach manchen Richtungen und
zu manchen Zeiten trotz des lebendigsten Verkehrs, trotz aller Umstände, welche ihr Weiterschreiten sonst zu fördern scheinen, gar
nicht erfolgende Verbreitung ist der dunkle Punkt und das eigentliche Geheimniss in der Aetiologie der Cholera. Man ist beim gegenwärtigen Standpunkt der Untersuchungen weit davon entfernt, dieses Räthsel lösen zu können; man kann aber doch im Allgemeinen gewisse Möglichkeiten angeben, auf denen jene Ungleichartigkeit der Verbreitung beruhen kann.

Es ist möglich, dass ein Theil dieses Verhaltens ganz auf Zufall
beruht, auf dem Zufall, dass eben keine Diarrhoe - oder Cholerakranke
nach dem freibleibenden Orte gekommen sind. Dieses Moment kann
nur in sehr beschränktem Masse Wirkung ausüben.

Es ist möglich, dass die verschleppten Fälle gerade keine in günstiger Disposition befindliche Individuen treffen; hiefür gilt dasselbe.

Es ist ferner möglich, dass bei der Cholera, wie beim Typhus
(§. 196) einzelne Fälle (von ausgebildeter Krankheit oder von Diarrhoe)
weit mehr als andere zur Mittheilung des Krankheitsgiftes geeignet sind,
dass das Gift in den Ausleerungen sich bald in wirkungsfähigem, absor-
birbarem, bald in einem Zustand befindet, der seine Wirksamkeit sehr
herabsetzt.

Es ist dann auch zufällig, ob und wann gerade durch solche Fälle
und durch solches bestimmtes Gift die Verschleppung geschieht.

Es ist aber auch möglich, dass die specifische Ursache der Cholera
durch den Verkehr überall hin verbreitet wird, dass sie aber an gewissen
Orten und zu gewissen Zeiten ihr antagonistische, sie zerstörende oder
ausser Wirkung setzende Momente antrifft, welche die Verbreitung sistiren.

Es ist endlich möglich, dass die Choleraursache durch den Verkehr
zwar überallhin verbreitet wird, aber zu ihrer Wirksamkeit, zum Erkranken
zahlreicher Individuen an jedem neuen Orte besonderer örtlicher Bedingungen bedarf. Wo diese fehlen, da verbreitet sie sich nicht, wo sie
sich finden, da geschieht diess, je reichlicher sie sich finden, um so
mehr. Zeitweise müssen diese Bedingungen über ganze Länder verbreitet
sein; an den Grenzen dieser Gebiete erscheint die Krankheit schwächer,
über dieselbe hinaus gar nicht mehr, ausser in ganz isolirten Fällen durch
evidente Verschleppung entstanden, die gar keine weiteren Folgen mehr
haben. — Von solchen Hülfsmomenten der Cholera allein vermag man
bis jetzt einige, wenn gleich noch sehr dürftige Rechenschaft zu geben;
was man darüber weiss, erklärt im Geringsten nicht weder den epidemischen Zug der Cholera im Grossen, noch die unzähligen sonderbaren und
merkwürdigen Einzelheiten ihrer Verbreitung; es lässt aber wenigstens
einige wichtige Einblicke in die Hülfsbedingungen der Choleraentstehung
thun und bietet hiermit schon jetzt nicht zu verachtende practische Hand-
haben.

2) Hülfsursachen der Cholera.

§. 421. Die Cholera herrscht nie in einem ganzen Landstrich,
selbst nie in einer ganzen Stadt in gleichförmiger Ausbreitung. Bei ihrer
Verbreitung über ein Land sieht man einzelne Orte sehr stark, andere ge-

ring, noch andere, trotz des lebhaftesten Verkehrs mit den inficirten Gegenden, trotzdem dass Diarrhöe- und Cholerakranke von aussen hereinkommen, gar nicht epidemisch befallen werden. Ja selbt der epidemische Einfluss der Krankheit kann über einen ganzen Landstrich verbreitet sein (Diarrhöen etc.) und doch die (ausgebildete) Cholera nur an ganz wenigen Orten desselben sich finden. Mit anderen Worten: die Cholera bildet Heerde, von denen die Hauptinfectionen ausgehen. — Von den ersten Epidemieen in Indien an wurden diese Erfahrungen gemacht; einzelne Dörfer blieben dort mitten in grossen Epidemieen immer frei; einzelne Flecke, Strassen, Stadtgegenden werden bei unseren Epidemieen unendlich häufig vorzugsweise befallen. Es müssen mächtige Einflüsse sein, welche solche Flecke immer frei halten oder welche sie zu Choleraflecken machen; denn, wiewohl dies keineswegs constant ist, so sieht man doch öfters bei wiederholten Epidemieen stets, die nämlichen Localitäten befallen werden, wie in den früheren, als ob der Choleraursache hier mit besonderer Gewalt angezogen und in Wirksamkeit gesetzt würde. So sind in Berlin fast ausnahmslos in allen Epidemieen die von Gräben eingeschlossenen und von Spreearmen durchzogenen inneren Stadttheile in auffallender Weise Sitz der Krankheit gewesen, überhaupt die einzelnen einmal am meisten bei der Cholera betheiligten Gegenden und Strassen der Stadt in allen Hauptepidemieen stark ergriffen worden und es kamen auch in solchen Strassen, die nur wenig bei der Cholera betheiligt waren, öfters in denselben Häusern nach Jahren wiederum Kranke vor (Schütz). In Teplitz brach die Cholera zwei Jahre hinter einander in demselben, hart an einem Canale gelegenen Hause aus und verbreitete sich von da nicht weiter; in Edinburg betraf 1848 einer von den zwei ersten Fällen dasselbe Haus, wo die Cholera auch 1832 begonnen hatte *), in Leith brach die Krankheit 1848 wieder in demselben Hause, in dem Städtchen Pollokshews selbst in demselben Zimmer aus wie 1832. In Gröningen hatte die Cholera im besseren Stadttheil 1832 nur zwei Häuser befallen und diese waren es, wo 1848 die Cholera ausbrach. In Rheims brach die Cholera, die dort nur ganz kleine Epidemieen machte, 1849 und 1854 in demselben Hause aus; das erstemal wurden alle Miethsleute befallen und starben, das zweitemal starb die Hälfte, während die anderen entflohen. In Toulouse brach die Krankheit 1832 und 1854 an sehr nahe gelegenen Orten, fast in derselben Strasse aus **) u. s. f. — Dieses locale Auftreten der Krankheit muss auf einer örtlichen Empfänglichkeit und Disposition beruhen. Fragt man die Erfahrung, welches sind die Stellen, welche vorzugsweise zur Cholera disponirt erscheinen? von welchen Umständen hängt diese Disposition ab? so lässt sich freilich sehr häufig keine sichere und befriedigende Antwort geben; es sind aber doch eine Anzahl allgemeiner wichtiger Factoren bekannt, welche von Einfluss sind.

§. 422. Zu Hülfsfactoren für die Cholera werden theils solche Verhältnisse, welche im Grossen auf eine ganze Bevölkerung oder einen grösseren Bruchtheil derselben wirken, theils solche, welche die Disposition der Einzelnen erhöhen. Diese Hülfsfactoren sind keineswegs nöthig zum Erkranken überhaupt, sie sind nur förderlich und namentlich für das Entstehen der Epidemieen von wichtigem Einfluss.

---

*) Report, App. A. p. 1.
**) Gazette hebdomad. 1855. p. 28.

1) Es gibt entschiedene Hülfsmomente der Cholera, welche in den örtlichen Verhältnissen liegen.

a) Die allgemeine Höhe und Tiefe des Ortes (über dem Meer) ist vom geringsten Einfluss. Wo ein solcher Fall hervorzutreten scheint, da dürfte er hauptsächlich dem beschränkten Verkehr in den höchsten Gebirgsgegenden, nächstdem aber auch noch anderen, ganz örtlichen Bodenverhältnissen (§. 423) zuzuschreiben sein, denn heftige Choleraseuchen kamen schon in Indien in Höhen von 3000 F., dann im Kaukasus und in Mexico bei 7—8000 F., ebenso auf der 7000 F. hohen Hochebene zwischen Shiras und Ispahan, an den höchsten bewohnten Punkten des Himalaja etc. vor. In Mitteleuropa sind viele hochgelegene und desshalb für besonders gesund geltende Gegenden stark befallen worden, Kärnthen und Krain, ein Theil von Tyrol, manche Harzgegenden etc.

Anders schon scheinen sich die Ergebnisse zu gestalten, wenn man in einem beschränkten Kreise, innerhalb eines Ortes, wo die Epidemie herrscht, nach dem Einfluss der hohen oder tiefen Lage frägt. Hier liegen auffallende Beispiele zu Ungunsten der niederen Lage vor. Schon in einzelnen indischen Städten hatte man bemerkt, wie die Cholera Monate lang auf die niederst gelegenen Theile beschränkt blieb und die hohen fast ganz verschonte. Fourcault hatte an mehreren Beispielen französischer Städte gezeigt, dass man an solchen, welche amphitheatralisch an einer Anhöhe liegen, in der Regel 3 Kreise unterscheiden kann, den untersten Theil als Hauptsitz der Cholera, dann eine mässig befallene mittlere Zone und endlich einen fast ganz freien obersten Theil. — Am bekanntesten aber sind die Thatsachen aus der Londoner Epidemie von 1848—49 *). Keines der vielen Hülfsmomente zeigte sich dort so wirksam als der Grad der Erhebung des Bodens; in den 19 niederst gelegenen Districten Londons starben dreimal mehr Menschen an der Cholera als in den 19 höchst gelegenen und fast mit jedem Fuss Erhebung nahm regelmässig die Mortalität ab (Farr); einzelne Ausnahmen und Sprünge waren durch specielle Ursachen zu erklären. — Ebenso hat Pettenkofer für München 1854 das allmählige Fortschleichen der Epidemie von den tiefsten Punkten zu den höheren gezeigt und auch an einzelnen kleinen Orten und Epidemieen hat man den Einfluss der hohen und niederen Lage öfters deutlich constatiren können (Rilliet und d'Espine für Genf, Wachsmuth bei der Epidemie von Gieboldehausen).

Indessen sind diese Thatsachen weder überall so stark ausgeprägt, noch überhaupt constant. Es ist auffallend, wie in der grossen Pariser Epidemie 1832 die Vergleichung der hoch und tief über dem Fluss gelegenen Quartiere zwar einen Unterschied, aber nur einen unbedeutenden ergab; jene verloren 18, diese 23 pro Mille ihrer Bewohner an der Cholera **); die Differenz wird stärker, wenn man die niedersten und höchstgelegenen Strassen mit einander vergleicht (28 und 21 p. Mille) und sehr stark bei den tief und hoch gelegenen Landgemeinden (35 und 16 p. Mille ***); aber sie ist in den ersteren Zahlen immer noch mässig und bei den Landgemeinden kommt eine grosse Menge anderer Momente mitwirkend hinzu. In Berlin hat sich (nach Mahlmann l. c.), wenn man

---

*) Report, app. B. p. 35 und Farr, Registrar-generals Report on the mortality of Cholera in England. Lond. 1852.
**) Rapport sur la marche et les effets du Choléra-Morbus dans Paris. Par. 1834. p. 93.
***) ibidem p. 169.

alle Epidemieen zusammenrechnet, die Cholera in Bezug auf Ausdehnung und Stärke wenig oder gar nicht nach der Höhe und Tiefe der Stadttheile über dem Flussspiegel gerichtet, wenn gleich — so wie es Pettenkofer für München 1854 zeigte — die tieferen Theile durchschnittlich am frühesten ergriffen wurden. In Marseille 1834—35 wurden hochgelegene Stadttheile weit überwiegend, in Prag 1849—52 solche zum Theil sehr heftig ergriffen, in Liestal *) verbreitete sich die Cholera von der Höhe nach der Tiefe, in Wien 1854 **) wurden im Beginn der Epidemie vorzüglich die höheren Vorstädte befallen und auch später in der Stadt selbst geschah der Ausbruch vorwaltend in den höher gelegenen Parthieen etc.

Es ist also an sich klar, dass „die Höhe als Höhe" (Pettenkofer) für die Epidemie gleichgültig ist; das Moment, durch welches die Höhe oder Tiefe wirkt, muss also ein variables sein. Solches besteht ohne Zweifel einestheils in der grösseren oder geringeren Feuchtigkeit des Bodens, der Wohnungen etc., sofort aber und noch mehr in der grösseren oder geringeren Menge von organischen Zersetzungsproducten (durch Senkung des mit Unreinigkeiten gemischten Wassers), welche im Boden und damit auch in der Luft und dem Wasser enthalten sind und in tiefer gelegenen und feuchteren Stellen des Bodens eine längere faulige Umwandlung erleiden. Es ist nun leicht abzusehen, wie sich an einem Orte noch in einer gewissen Höhe die örtlichen Bedingungen (§. 423) für die Anhäufung solcher in Zersetzung begriffener organischer Stoffe mit einer ihre Zersetzung begünstigenden Bodenbeschaffenheit in bedeutendem Grade, bis zur Bildung eines fauligen Sumpfes, finden können, während an einer andern, in der Tiefe, sei es durch steilen Abfall des Bodens und schnellere Wegführung jener Stoffe durch das Wasser, sei es durch anderweitige Bodenverhältnisse z. B. nackt liegenden Fels, dieselben sich nicht anhäufen können, wie aber doch im Allgemeinen, d. h. bei sonst gleichen Verhältnissen die niedrigere Lage die Feuchtigkeit und die Ansammlung von Fäulnissproducten begünstigen, und hierdurch zu einem Hülfsmomente der Cholera werden kann. Wird endlich zufällig das Choleragift gerade in den höheren Theil eines Ortes von aussen importirt und in den niederen nicht, so kann vollends die Ausbreitung der Krankheit vom oberen Theile aus beginnen; dieser Fall kann nicht gegen den Einfluss der Hoch- und Tieflage angeführt werden.

§. 423. b) Bodenbeschaffenheit. In der Epidemie von 1849 wurde zum erstenmal von Fourcault ***) ein umfassender Versuch gemacht, die Einflüsse des Terrains auf die Cholera-Verbreitung nachzuweisen. Fourcault legte allen Werth nur auf die geologische Formation und kam zu den Sätzen, förderlich für die Cholera sei Alluvialboden, grober Kalk, Thon, kohlenführender Boden, und der Magnesia-Limestone der Engländer, ungünstig für ihre Entwicklung sei das Primitiv- und Uebergangsgestein, dicke Lagen mittleren und oberen Sandsteines, Kieselconglomerat und Kreide; er hielt übrigens für den wesentlichen Factor dabei die Feuchtigkeit und nahm an, durch vieles Wasser, überhaupt durch Eindringen von solchem etc. könne die schützende Eigenschaft der letzteren Gesteinsarten verloren gehen. — Mit Pettenkofer's Arbeiten beginnt eine neue Pe-

---

*) Lebert, Cholera in der Schweiz p. 13. 15.
**) Knolz, Wien. med. Notizenblatt Nro. 1.
***) Gazette médicale 1849. p. 338 ff.

18 *

riode für die Forschungen in dieser Richtung, ausgezeichnet durch methodische und planmässige Untersuchung der einzelnen, concreten Verhältnisse an Ort und Stelle selbst, welche allein zum Ziele führen kann (F o u r-
c a u l t hatte nach der Karte gearbeitet). Die Hauptsätze zu denen P e t-
t e n k o f e r gelangte, sind folgende:

1) Die Beschaffenheit des Untergrunds der Ortschaften und Häuser
spielt bei der Ausbreitung der Cholera eine Hauptrolle, namentlich hängt
es von dieser Beschaffenheit ab, ob bei von aussen eingeschleppter Cholera eine Epidemie entsteht oder nicht. Aber nicht sowohl die geologische Beschaffenheit, als vielmehr der physicalische Aggregationszustand,
die Compactheit oder Lockerheit und Porosität des Bodens, des Unter-
grundes der Häuser ist von Einfluss auf die Verbreitung der Krankheit. Nicht
bloss Primitiv- und Uebergangsgestein gibt Schutz, sondern auch Secundär-
gebilde (Jurakalk etc.), wenn sie als Felsen zu Tage liegen; alles poröse,
lockere, stark imbibitionsfähige Erdreich, Damm-Erde so gut wie Sand-
und Kiesboden und andrerseits wieder fetter Thonboden, welcher immer
feucht bleibt und seine Umgebung beständig feucht hält, begünstigt die
Ausbreitung (trockener, wasserleerer Lehm ist keineswegs günstig). Es
scheint dies Alles vermöge des Umstandes zu geschehen, dass der
eine Boden von Wasser und von Verwesungsproducten der Excremente,
in specie von Zersetzungsproducten der Choleraausleerungen durchtränkbar
ist und dass sich hierdurch das Choleragift in ihm reproducirt, während
dies in einem andern nicht der Fall ist.

2) An Orten, wo der Untergrund der Wohnhäuser compactes Felsgestein ist, kommt die Cholera nicht zu epidemischer Ausbreitung (einzelne
Fälle durch Contagium in nächster Nähe Zugereister sind natürlich möglich). — Während dieser Satz von P e t t e n k o f e r theils mehr im Grossen, theils in einer und derselben Stadt an dem Freibleiben auf Fels ge-
bauter, an der Durchseuchung nahe gelegner, auf lockerem Terrain stehender
Häuser gezeigt wurde und in mehreren andern neueren Untersuchungen
viele Bestätigung findet*), so liegen g e g e n d e n s e l b e n auch mehrere auffallende Erfahrungen vor, wie die Epidemie in der Caserne des Schlos-
ses von Avignon (P i c a r d), die Epidemie von Ofen-Pesth (T o r m a y), von
Torgau 1850 (R i e c k e), sodann **) in den Dörfern des Karstes in In-
nerkain 1836 und 1855 „so zu sagen auf nackten Felsen gebaut," in
der Feste Bellary in Ostindien, wo die Krankheit seit 1818 in keinem
Jahre gefehlt haben soll ***), der Ausbruch der Cholera in Helsingfors
1848 vorzüglich in dem hoch und auf Granit liegenden Theil der Stadt
bei völligem Verschontbleiben des sumpfigen und dem Strande nahege-
legenen Stadttheils. Allein erst die nähere Untersuchung dieser Localitäten könnte über den Werth dieser Erfahrungen gegen den P e t t e n-

---

*) B o u b é e, (Comptes-rendus 23. October 1854) fand in den Pyrenäen, dass alle
Orte mit Felsboden verschont blieben. V i a l (Gazette hebdom. 1854. p. 1136.)
machte auf die constante Immunität gewisser Granitgegenden des Loire-Departements
aufmerksam; ein frappantes Beispiel war auch das auf Fels liegende le Morvans,
das in drei Epidemieen, von allen Seiten von der Epidemie umgeben, frei blieb.
In allen drei Epidemieen war es auch merkwürdig, wie die Cholera, indem sie
die Becken der Seine, Gironde und Rhone überzog, die auf Granit liegenden Gegenden (Depart. Allier, Creuse, Haute-Vienne, Corrèze, Puy-de-Dôme, Cantal, Haute-
Loire, Ardêche) umging (Gazette hebdom. 1854 p. 1110).
**) Melzer, Zeitschr. l. c. p. 570.
***) N y l a n d e r, bei Hirsch L c. Bd. 88. p. 237.

kofer'schen Satz entscheiden; letzterer hat an einem höchst interessanten Falle *) gezeigt, wie ein Ort, der scheinbar auf Felsen, in Wahrheit aber auf einer Lehmschicht mit viel Grundwasser, die eine Felsenspalte ausfüllt, liegt, allerdings eine heftige Epidemie haben kann. Es können auch einzelne Wohnungen, welche auf Felsboden liegen, durch besondere Umstände, durch Anhäufung von Choleraausleeruugen, die in die Abtritte geleert werden, stark inficirte Wäsche u. dgl. zu bedeutenden Infectionsheerden werden **).

3) Muldenförmiges Terrain, d. h. die Lage eines Ortes, eines Hauses etc. von allen Seiten von Abhängen umgeben, disponirt in hohem Grade zur Ausbreitung der Cholera. Pettenkofer hat den ungünstigen Einfluss dieser eingeschlossenen Lage an einzelnen eclatanten Beispielen gezeigt ***) und leitet denselben von dem Mangel an Abfluss der den Boden verunreinigenden Flüssigkeiten her; in die gleiche Categorie gehören die tiefer an einem Abhang gelegenen Wohnungen, deren Untergrund die Fäulnisssubstanzen führende Feuchtigkeit von oben zufliesst.

Ganze Länder sind bis jetzt bei allen Choleraepidemieen ausserordentlich schwach befallen, kaum gestreift worden trotz grosser Mannichfaltigkeit ihre Bodenverhältnisse (Württemberg. Baden); einzelne grosse Städte haben bis jetzt, trotz des öfteren Beginns der Cholera zur Zeit der grossen Seuchen immer nur unbedeutende Epidemieen oder selbst gar keine epidemische Verbreitung, sondern nur einzelne Fälle gehabt. Unter den Beispielen, welche man in dieser Beziehung hauptsächlich anführen kann, sprechen einzelne auffallend für Pettenkofer's Anschauungsweise †); bei anderen muss dies zum mindesten dahin gestellt bleiben.

§. 424. Die Feuchtigkeit des Bodens ist notorisch, nach Erfahrungen an fast allen Orten, ein wichtiges örtliches Hülfsmoment. Man sieht diess an überschwemmt gewesenen Gegenden, an der Verbreitung längs der Flüsse, an den Städten, die an besonders langsam fliessenden Stellen, an schlingenförmigen Biegungen der Flüsse u. dgl. liegen, an den Strassen der Städte, welche einem Flusse am nächsten sind ††), auch noch an man-

---

*) Hauptbericht p. 89 ff.
**) Vgl. Delbrück l. c. p. 16.
***) Creutzer fand diesen Umstand besonders und überhaupt die Pettenkoferschen Sätze in der Wiener Vorstadt Landstrasse 1855 ausnehmend bestätigt.
†) Lyon, das neben hoch und frei gelegenen auch tiefe und bei seiner Lage an zwei Flüssen oft überschwemmte Quartiere hat, blieb 1832 und 1849 ganz frei, und hatte erst 1853 eine ganz kleine Epidemie (196 Todesfälle auf 250,000 Einw. Gazette hebdom. 1854 p. 1077); es liegt nach Fourcault (Gazette med. 1849. p. 9) auf crystallinischem Felsgestein. Berlin kann als Contrast dagegen dienen; es liegt auf grobem und feinem Sand und hat seit 1831 bis 1855 10 Epidemieen gehabt mit einem Menschenverlust von 12,582 Choleratodten. (Mahlmann). Dresden und Frankfurt sind in Deutschland Beispiele langen Verschontbleibens und dann immer ganz schwacher Verbreitung, Carlsruhe, Stuttgart, Würzburg Beispiele völliger Nichtverbreitung. Ueber Stuttgart s. Pettenkofer. Verbreitungsart p. 163 und Hauptbericht p. 373. Uebrigens bemerkt schon Annesley (Sketches etc. p. 128) aus Indien, dass zuweilen mitten in einer von der Cholera verheerten Gegend ein Fleck Landes ganz frei geblieben sei.
††) Zahllos sind von Indien an durch alle Epidemieen die Erfahrungen dieser Art, sie sind zum Theil identisch mit den über Höhe und Tiefe beigebrachten. Ich will noch aus einer der ersten Epidemieen ein Beispiel anführen. In Hamburg 1832 wurden im Ganzen 2,26 Proc. der Einwohner befallen und 1,12 Proc. starb; in den dicht an der Elbe gelegenen Quartieren erkrankten 3,76 Proc. und starben

chen Orten an den starken Erkrankungszahlen unter den Bewohnern der
Souterrains und Kellerwohnungen, an Häusern, die an feuchten Bergab-
hängen liegen u. s. f. — Das Schädliche ist wohl in allen diesen Fällen
weit weniger die in der Nähe des Wassers grössere Feuchtigkeit der
Luft als vielmehr das Grundwasser, das Resultat der seitlichen Infiltration
des Bodens, welches eine stete Feuchtigkeit des Fundaments der Häuser,
der Keller und unteren Stockwerke unterhält und welches die Fäulniss der
organischen Materien im Boden mächtig befördert. Neuestens*) hat Pettenkofer einen beachtenswerthen Versuch gemacht, aus dem wechselnden Stande des Grundwassers die zeitlich wechselnden Dispositionen eines
und desselben Ortes zur Cholera zu erklären. Die Krankheit soll hiernach
überhaupt nur da epidemisch vorkommen, wo das Grundwasser bedeutende
Schwankungen in seinem Höhestande zeigt; indem es zeitweise beträchtlich
steigt und die mit organischen Resten imprägnirte Bodenschichte unter Wasser setzt, befördert es bei seinem Wiedersinken die rasche Verwesung derselben. Sehr hohe Stände des Grundwassers scheinen den beiden Epidemieen von 1836 und 1854 in München vorausgegangen zu sein und die Epidemieen scheinen stets in die Zeit des sinkenden Grundwassers zu fallen.
Aus diesen Umständen liessen sich denn zu grossem Theil sowohl die Nach-
theile der niedern Lage als die besondere Empfänglichkeit eines Ortes zu
einer gewissen Zeit — ein bisher völlig ungelöstes Räthsel —, die
Immunität des festen Grundes und mehrere andere wichtige, aber bis jetzt
ihrem eigentlichen Wesen nach dunkle Beziehungen der Bodenverhältnisse
zur Entstehung der Cholera in der überraschendsten Weise erklären.
Weitere Forschungen auf diesem, für die Choleraätiologie **) vollkommen
neuen Gebiete versprechen vielfache Ausbeute.

§. 425. Die auffallende Verbreitung der Cholera längs der Flüsse
(und Canäle) scheint auch zu grossem Theile auf dem Momente der Durchfeuchtung des Bodens zu beruhen. Doch ist da, wo der Flussverkehr stark
ist, namentlich in wenig bewohnten Gegenden, wo er fast der einzige ist,
natürlich dieses directe Medium der Verbreitung vor allen wirksam (z. B.
an manchen Flüssen in Indien, längs der Wolga 1830 und 1848), und Orte des
Flussüberganges, namentlich wo grosse Landstrassen einen Fluss schneiden,
werden wohl desshalb oft so auffallend stark befallen ***). — Im Uebrigen geht die Verbreitung gerade ebenso fluss-aufwärts als abwärts, ist
überall im oberen, mehr gebirgigen Theil des Flusslaufes viel geringer,
als im unteren, ja jener bleibt (bei stärkerem Fall, mehr steinigem Boden)
oft ganz frei, während dieser stark ergriffen wird. An grösseren Flüssen

---

2,05 Proc., die Nähe des Wassers zeigte von allen bekannten Umständen den grössten Einfluss auf die Ausbreitung der Krankheit. — Nach den Erfahrungen in
ganz Bayern, die Pettenkofer zusammenstellte (Hauptbericht etc.) gehörten die
erst ergriffenen Häuser 8 mal häufiger den niedrig und feucht gelegenen Quartieren
an, als das Gegentheil der Fall war, und in hoch und trocken gelegene Häuser
eingeschleppt blieb die Cholera weit öfter sporadisch als in tief gelegenen.
*) Hauptbericht p. 339 ff.
**) Ich habe in meinem Bericht über die Krankheiten von Egypten bei der Aetiolo-
gie des Typhus in diesem Lande auf dieses wichtige Moment aufmerksam gemacht. Archiv f. physiologische Heilk. 1853. p. 58.
***) Die Verkehrsverhältnisse reichen aber durchaus nicht aus zur Erklärung dass z. B.
die Cholera 1832 in der Gegend von Paris sich nur in geringen Entfernungen von
der Seine weg verbreitete (Fourcault, Gazette méd. 1849. p. 339); der Verkehr
ist hier überall gleich stark.

sind die ergriffenen Stellen besonders oft die Krümmungen, die Stellen des Zusammenflusses mehrerer Gewässer, beckenartige, von Hügeln oder Bergen begrenzte Erweiterungen der Thäler in grösserem oder geringerem Umfang. Wo sich solche Becken mit porösem Grund ausnahmsweise auch in Hochgehirgen finden, da kommen dort mitunter starke Epidemieen vor (Mittenwald 1836, Traunstein 1854 nach Pettenkofer). Diese Umstände lassen das Moment der Bodendurchfeuchtung als das vorzugsweise zu Epidemieen disponirende erscheinen.

Eigentliche Sumpf- und Malariafiebergegenden zeigen mitunter ein auffallend starkes Befallenwerden und eine besonders schnelle Ausbreitung der Krankheit; schon aus den indischen Epidemieen wurden Beispiele notirt, wo ein Truppenkörper in sumpfigem Tiefland von der Cholera verheert wurde und diese sogleich aufhörte, als das Lager auf einen nahen Hügel verlegt wurde. Die Coincidenz wurde auch an vielen Orten in Deutschland auffallend bemerkt, und man kann eine gewisse, allgemeine Aehnlichkeit der Verbreitung der Cholera mit der örtlichen Verbreitung der Wechselfieber zugeben (Seltenheit auf felsigem Boden, Häufigkeit auf durchfeuchtetem Alluvialboden etc.). Doch ist diese Aehnlichkeit schon allzusehr verallgemeinert worden (Steifensand u. A.) und es gibt manche entgegenstehende Thatsachen *), welche zeigen, dass Malariaboden auch der epidemischen Entwicklung der Cholera sehr ungünstig sein kann. Pettenkofer leitet dieses öftere Freibleiben der Moorgegenden von dem gleichen, fast unveränderten Stande des Grundwassers ab, welches daselbst so hoch steht, dass die mit organischen Substanzen imprägnirten Schichten über ihm nur sehr unbedeutend sein können und es keine erheblichen Schwankungen mehr machen kann. Indessen ist doch bis jetzt weniger eine allgemeine Immunität der Sumpf- und Malariagegenden als vielmehr das Bestehen zahlreicher Ausnahmen von der Erfahrung ihres starken Befallenwerdens constatirt.

§. 426. c) Menschenanhäufung an gewissen Orten, Zusammendrängung der Population in irgend einer Weise fördert die Cholera. Kriegführende Armeen sind solche Menschencomplexe, die oft so furchtbar von der Cholera verheert werden; die Städte, namentlich grosse Städte sind ihre eigentlichen Haltpunkte auf ihren grossen Umzügen und die Heerde der grossen Epidemieen **). Es dürfte kein Beispiel geben, wo eine Landbevölkerung stark ergriffen worden und eine nahe, grosse Stadt frei geblieben wäre; das Gegentheil ist sehr häufig. Der enge und lebhafte Verkehr in

---

*) z. B. die äusserst geringe Verbreitung auf dem starken Malariaboden der Insel Laaland (Panum), die Freiheit mancher starker Wechselfieberorte Schlesiens in allen Epidemieen (Schlegel), das gleiche Verhalten in Westphalen (Bierbaum), manche Erfahrungen aus 1854 in Frankreich und Deutschland, wie das Freibleiben der Sumpf- und Moorgegenden des Erdinger Mooses trotz lebhaften Verkehrs mit Choleraorten, und der Festung Germersheim mit ihrer intensen Malaria, wiewohl die Cholera in ihre nächste Nähe gerückt war (Pettenkofer).

**) Der öfters citirte Report leitet die grössere Bösartigkeit der Cholera in London 1848 als 1832 von der bedeutenden Zunahme der Dichtigkeit der Bevölkerung ab; alle epidemischen Krankheiten waren schon von 1842 bis 1848 immer stärker aufgetreten und die Sanitätscommission für London hatte sich im Voraus dahin ausgesprochen, dass die Cholera, wenn sie jetzt ausbreche, nicht leichter, sondern schlimmer als früher sein werde. — Das engere oder weitere Zusammenwohnen der Menschen zählt auch der Rapport sur le Cholera à Paris 1832 (p. 121) zu den Momenten, die an Wichtigkeit die topographischen Verhältnisse bedeutend übertrafen.

den Städten, noch weit mehr aber die reiche Düngung des Bodens mit
verwesenden Auswurfsstoffen, aus denen beständig fort reichliche Fäul-
nissgase (§ 194) sich entwickeln, dürften die Gründe hievon sein. In den
Städten sind — ohne Zweifel aus derselben Ursache — die engsten, am
dichtesten mit Häusern besetzten Quartiere und die Häuser mit der grössten
Bewohnerzahl in der Regel stark ergriffen, gleichsam Concentrations- und
Centralisationsheerde der Krankheit, wenn eben nicht besondere Umstände,
namentlich der Bodenbeschaffenheit, es hindern; diese (und eine starke Importation des Giftes) können freilich bewirken, dass gerade die besseren,
luftigsten Strassen und Stadtgegenden die Cholera in weit höherem Grade
haben.   Man sieht zuweilen ausserdem Beispiele, wo dieses Verhältniss *) sich bis ins Kleinste hinaus, bis auf einzelne, besonders dumpfe, nie
gelüftete, mit thierischen Exhalationen gefüllte Wohnräume und Zimmer
wiederholt. Aber man erwarte nicht diess immer und überall so zu finden, da
es ja ebensowohl an der Einschleppung in solche Räume fehlen kann als
andere, theils bekannte, theils unbekannte Momente den angegebenen Einflüssen entgegenwirken können.   Wird aber der Keim der Cholera mit
ziemlicher Gleichmässigkeit über eine grosse Stadt verbreitet, so sind die
bevölkertsten Quartiere die befallensten und nächst den topographischen
und Bodenverhältnissen dürfte dieses Moment das bedeutendste sein, wahrscheinlich wegen des hohen Grades von Imprägnirung des Bodens mit
verwesenden Auswurfsstoffen und Feuchtigkeit.

§. 427. Im Besondern erweist sich U n r e i n l i c h k e i t d e r H ä u s e r ,
S t r a s s e n etc., A n h ä u f u n g v o n S c h m u t z , v o n o r g a n i s c h e n A b-
f ä l l e n , die in fauliger Zersetzung begriffen oder zu solcher geneigt sind,
als eine mächtige Hülfsursache der Cholera. Viele Thatsachen über ein
ganz beschränktes, heftiges Wüthen der Krankheit an Orten, wo solches
sich (in faulenden Düngerhaufen oder Wasserpfützen, unrein gehaltenen
Viehställen, Kirchhöfen in der Stadt, Anhäufungen von häuslichem Unrath
u. dgl.) fand, mit völliger Freiheit der Umgebung, wo es fehlte, zeigen die
Wirksamkeit dieses Momentes. Es ist als ob ammoniacalische Ausdünstungen, besonders in Verbindung mit Feuchtigkeit und Wärme das Gift ·
wirksamer machen, und namentlich sind die Beispiele von Interesse, wo
an einem beschränkten Orte die Cholera mit grösster Intensität herrscht,
derselbe auf den ersten Blick die günstigsten Salubritätsverhältnisse darzu-
bieten scheint,- sich aber bei genauer Untersuchung verborgene Fäulnissheerde finden, mit deren Entfernung die Krankheit sistirt wird; ebenso die
Beispiele, wo Orte an den genannten Uebelständen leidend, aber nun
durchgreifender Reinigung, Tünchung etc. unterzogen, in späteren Epidemieen frei bleiben **). Derlei Beispiele fordern in den beschränkten Endemieen zur sorgfältigsten Untersuchung in dieser Richtung auf, und niemals
darf nach dem blossen Anschein ein Urtheil gefällt werden. — So hatten
die 50 engsten und schmutzigsten Strassen von Paris 1832 eine Mortalität von 33 P. Mille, die 50 entgegengesetzten eine von 19 P. Mille ihrer
Bewohner; allerdings hatten auch einige von den allerschmutzigsten und
schlecht gehaltensten Dörfern der Umgebung (Chantilly, Clichy) eine sehr

---

*) In der Stadt Taunton herrschte allgemeine Diarrhöe, aber nur das stark mit Men-
schen überfüllte Workhouse bekam Cholera (Report p. 38); die reinlichen, wohl-
gehaltenen Musterhäuser für Arme in London hatten fast keinen einzigen Fall
(ib. p. 68).
**) Report p. 86. Append. A. p. 43.

geringe (11 — 12 P. Mille), einige der entgegengesetzten eine sehr hohe
(35 — 55 P. Mille) Mortalität *).

§. 428. d) Besonders scheinen die fauligen Ausdünstungen von menschlichen
und thierischen Excrementen, und die Abtrittgase förderlich für Fixirung
oder Vervielfachung der Cholera-Ursache. Zu allen Zeiten fiel dieses Moment
als wichtig auf **), und namentlich längeres Einathmen solcher Dünste in
Schlafzimmern u. dergl. ward schädlich befunden. Es fragt sich, ob durch
solche Einwirkungen mehr eine gewisse Kränklichkeit des Körpers gesetzt
wird, die für die Wirkung des Choleraagens empfänglicher macht oder ob
die Ursache selbst dadurch verstärkt wird. In neuester Zeit, wo die Untersuchungen auch über diesen Punkt eine bestimmtere Richtung bekommen haben, ist es (§. 411.) wahrscheinlicher geworden, dass eine eigentliche und directe Vervielfältigung oder Potenzirung des Giftes da statt-
finde, wo die Ausleerungen Cholerakranker im Contacte mit einer sonstigen Excrementenanhäufung der fauligen Zersetzung unterliegen, und
dass die Verbreitung und Verwesung der Excremente im Boden, im
Untergrund der Wohnhäuser die allgemeinste und ergiebigste Quelle für
die Processe sei, aus denen die specifische Choleraursache entsteht. Vielfach auch ist eine solche Lage der Häuser als höchst disponirend zur
Cholera erkannt worden, wo die Flüssigkeiten der Abtritte, Dunggruben etc.
nicht vom Hause weg, sondern nach diesem hin sich ziehen. So sind
denn neuestens besonders Abtritte, Nachtstühle und Nachtkübel, Cloaken
u. dergl., in welche Choleraexcremente ohne Desinfection gerathen sind,
als Infectionsheerde fast allgemein anerkannt und auf die Beschaffenheit
der Abtritte im Allgemeinen ein grosser Nachdruck gelegt worden. Vielleicht, dass dieses Moment bereits einigermassen überschätzt wird, d. h.
andere ebenso wichtige über ihm übersehen werden. In der africanischen
Wüste gibt es keine Abtritte und Nachtkübel, die Luft ist von unübertreff-
licher Reinheit, dennoch zieht die Cholera mörderisch mit den Caravanen.
La Villette bei Paris, von den penetranten Ausdünstungen der damals
noch bestehenden ungeheuren Excrementen-Ansammlungen und Schindan-
ger von Monfaucon überall durchdrungen, wurde 1832 nur leicht von der
Cholera gestreift; die Arbeiter in Monfaucon, mitten in Fäulnissdünsten der
concentrirtesten Art, hatten sehr wenig Kranke, und es ist nicht wahrscheinlich, dass diess der Effect der Angewöhnung an dieselben war, denn

---

*) Rapport etc. p. 104 ff.

**) Beispiele finden sich in Menge in der Geschichte vieler Epidemieen, namentlich
auch in dem Report und seinen Appendices. — Im Bagno von Brest wurde 1832
und 1848 dieselbe Erfahrung gemacht: in den Stuben, welche den Abtrittefflu-
vien ausgesetzt waren, erkrankten 7 Procent, in den von solchen Ausdünstungen freien Räumen nur 1.6 — 2,3 Procent der Bewohner. In Hamburg (1832)
wurden die Stellen an der Elbe, wo die Abtrittcanäle einmünden, von der Cholera am heftigsten befallen; in Berlin tritt die Cholera fast immer auf Schiffen auf
im Sommer, wo die sonst unter das Niveau des Flusses reichenden Cloakenmündungen frei offen stehen; die rasch ausströmende Cloakenluft trifft direct die Bewohner der Schiffe, welche vor diesen Mündungen liegen; die ersten Cholerafälle
zeigen sich gewöhnlich in der Gegend, wo die meisten Cloakenmündungen sich
auf einem Raum beisammen finden und wo dieselbe aus dem schmutzigsten Theil
der Stadt kommen (Magnus, Flusswasser und Cloaken grösserer Städte. Berlin
1841. p. 71). S. weitere Beispiele bei Riecke (Beiträge II.), v. Reider, (Radius, Cholerazeitung V. p. 116), namentlich aber bei Pettenkofer, Delbrück,
(p. 14 ff.) und den andern neuesten Berichterstattern über Epidemien.

auch von 17 Maurern, die gerade während der Epidemie nur vorübergehend mitten in den Dünsten 2 Monate lang arbeiteten, erkrankte nur
einer*), und eine Anzahl anderer industrieller Etablissements, die stets
von Verwesungsdünsten gefüllt sind, blieb damals in der auffallendsten
Weise verschont. Auch hier verhält es sich wie bei den meisten der sonstigen Hülfsmomente der Cholera. Der Einfluss der putriden Ausdünstungen ist unläugbar, er ist sehr hoch anzuschlagen, aber er tritt nicht immer
ein, d. h. er ist noch an weitere Bedingungen geknüpft, oder wird durch
weitere Umstände wieder aufgehoben, welche noch nicht bekannt sind.

     Beachtenswerth ist der Umstand, dass solche beschränkte Orte,
welche vorzüglich heftige Cholera bekommen. öfters sich auch durch Häufigkeit und Intensität des Typhus auszeichnen, so dass man fast daraus,
ob ein Ort, ein Häusercomplex u. dergl. viel Typhus hat, einen Schluss
auf sein starkes Befallenwerden von der Cholera ziehen kann**).

     Endlich gibt es einzelne Thatsachen, welche darauf hindeuten, dass
der frische, neuerbaute Zustand des Hauses ein örtliches, Cholera ver-
stärkendes Moment abgebe (Mahlmann l. c. p. 14).

     §. 429. 2) Eine zweite Reihe von Hülfsmomenten liegt in gewissen
zeitlich wechselnden Umständen. Auch hier sind gewiss noch
viele der wichtigsten Momente unbekannt, und das Gebiet ist im Ganzen
noch viel dunkler als das der örtlichen Hülfsmomente. Man kann z. B.
nicht die geringste Rechenschaft über die Thatsache geben, dass a. 1854
das sonst vorzugsweise ergriffene Norddeutschland so sehr gering befallen
ward, Berlin z. B. nur eine ganz kleine Epidemie hatte, während der Süden, speciell Osterreich und Bayern, so stark ergriffen waren. Der Verkehr ist derselbe wie sonst, die bleibenden Hülfsmomente im Boden, der
Lage etc. sind dieselben; es müssen vorübergehende Ursachen sein, die
diese Differenzen bedingen.

     a) Unverkennbar ist der Einfluss der Jahreszeiten. In Mittel-
europa und speciell in Deutschland ist die eigentliche Hauptzeit der Verbreitung der Cholera der Sommer und Herbst, so dass die Krankheit meist
mit der Sommerwärme des Juli und August beginnt oder zunimmt, bis in
den September hinein sich steigert, meist erst im October ihr Maximum
erreicht und mit dem Eintritt der Winterkälte wieder abnimmt. Ausnahmen
hievon gibt es manche (z. B. die erste grosse Pariser Epidemie im März
1832, der Beginn der Epidemie in Halle im December 1848 etc.), aber sie
sind nicht so häufig, um die grosse Bedeutung im Ganzen betrachtet
richtigen Thatsache zu schwächen. Speciell die Monate August und September scheinen an sehr vielen Orten in Mitteleuropa etwas die Cholera
ausnehmend Begünstigendes zu haben***). Im Winter hört gewöhnlich in

---

*) Rapport sur le Cholera à Paris 1832. p. 184. Parent-Duchatelet schrieb das
     Freibleiben dem relativen Wohlstand der Arbeiter zu. Uebrigens blieben auch in
     Copenhagen 1855 die Leute, welche die Abtritte ausleeren, die Arbeiter in den
     Leimfabriken, die Todtenträger von der Cholera fast ganz verschont (Hubertz,
     Académie des Sciences. 10. Sept. 1855).
**) Pettenkofer, Verbreitungsart etc. III. p. 111. Die Erfahrung, dass Hauptsitze des
     Typhus auch Hauptsitze der Cholera werden, bestätigte sich für Genf 1855, für meh-
     rere englische Städte (Report etc. p. 20), für Wien 1831 (Güntner), wahrschein-
     lich auch für Berlin (Riecke l. c. Bd. II.).
***) Auch in England; 1848 starben an Cholera im Juni 2046, Juli 7570, August
     15872, September 20699, October 4656, November 844 etc. Die starke Abnahme
     im October zeigt, dass nicht erst und allein der Winterfrost Schuld an der Ab-
     nahme ist.

Mitteleuropa die Ausbreitung der Cholera im Grossen ganz auf, sehr häufig erlöschen alle Epidemieen; in Berlin z. B. hat die Cholera noch nie den Monat Januar überdauert. Dagegen kommen, wie bemerkt, auch Ausnahmen vor, wo bei uns die Cholera im Winter lange dauert (Breslau 1848, Wien 1855—56) oder erst ausbricht (ebenso in New-York und New-Orleans 1848) und gerade aus sehr nördlichen Gegenden liegen nicht wenige Beispiele eines heftigen Wüthens der Cholera in strengen Wintern vor (Petersburg mehrmals, Bergen in Norwegen, wo sie im Januar ausbrach und mit der grössten Heftigkeit bei einer Kälte, die das Quecksilber zum Gefrieren brachte, herrschte, Graves). Oefters findet sich auch bei uns das Verhalten, dass die Cholera in einzelnen Städten gleichsam überwintert, d. h. in wenigen ganz vereinzelten Fällen fortschleicht und dass von diesen aus dann im Frühjahr eine kräftige Ausdehnung an dem Orte selbst' und nach allen Seiten hin stattfindet; ein solches Ueberwintern scheint 1849—50 in Halberstadt und in mehren Orten Böhmens stattgefunden zu haben, von wo sie dann im Frühjahr über Norddeutschland und Oesterreich sich ausbreitete, ebenso im Winter 1850—51 an mehren Orten Westphalens (Riecke). Nicht selten ferner bricht die Cholera in einer grossen Stadt im Spätherbst aus, setzt sich in sehr geringer Verbreitung durch den Winter fort und erreicht nun erst im folgenden Frühjahr und Sommer das Maximum (London 1848—49, Paris 1853—54, Hamburg 1831—32). Selten ist es, dass, wenn die Cholera an einem Orte tief in den Winter hinein oder vereinzelt ganz durch diesen durch gedauert hat, sich nicht im Frühjahr eine neue, wenigstens kleine Exacerbation zeigt. — Die wahren und wirklichen Ursachen aller dieser Differenzen, namentlich der begünstigenden Wirkung des Spätsommers und Herbstes sind noch ganz unbekannt; es lässt sich nicht sagen, wie weit gerade die hohe Temperatur, wie weit die gastro-intestinale Krankheitsconstitution, wie weit vielleicht auch der in dieser Jahreszeit so sehr gesteigerte Reiseverkehr Theil an der Erscheinung haben. Die Cholera zeigt eben in diesem Verhalten auch eine beachtenswerthe Aehnlichkeit mit dem Ileotyphus (§. 197) und besonders mit der Dysenterie, welche ja ebenso durch den Spätsommer und Herbst begünstigt wird. Das Aufhören der Cholera im Winter bei uns dürfte noch am ehesten der starken Hemmung der fauligen Zersetzungsprocesse im Boden, besonders wenn derselbe gefroren ist, zugeschrieben werden dürfen; in nördlichen Ländern mögen gerade oft durch die gleichförmige Heizung in den Häusern künstliche, der Choleraproduction günstigere Verhältnisse geschaffen werden. Jedenfalls aber kann nur ein schwächender und beschränkender, nicht ein annullirender oder vernichtender Einfluss der Temperaturerniedrigung auf die Cholera zugegeben werden.

§. 430. b) Im Uebrigen ist es nicht möglich, den Einfluss der Temperatur auf die Cholera isolirt von allen andern Einflüssen, von Feuchtigkeit, Witterungswechsel, Regen, Winden u. dergl. kennen zu lernen. Es lässt sich nur im Allgemeinen sagen, dass die Beschaffenheit der einzelnen Jahrgänge und die Witterungsverhältnisse und atmosphärischen Zustände sich als jedenfalls höchst untergeordnete, im Grossen wahrscheinlich einflusslose Momente erweisen. Hie und da scheint es freilich nicht so; sorgfältig haben die Epidemiographen notirt, dass bald zur Zeit der Epidemie die Luft in den untersten Schichten der Atmosphäre wenig bewegt, bald der Sommer, der ihr vorausging, besonders feucht und heiss war, bald starke Regen, bald greller Temperaturwechsel, bald Gewitter *) die Krankheit zu steigern schienen. Man kann

---

*) Letzteres wird in auffallender Weise von Bordeaux und besonders von Toulouse

auch gar nicht in Abrede stellen, dass diese Momente einen gewissen Einfluss haben können; feuchte Wärme z. B. begünstigt alle Fäulnissprocesse, in stagnirender Luft bleibt gewiss ein flüchtiger Giftstoff länger erhalten als in bewegter, grosse Schwüle schwächt den Körper und macht ihn erkrankungsfähiger; rasche Abkühlung der Atmosphäre umgekehrt kann vielleicht die Miasmenbildung beschränken, aber sie kann auch zu Erkältungen, einer andern Hülfsursache Anlass geben, und namentlich durch solche die schon an Diarrhöe Leidenden rasch verschlimmern etc. Allein es sind schon die Thatsachen in dieser Beziehung sehr schwer zu constatiren; man kann schon nicht fest angeben, wie lange nach der erfolgten atmosphärischen Veränderung die vermeintliche Wirkung auf die Epidemie eingetreten sein muss, um ihr noch zugeschrieben zu werden. Namentlich sind aber die Thatsachen in Bezug auf die Witterungsverhältnisse selbst in einer Menge von Epidemieen sich vollkommen widersprechend, ihr Zusammentreffen mit Entstehung der Cholera oder Veränderungen in den Epidemieen erscheint schon dadurch als ein sehr zufälliges *), und bedenkt man vollends, wie bei just denselben Schwankungen des Windes, Wetters, Regens etc. in einem Theile der Stadt die Krankheit zu- in einem andern gerade abnimmt, so sieht man leicht, dass die atmosphärischen Verhältnisse, wenn sie auch keineswegs ganz wirkungslos sein mögen, doch nur den Werth beschränkter Hülfsmomente haben können.

§. 431. c) Noch problematischer ist der Einflus des Ozongehaltes der Atmosphäre. Nicht nur sind die hierüber vorliegenden Angaben **) widersprechend, sondern und hauptsächlich, der Ozongehalt variirt schon an demselben Orte, ja in demselben Hause an verschiedenen Stellen so ausserordentlich, und alle bisherigen vermeintlichen Erfahrungen über den Ozongehalt der Luft sind bei der Unvollkommenheit der Bestimmungsmethoden so total unzuverlässig, dass mit solchen Beobachtungen hinsichtlich der Cholera schlechthin gar nichts anzufangen ist. — Einzelne specielle Luftbeschaffenheiten sollen noch von Einfluss sein können. In der Nähe des Aetna soll (1837) die ganze Gegend, in welche der stets herrschende Nordwind die Rauchmasse des Vulcans wehte, und diese allein, ganz von der Cholera verschont geblieben sein ***); Parkin †) theilt Er-

---

1854 angegeben; das Gewitter war hier mit starkem Sinken der zuvor sehr ⁄ hohen Temperatur verbunden; ebenso aus Warschau (Brierre), aus Bischoffsheim (Haffner), Gieboldehausen (Wachsmuth), Dublin (Graves). In Wien 1849 soll auf Sturm und Gewitter eine Remission gekommen sein (Dittel l. c. p. 234.), ebenso in Gallizien 1831 (Prchal); in Petersburg 1848 hatten häufige Gewitter gar keinen Einfluss.

*) Am häufigsten hat man noch bemerkt, dass schnelle Abkühlung der Atmosphäre auf die Kranken- und Todtenzahl vermehrend wirkt; nach starken Platzregen will man öfters ein plötzliches Brechen der Epidemie und selbst ihre rasche Beendigung bemerkt haben (Report etc. p. 86; ebenso nach Melzer in Kärnthen; auch schon in Indien). Nach Nebel und Regen sah man manche Epidemien zunehmen; während der starken Epidemie von London 1848—49 zeichnete sich die Luft im Durchschnitt durch Trockenheit aus etc. etc.

**) Vgl. A. Schultz, Berliner med. Vereinszeitung 1854. Nr. 9. Schiefferdecker, Sitzungsberichte der Wiener Academie. Juli 1855. Conraux bei Pettenkofer, Verbreitungsart p. 302. Voltolini, Günsburg Zeitschr. VII. p. 109. Böckel und eine Anzahl anderweitiger Angaben bei Scoutetten de l'Ozone, Par. 1856. p. 259 ff.

***) Ilmoni, Canstatt-Heusinger, Jahresbericht 1849. p. 246.

†) Statist. report on the Cholera in Jamaica. Lond. 1852.

fahrungen mit, wornach eine sehr kohlensäurereiche Atmosphäre (Bier-
brauereien u. dergl.) schützend zu wirken schiene u. dergl. m. Solche
problematische Erfahrungen bleiben am besten dahingestellt.

Freunde der dunkleren Parthieen in der Medicin haben — namentlich in den früheren Epidemieen — gerne an electrische Einflüsse
von der Atmosphäre aus, an magnetische Kräfte, an den Erdmagnetismus
u. dgl. recurrirt. Die Angaben in dieser Beziehung sind theils ganz fabelhaft,
wie alle auf den Magnetismus bezüglichen (widerlegt von Kupfer in Petersburg 1848, Hanon in Brüssel; ebenso in Riga, Berlin, Leipzig u. a. a. O.);
theils betreffen sie hinsichtlich der Electricität Verhältnisse, welche mit
bekannten Zuständen der Atmosphäre, namentlich ihrem Feuchtigkeitsgrade,
auch mit der Jahreszeit zusammenhängen, mit der Epidemie nichts zu
thun haben, ihr im geringsten nicht parallel gehen und sie im geringsten
nicht constant begleiten.

§. 432. d) Die Krankheitsconstitution und der sogenannte
Genius epidemicus sind unzweifelhaft wichtige Momente für die Entstehung
der Choleraepidemieen. Es wird indessen zweckmässiger sein, in dieser Hinsicht die einzelnen Thatsachen bei Besprechung der Verhältnisse der Epidemieen (§§. 437 ff.) beizubringen.

§. 433. 3) Wie wichtig auch die individuellen Hülfsursachen
der Cholera sind, zeigt am einfachsten der Umstand, dass in den grossen
Epidemieen, wo sich der Einfluss der Choleraursache allgemein, wenn
auch in schwachem Grade bei der ganzen Population zeigt, die einen
leicht, die anderen schwer, die dritten gar nicht, an ausgebildeter Cholera
überhaupt nur relativ wenige erkranken.

a) Das Geschlecht macht im Allgemeinen und Grossen keinen
sehr erheblichen Unterschied der Disposition; das weibliche dürfte indessen doch durchschnittlich mehr Erkrankungen zeigen *). Mitunter kommen
ausserordentlich starke Differenzen vor, welche sich aber ohne Kenntniss
aller speciellen Verhältnisse des Ortes nicht verwerthen lassen. Schwangerschaft gibt nicht die geringste Immunität, die Menstrualperiode**) keine
erhöhte Disposition.

b) Von grösserem Einflusse ist das Lebensalter. Säuglinge erkranken in den meisten Epidemieen in geringer Anzahl, wenn nicht gerade die Cholera in ein Gebärhaus dringt, wo es dann allerdings sehr
zahlreiche Krankheits- und fast ebensoviele Todesfälle gibt. Dass der
Fötus cholerakranker Schwangerer auch an derselben speciellen Erkrankung zu Grunde gehen kann, lehren die ziemlich zahlreichen Fälle, wo
die abgestorbenen Früchte den Leichenbefund der Cholera in ziemlich ausgeprägter Weise darboten (Mayer in Petersburg 1831. Güterbock.
Knolz l. c. p. 11: die meisten Kinder der in der Wiener Gebäranstalt
abortirenden Schwangeren zeigten den Befund der Cholera; Buhl u. A.).

---

*) S. Hirsch l. c. Bd. 92. p. 244; ebenso in Wien 1854, in der Schweiz 1854 und
1855 etc. In Nogent-le-Rotrou 1850 waren unter 175 Choleratodten 117 Weiber (Brochard). In Hamburg 1832 hatte das weibliche Geschlecht weniger
Krankheitsfälle und eine geringere Mortalität (geringerer Einfluss der Trunk-
fälligkeit?). In England und Wales starben 1849 an der Cholera 26,108 Männer, 27,185 Weiber; im Verhältniss zur Bevölkerung litten die Männer etwas
mehr.
**) Bricquet l. c. p. 22.

— Das ganze übrige Kindesalter zeigt in verschiedener Epidemieen eine merkwürdig ungleiche, bald eine sehr geringe, bald eine sehr grosse Erkrankungsfähigkeit, deren näherer Grund ganz dunkel ist, die sich aber gerade ebenso bei verschiedenen Ruhrepidemieen findet; zuweilen sollen im Beginn der Epidemieen besonders viel Kinder ergriffen werden. Das Jahrzehnt vom 10 — 20. Lebensjahr scheint übrigens im Ganzen die geringste Disposition und die leichtesten Erkrankungen zu geben. Das Alter zwischen 20—40 Jahren gibt die meisten Erkrankungen und liefert in der Regel (so in England 1848, 1849) mindestens ein volles Drittheil, hier und da nahezu die Hälfte sämmtlicher Todesfälle. Mit den weiteren Jahren nimmt die Disposition zur Cholera — sehr entgegengesetzt dem Ileotyphus — nicht ab, während die Gefährlichkeit steigt.

c) Wohlstand und Armuth, d. h. die Summe hygieinischer und antihygieinischer Verhältnisse, welche in diesen Begriffen liegt, begründen sehr verschiedene Dispositionen. Die Cholera ist überwiegend eine Krankheit des Proletariats, überhaupt der unteren Volksklassen *), und sie ist es um so mehr, je grösser die Differenz der hygieinischen Verhältnisse gegen die der höheren Stände ist, je mehr die unteren Classen in Schmutz und Feuchtigkeit, in überfüllten Räumen, in schlechten Nahrungsverhältnissen, kurz in Elend leben. — Unter den einzelnen Berufsarten und Handwerken scheint sich auch die Disposition vorzugsweise nach dem Grade der Wohlhabenheit, des besseren oder schlechteren Verdienstes zu richten. Im Einzelnen hat man mehrfach die hohe Disposition der im und am Wasser Arbeitenden constatirt; in Berlin geben Schiffer, Färber und Fischer, in Paris die Wäscherinnen (bei denen allerdings sehr complexe ätiologische Verhältnisse obwalten) die grössten Erkrankungszahlen. Eine Zeit lang glaubte man eine Immunität der Arbeiter in den Tabakfabriken (in Strasburg, in Fiume, in Berlin) gefunden zu haben; mehrere der neueren Epidemieen zeigten das Gegentheil (J. Reuss). Uebrigens zeigt gerade das Beispiel einzelner Berufsarten aufs evidenteste, wie wenig diesem Moment selbst, wie viel anderen, namentlich den örtlichen Hülfsmomenten an Wirksamkeit zukommt. Unter der Garnison einer und derselben Stadt (z. B. Paris) können — ganz wie beim Ileotyphus — einzelne Casernen sehr bedeutende, andere sehr geringe Erkrankungszahlen haben, je nach den örtlichen Salubritätsverhältnissen.

d) Einmaliges Ueberstehen der Cholera scheint in der grossen Mehrzahl der Fälle die Empfänglichkeit für einige, selbst für längere Zeit sehr zu schwächen, hebt solche aber nicht ganz auf. Es gibt manche Beispiele von zweimaligem Erkranken, sogar in derselben Epidemie; ja es kam schon vor, dass ein Individuum 3mal die Cholera bekam. Eigentliche Rückfälle bei schon ganz erholten Reconvalescenten von der Cholera kommen vor, doch sehr selten.

In ähnlicher Weise scheint die längere Exposition an die verbreitete Choleraursache in den Epidemieen die Disposition zu verringern; Fremde, die während der Epidemie an den Ort kommen, rückkehrende Cholera-

---

*) In den Pariser Epidemieen von 1832, 1849 und 1853 war die Differenz zwischen den überwiegend armen und den überwiegend wohlhabenden Arrondissements gleich stark und characteristisch; dieses Moment war mächtiger als alle anderen ätiologischen Verhältnisse (Gazette hebdomad. I. p. 198); im weiteren Verlauf der Epidemie v. 1854 trat es ein wenig zurück, wie wenn hier der Beginn der Epidemie besonders die durch Armuth Disponirten betroffen hätte. Ebenso hat sich in Berlin das Wohlstandsmoment durchaus als sehr bedeutsam erwiesen (Mahlmann).

flüchtige etc. scheinen leichter als die permanent der Infection ausgesetzt Gebliebenen zu erkranken.

e) Geschwächte Constitutionen und schon zuvor Kranke sind — ganz anders als beim Ileotyphus — mehr disponirt als ganz Gesunde; namentlich bilden die geschwächten, heruntergekommenen Individuen einen grossen Theil der Erkrankungs- und Todesfälle in der ersten Zeit der grossen Epidemieen (einer der Gründe der grossen Heftigkeit der Cholera im Anfang, aber wahrscheinlich nicht der hauptsächlichste); da, wo eine bedeutende Menge cachectischer, erschöpfter, marastischer Individuen beisammen wohnt, sind die Epidemieen furchtbar heftig, z. B. in der Salpetrière. Auch Reconvalescenten von allen möglichen Krankheiten werden sehr häufig befallen.

Unter den einzelnen Krankheiten, welche besonders disponiren, scheinen die chronischen Affectionen der Verdauungsschleimhaut, sodann bestehendes Wechselfieber und Typhus obenan zu stehen. Siphilis und Mercurialaffection, Carcinom, Hydrops, Nerven- und Geisteskrankheiten geben nicht die geringste Immunität, ebenso wenig acute Exanthemen (Masern wurden oft von Cholera complicirt beobachtet, Pocken seltener, doch auch zuweilen von vornherein neben einander verlaufend). Der Phtisis war man nach manchen Erfahrungen in den früheren Epidemieen geneigt, eine gewisse Ausschliessung gegen Cholera zuzuschreiben und auch aus neuerer Zeit liegen einzelne darartige Erfahrungen (Müller in Petersburg 1848, Polunin) vor; in der grossen Mehrzahl der Epidemieen sah man jedoch auch viele Phtisiker erkranken, zuweilen wird gerade die Frequenz ihres Erkrankens hervorgehoben (Gendrin aus der Pariser Epidemie von 1832 und 1849; auch im Münchner Krankenhause 1854 und in Wien 1855 (C. Haller); jene Immunität scheint also nur zufällig gewesen zu sein; es kommt selbst acute Tuberculose neben Cholera verlaufend vor (Günsburg).

Trunkenbolde sind nach allgemeiner Erfahrung zu häufigem und zu sehr schwerem Erkranken disponirt.

§. 434. 4) Unter den Gelegenheitsursachen der Cholera, welche bald einseitig überschätzt, bald — als ob behauptet worden wäre, sie enthalten die ganze Ursache der Krankheit — in Bausch und Bogen grundlos verworfen worden sind, stehen obenan die Diätfehler — Alles, was eine Störung der regelmässigen Verdauungsthätigkeit macht, unter den einzelnen Substanzen besonders alle viel Säure enthaltenden und wässrigen Vegetabilien (unreifes Obst, Gurken, manche Gemüse etc.), alle verdorbenen Fleischspeisen, viele Fette, schlechte gegohrene Getränke, viel kaltes Wasser, übrigens alles das, was auch bloss individuell den Magen belästigt, wirkt zur Zeit der Epidemie als Schädlichkeit, welche Cholera hervorrufen kann und sie am ehesten da hervorruft, wo schon Diarrhöe und einiges Unwohlsein besteht. Diese Schädlichkeiten scheinen die Wirkung der specifischen Choleraursache auf die Darmschleimhaut intensiver zu machen, während umgekehrt bei vollkommener Integrität der Verdauungsorgane die schon beginnende Wirkung (Choleradiarrhöe) oft wieder rückgängig wird; umgekehrt reicht bei schon bestehender Diarrhöe zuweilen ein kleiner Diätfehler, selbst nur eine gewöhnliche reichliche Mahlzeit hin, die Cholera zum Ausbruch zu bringen. Die freilich zahlreichen Beispiele, wo alle möglichen Diätfehler ungestraft begangen werden, zeigen nur, dass solche nicht bei allen Individuen, vielleicht auch nicht in allen Epidemieen und zu allen Zeiten einer Epidemie — auf der Höhe der Epidemie sollen am ehesten schon die geringsten Diätfehler sehr

schädlich sein, im ersten Beginn und am Ende mehr Erkrankungen erst
nach bedeutenderen Excessen kommen — gleich stark wirken, — Alle
Schwelgereien und Berauschungen, umgekehrt alle übertrieben strenge,
besonders plötzlich umgeänderte Diät, welche auch die Digestion in Un-
ordnung bringt, wirken als Schädlichkeit. Die hier und da bemerkte, auffallend grosse Zahl der Erkrankungen in den grossen Städten an den
Montagen ist eine Folge der Sonntagsfreuden oder Excesse der niederen
Volksklassen.

Der Gebrauch der Brech- und Abführmittel während der Epidemie
ist nicht ohne Gefahr, zuweilen bricht unmittelbar nach einem solchen die
Cholera aus — nicht sehr ermunternd für die oft gepriesene Behandlung
der prodromalen Diarrhöe mit Abführmitteln! — Hebra hat neuerlich
Erfahrungen beigebracht, welche dem zu widersprechen scheinen, auch
Piorry setzte während der Epidemie v. 1854 die Tartarus-emeticus-Be-
handlung der Pneumonie fort und die Kranken bekamen die Cholera nicht.
Bei Magendie (1832), Dietl, Bricquet und vielen Anderen finden sich
indessen Thatsachen, welche mir unabweisbar für die Schädlichkeit, namentlich des Tartarus emeticus, der Drastica und der abführenden Salze zu
sprechen scheinen (vgl. noch §. 439.).

§. 435. Ebenso wie die Störungen der Digestionsschleimhaut, können auch Schädlichkeiten, welche auf die Haut einwirken, namentlich Erkältung, feuchte Nachtluft, Verkühlung des Unterleibs u. dgl. zu Gelegenheitsursachen werden, gewiss auch von besonderer Kraft da, wo schon
Diarrhöe besteht. — Wo, wie z. B. bei Soldaten im Feld, viele derlei antihygieinische Einflüsse von Seiten der Diät, der Kleidung, Wohnung etc.
zusammentreffen, sind gewöhnlich die Verheerungen gross.

Nachtwachen, Ueberanstrengungen, Kummer, Angst *) vor der Krankheit selbst, alles, was die Widerstandsfähigkeit des Organismus herabsetzt,
kann, wie es scheint, zu Zeiten einer Epidemie Cholera befördernd werden, aber derlei Einflüsse lassen sich nicht mit Zahlen, und überhaupt
schwer in ihrer Einzelwirkung beweisen, sie mögen auch oft überschätzt
worden oder doch nur bei Solchen recht wirksam sein, bei denen der Choleraprocess bereits seine Anfänge gemacht hatte; namentlich mögen sie
die Schwere der Krankheit zu erhöhen, aus einer leichten Cholerine einen
tödtlichen Cholerafall zu machen im Stande sei.

§. 436. Ausdrücklich muss am Schlusse dieser Erörterung der Hülfsmomente noch darauf hingewiesen werden, dass es ausser den hier zur
Sprache gekommen, bekannteren Momenten dieser Art höchst wahrscheinlich noch andere, vielleicht noch wirksamere und wesentlichere unbekannte geben mag, und dass es im höchsten Grade voreilig wäre, alle
Thatsachen mit den hier besprochenen Verhältnissen erklären zu wollen.
Namentlich dürften sich für die individuelle Disposition noch manche, ganz
neue Gesichtspunkte auffinden lassen. Demungeachtet liegt schon in dem
bisher bekannt Gewordenen eine reiche Quelle von Einsicht, welche zu
prophylactischen und therapeutischen Massregeln der wirksamsten Art
auch bis jetzt schon vielfach geführt hat. Eine gewisse Anzahl wichtiger

---

*) Gegen die bedeutende Wirksamkeit der psychischen Ursachen kann man das häu-
fige Erkranken der Irren, auch der Säuglinge anführen; bei grosser psychischer
Aufregung einer Population während einer Epidemie (Warschau 1831, Paris in
den Junimonaten 1832) bemerkte man eher grössere Milde der Krankheit.

Hülfsursachen sind bekannt; sie sind zum Theil entfernbar, und wo sie es nicht sind, können die Menschen aus der Sphäre ihrer Wirkung entfernt werden; sie sind mit Einem Worte der Hygieine zugänglich. — Vergleicht man den heutigen Standpunkt der Cholera-Aetiologie mit dem vor 20 Jahren, nachdem die grossen Seuchen des ersten Epidemieenzuges vorüber waren, so wird man mit Befriedigung auf die Fülle von positivem Material und auf die practisch fruchtbaren leitenden Gesichtspunkte blicken, welche dieses Capitel heute vor sehr vielen anderen der Medicin auszeichnen. — Sonderbar ist es, dass man die Thatsachen über die bedeutende Wirksamkeit der Hülfsmomente, namentlich der örtlichen, in der Lage, Feuchtigkeit, Fäulnissemanationen, Schmutz etc. begründeten, schon gegen die „Contagiosität" der Cholera und für den „miasmatischen" Ursprung geltend gemacht hat. Wenn diese Hülfsmomente unbedenklich die Wirkung einer solchen specifischen Ursache unterstützen können, die allgemein in der Atmosphäre liegt oder gar in dieser entsteht, warum sollten sie desshalb gerade nicht geeignet sein, die Wirkung einer von den Kranken oder ihren Ausleerungen ausgehenden Ursache zu unterstützen? Andere Krankheiten bieten doch gerade hiefür die nächstgelegenen Analogieen *).

3) Epidemisches Verhalten der Cholera.

§. 437. Die asiatische Cholera kommt bald in ganz isolirten Fällen, bald in kleiner, örtlich beschränkter Ausdehnung auf ein Haus oder ein paar Häuser, bald in grösserer, wirklich epidemischer Verbreitung in einer Stadt, einem Dorfe, einer Provinz etc. vor. Die Fälle erster Art — wenn anders ihre Diagnose richtig ist — sind wohl immer contagiös, durch ganz isolirte Verschleppung enstandene; die Fälle wiederholen sich nicht, weil entweder das Gift bald zerstört wird (Desinfection) oder es an Hülfsbedingungen seiner weiteren Wirkung und Vermehrung fehlt (oder weil sich ihm zufällig Niemand aussetzt). Im zweiten Falle ist ein kleiner Menschencomplex von der Ursache betroffen worden (Hausepidemieen); die Ursachen der Nichtausbreitung scheinen dieselben. Im dritten Falle existirt die specifische Ursache der Cholera in grosser Verbreitung; man wird diess, beim gegenwärtigen Stand unsrer Kenntnisse, hauptsächlich der Mitwirkung vorhandener kräftiger Hülfsmomente zuzuschreiben haben.

Die Epidemieen der Cholera zeigen nun oft eine Reihe beachtenswerther Eigenthümlichkeiten ihres Beginnes, ihres Verlaufes und ihres Aufhörens, welche näher betrachtet werden sollen.

§. 438. Zuweilen gehen einer Choleraepidemie schon merkliche Aenderungen der gesammten Krankheitsconstitution voraus. —

1) Kaum mehr je in den neueren Epidemieen, wohl aber im ersten Epidemieenzuge öfters wurde eine gewisse Zeit, aber nicht unmittelbar vor dem Ausbruch der Krankheit, ein ungewöhnlich günstiger allgemeiner Gesundheitszustand, eine beispiellos niedere Mortalität beobachtet **). Man erklärte sich das Factum, das vielleicht zufällig ist,

---

*) S. oben die Hülfsmomente für die Contagion des Fleckfiebers §. 171.
**) Calcutta 1817 (Jameson-Reuss. p. 10). Moskau 1830 (Marcus l. c. p. 60). Petersburg 1831 (Lichtenstädt-Seidlitz p. 185). Hamburg (Hachmann, Mittheilungen Hamb. 1833. 2. Bd.)

so, dass mit Annäherung der Cholera schon manche der gewöhnlichen
acuten, sonst der Jahreszeit angehörenden Krankheiten aufhörten, während die Choleraursache selbst noch nicht da war oder noch nicht wirkte
(freilich eine höchst problematische Annahme). Erst unmittelbar vor der
Cholera erschien dann eine Menge Erkrankungen, welche zu ihr selbst in
naher Beziehung standen und mehrfach wurde gerade in den letzten 2—3
Monaten vor einer grossen Epidemie auch eine bedeutende Zunahme
der Todesfälle überhaupt und namentlich aller „zymotischen" Krankheiten
bemerkt (z. B. in London 1848, Report. Append. B. p. 5 für Scharlach
Pocken, Typhus, Influenza, Diarrhöe).

§. 439. 2) Unter den einzelnen Krankheiten, welche öfters in
einer Weise, die mehr oder weniger für einen Zusammenhang mit der
Cholera sprach, dieser vorausgiengen, sind hauptsächlich zu nennen:
a) Die Grippe. Hier ist der Zusammenhang sehr fraglich; beim
ersten Epidemieenzuge gieng sie eine Zeit lang 2—6 Monate der Cholera
voraus. Oefters bezeichnete man eine epidemische Krankheit mit mehr
gastrischem als bronchialem Catarrh und grosser Neigung zum Schwitzen,
auch als Grippe; eine solche gieng z. B. in Hamburg mehre Monate voraus (Hachmann l. c.).
b) Der Schweissfriesel. Sehr auffallender Weise kam er fast
bloss in Frankreich, und zwar in vielen Gegenden dieses Landes, sowohl
a. 1849 als 1854 (mehr vereinzelt schon a. 1852) als Vorläufer, einige
Tage bis einen Monat vor der Cholera (öfters neben Intermittens und Ruhr)
vor; seltener herrschte er während und nach dieser. Sehr häufig wurden
dieseben Individuen von beiden Krankheiten befallen, die von dem Schweiss-
friesell zurückgebliebene Schwächung des Körpers schien selbst eine erhöhte Disposition zur Cholera zu geben (Foucart); oft gieng jener direct in diese über. Der Schweissfriesel war sehr oft, wie in den Beschreibungen des 15. und 16. Jahrhunderts, neben grosser Hinfälligkeit
und starkem Gastricismus, von heftigen Angstempfindungen, Erlöschen der
Stimme, Einsinken der Augen, Cyanose der Extremitäten begleitet, so dass
die Symptome denen der Cholera sehr nahe kamen, nur dass statt der
Diarrhöe die heftigen Schweisse erschienen, wobei gewöhnlich Stuhlverstopfung bestand. Ob indessen ein wahrer innerer Zusammenhang der
Ursachen beider Krankheiten besteht, ob der Schweissfriesel und eine andere, ihm ähnliche auch zuweilen neben der Cholera herrschende Affection *) — wie Einige wollten — als eine Art Hautcholera zu betrachten
sei, wird sich derzeit nicht entscheiden lassen. — Uebrigens gab es auch
Orte, wo der Friesel erst auf die Cholera folgte.
c) Die Wechselfieber zeigen an vielen Orten ein sonderbares und
auffallendes Verhalten zur Cholera, das man nicht für zufällig halten kann,
das aber freilich auch nicht constant, und desshalb wieder in seiner näheren Beziehung zu jener Krankheit fraglich ist. — An vielen Orten, wo
sonst Intermittens selten oder gar nicht vorkommt **), sieht man, dass

---

*) Von Murray aus Indien 1839—40, von Roux aus Toulon 1849—54 beschrieben
(Hirsch, l. c. Bd. 92. p. 242). Die Beschreibung gleicht sehr einer f. i. perniciosa diaphoretica.
**) Z. B. Wien 1831. München 1853—54 (Gietl u. A.). Ebenso auch in Ge-
genden, wo sonst Intermittens mehr oder weniger häufig vorkommt. So hatte
ganz Norddeutschland im Frühjahr 1848 eine grosse Intermittens-Epidemie und in
Berlin waren schon 2 Jahre lang vor der Cholera von 1848 viele Intermittenten
vorgekommen. In Constantinopel wurden 1846—47 die Wechselfieber bis zum

solches eine Zeit, mitunter schon ein Jahr lang vor der Choleraepidemie auf einmal häufig wird, dass es dann kurz vor oder mit dem Erscheinen der Cholera aufhört und nun entweder verschwunden bleibt oder
auch nach der Cholera zurückkehrt. In Gegenden mit endemischen Wechselfiebern nehmen solche zuweilen schon eine gewisse Zeit, 1—2 Monate
lang vor Erscheinen der Cholera bedeutend ab und hören mit demselben
fast ganz auf *); oft kommen sie mit dem Schluss der Epidemie wieder,
zuweilen — was noch viel merkwürdiger ist — bleiben sie dann für Jahre
ganz aus der Gegend verschwunden (namentlich nach den ersten Epidemieen von 1832). Mit unseren gegenwärtigen Kenntnissen über die Ursachen des Wechselfiebers und der Cholera kann man keinerlei Erklärung dieser Thatsachen geben; von Pettenkofer ist neuestens eine
Hypothese hinsichtlich dieses Zusammenhangs aufgestellt worden, die
bis jetzt noch nicht hinreichend thatsächlich begründet ist, aber äusserst wahrscheinlich einen der Punkte trifft, auf die es ankommt. Er
vermuthet **), dass das Steigen des Grundwassers im Erdboden, welches zuweilen den Choleraepidemieen voranzugehen scheint, die Ursache der vorausgehenden Wechselfieber sei (vergl. oben §. 13.), während dann die Choleraepidemie (vergl. §. 424) in die Periode des wieder niedrig gewordenen unterirdischen Wasserstandes fiele. Hiermit
wäre allerdings der wesentliche Theil des Räthsels gelöst. Es gibt indessen auch ‚Fälle, wo Cholera und Wechselfieber ganz neben einander herrschen ***) so dass selbst bei gleichzeitiger starker Epidemie zahlreiche
combinirte oder Misch-Fälle aus beiden Krankheiten entstehen; oder wo
nur eine Abnahme der Intermittens oder ein mit dem Verschwinden der
Cholera gleichmässiges Abnehmen auch der Wechselfieber beobachtet
ward †). Der letztere Fall widerspricht dem obigen, öfter notirten Verhalten nicht und für die Fälle ersterer Art, wo Wechselfieber und Cholera
intensiv neben einander herrschen, muss die weitere Beobachtung zeigen,
ob diess nicht doch mehr beschränkte, durch andere, als durch im Boden liegende, starke Hülfsmomente unterhaltene Epidemieen sind. Man
kann allerdings auch daran denken, dass in einer Bevölkerung, welche
kurz zuvor von Intermittens mitgenommen wurde, die eingeschleppte Cholera viele disponirte, geschwächte, noch kränkelnde Individuen vorfinde,
und dass der ganze Zusammenhang ein mehr zufälliger wäre. Mir scheint
indessen die Annahme eines näheren Connexes bei obigem Verhalten unabweisbar und die empirische Prüfung der Pettenkofer'schen Hypothese der grössten Beachtung bei künftigen Epidemieen werth.

Erscheinen der Cholera sehr häufig, hörten dann auf nnd kamen mit Abnahme
der Seuche sehr zahlreich zurück (Rigler). Dieselben Beobachtungen s. bei vielen anderen, älteren und neueren Epidemiographen. Vgl. auch oben §. 18.

*) So in der Moldau 1848 (Landesberg, Zeitschr. VI p. 213), an mehren
Orten der Türkei (Pollak, Virchow Archiv X. p. 518). Mähren 1849 (Polak,
Zeitschr. der k. k. Ges. der Aerzte 1850. I. p. 84), in sehr vielen Gegenden Russ-
lands a. 1847—48 (Frettenbacher, Gaz. med, 1849. Nr. 2); ebenso in den
russischen Ostsee-Provinzen (C. Schmidt) und an vielen andern Orten.

**) Hauptbericht p. 371.

***) Z. B. in Wien 1854 (M. Haller); an der Weichsel 1855 (Schneller, deut-
sche Clinik 1856. Nr. 5). „Intermittenten waren neben der Cholera ungemein
häufig." Vgl. ferner Gazette des hôpitaux 1856. Nr. 24.

†) In Wien 1849 hatten die Wechselfieber bis zum Beginn der Cholera steigende
Ausbreitung erreicht, fielen rasch in der ersten Woche der Epidemie, blieben aber
doch während ihrer Herrschaft noch zahlreich und nahmen gleichmässig mit dem
Verschwinden der Epidemie ab (Zeitschr. der k. k. Ges. der Aerzte 1850. I.
p. 450).

19 *

§. 440. d) Bei weitem am häufigsten aber und in der That oft in sehr characteristischer Weise gehen verbreitete Gastro-intestinal-Affectionen den Choleraepidemieen voraus. Es sind Zustände, die im Allgemeinen als catarrhalische Processe in der Digestionsschleimhaut zu betrachten sind, die sich dann je nach dem Sitze und der weiteren Gestaltung als gastrische Fieber, als afebrile Gastricismen, als Koliken, als Cholera nostras, als Diarrhöe oder Dysenterie darstellen; öfters kommt Ileotyphus damit gemischt vor. Viele Menschen leiden dabei an Unbehaglichkeit und Druck in der Magengrube, schlechter Verdauung, Flatulenz, Kollern im Unterleib, mit Neigung zum Schwitzen, und zuweilen zeigt sich schon mehre Wochen vor Erscheinen der Cholera eine ausserordentliche Empfindlichkeit der Digestionsschleimhaut gegen Brech- und Abführmittel *). — Diese eigenthümliche Krankheitsconstitution beginnt zuweilen in geringem Grade schon mehre Monate vor der Epidemie, spricht sich aber erst in den letzten Wochen vor derselben stark und allgemein aus, dann kommen oft zuerst zweifelhafte und Uebergangsformen, die aber immer mehr Züge der Cholera an sich tragen, dann erst die ausgebildeteren Fälle von Cholera, wo man dann noch häufig disputirt, ob es unsre einheimische oder die asiatische Form sei; nun erst bricht die Epidemie aus. Mitunter geht es auch so, dass nun eben der Ausbruch der von irgend einer Seite nahe gerückten Epidemie vor der Thüre scheint, aber die der Cholera sich nähernden Fälle sich wieder verlieren, dann später wiederkehren und es sich ausnimmt als ob die Epidemie mehre Ansätze mache auszubrechen, bis sie dann plötzlich in aller Stärke erscheint: oder es kommt selbst — wenn z. B. gerade der Winter dazwischen kommt, oder im ferneren Umkreis einer grossen Epidemie (wie a. 1854 in sehr vielen, an die Epidemieenheerde in Bayern angrenzenden Gegenden) — gar nicht zur Cholera. — Bei diesem ganzen Verhalten erscheint es sehr häufig so, als ob die Choleranur allmählig aus der immer wachsenden Intensität derselben Ursachen, welche jene präcursorischen Darmleiden hervorrufen, entstehe, als ob sie aus der herrschenden Krankheitsconstitution autochthon hervorgehe (§. 413. 414) oder, wie man zur Zeit der ersten Epidemieen sich auszudrücken liebte „die Culmination und höchste Blüthe des gastrischen, des gastrisch-adynamischen, des gastrisch-venös-nervösen (oder irgend welches andern präexistirenden) Genius epidemicus" wäre. —

Dieses ganze Verhalten zeigte die Cholera in Europa nie und nirgends als ein constantes, aber sie zeigte es unendlich viel mehr bei ihrem ersten Epidemieenzuge vom Jahre 1831 — 32, als irgend einmal später, namentlich als bei dem zweiten, viel rascher und mehr sprungsweise vorschreitenden Zuge von 1848; in den Epidemieen dieses Jahrzehendes fanden sich die epidemisch-präcursorischen Diarrhöen nur an wenigen Orten stark, öfters aber in mässigem Grade (z. B. Wien 1854 nach Knolz) entwickelt; mehrfach wird bemerkt, dass die Zahl der Diarrhöen vor der Cholera eine kaum mittlere, ja selbst vor grossen Epidemieen eine für die Jahreszeit auffallend geringe **) gewesen sei, so dass man es selbst nicht als das Zeichen einer kommenden leichten Epidemie betrachten

---

*) In den letzten 4—5 Wochen vor der Pariser Epidemie v. 1832 traten oft schon auf kleine Gaben Tartarus emeticus u. dgl. die gefährlichsten Erscheinungen, ungeheures Brechen und Laxiren, Algor und Schwinden des Pulses ein (Broussais). Aehnliches beobachtete Rigler in Constantinopel 1847.

**) Halle 1855 nach Delbrück, Berlin 1855 nach E. Müller, München a. 1854 (Gietl), Paris a. 1853 und an vielen andern Orten.

kann, wenn keine Diarrhöen vorangehen, sondern die gewöhnlichen acuten Krankheiten, die der Jahreszeit zukommen, wie sonst fortdauern, d. h. die allgemeine Krankheitsconstitution sich gar nicht ändert.

§. 441. Die Bedeutung der präcursorischen epidemischen Diarrhöen im Verhältniss zur darauffolgenden Cholera ist nicht immer dieselbe. Ihre nahe Beziehung und ihr enger Zusammenhang mit einander tritt vor Allem da hervor, wo jene prodromalen Diarrhöen, entgegengesetzt dem gewöhnlichen Verhalten der Jahreszeit, z. B. hier und da mitten im Winter, vor der Cholera erscheinen und wo sie durch alle möglichen Gradationen allmählig in diese übergehen. Man kann hier nichts anderes annehmen, als dass die präcursorischen Diarrhöen die Effecte einer allmähligen, langsamen, noch schwachen Wirkung der Choleraursache sind, die Choleraursache schon an dem Orte vorhanden ist, aber entweder noch in weniger wirkungsfähigem (verdünnterem, oder wie immer man sich diess denken mag) Zustande ist oder noch nicht die starken Hülfsmomente findet, die später zur Epidemie der eigentlichen Cholera mitwirken. Man darf desshalb nicht auf Autochthonie schliessen, sondern auch hier ist gewiss die Choleraursache von aussen eingedrungen; aber es scheint, dass dieses Eindringen in solchen Fällen langsam, allmählig geschieht und erst bei einer gewissen Steigerung (massenhaften Reproduction?) der specifischen Ursache die wahren Cholerafälle zum Vorschein kommen; das, was die allmählig Zureisenden mit sich bringen, wirkt anfangs schwach, häuft sich allmählig an und gewinnt durch neue Erzeugung an Intensität und Ausbreitung. Man ist um so sicherer zu dieser Anschauungsweise berechtigt, als auch notorisch von fern her eingeschleppte Fälle mitunter an einem sonst im geringsten nicht dazu disponirten Orte und im Winter (Fall von Miaulis) ziemlich verbreitete Diarrhöen, eine allgemeine cholerische Constitution hervorrufen. Bei jenen präcursorischen Diarrhöen geht dieser allgemeine Choleraeinfluss der eigentlichen Cholera ein wenig voraus, aber jene Zeit seines Wirkens ist schon als ein Theil der Epidemie selbst zu betrachten. — Aber dieses Verhältniss beider Erkrankungsformen besteht nicht immer. Es scheint, dass hier und da die vorausgehende Diarrhöe noch nicht von der Choleraursache selbst, sondern von den gewöhnlichen in der Jahreszeit liegenden oder anderen Ursachen herrührt, vielleicht auch mit den oft herrschenden Wechselfieberursachen in Verbindung steht, dass sie die Folge feuchter Wärme und putrider Luftinfection ist, und zu der Cholera nur in dem Verhältniss steht, dass diese in einer Population, in der diese epidemischen Einflüsse herrschen, mehr und geeigneteren Boden findet. In London bemerkte man *) vor der zweiten grossen Epidemie schon vom Jahr 1838 an bis 1848 eine stetig steigende Zahl der Todesfälle an „Diarrhöe." Es wäre gewiss ganz irrig, diess so aufzufassen, als ob hier die Cholera sich langsam und autochthon aus der immer steigenden intestinalen Krankheitsconstitution herausgebildet hätte; man wird hier an andere Ursachen, namentlich höchst wahrscheinlich an die immer massenhafteren fauligen Ausdünstungen in der Stadt, in der die hygieinischen Massregeln nicht gleichen Schritt mit der enorm wachsenden Bevölkerungszahl halten konnten, für die immer steigende Menge und Schwere der „Diarrhöen" recurriren müssen.

Wie immer sich indessen diess verhalte, die Erfahrung lehrt, dass

---

*) Grainger, Report. App. B. p. 3 ff. a. 1846—48 waren die Todesfälle an „Diarrhöe" 6—7 mal häufiger als 1838.

eine Bevölkerung, in welcher einmal Diarrhöen herrschen, solche mögen
verursacht sein durch was sie wollen, den fruchtbarsten Boden für die
von aussen kommende Cholera bildet, dass an solchen Orten die Epidemieen sehr oft gross und mörderisch ausfallen und dass dieses Moment
nächst den in §§. 422 ff. angegebenen die entschieden wichtigste disponirende und Hülfsursache für das Epidemisiren der Cholera bildet, wenn gleich sich auch hier Ausnahmen namhaft machen lassen, wo trotz allgemeinen Herrschens von Diarrhöen in der Nähe von Choleraorten und bei stetem Verkehr mit solchen
die Krankheit nicht erschien (viele süddeutsche Gegenden zur Zeit der
bayrischen Epidemie a. 1854).

§. 442. Der Ausbruch der Choleraepidemie geschieht auch nicht
immer in derselben Weise. Sehr gewöhnlich geht es so, dass die ersten
Fälle sehr verzettelt, durch ziemlich lange Zeitintervallen von einander
geschieden sind; erst wenn einige Wochen, mitunter 1—2 Monate lang
solche vereinzelte Fälle*) sich gezeigt haben, erkranken nun plötzlich wie
mit einer Explosion sehr Viele, entweder nur an einem Punkte einer
grossen Stadt oder an sehr vielen zumal. Die ersten Fälle sind häufig
Zugereiste aus Choleraorten, oder sie kommen in der Nähe von Zugereisten, oder scheinbar ausser allem Bereiche der Contagion in besonders
insalubern Localitäten, in recht niedrig gelegenen, feuchten, schmutzigen
Häusern u. dgl. vor; gewöhnlich gruppiren sich auch um einen dieser
ersten Fälle einige weitere, leichtere und mehr unbestimmte Erkrankungen,
Diarrhöen mit Wadenkrämpfen, mit ungewöhnlichem Kräfteverfall, einfache
Diarrhöen u. dgl. — Das Auftreten vereinzelter Fälle vor der Epidemie ist
fast ganz constant; dass eine Stadt gleich mit dem ersten Beginn in grosser Ausdehnung befallen würde (wie z. B. bei der Grippe), scheint gar
nie vorzukommen und in den wenigen Fällen, wo man solches bemerken
wollte, dürften sehr wahrscheinlich die ersten verzettelten Fälle übersehen
worden sein. Dieses Verhalten ist ebenso wichtig in practischer Beziehung — der erste Fall lässt gewöhnlich noch Zeit genug zu thätigen
Massregeln gegen die Seuche — als theoretisch interessant. Es lässt sich
durchaus nicht aus einer Verbreitung der Cholera durch die Luft erklären,
es erklärt sich vielmehr ganz aus der allmähligen Entstehung von (wenigen oder vielen) Infectionsheerden in dem Orte selbst; diese kommen damit
zu Stande, dass über den (mehr oder weniger) empfänglichen, disponirten
Ort das Gift durch von aussen kommende, mehr Diarrhöe- als Cho-

---

*) Beispiele. Schon in Orenburg 1829 kam der erste Fall am 26. August vor,
eine Woche darauf der zweite, am 8.—10. September das erste Häufchen von
Fällen. — In Berlin 1832 lagen 5 freie Wochen (?) zwischen dem 1. und 2.
Kranken, 10 Tage wieder zwischen dem 2. und 3., dann vergiengen wieder 3
Wochen bis zum nächsten u. s. f. (Casper in Hufeland Journal 1832. p. 107). A.
1852 kamen in Berlin zuerst 3 vereinzelte Fälle zu Ende Juli, dann einer am 28.
August, Anfangs September ein neuer Fall einer von Posen, wo die Cholera stark
herrschte, zugereisten Frau; diese wird ins Krankenhaus gebracht, in dem Stock-
werk wo sie liegt, erkranken in den nächsten 14 Tagen 18 Personen an Cholera
(Müller, amtl. Bericht etc. deutsche Clinik 2. April 1853.). Sehr ähnlich war
das Verhalten in Berlin 1853. — In Jassy 1848 der erste Fall am 15. Mai, der
zweite am 14. Juni; dann Ausbruch der Epidemie (Basserau, Gaz. méd. 1848).
In London 1848 kamen schon im Juli einzelne Fälle, wieder einzelne im August
und die ersten 28 Fälle schienen gar keinen Zusammenhang unter sich zu haben,
die Epidemie brach erst gegen Ende Septembers aus (Report. etc. p. 17) etc.

lerakranke, verstreut wird, wobei es nun auf unendliche Zufälligkeiten ankommt, wo es am meisten wirksam wird, im Allgemeinen hierüber aber die An- oder Abwesenheit aller obengenannten Hülfsmomente entscheidet.

Es kommen auch Epidemieen vor, wo das allererste Stadium, das der vereinzelten Fälle, sehr lange, mehrere Monate, fast Jahre lang dauert; während dieser ganzen Zeit bleibt die Verbreitung eine mässige, dann beginnt eigentlich erst die Epidemie. Ein solches Verhalten findet sich nie, wenn die Krankheitsconstitution schon vor den ersten Fällen den oben bezeichneten intestinalen Character angenommen hatte; wohl aber kommt es öfters vor, dass erst mit den ganz langsam sich vermehrenden Cholerafällen auch allmählig diese Krankheitsconstitution sich ausbildet. Geschieht auch diess nicht, so bleibt es oft ganz oder doch sehr lange bei den ganz vereinzelten, durch grosse zeitliche und örtliche Intervalle getrennten Fällen. In diesem Fall fehlt es offenbar an verbreiteten Hülfsmomenten und die Fälle kommen mitunter sehr lange bloss aus einem oder wenigen ganz beschränkten Infectionsheerden. So verhält es sich oft, wenn die Cholera erst im Anfang des Winters an einen Ort kommt, den ganzen Winter durch, aber hier und da auch durch alle Jahreszeiten durch bei einzelnen, schwachen, schleppenden Epidemieen (Venedig 1835, Constantinopel 1847—48 etc.).

§. 443. Aber in der grossen Mehrzahl der Epidemieen ist der Verlauf so, dass, sobald einmal nur ein Häufchen von Fällen vorgekommen ist, die Krankenzahl von Tag zu Tag rasch zunimmt, wobei in den grösseren Städten das Maximum der Kranken- und Todtenzahl bald schon in der 2.—3., bald erst in der 6. Woche erreicht wird, worauf dann gewöhnlich ein Nachlass und dann sehr häufig eine neue, das erste Maximum zuweilen übertreffende, öfter unter demselben bleibende Recrudescenz eintritt, und nun allmählig die Epidemie abnimmt, fast immer viel (bei den grossen Epidemieen grosser Städte oft 3—4 mal) langsamer als sie zugenommen hatte. Man kann im Allgemeinen sagen, dass die Epidemieen um so stärker ausfallen, je mehr an dem Orte ungünstige Hilfsmomente zusammenwirken, je schlechter die allgemeinen Sanitätsverhältnisse sind. Es ist als ob das specifische Agens der Cholera an sich von keiner besonders starken und ausgebreiteten Wirkung wäre, aber durch alle jene oben genannten antihygieinischen Zustände seine Effecte heftig und ausgedehnt würden; das Medium, wodurch diess geschieht, ist die Bildung vieler Infectionsheerde *). — Die Dauer der Epidemieen ist ausserordentlich ver-

---

*) Beispiele (immer nach der Todten- nicht nach der Krankenzahl bestimmt): In Wien 1854 (C. Haller) wird die Höhe der Epidemie am Ende der 4. Woche erreicht, darauf kurzer Nachlass, neue Erhebung am Ende der 5. Woche, von dort ein allmähliger Nachlass mit vielen Schwankungen bis in die 19. Woche. In Paris 1832 (Rapport etc. p. 51) dauerte die Cholera 27 Wochen; sie erreichte schon am Ende der 2. Woche ihr Maximum, dann kam eine Zeit der Abnahme mit grossen Schwankungen, mit der 12. Woche eine neue heftige, aber langsamer als die erste zu Stande kommende und das erste Maximum nicht erreichende Recrudescenz. In Halle 1831 (v. Bärensprung): Höhepunkt der Epidemie in der 4. Woche, darauf starker Nachlass, Recrudescenz und fortdauernder hoher Stand mit Schwankungen bis in die 24. Woche, Abfall bis in die 40. In Riga 1848 (C. Schmidt) wird die Höhe der Epidemie schon in der 2. Woche erreicht, sie sinkt langsam bis zur 9. uud hört mit der 14. Woche auf etc. In Halle 1850 ist die Zeit der Abnahme der Epidemie (ungewöhnlicher Weise) etwas kürzer als die der Zunahme. Oft zerfallen die Epidemieen grosser Städte in 2, durch ganz

schieden. Heftige Seuchen, die nur ein paar Tage währten, wie solche in
der ersten Zeit in Indien vorgekommen sein sollen, gab es in Europa
nirgends; die kürzeste Dauer, wenn es überhaupt zur epidemischen Ausbreitung kommt, dürfte doch immer 14 Tage bis 3 Wochen sein; die mittlere Dauer in kleinen Städten kann zu 2—3, in grossen Hauptstädten zu
4—6 Monaten angenommen werden, wobei aber das letzte Viertheil dieser Zeit meist nur noch eine sehr geringe Ausbreitung der Krankheit
zeigt. Aber die Epidemieen können auch ohne einen geschlossenen Gang
zu zeigen, Jahrelang dauern, nicht nur wie schon bemerkt in schleichen-
der Weise mit vereinzelten Fällen, sondern auch heftige, von vornherein
stürmisch verlaufende Epidemieen, welche alsdann gewöhnlich mehrere
grosse Remissionen und Exacerbationen machen. — Grosse Epidemieen lassen oft sehr lange Nachwirkungen und Nachzügler zurück. Der grossen
Pariser Epidemie 1832 folgten 5—6 leichte Recrudèscenzen, welche
vollständig erst nach 4 Jahren aufhörten *). Ganz ebenso in Hamburg 1831
—35 (Rothenburg). In Prag setzte sich die Cholera von 1849 mit 6
verschiedenen Recrudescenzen, die bald in den Sommer, bald in den
Winter fielen, 2 Jahre und 9 Monate lang fort, bis sie ganz erlosch
(Löschner); in Petersburg scheinen diese Nachwirkungen noch viel länger (von 1852 bis 1856 fast anhaltend, wahrscheinlich bis jetzt) fortzudauern etc.

Während der ersten Zeit der Epidemie, bis sie ihr Maximum erreicht, ist in der Regel die Sterblichkeit am grössten, die Krankheit
am bösartigsten, die foudroyanten und kaum auf die Höhe des Stadium
algidum angelangt tödtlich endenden Fälle sind am häufigsten; ja zuweilen sterben von dem ersten Häufchen von Fällen fast alle **). Dies
Verhalten ist sehr räthselhaft, findet sich aber bekanntlich auch bei manchen anderen epidemischen Krankheiten; man kann es nicht davon herleiten, dass in dieser ersten Zeit die am meisten Disponirten, die ge-
schwächtesten, gesunkensten Constitutionen befallen werden — in Cairo
1850 unter meiner Beobachtung kam das erste Häufchen rapid tödtlicher
Fälle bei höchst gesunden, jungen und kräftigen Menschen (Stallknechten
und Soldaten der Garde) vor; eher lässt sich annehmen, dass es eine
allmählige Gewöhnung an die Infection gebe (wofür auch manches Andere
spricht), welche deren Wirkungen ermässigt. Schon auf der Höhe der

---

oder nahezu freie Zwischenzeiten geschiedene Perioden; die Intermission fällt dabei
sehr oft in den Winter oder Frühling (Moskau 1830—31, Wien 1831—32, London 1848—49 etc.), hier und da aber auch in die warme Jahrszeit (Utrecht 1849).
Sehr häufig in diesem Fälle ist die Epidemie in ihrer 2. Periode stärker als in der
ersten, auffallenderweise fehlt aber oft im 2. Theil die allgemeine cholerische
Constitution, welche im ersten ausgeprägt vorhanden war. In Berlin nahm die
Cholera bis jetzt in allen Epidemieen etwa 2—3 mal so schnell zu als ab, so dass
die Hälfte sämmtlicher Erkrankungen schon in das erste Viertheil oder die ersten
$^2/_5$ der ganzen Zeit der Epidemieen fiel. Im ganzen preussischen Staate a. 1852
dauerte die Cholera 43 Wochen und die Hälfte der Krankenzahl war bereits zu
Ende der 11. Woche erreicht; oft bei sehr eclatanter grösserer Heftigkeit der Krankheit in ihrem Beginn (Mahlmann). Alle Berliner Epidemieen dauerten bis jetzt
zwischen $^1/_4$—$^1/_2$ Jahr (derselbe).
*) Gaz. hebdom. 1854 p. 470.
**) Ausnahmen hiervon kommen vor. In Berlin wurde a. 1855, sehr im Gegensatz
gegen frühere Epidemieen, in den ersten 4 Wochen keine grössere, eher eine
geringere Mortalität an der Cholera, auch ein etwas langsamerer Verlauf der Krankheit bemerkt (J. Meyer l. c. p. 2). Ebenso in Wien 1855; die ersten (noch
vereinzelten) Fälle in Hospital genasen alle (C. Haller).

Epidemieen gestalten sich meistens die Genesungsverhältnisse viel besser, noch mehr in deren Abnahme, der Tod erfolgt nun auch öfter in der Reaction und an Nachkrankheiten, aber bis ans letzte Ende der Epidemie kommen noch sehr schwer und schnell verlaufende Fälle, wenn auch jetzt weit mehr gemischt mit vielen leichteren vor. Ausnahmsweise bleibt in einzelnen Epidemieen die Sterblichkeit in der Periode der Zu- und der Abnahme fast ganz gleich (Wien 1855 C. Haller), und in einzelnen seltenen Epidemieen kommen gerade in der letzten Zeit die höchsten Todtenzahlen im Verhältniss zu den Erkrankungen, also fast lauter schwere Fälle vor. Oefters auch setzen sich noch eine Zeit lang Diarrhöen fort und an anderen acuten Krankheiten machen sich noch eine Zeit lang einzelne Züge der Cholera bemerklich. — Endlich erlischt die Seuche ganz und dies ist, wie bei allen Epidemieen, der dunkelste Punkt. Man kann nicht annehmen, dass die Cholera darum erlischt, weil nun alle Einwohner durch langsame Infection an den Choleraeinfluss angewöhnt und dadurch nicht mehr empfänglich seien, denn es werden ja nun auch die Zureisenden nicht mehr befallen. Das Erlöschen muss auf dem Verschwinden der specifischen Ursache beruhen; vollkommen räthselhaft aber ist, wie und warum die Ursache sich nicht immer neu reproducirt und warum sie bald früh, bald spät, an einer Menge von Orten aber gerade nach einer gewissen Durchschnittszeit (2 — 3 Monaten) verschwindet. Dieselben unbeantwortbaren Fragen erheben sich bei den Epidemieen der Pocken, des Typhus, der Pest etc.

§. 444. Oertlich betrachtet, setzt sich eine Stadtepidemie zusammen aus Strassen - und diese aus Hausepidemieen. Erst das Auflösen einer Epidemie in diese ihre näheren Bestandtheile, welches aber freilich für grosse Städte selten ganz durchzuführen ist, gibt ein wahres Bild derselben, erst hierdurch erkennt man die Art und Weise, in der eben die befallenen Orte befallen werden *); betrachtet man die Stadtepidemieen im Ganzen, so erscheint die Krankheit wie gleichmässig vertheilt und auch die Theile einer Stadt zählen mit, welche gar nicht befallen wurden. Denn es ist für die Cholera ebenso, ja noch mehr characteristisch wie für den Ileotyphus, dass eine Stadt nicht leicht gleichmässig befallen wird, dass ein Theil lange aufs heftigste leiden kann, während nahegelegene vollkommen frei oder kaum berührt sind, und dass in den Häusern, welche überhaupt Cholerakranke haben, meistens mehrere Kranke vorkommen **). Die betreffenden Choleraheerde finden sich bald an be-

---

*) Beispiel. In dem Orte Gaimersheim erkrankten 11 Procent und starben 8 Procent aller Einwohner; aber von den Bewohnern der Häuser, welche überhaupt Cholerafälle hatten, erkrankten 38, und starben 27 Procent (Pettenkofer, Verbreitungsart p. 165).

**) In Strasburg 1849 kamen unter 278 vorgefallenen Erkrankungen nur 49 in je einem; alle übrigen 229 zu 2 oder mehr in einem Hause vor (Spindler). In Breslau 1831 kam in 482 Häusern je 1 Fall vor, in 150−2, in 48−3, in 28−4, in 12−5, in 10−6, in 6−7, in 3−8, in 2−9, je in einem 12, 13, 16 und 17, in 2 − 19 Fälle (Göppert, Radius Cholerazeitung 18. April 1832). In Cöln 1849 kam in 679 Häusern zu 1 Fall, in 334−2, in 119−3, in 63−4, in 40−5, in 31 − 6, in 19−7, in 9−8', in 11−9, in 7−10, in 4−11, in je einem 13, 14, 15, 16, 17, 18, 22, 57 Fälle vor. (Heimann l. c. pag. 9). In Berlin kamen in sämtlichen Epidemieen von 1831 − 55 nur circa 35% der Erkrankungen isolirt in je einem Hause, die übrigen gehäuft vor; auf ein ergriffenes Haus kamen durchschnittlieh circa 2 Erkrankungen und die heftigsten Epidemieen zeigten die stärk-

sonders insalubern, tief gelegenen, schmutzigen etc., bald an (wirklich oder scheinbar) hygieinisch günstig erscheinenden Orten, und an dem einzelnen Heerd als Bruchtheil der Epidemie ist sehr häufig ein Verhalten bemerklich, welches dem der ganzen Epidemie entspricht, nämlich die ersten Erkrankungen sind jedesmal wieder die heftigsten und rapidest verlaufenden *), später dauern sie etwas länger und werden milder. In einem einzelnen Haus dauert die Localepidemie selten länger als 15—16 Tage (Pettenkofer, Delbrück), doch können Nachzügler bis über $^1/_2$ Jahr lang vorkommen, und im Allgemeinen zeigen auch die einzelnen Hausepidemieen, wie die ganze Stadtepidemie eine rasche Steigung und eine langsamere Abnahme (Schütz u. A.).— Ausser den Fällen, welche zu den Hausepidemieen gehören, gibt es aber auch noch andere vollkommen isolirte, welche vorzüglich durch Verschleppung aus den Heerden vermittelt zu werden scheinen. — Die ganz kleinen Epidemieen, die zuweilen in grossen Städten (bei geringer Empfänglichkeit?) vorkommen, bestehen meistens darin, dass sich rasch hinter einander mehrere kleine Choleraheerde bilden, welche wieder ebenso schnell erlöschen; in der ganzen übrigen Stadt kommen nur wenige, höchst vereinzelte Fälle vor. Bei den kleinen Epidemieen auf dem Lande lässt sich öfters die Filiation einer fast directen Ansteckung in ihrer ganzen Aufeinanderfolge beinahe vollständig nachweisen (so bei einzelnen der kleinen Epidemieen in Würtemberg von 1854). Hier kann von allgemeinen epidemischen Einflüssen, von Verbreitung durch die Luft etc. vollends nicht mehr die Rede sein.

§. 445. Jede grössere Epidemie besteht aus eigentlichen Cholerafällen und der viel grösseren Zahl **) von Diarrhöen, Brechdurchfällen, Gastricismen etc. als leichteren Effecten der verbreiteten Ursache, welche in allen Gradationen in die ausgebildete Cholera übergehen. Dabei leiden noch viele Leute an bloss unbestimmtem Unwohlsein mit Verstimmung, Mattigkeit in den Beinen, Spannungsgefühl in der Magengrube, Neigung zu Schweiss, zu Herzklopfen, Ohnmachten; Brech- und Abführmittel wirken heftig u. s. f. Auch spielt der Choleraeinfluss häufig in eine Menge anderer Krankheiten herein, so dass Collapsus und überhaupt adynamischer Character, Pelzigwerden und Krämpfe der Beine, selbst algor der Haut, kalte Zunge, Erbrechen u. dergl. in den verschiedensten Krankheitsfällen (Typhus etc.) vorkommen, ja selbst (wie es aus Wien 1831 von Güntner berichtet wird) fast alle Sterbende einige Stunden vor dem Tode wässrige Ausleerungen und ein choleraähnliches Aussehen bekommen sollen; ein so starker epidemischer Einfluss auf die Gestaltung anderer

---

ste häuserweise Gruppirung (Mahlmann); aber die Vertheilung ist in Wirklichkeit natürlich eine höchst ungleiche: z. B. a. 1848 kamen in einem Haus der Wallstrasse unter 68 Bewohnern 16 Erkrankungen vor, einzelne Häuser starben fast ganz aus.

*) Beispiel. In der Strafanstalt in Wien 1855 starben am 1. Tag von 15 Befallenen 9, von den am 2. Tag Befallene 25 nur 5, von den am 3. Tag Befallenen 16 nur 3, von den 14 des 4. Tages einer u. s. f., und zwar starben meistens auch die ersteren viel schneller als die späteren. S. fernere Beispiele aus Berlin bei Mahlmann l. c p. 28.

**) Der Natur der Sache nach fehlt es sehr an exacter Statistik. Beispielsweise kann das Verhalten in der Stadt Glasgow und ihren Umgebungen a. 1849 angeführt werden; es waren hier 2,234 Cholera- und 13,098 Diarrhöe-Fälle in Behandlung (Baly und Gull, Gaz. hebdom. 1854 p. 563).

Krankheiten kommt indessen nur auf dem höchsten Culminationspunkt sehr grosser Epidemieen vor. Die kleinen Epidemieen sind sehr häufig gar nicht von dieser allgemein cholerischen Constitution, nicht einmal von verbreiteten Diarrhöen begleitet, ja es gibt starke, aber noch umgrenzte Epidemieen in grossen Städten, bei denen von einem allgemein epidemischen Einfluss keine Rede ist *).

Mitunter erstreckt sich der Einfluss der Cholera so auf die gesamte Krankheitsconstitution, dass viele andere acute Krankheiten, Pneumonie, Bronchitis, Typhus **), Intermittens, schon vor dem Ausbruch, besonders aber während der Cholera fast ganz verschwinden, gleichsam verdrängt werden, so dass nun auch auf die gewöhnlichen Schädlichkeiten fast nichts anderes mehr als Cholera entsteht; dann kann, indem die Sterblichkeit an diesen anderen Krankheiten sehr bedeutend abnimmt, es sich ergeben, dass die Gesammtsterblichkeit eines gegebenen Zeitraumes gegen andere Jahre gar nicht erhöht wird. In der grossen Mehrzahl der Epidemieen (namentlich in den meisten neueren, aber auch in vielen des ersten Epidemieenzugs, z. B. Hamburg 1832) besteht aber eine derartige Exclusion gegen andere acute Krankheiten und ein solcher Einfluss auf den allgemeinen Genius epidemicus gar nicht ***), alle übrigen gewöhnlichen Leiden kommen noch vor, sie nehmen nicht selten zu; besonders Typhus, Ruhr, Masern, seltener Scharlach und Pocken, Kindbettfieber, Schweissfriesel, Furunkulosis, Diphtheritis und Hospitalbrand †) herrschen zuweilen neben der Cholera; Typhus folgt nicht selten epidemisch auf dieselbe. Dann geht die gewöhnliche Sterblichkeit an anderen Krankheiten neben der Cholera an der Cholera her, wie in anderen Jahren, ja jene nimmt sogar noch zu, so dass auch ohne die Cholerafälle die Mortalität des Cholerajahrs die mittlere des Ortes übersteigt; dann zeichnet sich gewöhnlich das darauffolgende Jahr durch eine niedere Sterblichkeit aus, wahrscheinlich weil in dem Epidemieenjahr eine Menge invalider Menschen weggerafft worden sind. Grosse Epidemieen sind im Allgemeinen schon auch die heftigsten, tödtlichsten, doch gibt es hievon sehr

---

*) In Wien 1836 waren nur die westlichen Theile der Vorstädte befallen, ³/₄ der übrigen Stadt ganz verschont; während des Volksfestes in der Brigittenau schwelgten 50,000 Menschen 3 Tage und Nächte lang im Freien und setzten sich allen Schädlichkeiten aus, dies vermehrte die Krankenzahl im Geringsten nicht und nur aus den inficirten Vorstädten kamen die Kranken ins Hospital. Husemann l. c. p. 6.

**) Von Interesse sind die Beobachtungen von Wagner (Oesterreich. Jahrb. 1832. 11. Bd. p. 593) aus der ersten Wiener Epidemie. Der Typhus zeigte während der Annäherung und des Beginns der Cholera an der Leiche immer sparsamere Darmgeschwüre und kleinere Solitärdrüsenschwellung, endlich zeigte sich nur noch die reticulirte Form und und auch viel geringere Schwellung der Gekrösdrüsen.

***) Interessant ist die Beobachtung aus London 1848— 49. Im Allgemeinen traten die andern zymotischen Krankheiten während der Choleraepidemie nicht zurück, aber in den am schwersten von letzterer befallenen Stadttheilen war diess allerdings in erheblichem Grade der Fall (Report. etc. p. 6).

†) In Petersburg 1831 (Seidlitz l. c. p. 208); in Warschau 1831 (Brierre), im Prager Hospital 1831 — 32 (Allé, Oesterreich. Jahrb. 1832 p 601); ebendaselbst 1850 (Pitha, Prager Vierteljahrschr. Bd. 30 p. 27) mit bösartigem Erysipelas, Pyämie etc., ebenso 1836 in Prag und 1848 in Wien (ibid. p. 83). Ein so naher Zusammenhang dieser Leiden mit der Cholera, wie ihn Pitha vermuthet (Wund-Cholera) ist übrigens sehr problematisch; näher liegt die Annahme grosser Luftverderbniss bei starker Ueberfüllung der Hospitäler in den Epidemieen. Dasselbe gilt von der bedeutenden Verschlimmerung der siphilitischen und scorbutischen Geschwüre, die Einzelne während der Cholera beobachteten.

viele Ausnahmen, namentlich viele Epidemieen mit geringer Verbreitung und grosser Mortalität.

Auch unter den Thieren (Hunden, Pferden, Hühnern) zeigt sich während grosser Epidemieen öfters eine ausserordentliche Sterblichkeit an diarrhoischen, der Cholera mehr oder minder nahe kommenden Affectionen *).

Und eine sonderbare Erscheinung, die man schon — mit Unrecht — für ganz fabelhaft gehalten hat **) kommt bei manchen grossen Epidemieen noch im Thierreiche, vor, dass nämlich gewisse Vögel, Sperlinge, Schwalben, Krähen u. dergl. unmittelbar vor dem Ausbruch oder während der Epidemie die befallene Stadt verlassen und erst nach dem Aufhören oder bei starker Abnahme der Seuche wiederkehren. Der Zusammenhang dieser Erscheinung mit der Cholera überhaupt und die Art des etwaigen Zusammenhangs muss dahin gestellt bleiben.

§. 446. Auch bei der Cholera, obschon viel weniger als bei den meisten anderen epidemischen Krankheiten, namentlich als bei Typhus und Scharlach, kommen gewisse Differenzen im allgemeinen Character der Epidemieen vor. So werden hier und da Kinder in grosser Menge befallen, anderemale (z. B. Orenburg 1829, Moskau 1830, überhaupt in ganz Russland bei dem ersten Epidemieenzug) fast ganz verschont; das Choleraexanthem, die Parotiden und andere metastatische Processe, die Diphteritis, die Pneumonieen, selbst die Muskelkrämpfe und das Erbrechen sind bald sehr häufig und stark ausgeprägt, bald viel seltener; das Typhoid, die Recidiven kommen bald sehr frequent, bald als mehr exceptionelle Erscheinungen vor ***). Auch gewisse Zeiten einer und derselben Epidemie zeichnen sich zuweilen durch solche Eigenthümlichkeiten aus, es kommen plötzlich auffallend viele bösartige Fälle, viele Fälle mit blutigen Stühlen, viele mit Diphteritis, viel Typhoid †), besondere

------

*) Vgl. für die älteren Epizootieen dieser Art Heuslinger, Recherches de path. comp. Vol. II. 1. p. 94 ff.

**) Die Erscheinung wurde an sehr vielen Orten bemerkt, z. B. Petersburg 1848 (Müller), Riga 1848 (Bärens), Westpreussen 1849 (Bensel), im Hannöverschen 1850 (Gieseler), in den Epidemieen des Jahrs 1854 an vielen Orten in Deutschland, Frankreich und der Schweiz (Gazette hebdomad. 1855 p. 116. Hirsch, l. c Bd. 88. p. 256) und sehr häufig im ersten Epidemieenzuge der Cholera.

***) Beispiele. In Berlin 1852 war Typhoid überhaupt und Diphteritis des Darms selten (Güterbock); in Moskau 1852—53 sollen die Krämpfe viel seltener als früher, dagegen Typhoid in 90 Procent der Fälle vorgekommen sein (Gaz. med. 17. Septbr. 1853) Die Epidemieen von 1853 — 54 zeichneten sich an vielen Orten Frankreichs und nach den Erfahrungen der ersten Pariser Hospitalärzte durch geringere Entwicklung der Cyanose, des Algors und der Krämpfe aus (Gazette hebdomad. 1854 p. 232). Das Gleiche wurde in Wien bemerkt; auch in Prag 1854 waren die Ausleerungen nicht so massenhaft wie früher, die Muskelkrämpfe unbedeutend, dagegen die Magenschmerzen auffallend stark (Petters, Prager Vierteljahrschr. 1856. 2. p. 146). — Die Epidemieen von 1848—49 zeigten sich an vielen Orten bösartiger als die des ersten Zuges, das Typhoid 1848 häufiger, vielleicht auch die Krankheit contagiöser. — In Elbing 1831 soll die Harnsecretion sehr wenig gestört gewesen sein (Barchewitz).

†) In Betreff des Typhoid ist eine Bemerkung von Heimann aus der Cölner Epidemie von 1849 nicht ohne Werth. Typhoid kam mehr in der zweiten Hälfte der Epidemie, als die Luft im Hospital durch und durch verdorben war; nach Evacuirung und Lüftung der Säle verminderte es sich. Gendrin leitete schon das Typhoid vorzugsweise von schlechter Hospitalluft her; eine in der Hauptsache jedenfalls unrichtige Ansicht.

Formen von Nachkrankheiten etc. — Mögen auch einzelne Berichte über derlei Differenzen das Gepräge allzu feiner Unterscheidung auch in zufälligen und untergeordneten Dingen an sich tragen, die Sache ist immerhin von Bedeutung, hauptsächlich damit man eine Schilderung der Krankheit nicht desswegen gleich für naturwidrig halte, weil sie mit dem selbst beobachteten Bilde nicht bis in alle Kleinigkeiten congruirt, und weil fernere genaue Specialbeobachtungen in dieser Hinsicht den sehr interessanten Punkt entscheiden müssen, ob wirklich wie Einige annehmen, die Cholera allmählig in einem Clima, in dem sie nicht heimisch, einen wesentlich anderen Character annehme; gegen eine solche Auffassung kann die Bemerkung von Parkin angeführt werden, dass in Jamaica 1851, also in einem heissen Clima, der Algor, die Oppression, die Facies cholerica nicht so ausgezeichnet gewesen seien, wie in Europa.

§. 447. Bei der allgemeinen Statistik der Epidemieen ist es viel zweckmässiger sich an die Zahl der Todesfälle als an die der Erkrankungen zu halten. Selbst die Todtenlisten geben keine absolute Zuverlässigkeit, indem manche Todesfälle durch andere Ursachen unter die Choleratodten eingemischt werden, andrerseits auch Choleratodesfälle aus verschiedenen Gründen verheimlicht worden sein können, aber doch noch unendlich viel grössere, als die Krankenzahlen. Es dürfte sich zwar schwerlich so verhalten, wie in neuester Zeit mehrfach angenommen wurde, dass die Zahl der Kranken überhaupt mit der Todtenzahl überall in einem so bestimmten Verhältnisse stehe, dass aus der Todtenzahl ganz richtig auf das Ganze der Epidemie geschlossen werden könnte (vergl. den Abschnitt von der Mortalität); aber es verhält sich doch im Allgemeinen so. Die Krankenzahlen aber sind sehr häufig durch falsche Diagnose, durch Zusammenwerfen aller Fälle der Epidemie trotz der verschiedensten Intensität, durch absichtliche Täuschungen fast unbrauchbar; jedenfalls sind alle diejenigen Krankenzahlen verdächtig, welche, ohne zwischen Fällen blosser Diarrhöe, Cholerinen und Cholera zu unterscheiden, zur Empfehlung einer gewissen Therapie dienen sollen. —

Pathologie der Cholera.

1) Uebersicht des Krankheitsverlaufes.

§. 448. Der Choleraprocess erscheint in der Form eines Anfalls von raschem, fieberlosem Verlauf, in dem profuse, ungefärbte Ausleerungen, Erbrechen, Krämpfe, Collapsus, Aufhören der Urinsecretion, Schwinden des Pulses, Algor und Cyanose die Haupterscheinungen sind. — Diese Symptome gehören indessen nur den ausgebildeten Fällen an und wie bei den übrigen Infectionskrankheiten, z. B. den verschiedenen Typhusformen, gibt es viele gradative Unterschiede der Ausbildung der Symptome, indem die specifische Ursache bald eine heftige, bald eine sehr leichte Erkrankung erregt. Man ist daher allgemein über die Aufstellung mehrerer, in der Natur begründeter Formen, die sich vor allem quoad gradum unterscheiden, übereingekommen.

§. 449. Die leichteste Wirkung der Choleraursache äussert sich als Choleradiarrhöe. Solche ist theils als wirkliche erste Periode der Cholera, theils und noch viel häufiger, als blosse Diminutivform derselben, als schwache Intoxicationswirkung ohne besondere Neigung zur Weiterentwicklung in die schwerere Form zu betrachten.

Bei diesem Leiden erfolgen täglich 2—8 dünne, fäculent-schleimige, gallig-gefärbte Ausleerungen, die ersten meist Nachts oder Morgens früh; sie sind von mehr oder weniger Flatulenz, namentlich aber von Kollern im Unterleib, dagegen von wenig oder gar keinen Bauchschmerzen begleitet. Oft besteht sonst völliges Wohlbefinden, auch Appetit; in sehr vielen Fällen aber gesellt sich zur Diarrhöe weisser Zungenbeleg, klebriger Geschmack, Durst, Magendrücken, Ekel und Uebelkeit, öfters grosse Unbehaglichkeit, Mattigkeit, Kopfweh, Ohrensausen, Verminderung der Urinmenge, Ziehen in den Waden; es kann auch Neigung zum Erkalten der Extremitäten, zu reichlichem Schwitzen und etwas Fieber dabei sein. Die Choleradiarrhöe dauert am öftesten 5—7 Tage, in den ganz leichten Fällen kürzer, in anderen bis zu mehreren Wochen. Sie kann jederzeit, früher oder später, unter dem Einflus einer neuen Schädlichkeit oder ohne solche, in wirkliche Cholera übergehen; der bei weitem häufigste Ausgang aber ist allmählige Genesung; bei alten, sehr geschwächten Personen oder kleinen Kindern oder unter äusserst ungünstigen Aussenverhältnissen, wie z. B. bei Soldaten im Feld, kann ein tödtlicher Ausgang, auch ohne Uebergang in eine schwerere Form. unter den Erscheinungen der Erschöpfung erfolgen; der Kranke wird alle Tage schwächer, sein Aussehen collabirter, grauer und im Laufe einiger bis zu 8 Tagen sterben namentlich Kinder und Greise, ohne dass Erscheinungen ausgebildeter Cholera, ausser etwa Andeutungen von Krämpfen, eingetreten wären.

Die Choleradiarrhöe unterscheidet sich von jedem andern Durchfall dadurch, dass die Ausleerungen den inficirenden Stoff, das Choleragift enthalten oder aus sich entstehen lassen können (§. 404), woraus eben die ganz specifische Natur des Leidens erhellt. Der Krankheitsform nach aber bestehen keine festen Unterscheidungsmerkmale von jeder gewöhnlichen Diarrhöe; doch zeichnet sich das Leiden in vielen Fällen durch grössere Hartnäckigkeit des Durchfalls, grössere Angegriffenheit und langsamere Erholung des Kranken aus; auch das Kollern ist in die Regel auffallender als bei gewöhnlichen Diarrhöen und öfters sind die p. 304 zu erwähnenden leichteren nervösen Beschwerden dabei vorhanden.

§. 450. Höhere Grade der Intoxication bezeichnet man als Cholerine. — ‹Nach vorausgegangener Diarrhöe, oder öfter ohne solche, aber nachdem einen Tag lang Mattigkeit und Appetitlosigkeit bestanden, erfolgen — oft auch bei Nacht — schnell hintereinander, also schon mehr in Form eines Anfalls, mehre copiöse, ganz wässrige, noch deutlich gallig gefärbte, oder schon nahezu farblose und serös-flockige Stühle, bald mit Erbrechen, zunächst der Magencontenta, dann bitterer und saurer Flüssigkeiten. Hiebei bestehen Druck und Schmerz in der Magengrube, bedeutendes Schwächegefühl bis zur Ohnmacht, Schwindel und Ohrensausen, Kopfschmerz und starker Durst; an der Hautwärme und am Puls macht sich einiges Sinken bemerkbar; die Urinsecretion wird sparsamer; Ziehen und leichte Krämpfe in den Waden können vorhanden sein. — Steigert sich dieser Zustand noch weiter, werden namentlich die Ausleerungen ganz entfärbt und stockt die Urinsecretion, so nennt man den Fall Cholera und diese macht dann ihre weiteren möglichen Verlaufsweisen; bleibt es bei der geschilderten Cholerine, so kann von dieser der Kranke sich ganz schnell erholen, wobei er aber auf geringe Diätfehler leicht rückfällig wird; oder es bleibt ein mehrtägiger, febriler oder fieberloser Krankheitszustand mit Mattigkeit, Zungenbeleg, Durst, mässiger Diarrhöe, vielem Schwitzen, hier und da etwas Albuminurie zurück, der langsamer schwindet und wo sich schon in einzelnen Fällen eine protrahirte Reconvalescenz mit Erscheinungen, die noch mehr an das Choleratyphoid erinnern, starkem Kopfweh, Eingenommenheit, Ohrensausen, allgemeiner Schwäche entwickelt.

§. 451. Diese milderen Formen gehen ohne alle scharfe Grenzen, durch zahllose Abstufungen ineinander und in die ausgebildete Cholera über. — Bei dieser zerfällt der Krankheitsverlauf naturgemäss in 3 Abschnitte, die Prodrome, den Anfall und die Periode der Rückbildung. Die beiden letztgenannten Hauptstadien lassen sich der analogen, ersten und zweiten Periode des Ileotyphus vergleichen. Namentlich die Rückbildungsperiode ist bei der Cholera, wie bei dieser Krankheit (§. 211 ff.) bald eine Zeit einfacher Restitution, an die sich bald die Reconvalescenz anreiht, bald bestehen hier, bei langsamer Ausgleichung der durch den Choleraprocess gesetzten Störungen und längerer Fortwirkung des Anfalls, vielfache Unregelmässigkeiten wichtiger Functionen fort, neue, secundäre Krankheitsvorgänge treten im Blute und in den Organen auf und es entsteht eine wahre, zweite Krankheitsperiode, ausgefüllt von Secundärprocessen von differenter pathologischer Gestaltung.

§. 452. Die Prodromal-Erscheinungen sind die ersten, noch wenig charakteristischen Wirkungen der Intoxication; ihre Trennung von der eigentlichen Krankheit ist dadurch gerechtfertigt, dass eben der Anfall von dem meist noch einfachen und nicht markanten Unwohlsein, das sie darstellen, stark absticht.

Das gewöhnlichste prodromale Unwohlsein besteht eben in der §. 448 geschilderten Choleradiarrhöe und vom practischen Standpunkte muss man jede Diarrhöe zur Zeit der Epidemie für den möglichen Beginn des Choleraprocesses halten. Ihre Wichtigkeit als Vorläufer des Anfalls ist nun — nachdem dieselbe in dem ersten Epidemieenzuge noch nicht allseitig genug gewürdigt war *) — von allen Seiten anerkannt, ja selbst schon, indem man sie für fast constant erklärte, übertrieben worden. Aus den zahlreichen Untersuchungen der neueren Zeit erhellt so viel, dass sie in gut $^4/_5$ der Fälle sicher vorhanden ist; bald geht sie ganz kurz, nur einen halben Tag, bald mehrere Wochen, am häufigsten aber 1—3 Tage lang dem Anfall voran. Da das Befinden oft sonst wenig gestört ist und namentlich Schmerzen ganz fehlen oder nur unbedeutend sind, so verhalten sich die Kranken oft ganz gleichgültig gegen dieses Leiden. Oft werden Diätfehler begangen, welche den Ausbruch des Anfalls provociren oder beschleunigen können, während bei vollkommen zweckmässigem diätetischem Verhalten bei der Diarrhöe die Cholera in der That nur ziemlich selten ausbricht, freilich aber oft auch die Erkrankung bei fortgesetzt wirkenden Schädlichkeiten aufs beste in Genesung endigt. Mit dem Alter der Individuen scheint die Gefahr zu wachsen, dass die Choleradiarrhöe in die ausgebildete Krankheit übergehe (Buhl). Ganz sichere prognostische Regeln für die spätere Krankheit lassen sich aber auf das Vorhandensein oder Fehlen der prodromalen Diarrhöe nicht gründen; doch gibt es unter den Fällen ohne solche, wo also sogleich die characteristischen Zeichen des Anfalls auftreten, sicher mehr sehr schwere Erkrankungen.

---

*) Manche Aerzte erkannten doch schon in der ersten Epidemie ihre Wichtigkeit und glaubten, dass die alsbaldige Behandlung der Diarrhöe den Ausbruch der Cholera verhüte. S. z. B. Leo in Radius Cholerazeit. I. p. 15.

Ausser der Diarrhöe mit oder ohne gastrische Beschwerden gehen oft noch andere allgemeine und nervöse Erscheinungen, theils neben jener, theils (seltener) für sich allein, länger oder kürzer der Cholera voran; besonders Abspannung und Mattigkeit in den Schenkeln, Neigung zu kalten Füssen und Händen, auffallende Empfindlichkeit gegen Gehörseindrücke, Schwindel, Einschlafen der Glieder, allgemeine Unruhe, Palpitationen, reichliches Schwitzen, verschiedene unangenehme Sensationen im Unterleib, der Magengrube, den Extremitäten; Abnahme des Appetits und zeitweises Kollern in Unterleib dürfte dabei selten ganz fehlen.

Sehr selten dürften die Fälle sein, wo gar keine einzige der genannten Erscheinungen dem Choleraanfall länger oder kürzer vorausgieng; die ganz plötzlich ausbrechenden Fälle kommen wenigstens in unseren Epidemieen nur höchst exceptionell vor und die älteren Berichte von Anfällen, die man gar den Wirkungen des Blitzes oder einer Kanonenkugel verglich, sind jedenfalls viel zu grell geschildert, meistens auch durch Uebersehen der vorausgegangenen Diarrhöe ganz unrichtig aufgefasst. Geschwächte, durch bestehende andere Krankheiten bedeutend herabgekommene Individuen zeigen übrigens im Durchschnitt die kürzesten und unbedeutendsten Prodromen.

Mit den wahren Choleravorboten, welche auf der beginnenden Wirkung der specifischen Ursache selbst beruhen, sind nicht zu verwechseln die Folgen moralischer Aufregung, namentlich der Cholerafurcht, welche sich bei sehr reizbaren Individuen in lärmenden und mannigfaltigen Hysterie-artigen Nervensymptomen äussern können; und ebenso sind von den wahren Prodromis die Erscheinungen zu unterscheiden, welche in den Epidemieen bei manchen Individuen durch den Uebergang zu einer ungewohnten Lebensweise, zum Fasten oder zum Genuss von viel Spirituosen, durch Entbehrung gewohnter Nahrungsmittel, des Wassers u. dgl. m. veranlasst werden. Derlei leichtere Störungen mischen sich öfters mit den wahren Choleraprodromen. —

§. 453. Erste Periode. Choleraanfall. — Gewöhnlich also ist eine Zeit lang einfache, mässige Diarrhöe vorausgegangen; ohne allen Anlass oder auf irgend eine Schädlichkeit, einen Diätfehler, eine Gemüthsbewegung, Erkältung u. dgl. steigert sie sich rasch (gewöhnlich in der Nacht*) oder mehr allmählig (im Laufe etwa eines halben Tags). Gieng keine Diarrhöe voraus, so geht meist in einer oder zwei copiösen Ausleerungen zunächst der ganze Darminhalt auf einmal ab und nun erfolgen schnell hinter einander einige (3—4), in andern Fällen viele (10—20) characteristische Stühle. Diese sind copiös, Anfangs noch wenig, bald gar nicht mehr gallig gefärbt, und dann auch ohne Fäcalgeruch, grauweiss, grünlichweiss, flockig trübe, und gehen rasch, ohne alles Hinderniss, wie aus einer Röhre sich entleerend ab. Mit diesen reichlichen, ungefärbten Ausleerungen, den vielbekannten „Reiswasserstühlen" ändert sich das ganze Befinden des Kranken vollständig; er selbst aber hat sehr oft kein rechtes Bewusstsein davon, welche bedeutende Veränderung mit ihm vorgeht, denkt namentlich selbst oft gar nicht an Cholera.

---

*) Der häufigere Ausbruch in der Nacht fiel schon in den ersten Epidemieen auf, in den neueren wurde er vielfach (München, Aarau, Christiania etc.) übereinstimmend constatirt. Nach Smart brachen auf dem englischen Linienschiffe The Queen 67 %, nach Buhl in München 70 % der Fälle bei Nacht aus; sollte diess nicht mit dem Eintritt der Chylusmasse der Hauptmahlzeit in den untern Dünndarm und obern Dickdarm zusammenhängen?

Nach einigen copiösen Reiswasserstühlen befindet sich der Kranke im höchsten Grade übel, wird ganz erschöpft, schwindlig, wie betäubt, die Gesichtszüge verändern sich, es kommt Ohrensausen, Herzklopfen, Angst und Beklemmung, Druck in der Herzgegend und Magengrube und bald Erbrechen, welches theils die vorhandenen Speisereste, später die Getränke und eine den Stuhlausleerungen sehr ähnliche, weissliche oder grünliche, flockige Flüssigkeit entleert. — Während die Entleerungen nach oben und unten in starkem oder mässigem Grade, unter Druck und Wehgefühl im Unterleib, zuweilen unter heftigen Magenschmerzen fortdauern, starker Durst mit Gefühl innerer Hitze besteht, die Stimmung immer unruhiger, ängstlicher oder schon mehr apathisch wird, kommen die weiteren, characteristischen Cholerasymptome. Schmerzhafte Muskelkrämpfe treten in den Waden, öfters auch in den Schenkeln, Zehen, Armen und Fingern, seltener im Gesicht und den Bauchmuskeln auf. Die Stimme wird klangloser; wenn sie gehoben wird, rauh und heiser. Die Haut wird kühler, namentlich die Extremitäten, die Nase und Stirne erkalten mehr und mehr; sie fühlen sich trocken oder mehr feuchtkalt an; der Kranke fühlt dieses Erkalten nicht, er klagt fortwährend über Hitze. Die Haut wird dabei welk, besonders an den Fingern runzlig, und eine aufgehobene Falte verschwindet langsam. Die Färbung wird dunkler, grauer, um die orbita entsteht ein grauer Ring, Hände, Füsse, Lippen, Nägel bekommen ein bläuliches Ansehen. Die Zunge, breit und feucht, meist weiss belegt, fühlt sich gleichfalls kühl an. Der Radialpuls wird bald nach dem Eintritt der Reiswasserstühle, des Erbrechens und der Krämpfe, bei bald hoher bald mässiger Frequenz immer kleiner, je mehr die Erscheinungen sich steigern; auch der Stoss und die Töne des Herzens werden schwächer. Die Urinsecretion hört auf. Den Unterleib findet man etwas abgeflacht, unelastisch, teigig anzufühlen, auf Druck meist wenig empfindlich; er gibt in ziemlichem Umfange — vom Nabel abwärts den matten Percussionsschall der in den Därmen enthaltenen Flüssigkeit, deren Schwappen zuweilen gefühlt wird.

§. 454. Die Intensität aller genannten Erscheinungen ist äusserst verschieden, was eben den Unterschied der leichten und der schweren Choleraanfälle begründet. — Nach der ersten Zeit der stürmischen Ausleerungen und der unmittelbar an sie geknüpften Symptome tritt gewöhnlich einiger Nachlass oder eine Pause in den Unterleibssymptomen ein, die Diarrhöe wird seltener, das Erbrechen lässt nach, ohne dass sich desshalb der Kranke zunächst besser befände. — Der Anfall kann nun, nach einer Dauer weniger Stunden oder höchstens $^1/_2$—1 Tages, wieder rückgängig werden, unter Zeichen der eintretenden Reaction (§. 455). In sehr vielen Fällen aber erreichen die oben geschilderten Symptome einen noch höheren Grad, der — vielfach als asphyctisches oder paralytisches Stadium beschrieben — eigentlich fast nur desperaten Krankheitsfällen zukommt und meistens eben der Uebergang in Agonie ist. — Die Kranken liegen dann meistens in äusserster Erschöpfung unbeweglich auf dem Rücken, Wangen und Schläfe sind stark eingefallen, der ganze Körper erscheint sehr abgemagert, die Haut überall runzlig, ihres Turgors und ihrer Elasticität verlustig. Gesicht und Extremitäten fühlen sich ganz kalt, meistens nasskalt an, die Färbung wird mehr und mehr bleigrau, an Händen, Füssen, Ohren etc. dunkel violett, an den Lippen fast schwarz. Die Intelligenz ist in vielen Fällen klar erhalten, in anderen kommt mehr und mehr Abstumpfung, Torpor und Betäubung, nur selten dauert starke Unruhe und Aufregung fort und steigert sich bei heftigen

Schmerzen und Oppressionsgefühl zu einem ganz verzweifelten Verhalten der Kranken. Die Stimme ist fast verloren, der Athem kühl, Constriction und Angstempfindung im Epigastrium und der Herzgegend dauern fort; die Respiration wird mehr und mehr oberflächlich und erschwert. Der Puls ist an der radialis gar nicht mehr, und wird auch an der carotis, cruralis etc. immer weniger fühlbar; der zweite Herzton verschwindet; durchschnittene Arterien bluten nicht mehr, angestochene Venen geben nur einige Tropfen schwarzes, sehr dickes, an der Luft sich nicht mehr röthendes Blut. Der Durst dauert lebhaft fort, Erbrechen und Diarrhöe halten sich auf einem mässigen Grad oder haben ganz aufgehört; die dünnen Stühle erfolgen oft unwillkührlich, sind selten mehr copiös und führen manchmal Blut; fast alle Secretionen versiegen; die Krämpfe können fortdauern oder aufhören, ersteres ist das häufigere.

Nur ziemlich selten kommt es in diesen Zuständen noch zur Erholung; in der grossen Mehrzahl der Fälle wird das Aussehen immer leichenhafter, die Kälte der Haut nimmt immer zu, klebrige Schweisse erscheinen, die nach oben gerichteten Augen bleiben halb offen stehen, die Herzaction verschwindet, der Athem wird tief gezogen, seufzend oder röchelnd, Sinne und Bewusstsein erlöschen.

Eine Menge Kranker stirbt in dieser Weise, nach Ablauf der stürmischen Erscheinungen des Anfalls, unter den gezeichneten Symptomen. Schon nach 2 stündiger Dauer des Anfalls kann der Tod erfolgen, sehr oft ist diess im Laufe des 1. Tags, oft auch noch am 2. Tage der Fall. Bleibt das Leben über diese Zeit hinaus erhalten, so kommen immer andere Erscheinungen. Der Anfall selbst dauert wohl nie länger als 24 — 36 Stunden.

§. 455. Die zweite Periode der Cholera umfasst die Rückbildungs-, Reparations- oder die sogenannten Reactionserscheinungen, und die an sie so oft sich anknüpfenden secundären Krankheitsprocesse und die Erschöpfungszustände. — Alles Aufkommen aus dem Choleraanfall muss durch die Reactionsperiode hindurch; nur darf man sich unter der „Reaction" nicht immer einen Complex wohl characterisirter, activer Vorgänge vorstellen; vielmehr werden sehr häufig die Erscheinungen des Anfalls einfach rückgängig ohne besondere neue Symptome.

Die Veränderung in dem Befinden des Kranken tritt nicht auf einmal, sondern allmählig ein. Zuerst bemerkt man wieder einige Zunahme der Hautwärme, der Herzstoss wird wieder fühlbarer, der 2. Ton wieder deutlich, der Puls kehrt, wenn er verschwunden war, zurück, die Ausleerungen hören ganz auf oder erfolgen doch nur selten.

§. 456. In den günstigsten Fällen wird nun die Reaction vollständig, und vollendet sich ungestört. Die Wärme stellt sich überall gleichmässig- her, die graue und cyanotische Färbung der Haut schwindet, das Aussehen belebt sich wieder, Angst und Oppression, die Neigung zum kalten Trinken und die grösste Schwäche verlieren sich; doch sind die Kranken noch sehr hinfällig und haben oft Schmerzen in verschiedenen Theilen. Der Puls hebt sich allmählig, das Blut fliesst wieder aus der Vene, ist dünner und röthet sich wieder an der Luft; der Athem wird regelmässig, tief und frei, die Stimme kräftiger; die Körpertemperatur steigt (für das Thermometer) nicht oder nur wenig über das Normal (kein oder ganz unbedeutendes Fieber); doch wird zuweilen das Gesicht roth, der Kopf schmerzhaft und eingenommen. Die Ausleerungen hören auf oder es besteht noch einige Diarrhöe und etwas Erbrechen fort, aber mit galliger Färbung, der Unterleib bekommt wieder seine normale Wölbung. Die Urinsecretion tritt wieder ein, mit eigenthümlicher Beschaffenheit des Secrets. Es kommt ruhiger, erquickender Schlaf, der Appetit stellt sich ein, der Puls wird normal oder verlangsamt, es kommen warme Schweisse, öfters auch etwas Auswurf aus den Bronchien, selten Furunkel oder ein Exanthem. Die Diurese wird reichlich, die Stühle werden fester und der Kranke ist wohl Anfangs noch sehr schwach, aber im Laufe einiger Tage bis einer Woche vom Ende des Anfalls an, oft nach 6 — 10 tägiger Gesammtkrankheit vollständig genesen.

§. 457. In vielen andern Fällen aber tritt die Reaction nur zögernd und unvollständig ein und allerlei Mittelzustände schwankender und Gefahr drohender Art zwischen Anfall und Genesung bilden sich aus. Es kommen zwar die ersten Zeichen der Reaction, aber die Hautwärme bleibt ungleich vertheilt, Gesicht und Hände sind noch kalt bei sehr warmem Rumpf oder der algor kehrt überall zeitweise zurück, Diarrhöen dauern fort, die Urinsecretion bleibt aus oder geht nach der ersten Entleerung nicht genügend weiter, der Puls entwickelt sich nicht gehörig, bleibt klein und kann wieder ganz verschwinden; es fehlt die subjective Besserung, die Kranken fühlen sich sehr zerschlagen und erschöpft, der Kopf ist eingenommen, schläfrig, das Verhalten unruhig oder apathisch. In diesen Zuständen unvollkommener und schleppender Reaction, die wieder sehr verschieden weit gehen können, und sehr häufig auf einfacher Erschöpfung durch die Heftigkeit des Anfalls oder auf früher vorhandenen ungünstigen Bedingungen des Organismus beruhen, erfolgt zuweilen plötzlicher Collapsus, dem der Kranke erliegt oder die Hauptsymptome des Anfalls kehren nach und nach wieder und steigern sich zum asphyctischen Zustand, oder nachdem Kälte oder Cyanose wiedergekehrt waren, kommt es, mehrfach oscillirend, zu einer neuen Reaction, welche aber meist flüchtig ist und selten günstig durchgeführt wird, wenigstens nicht, ohne von Erscheinungen des Typhoids begleitet zu sein. In und an diesen Zuständen begonnener, aber protrahirter und unvollständiger Reaction selbst erfolgen viele Todesfälle; viele andere nehmen die Wendung, dass sich die typhoiden Erscheinungen entwickeln und neue secundäre Krankheitsprocesse auftreten. —

§. 458. Anders erscheinen die Zustände sogenannter excessiver Reaction, welche viel weniger häufig sind. Mit Entwicklung der Reactionserscheinungen kommen Fieberbewegungen stärkeren Grades, Gesicht und Conjunctiva röthen sich lebhaft, die Herzaction wird stürmisch, der Puls frequent, voll, zuweilen doppelschlägig, es ist lebhaftes Kopfweh, oft Somnolenz, auch wohl Nachts etwas Delirium vorhanden. Solche Zustände, welche in vollem Masse den Eindruck activer, lebhafter Reactionsvorgänge machen, dauern nicht lange, 1 — höchstens 1½ Tage; sie sind im Wesentlichen zu betrachten als Reactionsfieber mit Congestivzuständen, namentlich activer Hirncongestion, oder mit einer leichten Hirnstörung ohne anatomische Veränderung. Sie können, ohne zu weiteren Localisationen zu führen, unter copiöser Urinausscheidung, zuweilen auch unter Entwicklung von Exanthemen oder Schweissen ziemlich schnell zurück- und in vollständige Genesung übergehen; geschieht diess nicht, so entwickeln sich bald die Symptome des Typhoids und in der That ist die sogen. excessive Reaction sehr häufig nichts anderes, als der Beginn dieser Secundärprocesse und die vorhandenen Congestivzustände setzen sich nun erst recht fort und fixiren sich weiter.

§. 459. Unter dem Namen des C h o l e r a t y p h o i d s wurden früher die meisten secundären Krankheitsphänomene zusammenbegriffen. Es lässt sich auch nicht läugnen, dass ihnen ein gewisser gemeinsamer Character zukommt, nemlich eben das „Typhöse" im symptomatischen Sinn, tiefe Schwäche, Betäubung, trockene Zunge etc. und ausser dieser äusserlichen Aehnlichkeit der Symptome noch, wie bei der zweiten Periode des Typhus, die innere, eben durch den vorausgegangenen Choleraanfall gesetzte Gemeinsamkeit der grossen Erschöpfung und dass gewisse Alterationen des Bluts und der Organe hier besonders leicht entstehen und manche Cholerastörung wie die Neigung zum Erkalten, die sparsame Urinsekretion u. dgl. noch in sie hinein sich fortsetzen. Diese Umstände rechtfertigen der Kürze wegen immerhin das Zusammenfassen dieser meistens complicirten Leiden unter dem Namen des „Typhoids." Es ist indessen sehr zum Vortheil der Sache, dass man von der Betrachtung dieses „Typhoids," als einer speciellen, wohl abgegrenzten und immer gleichen Krankheitsform abgekommen ist und diese Consecutiv - Zustände mehr in ihrer einzelnen Gestaltung und Bedeutung scheiden gelernt hat.

§. 460. Im Allgemeinen entwickeln sich diese Typhoid - Zustände am häufigsten aus der protrahirten Reaction, wie solche auch nach leichten Fällen vorkommt, besonders aber sich dann unregelmässig und zögernd gestaltet, wenn es bis zu der asphyctischen Form des Anfalles kam, selten schon nach zweitägiger, öfter nach 3—4tägiger Dauer der Krankheit vom Beginn des Anfalls an. Man wird nach Vergleichung vieler Einzel-Angaben annehmen können, dass etwa ¼ aller wirklich Cholerakranken in Typhoid verfällt; doch ist es auffallend, wie dasselbe in einzelnen Epidemieen und zu gewissen Zeiten besonders frequent und dann wieder seltener wird; Krankenanhäufung und eine zu reizende Behandlung des Anfalles sind hierbei v i e l l e i c h t betheiligt. Im Allgemeinen kann man aber sagen, dass mehr als irgend etwas anderes die Schwere des vorausgegangenen Anfalles der eigentliche Anlass des Typhoids ist. So folgt auf die Mehrzahl der asphyctischen Fälle ein Typhoidzustand.

Pathologisch sind die Typhoid-Zustände im Wesentlichen zu betrachten als secundäre Blutveränderungen oder Allgemeinstörungen mit unbestimmten, oft multiplen Localisationen, wesentlich bestimmt durch den vorausgegangenen Choleraprocess. Im Einzelnen gestalten sie sich folgendermassen.

Die Reaction hat begonnen und schreitet zuweilen eine Zeit lang so befriedigend fort, dass der Kranke einen, selbst mehrere Tage in scheinbarem Wohlsein zubringt, bis wieder die Verschlimmerung kommt. Oefter geräth die kaum begonnene Reaction bald wieder ins Stocken, namentlich verliert sich oft, auch bei wiederkehrendem Puls die Cyanose und die Kälte der Extremitäten nur unvollständig oder kehrt bald zurück, die Respiration wird nicht ganz frei, die Kranken beiben erschöpft, matt, klagen über drückendes Kopfweh oder Eingenommenheit, sie seufzen, stöhnen, werden mehr und mehr theilnahmlos, benommen und stumpf, der Kopf wird warm, Gesicht und Conjunctiva werden injicirt, es entwickelt sich Stupor mit Prostration, lallender Sprache, Schwerhörigkeit, oft mit etwas mussitirenden Delirium; Durst dauert fort, die Zunge ist belegt oder roth und trocken, Fieber kann vorhanden sein oder fehlen, ebenso Diarrhöen und Erbrechen, leichte krampfhafte Erscheinungen können fortdauern; die Urinsecretion ist nur ausnahmsweise reichlich, meist sparsam, oft ganz sistirt, oft auch die Excretion gehindert oder mit Beschwerden verbunden; oft kommen Blutungen aus den weiblichen Genitalien. — In sehr vielen Fällen werden die Kranken allmählig soporös und gut zwei Dritttheile der ins Typhoid verfallenen Kranken stirbt nach einer 2 — 6, höchstens und selten 14 tägigen Dauer desselben; die Genesung in den Fällen, wo die Erscheinungen nur in mässigerem Grade entwickelt waren, erfolgt allmählich unter Eintritt von Schlaf, Schweissen, copiöser Urinsecretion, oft Exanthem- oder Furunkelbildung. —

§. 461. Diese ungefähr gemeinschaftlichen Züge des Krankheitsbildes modificiren sich sehr nach den einzelnen Zuständen, welche sich nun erst ausbilden oder von vornherein die eigentliche Grundlage dieser secundären Erscheinungen bilden. Demgemäss ist das „Typhoid" nicht immer ein und derselbe, sondern ein verschiedener Process; folgendes sind die Hauptdifferenzen.

a) Das Typhoid besteht zuweilen in einem einfachen Reizfieber (Dietl, Reuss) als Folge der heftigen, den Stoffwechsel tief modificirenden, die Nervenfunctionen erschütternden Einwirkung des Anfalles oder (mit Gendrin) vergleichbar dem Fieber, das einen zu schnell erwärmten Erfrorenen befällt. Es ist diess nur eine schwere Form der excessiven Reaction. Hier ist der algor meistens ganz verschwunden, das Gesicht röthet sich stark, der Kranke hat lebhaften Kopfschmerz, ist schläfrig, oft etwas verworren; der Puls ist beschleunigt und voll; Abends exacerbirt der Zustand. Ein solches Reizfieber kann ohne alle Localisation eine gewisse (kurze) Zeit lang andauern; es bekommt durch die Erschöpfung, in den der Anfall den Kranken versetzt hat und durch die Neigung zur Betäubung und Somnolenz einen besonderen symptomatischen Anstrich, der übrigens hier noch am wenigsten prononcirt ist. — Diese Fälle von Typhoid sind die leichtesten, es sind wesentlich Fieberzustände; sie gehen entweder — zuweilen unter Exanthem-Entwicklung — in Genesung über oder es entwickelt sich einer der folgenden Zustände oder sie compliciren sich mit starker Hirnhyperämie und seröser Exsudation in den Schädel (Spannung der Nackenmuskeln, Zuckungen etc.).

b) Viele schwere Typhoidfälle sind nicht nur mit noch fortbestehender Störung der Harnsecretion verbunden, sondern beruhen wesentlich auf solcher, d. h. sie sind urämischer Art. — Der Streit, ob das ganze „Choleratyphoid" auf Urämie beruhe, kann bereits als antiquirt betrachtet werden; es gibt Typhoidzustände, wo nichts zu dieser Annahme berechtigt, und das Blut kann noch viele andere Veränderungen in Folge des Anfalls erleiden (Retention anderer Secretionsstoffe, Aufsaugung von Exsudatbestandtheilen, fortdauernde Eindickung, Folgen des Verlustes an Salzen etc.), wenn man solche auch noch nicht speciell ausscheiden gelernt hat. Aber es lässt sich keinesfalls in Abrede stellen, dass ungenügende Urinsecretion eines der wichtigsten Krankheitselemente dieser Periode ist und dass sowohl alle Erscheinuugen im Leben als der Leichenbefund die Annahme der Urämie für eine ziemliche Anzahl von Fällen vollständig genügend begründen. Streng genomen dürfen zur Urämie — als Grundzustand des Typhoids — nur solche Fälle gezählt werden, wo die Harnsecretion gar nicht zu Stande gekommen oder alsbald wieder versiegt ist oder wo wenigstens nur sehr weniger, specifisch sehr leichter und stark albuminöser Harn entleert wird. Unter diesen Umständen verfallen die Kranken in der Regel in einen Zustand, der sich auszeichnet durch trüben, schläfrigen Ge-

sichtsausdruck, zunehmende bis zum Sopor gehende Betäubung, in der
aber auch dazwischen Aufregung und Delirium vorkommen kann, langsame, tiefe Respiration mit langen Pausen, langsamen Puls, keine erhebliche Zunahme der Hautwärme (kaum oder gar kein Fieber); der Blick
wird stier, die Pupillen unbeweglich, die Conjunctiva zeigt oft eine reichliche Schleimsecretion, die Zunge neigt zum Trocknen, ist roth oder bräun-
lich belegt, die Wangen oft roth, der Kopf heiss bei kühlen Extremitäten,
selten entwickeln sich Exantheme; Diarrhöe ist gewöhnlich noch da, Erbrechen oder Singultus können vorhanden sein oder fehlen; auf der Haut
zeigt sich öfters ein öliger, klebriger Schweiss, welcher Harnstoffcrystalle
zurücklässt; in sehr seltenen Fällen brechen allgemeine Convulsionen aus;
meist entwickeln sich unter immer zunehmendem Sopor allgemeine Läh-
mungserscheinungen. — Diesen wohl characterisirten Fällen vollkommen
ausgesprochener und einziger oder doch alles Andere weit überwiegender
Urämie, welche nicht besonders häufig (vielleicht $1/4$ sämmtlicher Typhoidfälle betragend) sind und nach bisherigen Erfahrungen ohne Ausnahme
meist innerhalb 2—3, höchstens 4 Tagen tödtlich werden, sind aber noch
manche andere — gewiss die bedeutende Mehrzahl — solche anzureihen,
wo die Urämie zwar nicht in diesem Masse ausgesprochen und unzweifelhaft erkennbar ist, aber — neben anderen, nemlich den sub c.
aufgeführten Zuständen — eine unvollständige und ungenügende, nicht
ausreichende Harnsecretion und die entsprechende Erkrankung der Nieren doch eines der wesentlichen Elemente des typhoiden Zustandes ist,
und im Allgemeinen sind jene anderen Zustände eben um so weniger
gefährlich, je freier die Harnabsonderung in ihnen von statten geht. Hiermit ergeben sich sehr häufig gemischte Zustände aus leichteren urämischen Erscheinungen, namentlich im Sensorium, und einzelnen der folgenden Erkrankungen.

c) In sehr vielen Fällen bilden sich entzündliche Localleiden
verschiedener Art im Typhoid. Es wäre wieder zu weit gegangen, diese
als Grundlage des Typhoids in dem Sinne anzusehen, dass eben von diesen örtlichen Entzündungsprocessen aus alle, oder auch nur die wichtigsten Erscheinungen erklärt werden könnten, vielmehr werden wir die
bestehenden Blutveränderungen (und den allgemeinen Erschöpfungszustand
des Nervensystems) für den eigentlichen Grundzustand zu halten haben;
aber jene örtlichen Processe sind eben auch wesentliche und zum Theil
Form gebende Elemente des ganzen Zustandes. — Es sind diess hauptsächlich diphtheritische Entzündungen der Darmschleimhaut, Pneumonieen croupöser und hypostatischer Art, seltener croupöse Processe anderer
Schleimhäute, wie des Rachens, der Scheide, der Harnblase, des Magens,
metastatische Peritonitis (letztere beide sehr selten) etc., auch Bronchitis, Parotitis, Splenitis, Erysipele, die verschiedenen Formen des Choleraexanthems,
endlich zu Eiterung führende, zum Theil als wirklich pyämisch zu betrach-
tende Entzündungen, Abscesse und Furunkelbildungen, metastatische La-
ryngitis u. dgl. — Die speciellen Zeichen dieser einzelnen Localisationen
sind die bekannten; die Darmdiphtheritis kennzeichnet sich im Allgemeinen
durch dünne, sehr stinkende, gallig-schleimige, zuweilen wie eitrige, sehr
oft blutige Stühle, Meteorismus, Empfindlichkeit des Bauchs, besonders der
Ileocöcalgegend, zuweilen Tenesmus, öfters Bauchschmerz, Würgen und
Erbrechen, trockene Zunge und Haut. Diese Erscheinungen lassen zwar
immer diese Veränderungen im Darm vermuthen, sind aber nicht in vielen Fällen so entwickelt, dass die Diagnose ganz sicher gemacht werden
könnte. Alle diese Zustände gestalten sich, immer den allgemeinen Character (§. 460) an sich tragend, wieder etwas verschieden; Fieber kann

vorhanden sein oder fehlen, gering oder intensiver sein; Schluchzen, Würgen, etwas Erbrechen ist oft vorhanden; aber die Diarrhöe fehlt in einzelnen Fällen ganz, ja manche Kranke sind eigentlich verstopft. — Bei allen diesen Zuständen wird meistens mehr oder weniger, selten reichlicher Harn secernirt; in einzelnen Fällen fehlt die Harnsecretion und diese können bei entsprechenden Symptomen als complicirt mit Urämie betrachtet werden; bei anderen lässt sich bei sparsamer Secretion eines albuminösen Harns zum mindesten der dringende Verdacht einer solchen Complication nicht abweisen. Auch diese Zustände sind, mit Ausnahme der Fälle bloss exanthematischer Hautentzündungen, von durchaus schlechter Prognose. Meistens ist der Verlauf der, dass unter zunehmendem Sopor die Kräfte immer mehr sinken, hie und da (selten) sich Decubitus bildet und nach einer Dauer von 3—8, höchstens 12 Tagen der Tod erfolgt, oder eine langsame, durch mancherlei Schwankungen gestörte Erholung (allmähliges Freiwerden des Sensoriums, Feuchtwerden der Zunge, Regulirung der Secretionen und des Schlafes etc.) eintritt.

§. 462. Die Reconvalescenz von der Cholera erfolgt bald schnell und leicht (nach leichten Anfällen oder selbst nach schweren öfters bei zuvor intacten und kräftigen Constitutionen), bald sehr langsam und schwer. Vor Allem besteht noch eine grosse Empfindlichkeit der Digestionsschleimhaut, welche auf Diätfehler öfters zu neuen Diarrhöen, ja selbst zu völliger Wiederkehr des Choleraanfalles mit allen seinen Folgen und einer sehr schlimmen Prognose, führt oder sich in länger dauernden, chronischen Verdauungsstörungen, Cardialgieen u. dgl. äussert. In sehr vielen schweren Fällen bleibt längere Zeit allgemeine Schwäche, Magerkeit und unbestimmte Kränklichkeit zurück; nicht wenige Kranke verfallen in völligen, dem Typhus-Siechthum (§. 293) analogen Marasmus, dessen Grundlagen Anämie und auch zum grossen Theil fortdauernde Anomalieen in der Darmschleimhaut sind. Andere Nachkrankheiten, namentlich von Seite der Nervenapparate, Irresein, Neuralgieen, Paresen etc., oder des Bluts (z. B. fortgehende Furunkelbildung) oder einzelner Organe (Morbus Brightii) werden unten noch weitere Erörterung finden. — Im Allgemeinen sind die Nachkrankheiten der Cholera denen des Ileotyphus sehr analog, mit Ausnahme der Tuberculose, welche nach der Cholera nicht vorkommt.

2) Uebersicht des Leichenbefundes.

§. 463. Die pathologisch-anatomischen Veränderungen bei der Cholera stehen in keinem Verhältniss zur Schwere und Malignität des Processes; man bekommt an ihnen — wie bei vielen anderen Infections- und Blutkrankheiten — mehr Folgezustände als Grundlagen der pathologischen Processe zur Beobachtung. — Natürlich fällt der Leichenbefund wesentlich verschieden aus, je nachdem die Kranken im Anfall oder in der zweiten Periode gestorben sind.

§. 464. Ist der Tod im Anfall oder im Stadium asphycticum erfolgt, so ist Folgendes der gewöhnliche Leichenbefund. —
Die Leichen faulen langsam, erscheinen abgemagert, zeigen eine im Ganzen düstere, grauliche Färbung der allgemeinen Decken; Lippen, Augenlider, Finger, Füsse, Nägel sind sehr häufig violett oder blaugrau bis schwarzblau, die Augen sind meist halboffen, die Extremitäten und die Finger stark gekrümmt, das Gesicht eingefallen, faltig und verzerrt, die Wangen hohl, die Nase zugespitzt, die Augen eingesunken und mit blauen

Ringen umgeben, die Augäpfel welk, an der Sclerotica finden sich oft Vertrocknunggflecke. Die Haut an den Extremitäten, namentlich den Fingern, ist schlaff gerunzelt, der Bauch eingezogen, klein, teigig anzufühlen. Die Leichen bleiben lange nach dem Tode warm und die Temperatur steigt zuweilen noch kurze Zeit nach demselben (§. 490). Die Todtenstarre kommt früh, ist stark und dauert lange. Cyanose und Starre sind am stärksten bei jüngeren kräftigen Individuen, die nach starken Ausleerungen rasch gestorben sind. — Eigenthümlich sind die Muskelzuckungen, welche nicht selten an den Leichen in den ersten Stunden nach dem Tode — vor und mit Eintritt des Rigor — vorkommen. Sie sind am häufigsten an den Fingern, Hand- und Armmuskeln, seltener am Rumpf, und sie sollen selbst an ausgeschnittenen Muskeln noch bemerkt worden sein. Durch Reizung der Haut über den Muskeln sollen die Contractionen verstärkt, durch unmittelbares Klopfen der Muskeln zuweilen hervorgerufen werden (Güterbock). — Das Bindegewebe unter der Cutis, zwischen den Muskeln etc. ist collabirt und trocken, die Muskeln straff, dunkel und trocken, die Knochen erscheinen sehr blutreich (dunkle Farbe des Bluts).

§. 465. In der Schädelhöhle sind die Sinus stark gefüllt mit schwarzem, dickflüssigem, schmierigem Blut; ebenso findet sich allgemeiner, grosser Blutreichthum der Pia und des Hirns. Die Arachnoidea ist bald in normaler Weise feucht, öfter mit einer klebrigen, schlüpfrigen Exsudatschicht bedeckt; die Pia ist hier und da ödematös, öfter trocken, sehr selten ecchymosirt. Die Menge des Cerebrospinalfluidums ist im Durchschnitt gering. Die Hirnsubstanz ist nicht verändert; nach Buhl finden sich an den feineren Blutgefässen der grauen Hirnsubstanz viele Pigmentkörner abgelagert (wie solches sich übrigens auch im Typhus finden soll). Der Rückenmarkskanal bietet nichts Abnormes.

In der Brusthöhle finden sich die Lungen stark retrahirt. Die Pleuren sind meistens mit einer eiweissartigen, klebrigen, fadenziehenden Exsudatschicht überzogen, welche grosse Fetzen abgestossener Epithelien enthält; häufig finden sich in der Pleura auch Ecchymosen. — Das Lungengewebe ist blass, blutleer, trocken; auf dem Durchschnitt erscheinen Tropfen dicken, schwarzen Blutes, nach unten und hinten wird das Gewebe blutreicher und feuchter; selten finden sich schon einzelne hämmorrhagische Infarcte; interlobuläres Emphysem ist ziemlich häufig. In Kehlkopf, Trachea und Bronchialverzweigung ist die Schleimhaut blass, mit wenig zähem Schleim belegt; Bronchitis findet sich nur ausnahmsweise. — Die Aussenfläche des Herzbeutels ist zuweilen auffallend trocken, seine Innenfläche, wie die Pleuren, mit sparsamer, klebriger Feuchtigkeit überzogen, häufig um die Herzbasis herum stark ecchymosirt. Die Venen des Herzens sind stark gefüllt; die linke Herzhälfte ist contrahirt, derb, fast leer, die rechte stark gefüllt mit schwarzrothen, weichen, klumpigen oder gallertigen, speckhäutigen Blutgerinnseln; selten finden sich auch im Endocardium kleine Ecchymosen. Die Lungenarterie ist voll Blut, die Körperarterien sind eng und meistens leer; doch kann sich besonders am Anfang des Aortensystems auch ziemlich viel dunkles Blut finden. Die Hauptmenge des Blutes des ganzen Körpers ist in den grösseren Venenstämmen angehäuft.

§. 466. Das Peritonäum zeigt den klebrigen Ueberzug wie die andern serösen Häute und ist oft mehr oder weniger injicirt; im retroperitonäalen Bindegewebe längs der Wirbelsäule finden sich zuweilen Ecchymosen. — Der Magen ist oft durch Flüssigkeit und Luft ausgedehnt, seltener contrahirt. Seine Veränderungen sind untergeordneter Art und sehr häufig zeigt er gar nichts Abnormes. Die Schleimhaut ist meist nur mit zähem, dickem Schleim bedeckt und blass, seltener deutlich acut catarrhalisch erkrankt, geschwollen, mit stark vortretenden rosenrothen Falten und mit Punkten blutiger Suffusion besetzt, öfter die Zellhaut venös injicirt; stellenweise Trübheit, Lockerung, Wulstung, Erweichung sind wohl cadaverisch. — Der Dünndarm fällt alsbald auf durch eine rosen- oder hell-lilafarbene Röthung, herrührend von dichter, baumförmiger Injection der feineren Venennetze; er ist zusammengefallen, schlaff, mit schwappender Flüssigkeit gefüllt, deren Durchscheinen oft stellenweise ein milchiges Ansehen gibt. Die Injection ist durchschnittlich am stärksten bei sehr acut verlaufenen Fällen, deren Obduction bald nach dem Tode gemacht wird; bei weniger acut verlaufenen Fällen kann der Darm ganz blass sein. Der Darm enthält in verschiedener Menge die reiswasserartige, d. h. sehr dünne, grauweisse, flockige, fast geruchlose Flüssigkeit, deren nähere Charactere später angegeben werden; ausnahmsweise ist das Contentum nicht wässerig, sondern dickschleimig, stärkebreiartig, in andern Fällen blutig gefärbt; die Wände des Dünndarms sind ödematös imbibirt, weich und schwer, die Querfalten geschwollen. Die Färbung der Schleimhaut ist sehr verschieden, sie kann alle Grade der Gefässfüllung, wirkliche Anämie (hier und da nach sehr schnell erfolgtem Tode), ganz normale Färbung (hellrosa mit gelblich), und wieder alle Abstufungen stellenweiser streifiger oder diffuser, hellerer oder dunklerer Injection bis zu fleckiger, selbst Schuhlanger, schwarzrother blutiger Suffusion zeigen; am häufigsten ist eine geringe Injection der Schleimhaut, welche im Ileum gegen die Klappe hin stark zunimmt. Dabei ist die Mucosa meist mit einer ziemlich dicken Schleimschicht belegt, die Darmzotten gewulstet, durch Tränkung mit Exsudat und Lockerung der Epithelien strotzend, letztere auch vielfach abgestossen, die Zotten übrigens blass oder injicirt, auch kleine Blutextravasate enthaltend; die Schwellung der Zotten und die Lockerung der Epithelien gibt der Schleimhaut oft ein sammtartiges, aufgelockertes Ansehen.

Die Drüsen des Dünndarms zeigen sich sehr oft und erheblich verändert. Schon die Brunner'schen Drüsen des Duodenums sind oft stark geschwellt, noch constanter — doch keineswegs ausnahmslos — sind die Solitärdrüsen des Jejunum und noch mehr des Ileum zu Hirsekorn- bis Hanfkorn-, selbst Erbsengrossen Knötchen geschwellt, theils weich, mit dünner Flüssigkeit gefüllt und beim Anstechen collabirend, theils resistent, mit einem festen Exsudat gefüllt, oft auch von Gefässkränzen umgeben, Dieselbe catarrhalische Schwellung zeigen sehr häufig die Peyer'schen Drüsen, meist mit körnigem Ansehen durch Infiltration einzelner oder vieler Follikel, selten als gleichmässige, Follikel und Zwischengewebe betreffende und in das submucöse Bindegewebe zu verschiedener Tiefe sich hineinerstreckende, weissliche, feste Infiltration (Böhm, Reinhardt und Leubuscher, Pirogoff), welche der Typhusplaque in jeder Beziehung sehr nahe steht. Uebrigens kann die Schleimhaut um die Peyer'schen Drüsen herum gleichförmig geschwellt sein, so dass dieselben leicht vertieft erscheinen oder die Schwellung kann nur die Falten betreffen und diese sich wulstig in den Drüsenkörper hinein erstrecken. Sowohl die solitären als die aggregirten Follikel finden sich oft geplatzt, als kleine Löcherchen; das Platzen scheint schon während des Lebens und an der Leiche erfolgen zu können und gibt den Peyer'schen Drüsen zum Theil ein reticulirtes Ansehen.

· Der Dickdarm ist meistens ganz normal; häufig sticht seine blassgraue Färbung lebhaft von der dunkelrothen am Endstück des Ileum ab

und die Hyperämie erscheint an der Bauhin'schen Klappe wie abgeschnitten; in andern Fällen setzt sie sich auf den Anfang des Dickdarms
fort oder erscheint aufs Neue im Rectum und der Dickdarm zeigt überhaupt catarrhalische Veränderungen; doch sind die Drüsen des Dickdarms
selten mehr erheblich geschwollen. Nur ausnahmsweise zeigt der Dickdarm, besonders sein unterer Abschnitt, schon nach dem Stadium algidum,
schuppenförmiges fest anhängendes croupöses Exsudat, diphtheritische Processe mit blutiger Suffusion und Schwellung der Schleimhaut, Buckelbildung, Verschorfung und Ulceration, kurz dysenterische Processe (Pirogoff
u. A.). Ein solches Auftreten der Cholera in Form von Dysenterie kommt
besonders in einzelnen Epidemieen (z. B. Petersburg 1848) vor.

Die Mesenterialdrüsen sind immer nur mässig geschwellt, am meisten da, wo auch der Dünndarm die meisten Veränderungen catarrhalischer Art zeigt; neben starker Betheiligung der Peyer'schen Drüsen sollen
zuweilen selbst hyperämische, der markigen Beschaffenheit beim Typhus
sich nähernde Schwellungen vorkommen; gewöhnlich sind die Drüsen hell
grauröthlich, blassgelblich, von homogener Schnittfläche; die Chylusge-
fässe sind leer (Magendie).

§. 467.   Die Leber ist blutarm, etwas schlaff und trocken; es wurde
Leucin in ihr gefunden (Staedeler). Die Gallenblase ist meist mit zäher,
dunkler Galle gefüllt, enthält hier und da aber auch bloss etwas Schleim
oder ist leer (selten); beim Druck auf die Blase fliesst die Galle sogleich
ins Duodenum ab, so dass sich in der Regel keine catarrhalische oder
spastische Retention an der Leiche nachweisen lässt; nur ganz ausnahmsweise findet sich ein Schleimpropf im Choledochus. — Die Milz ist klein,
blutleer und schlaff, die Hülle meist leicht gerunzelt, die Substanz derb
und trocken; nur ganz exceptionell finden sich schon einzelne Stellen von
dunklem Infarct. — Die Nieren sind oft von ganz normalem Ansehen für
das blosse Auge, zuweilen geschwellt und dunkel hyperämisch oder blutarm, blass, namentlich die Corticalsubstanz schon von heller gelblicher
Farbe und auch in den Pyramiden derlei Flecken und Streifen; die Pa-
pillen derb, weisslich, leicht infiltrirt, hier und da Harnsäure-Infarct in
denselben (Bricquet und Mignot). Das Microscop zeigt häufig schon
nach zweitägiger Dauer der Krankheit Anfüllung der Harncanälchen mit
Faserstoffcylindern und abgestossenen Epithelien, Trübung der letzteren durch
viele dunkle Molecüle und stellenweise deutliche Verfettung derselben.
Nierenbecken und Ureteren enthalten ein dickschleimiges Fluidum (Massen
abgestossener Epithelien) und ein ähnliches tritt in Menge bei Druck aus
den Nierenpapillen hervor. — Die Harnblase ist contrahirt und enthält
eben solchen Schleim oder einen Löffel voll blassen, trüben Urin. — In
der Höhle des Uterus findet sich sehr häufig einiger Bluterguss, die Schleimhaut daselbst und in der Scheide zeigt oft stellenweise Röthung, Schwellung und Ecchymosirung, auch die Ovarien zeigen öfters Hyperämie und
Hämorrhagie, namentlich im die Graaf'schen Follikel.

§. 468.   So sind demnach als wesentliche Merkmale des Leichenbefundes nach dem Anfalle folgende zu betrachten: Cyanose der Haut, Blutarmuth und Trockenheit der meisten Organe mit Ausnahme des Darms
(und des Inhalts der Schädelhöhle), Füllung der Venen und des rechten
Herzens mit schwärzlichem, klumpigem Blute, klebriger Ueberzug der serösen Häute, Reiswasserfluidum im Darm, sehr ausgebreiteter desquama-
tiver Catarrh (Virchow) des Dünndarms, oft auch des Magens und Dickdarms, derselbe Process in den Harnwegen und die Leerheit der Harn-

blase. — Allein nicht immer ist dieser Leichenbefund characteristisch ausgesprochen; viele der bezeichneten Veränderungen sind zuweilen kaum angedeutet und der Unterschied von Leichen an Unglücksfällen, Hämorrhagieen u. dgl. Gestorbener ist dann nicht scharf anzugeben; namentlich können, wie schon Magendie bemerkt, besonders bei sehr schnellem Verlauf der Cholera alle Veränderungen im Darmanal fehlen. Indessen sind solche Fälle doch nur Ausnahmen, welche zwar für Theorie und Praxis der Cholera wohl beachtet, aber durchaus nicht so, wie es schon versucht wurde, verallgemeinert werden dürfen. Die Charactere der „Choleraleiche" sind besonders da oft undeutlich ausgesprochen, wo zuvor Tuberculöse, Typhuskranke, Puerperalkranke der Cholera erlagen (C. Haller); hier und da wurde auch die Bemerkung gemacht, dass die allerersten Fälle einer Epidemie noch nicht in ihrem Aeussern den Choleratypus und noch wenig Darmveränderung zeigen (J. Meyer aus der Berliner Epidemie von 1855)*). Auch alte, zuvor geschwächte, schon der Diarrhöe erlegene Individuen zeigen nicht den Cholerahabitus; solcher ist bei ihnen dann auch nicht zu erwarten, da ja kein wahrer Anfall vorausging. —

§. 469. Der Leichenbefund **nach der zweiten Periode der Cholera** (Reaction, Typhoid, Folgeleiden) steht dem der algiden Periode noch um so näher, je unvollständiger eben noch die Reaction gewesen war; in der Regel entfernt er sich erheblich von jenem. Die Befunde fallen auch verschieden aus, je nachdem das Reactions- oder Typhoidstadium länger oder kürzer gedauert hat, sie sind zum Theil negative, und es lässt sich — wie beim zweiten Stadium des Ileotyphus — kein so allgemein zutreffendes Bild aufstellen, wie für die Leiche nach dem Anfall. Die Gestaltung der Fälle ist verschiedener, die Local-Processe sind mannigfaltiger und unbestimmter und hier und da finden sich fast gar keine solche (bloss Anämie, Blässe aller Theile, Oedeme u. dergl.). — Im Allgemeinen lässt sich folgendes angeben.

§. 470. Die Cyanose fehlt gewöhnlich ganz; mässige livide Färbungen an den sonst cyanotischen Stellen können sich finden, wo die Reaction schwach war und das Typhoid sich sehr rasch aus der algiden Periode entwickelte. Ebenso fehlt der starke Collapsus am Aeussern der Leiche und die Starre ist geringer. Die Muskeln und alle Theile der Leiche sind wieder mehr durchfeuchtet, Fuligo der Mundhöhle findet sich öfters, mehrfache Eiterabsätze (unter der Haut, im Bindegewebe, in der Parotis etc.) nur in seltenen Fällen und mehr nach längerer Dauer der Krankheit (Pyämie).

In der Schädelhöhle ist die venöse Gefässfüllung geringer als im Stadium algidum; dagegen findet sich viel öfter starkes Oedem der Pia, überhaupt viel Cerebrospinalfluidum, zuweilen Hyperämie des Hirns und der Häute, hier und da Ecchymosen in diesen.

---

*) In der Cairiner Epidemie von 1850 hatte ich Gelegenheit, die 3 ersten überhaupt an der Cholera auf einem Fleck Gestorbenen zu untersuchen; diese boten äusserlich den Cholerahabitus im exquisitesten Masse. — Willigk (Prager Vierteljahrschr. 1856, 2. p. 14) fand in den ersten Fällen der Prager Epidemie von 1854 das Contentum des Darms meist nicht reiswasserartig, sondern aus einer dicklichen, blutig gefärbten Flüssigkeit oder fast aus reinem Blute bestehend; die Schleimhaut und ihre Drüsen waren stark geschwollen, injicirt und ecchymosirt (lebhafte active Congestion). — Eine weitere Verfolgung des Leichenbefundes der ersten Todesfälle scheint mir sehr interessant. —

Im Larynx findet sich in einzelnen Fällen serös-eitrige Infiltration der Schleimhaut, auch diphtheritische Processe. Die Brustorgane zeigen häufig Veränderungen. Hier und da kommt Pleuritis mit eitrigem Exsudat vor, vielleicht als metastatischer Process (bei Pyämie), öfter zusammenhängend mit Erkrankung der Lunge. — Die Lunge ist wieder blutreicher, nicht selten ganz oder stellenweise wirklich hyperämisch, öfters zeigt sie starke Hypostasen und ausgebreitetes Oedem. Ein stark urinöser Geruch der Lungen nach urämischen Fällen wurde von mehreren zuverlässigen Beobachtern bemerkt. — Relativ häufig sind hämorrhagische Infarcte oder viel Blut einschliessende lobuläre Infiltrationen, welche oft auch erblassen, als grau hepatisirte Stellen sich vorfinden und zuweilen vereitern oder verjauchen. Auch lobäre Pneumonieen sind nicht selten, von bald fester, derber, bald mehr gelatinöser und schlaffer Beschaffenheit. Bronchitis mässigen Grades ist häufig, sehr ausgedehnte capillare Bronchitis selten, sehr selten diphtheritische Processe in den Bronchien. — Das Herz zeigt, wenn der Tod früh nach dem Stadium algidum erfolgte, noch immer Ueberfüllung seiner rechten Hälfte nebst den Venen; öfters auch findet sich Imbibitionsröthe der innern Herz- und Gefässhäute, hier und da Fibringerinnung auf den Herzklappen. Das Blut ist oft noch dick, öfter wieder dünner und namentlich heller gefärbt.

§. 471. In der Unterleibshöhle fällt nicht mehr die rosenrothe Färbung der Gedärme auf und das Peritonäum ist wieder von normaler Feuchtigkeit. — Frische Peritonitis findet sich wie der analoge Process an der Pleura, sehr selten metastatisch oder von Entzündung des Darms aus entstanden. — Der Magen bietet nichts Erhebliches, zuweilen Catarrh oder Pigmentirung; Magencroup wurde schon — als Rarität — beobachtet (P i r o g o f f u. A.). — Die Häute des Dünndarms sind nicht mehr wässerig imbibirt; er enthält keine Reiswassertranssudate mehr, dagegen mehr Gas als früher, vielen stark gallig gefärbten Schleim der innern Oberfläche anklebend und flüssige oder breiige, gallige Stoffe, der Dickdarm öfters schon feste Fäces. — Die Dünndarmschleimhaut zeigt nicht selten gar keine Erkrankung, oder nur stellenweise Spuren der rückgegangenen Hyperämie, grauröthliche oder schiefergraue Färbung, gröbere Injection, noch einige Schwellung, auch leichte Pigmentirung der Zotten und Drüsen, reticulirte Beschaffenheit der Peyer'schen Platten; stellenweise kann dann die Dünndarmschleimhaut der Zotten ganz verlustig sein und nach längerem Verlauf mit Marasmus findet sich öfters bedeutende florartige Verdünnung sämmtlicher Darmhäute.
Sehr oft aber finden sich neue Erkrankungen der Schleimhaut oder Weiterentwicklungen schon im Stadium algidum begonnener Processe. Die Querfalten des Ileum sind oft stark geröthet, geschwollen, blutig imbibirt, oder blass, mit starrem Exsudat in der Schleimhaut durchdrungen — diphtheritische Processe, welche sehr oft zu oberflächlicher Verschorfung, Abstossung, zu Ulcerationen mit flachen, weichen, blutigrothen Rändern, in sehr seltenen Fällen hieraus selbst zur Perforation der Darmhäute (H a m e r n y k) führen. Im Dünndarm finden sich derlei Veränderungen hauptsächlich in der Nähe der Klappe; das Contentum des Darms ist dabei meist stark blutig gefärbt. Oft aber bestehen dieselben neben jenen oder allein, untergeordnet oder noch viel stärker entwickelt im Dickdarm, namentlich im Coecum und Rectum, bald an den Vorsprüngen der Falten, bald an unregelmässigen Stellen und bieten hier vollends ganz das Bild der dysenterischen Processe dar (blutige Imbibition und Schwellung der Schleimhaut, Buckelbildung durch seröse Infiltration des submucösen Stratums,

Verschwärung mit hier und da verjauchten Rändern, zuweilen croupöses Exsudat in grossen Platten und Membranen — Pirogoff, Wedl u. A.). Alle diese diphtheritischen Processe finden sich vornemlich nach wohl entwickeltem Typhoid, aber auch hier durchaus nicht constant; sie sollen in einzelnen Epidemieen besonders häufig (Berlin und Petersburg 1848), in andern auffallend selten (Berlin 1852) gewesen sein.

Was die Drüsen betrifft, so kam als seltener Befund schon Verschwärung der Brunner'schen Drüsen des Duodenum vor (Güterbock). Häufiger ist Ulceration der Solitärdrüsen des Dickdarms — eine weitere Analogie mit der Ruhr; hier und da — freilich sehr selten — kommt auch Ulceration der Follikel der Peyer'schen Platten vor (Pirogoff, Webb u. A.), welche der des Typhus zum Verwechseln ähnlich sein kann, wie denn auch noch in dieser Periode die Peyer'schen Platten öfters typhusähnlich, mit trockenem festem Exsudat infiltrirt und dunkel pigmentirt oder reticulirt sich finden. — Die Follicularverschwärung kann sich als eigentliche Nachkrankheit fortsetzen und die Grundlage der fortdauernden Diarrhöen und des Choleramarasmus werden.

§. 472. Die Leber ist nach dem Tod im zweiten Stadium wieder blutreicher, dunkler, die Gallenblase nicht mehr so gefüllt wie früher; zuweilen findet sich starker Catarrh derselben, Anfüllung mit einer dünnen, schleimigen Flüssigkeit, hier und da auch Ecchymosirung und diphtheritische Processe, selbst mit Verschwärung und Durchbohrung (Pirogoff). Catarrh der Gallenwege, noch seltener Croup derselben scheint auch den ganz ausnahmsweisen Fällen von Icterus als Nachkrankheit der Cholera zu Grunde zu liegen. — Die Milz ist nicht mehr so klein und derb, wie im Stadium algidum, sie ist von normaler Grösse, dunkler Färbung und meist ziemlicher Weichheit; einige Schwellung, hämorrhagische Infarcte oder entfärbte Fibrinkeile finden sich nicht allzu selten. — Die Nieren zeigen zwar keine absolut constante Veränderung, aber doch fast immer mehr oder weniger Erkrankung als Fortsetzung und höheren Grad der im Stadium algidum begonnenen Process. Es sind Infiltrationen des Nierengewebes in verschiedenen Stadien und verschiedener Ausbreitung, bald noch mit Hyperämie, ziemlicher Schwellung, bald mit ausgebreiteter fettiger Entartung ohne Volumszunahme, mit Fibrincylindern, Blut in den Harncanälchen etc., kurz verschiedene Gestaltungsweisen der sogen. Bright'schen Erkrankung; meist neben Pyelitis und Catarrh der gesammten Harnwege; nur selten kommen keilförmige Infarcte, denen der Milz analog, vor. — Die Harnblase enthält meistens wieder Urin; hier und da kommen auch auf ihrer Schleimhaut diphtheritische Processe vor. Sehr oft aber ist dies der Fall auf der Uterin- und Scheidenschleimhaut, in letzterer mehr in ihrem obern Abschnitt, doch zuweilen auch schon am Eingang, öfters mit daraus sich ergebender Verschwärung.

3) Analyse der einzelnen Phänomene der Cholera.

§. 473. Drei Hauptreihen von Erscheinungen stehen bei der Cholera sowohl für das Verständniss des Processes als für die praktischen Zwecke im Vordergrund: solche, welche vom Darm, solche, welche von der Circulation und Respiration, und solche, welche von den Nieren ausgehen. Wie diese Störungen unter sich zusammenhängen und in welchem Verhältnisse sie zum Ganzen des Processes stehen, wird unten erörtert werden. Jedenfalls erscheint

1) der gesammte Digestionsapparat als ein Hauptheerd und Ausgangspunkt der Erkrankung. Seine Schleimhaut ist der Sitz einer stürmischen und profusen Transsudation, der wesentlichsten Localisation des Choleraprocesses.

a) Die Zustände der Zunge sind von ziemlich untergeordnetem Interesse. Im Anfall nimmt sie an der Cyanose und Abkühlung der peripherischen Organe Antheil, sie ist feucht und kühl, in schweren Fällen dunkelcyanotisch, schwarzblau, übrigens meist breit und platt, dick weiss oder grau belegt. In den typhoiden Zuständen ist eine trockene, rothe oder braune, krustige, oft geschwollene Zunge die Regel; sie reinigt sich schnell in der Reconvalescenz. — Im Pharynx und Oesophagus finden sich in den typhoiden Zuständen zuweilen diphtheritische Exsudationen und Geschwüre, hier und da auch Eiterbildung in den Tonsillen.

Der Appetit während der prodromalen Diarrhöe oft wohl erhalten, schwindet natürlich vollständig mit Eintritt des Anfalls; ein schlechter Geschmack ist hiebei immer vorhanden, bleibt aber neben den sonstigen schweren Störungen unbeachtet. Der Durst steigert sich mit dem Fortgang des Anfalls; er ist mitunter geradezu unersättlich, beruht wohl vorzugsweise auf dem starken Wasserverlust aller Körpergewebe, aber auch auf Hitzeempfindung in der Magengegend; Kranke mit wenig Ausleerungen können doch starken Durst zeigen. Er ist auch im Typhoid noch relativ beträchtlich, mitunter selbst noch in der Reconvalescenz stark.

b) Die Resorbtion im Magen und Darm ist während des Anfalls sehr beschränkt, hier und da ganz aufgehoben und scheint mit dem Nachlass der Transsudation lebhaft einzutreten. Hübbenet*), Duchaussoy**), auch Wagner***) haben gezeigt, dass theils die sonst auffälligen Wirkungen einzelner Stoffe, der Belladonna, des Strychnin u. dergl. im Anfall innerlich gegeben, ausbleiben, (während sie im Blute selbst ebenso wirksam sind wie sonst, Belladonna z. B. ins Blut injicirt alsbald die Pupillen dilatirt) und dass sie dann erst in der Reaction kommen, theils dass leicht resorbirbare Substanzen, Kaliumeisencyanür, Jodkalium etc. im Anfall, besonders aber in den asphyctischen Zuständen gegeben, nur selten im Blut oder Urine zu finden waren. Es dürfte hieraus eine geringe Wirkung der Medicamente auf der Höhe des Anfalls sich ergeben, aber auch die Möglichkeit einer plötzlichen, übermässigen Wirkung derselben bei rascher Resorbtion vieler liegengebliebener Gaben in der Reaction. Doch bedarf dieser Punkt noch vieler weiterer Untersuchungen; in den Dejectionen kommen die genossenen Getränke nicht nach Farbe und Geruch erkennbar zum Vorschein; was also nicht erbrochen wird, dürfte doch zum Theil resorbirt werden. — Auch die Empfindlichkeit der Magenschleimhaut scheint im Anfall abgestumpft; scharfe Dinge, Liq. ammon. caust. u. dergl. machen kein Brennen; die mögliche, starke Verdünnung durch den Mageninhalt kommt hier indessen auch in Betracht.

Die Magenverdauung ist natürlich im Anfall gänzlich unterbrochen, und da die Cholera sehr häufig während der Verdauungsperiode beginnt, so findet man oft nach mehrtägiger Dauer der Krankheit im Magen noch unverdaute Speisereste; diess zuweilen selbst nach häufigem Erbrechen. Solche Reste können dann auch, ganz unerwarteter Weise, noch spät durch Erbrechen entleert werden; auch sollen sie den Pylorus pfropfartig verlegen können (Pirogoff).

---

*) l. c. p. 23.
**) Gazette des hôpitaux. 1854. 88. 168.
***) Hirsch, Schmidt's Jahrb. Bd. 88. p. 249.

§. 474. Das wichtige Symptom des Erbrechens im Anfall ist nicht ganz constant, aber sicher in mehr als $9/_{10}$ der Fälle vorhanden; wo es fehlt, ist doch wenigstens Uebelkeit und Aufstossen da. Das Erbrechen kommt meist wenige Stunden nach der ersten Ausleerung, zuweilen aber auch gleich mit den ersten dünnen Stühlen, sehr selten schon vor dem charakteristischen Durchfall. Es wiederholt sich bald nur einigemal, bald 10 und 20mal in 24 Stunden; sehr selten wird es enorm häufig, immer aber ist es höchst ermattend; sehr reichliches Erbrechen kommt nur vor, wo der Magen sehr viel Flüssigkeit enthält; vieles und rasches Trinken steigert es. — Der Act des Erbrechens geht meist ohne alle Anstrengung vor sich, nach dem Trinken, nach einer Bewegung u. dergl.; oft wird eine Menge Flüssigkeit auf einmal aus weit geöffnetem Mund wie im Strom ergossen. Anfangs ist das Erbrechen selten schmerzhaft, wirkt vielmehr oft erleichternd auf die Oppression; später kommen, wie sonst nach starkem und wiederholtem vomitus, zunehmende Schmerzen in der Herzgrube und im Bauch; mit steigendem algor wird das Erbrechen seltener und hört sehr oft ganz auf.

Das Erbrechen enthält Anfangs Speisereste und seine Reaction ist demgemäss sauer; später besteht es zu grossem Theil aus den genossenen Getränken und variirt daher vielfach nach deren Beschaffenheit. Indessen wird durch das Erbrechen auch wirkliches Transsudat aus Magen und Dünndarm entleert, denn man findet Harnstoff und kohlensaures Ammoniak in ihm (C. Schmidt). So erscheint es denn auch sehr häufig als „reiswasserartige" Flüssigkeit, weisslich trübe oder etwas grünlich, von sehr niederem specifischen Gewicht, meist neutral oder alcalisch reagirend; von Eiweiss und Gallenfarbstoff enthält es höchstens Spuren, es fehlt ihm auch die eigenthümliche, durch Salpetersäure sich rosenroth färbende Substanz der Cholerastühle, es enthält viel weniger Salze (Kochsalz) und mehr unzersetzten Harnstoff und ist im Allgemeinen noch ärmer an festen Stoffen als diese (C. Schmidt). Ebenso im Wesentlichen ist die Flüssigkeit im Magen nach dem Tode beschaffen.

Das Erbrechen im Anfall ist prognostisch nicht von sehr grosser Erheblichkeit; es sind mitunter gerade schwere Fälle, in denen es ganz fehlt, längere Dauer des Erbrechens im Anfall gilt im Allgemeinen eher als günstig und es ist nicht erwünscht, wenn das Erbrechen auf einmal aufhört ohne Abnahme der andern Erscheinungen; doch hat längeres Erbrechen oft bedeutende Schmerzhaftigkeit und lästigen Singultus zur Folge. — Das selten vorkommende blutige Erbrechen ist von ganz schlimmer Bedeutung. In der Reaction und im Typhoid kommen zuweilen anhaltende Schmerzen im Epigastrium und sich fortsetzendes, schleimig-galliges Erbrechen vor, zum mindesten eine lästige, in manchen Fällen wahrscheinlich urämischer Entstehung eine gefährliche Erscheinung. Es enthält hier zuweilen kohlensaures Ammoniak. Der gegen Ende des Anfalls oder in der Reaction häufig vorkommende Singultus ist mitunter äusserst hartnäckig und beschwerlich, aber selten von ernster Bedeutung.

§. 475. c) Der Unterleib ist meist schon nach kurzer Dauer des Choleraanfalles klein, flach, weich, knetbar, bei Druck schwappend oder kollernd, das Epigastrium zuweilen stark eingesunken. Die Percussion ergibt ziemlichen Luftgehalt im Magen, während nach abwärts und in den Seitengegenden des Bauches der Schall ganz matt ist; Gase gehen auch meist erst mit dem Nachlass des Anfalls ab. Starker Meteorismus des Bauches ist im Anfall sehr selten, kommt aber in schweren asphyctischen Zuständen je und je vor (Reinhard und Leubuscher). — Die Bauchschmerzen sind im Ganzen relativ sehr mässig für einen so rasch und profus vor sich gehenden Transsudationsprocess; Druck-, Spannungs- und Hitzegefühle um den Nabel und im ganzen Bauch begleiten indessen fast immer den Eintritt der charakteristischen Ausleerungen, zuweilen sind sie sehr heftig; für Druck ist der Bauch meist nur mässig empfindlich. Hier und da sind die Bauchmuskeln krampfhaft afficirt; dann fühlt sich der Unterleib eingezogen, hart, rigid an und ist sehr schmerzhaft.

In den typhoiden Zuständen kommt oft Meteorismus und Empfindlichkeit der Ileocoecalgegend oder des ganzen Unterleibs vor (secundäre Processe im Darm).

§. 476. d) Fast die wichtigste Erscheinung der Cholera ist die Diarrhöe. Insbesondere sind die plötzlich copiös werdenden, oft und rasch hinter einander entleerten, molken- oder reiswasserartigen, ungefärbten oder hellgelbgrünlichen Ausleerungen so charakteristisch, dass man, trotz einzelner Ausnahmen, im Allgemeinen (mit einzelnen älteren Beobachtern und R e i n h a r d und L e u b u s c h e r) die Diagnose der (wirklichen) Cholera von der Anwesenheit dieser Stühle mit Recht abhängig machen kann. Diese Ausleerungen beginnen sehr häufig in der Nacht, kommen Anfangs alle 10 Minuten bis alle halbe Stunden, unter fortdauernder Uebelkeit, aber meist mässigem Schmerz um den Nabel, der später wieder aufhört. Sie werden leicht und rasch entleert, gehen in späterer Zeit öfters ganz unwillkührlich (paralytische Zustände) oder wenigstens unbeachtet ins Bett, lassen meist bald, schon zur Zeit, wenn sich die Krämpfe stärker entwickeln, an Frequenz und Menge sehr nach, und hören in vielen schweren Fällen — es scheint, wo eben die starke Bluteindickung keine weitere Transsudation gestattet — nach einigen Stunden schon ganz auf.

Die eigentlichen Reiswasserstühle sind zuweilen wasserklar, öfter trübe durch hellgraue Flocken, welche sich beim Stehen als lockerer Bodensatz niederschlagen und aus Schleim und abgestossenen Darmepithelien bestehen; letztere erscheinen bald noch wie im Zusammenhang von den Darmzotten abgestreift, bald vereinzelt; oft findet man nur sehr wenige unversehrte Epithelialzellen, sondern nur einen schleimigen Detritus derselben. — Die Flüssigkeit zeigt gar keinen Fäcalgeruch, seltner riecht sie faulig, öfter hat sie, frisch entleert, einen sehr entschieden spermatischen Geruch (solcher soll zuweilen auch am Athem der Kranken zu bemerken sein). Bei ihrer Zersetzung scheinen sich eigenthümliche Riechstoffe zu entwickeln. (T h i e r s c h.) Sie reagirt alcalisch und zeichnet sich in chemischer Beziehung durch den sehr bedeutenden Wassergehalt und die sehr geringe Menge (1—2 Procent) fester Bestandtheile aus. Unter den letzteren sind wieder die anorganischen Stoffe ganz überwiegend, hauptsächlich Kochsalz, nächstdem kohlensaures Ammoniak (Harnstoff fehlt in der Regel ganz, zuweilen finden sich Spuren), auch phosphorsaures Natron (keine Kalisalze, oder nur Spuren). Von organischen Bestandtheilen findet sich nur sehr wenig Eiweiss (zuweilen keine Spuren, mehr dagegen — nach G ü t e r b o c k — bei etwas vorgeschrittener Krankheit) und ein durch Salpetersäure sich röthender Extractivstoff. Das Microscop zeigt viel Tripelphosphatcrystalle, öfters Haufen von Pilzsporen und Vibrionen. Diese sowohl, als öfters vorfindige veränderte Amylumkörper, Helmintheneier u. dergl. sind schon oft als „Cholerakörper, Cholerazellen, Cholerathiere" verkündigt worden. Gallenstoffe sind in der Regel nicht nachzuweisen; die von A y r e (1842) angegebene Anwesenheit von Harnsäure in den Ausleerungen ist seither nicht weiter ermittelt worden, der von H e r a p a t h dargestellte eigenthümliche, sehr stark und übel riechende Extractivstoff nicht näher bekannt. — Es erhellt hieraus, wie das Choleratranssudat zu den allerverdünntesten und an organischen Stoffen ärmsten Flüssigkeiten des Körpers, ungefähr analog der Flüssigkeit des Hydrocephalus (D u n - d a s - T h o m s o n), gehört und wie irrig die älteren Ansichten waren, die dasselbe für ausgetretenes Blutserum hielten. — Die Beschaffenheit des in dem Darm der Leiche sich findenden Transsudats stimmt in allem Wesentlichen mit der der Dejectionen überein; doch soll im Duodenum in demselben öfters noch Galle sich finden, welche weiter abwärts bei der starken Verdünnung nicht mehr bemerklich wird (W e d l); auch findet sich hier im obersten Dünndarm oft saure Reaction, und man kann oft deutlich erkennen, wie der Darminhalt, im Duodenum noch dickschleimig, fast breiig, im Fortgang des Darmcanals durch immer dazukommendes wässeriges Transsudat stärker verdünnt wird. Die Epithelien in der Flüssigkeit des Dünndarms sind meist an der Leiche noch unversehrter, als in den Dejectionen; zuweilen findet sich auch eine Menge abgestossener Darmzotten selbst (P a c i n i u. A.).

§. 477. Von den bisher beschriebenen „Reiswasserstühlen" kommen nun im Anfall selbst schon mehrfache Abweichungen vor. Sehr selten kommt eihe zwar gallenlose und copiöse, aber von Anfang an dickschleimige, kleisterartige Beschaffenheit der Ausleerungen vor; öfter findet sich solche im Darm der Leiche, namentlich in einzelnen Fällen nach sehr raschem Verlauf. Selten auch sind die Fälle, wo die Ausleerungen während des ganzen Anfalls bis zur Asphyxie, ja bis zum Tode fäculent bleiben; sie betreffen meist alte und geschwächte Personen, wo eben schon zur Choleradiarrhöe baldiger Collapsus tritt. Häufiger (circa bei $^1/_5 - ^1/_6$ der schwereren Fälle) dagegen ist die Blutbeimischung zu den Stühlen, schon im Anfalle, bald (6—12 Stunden) nach den ersten Ausleerungen. Bei geringem Blutgehalte erscheinen die Stühle fleischwasserartig und die Flocken in ihnen blassroth gefärbt, bei reichlichem bekommt die Ausleerung eine gleichförmig orange-, rothbraune, chocolatbraune Färbung; der Geruch ist hiebei oft widrig, faulig. Diese erheblichen Blutungen im Anfalle beruhen auf heftiger Hyperämie der Darmschleimhaut, oft mit blutiger Suffusion in derselben, die (häufigeren) Blutungen im Typhoid gewöhnlich auf den diphtherischen Processen. Sonst hören in der zweiten Periode bei rasch und günstig vorschreitender Reaction die Diarrhöen ganz auf, der Stuhl bleibt oft 1—2 Tage ganz aus und dann kommt eine breiige gallige Ausleerung; bei der protrahirten Reaction dauert meistens mehr oder weniger, wieder gallig-gefärbte Diarrhöe fort.

Was endlich die Cholerafälle ohne alle Ausleerungen, die C h o l e r a s i c c a, betrifft, so ist deren Vorkommen überhaupt nicht in Abrede zu stellen; es steht aber schon seit den Moskauer Beobachtungen (1830. J ä h n i c h e n) fest, dass hier dennoch, wie die Untersuchung des Unterleibs und die Obduction ergeben, die seröse Transsudation in den Darm erfolgt, aber nicht ausgeleert worden ist. Man wird diess wesentlich als Ergebniss eines paralytischen Zustandes der Darmmusculatur zu betrachten haben (in einzelnen Fällen Krampf des rectum?). Zuweilen aber scheint auch die Transsudation eine sparsamere als sonst oder eine bloss schleimige zu sein (P a r k e s). Die in dieser Weise verlaufenden Fälle, wo die Erscheinungen des Choleraanfalles ohne Ausleerungen kommen, sind immer durchaus ungünstig; sie kommen namentlich bei alten, geschwächten Individuen vor, bei denen es nur eine geringe Menge Transsudat durch den Darm bedarf, um die tiefsten Schwächezustände herbeizuführen.

§. 478. In prognostischer Beziehung bietet das Verhalten der Ausleerungen viel Wichtiges dar. Am besten sind im Anfall mässig frequente, wässrige, aber doch noch Spuren galliger Färbung tragende Stühle; sehr copiöse Stühle sind ungünstig, da sie meistens bald starke Bluteindickung nach sich ziehen. Andererseits ist sehr sparsames Erbrechen und Diarrhöe bei sonst stark entwickelten Symptomen meistens ungünstig und das plötzliche Aufhören der Ausleerungen, bei noch vollem, schwappendem Bauch und ohne sonstige Milderung der Symptome ist ein schlimmes Zeichen. Von sehr schlechter Prognose sind die blutigen Ausleerungen; es sind diess meist Fälle mit ausgebildeter Asphyxie, von denen nur Wenige genesen. — Wiederkehrender Gallengehalt der Ausleerungen ist zwar sehr günstig, doch schliesst er den Eintritt des Typhoids noch nicht aus. In der Reaction gilt eigentliche Verstopfung für ungünstiger, als noch fortbestehende mässige Diarrhöe. Im Typhoid ist der Blutgehalt der Stühle gleichfalls von ganz schlechter Prognose.

§. 479. Welche Zustände der Darmschleimhaut sich nach allen diesen Transsudationen in der Leiche finden, ist oben (§. 466) beschrieben worden; es ist aber nothwendig, über das Verhältniss dieser anatomischen Veränderungen zu den Darmsymptomen während des Lebens etwas zu sagen. — Es ist unzweifelhaft, dass ein grosser Theil der an der Leiche bemerklichen, für das Stadium algidum in der That characteristischen rosenrothen, blauröthlichen, venösen Injection des Darmes nur ein Ergebniss der allgemeinen venösen Stockung, eine Theilerscheinung der auf der Höhe des Anfalls eintretenden Cyanose ist. Schon Magendie machte darauf aufmerksam, dass diese Injection durch Wassereinspritzungen augenblicklich ausgewaschen wird; bei einzelnen Herzkrank-Emphysematischen mit starker Cyanose des Gesichts und der Hände findet man auch dieselbe feine, rosenrothe Injection des Dünndarms wie nach der Cholera. Diese venöse Stase, welche nicht erst in der Agonie, sondern nach Analogie der äusseren peripherischen, cyanotisch werdenden Theile schon auf der Höhe der Krankheit entstehen dürfte, ist immer am Dünndarm bei weitem am stärksten, zuweilen ausschliesslich und scharf abgeschnitten auf ihn beschränkt. Dieses Verhalten, dass die Stase nicht das ganze Pfortadergebiet gleich befällt, und dass auch Leber und Milz gar kein Zeichen von venöser Ueberfüllung darbieten, weist darauf hin, dass im Dünndarm noch besondere Ursachen wirken müssen, welche hier — ausser der allgemeinen Wirkung vom Herzen her — noch speciell venöse Stase begründen. Diese Ursache scheint mir hauptsächlich in der Entwässerung des im Dünndarm kreisenden Bluts zu liegen, welche ihm unmittelbar eine besonders starke Eindickung und Schwerbeweglichkeit geben muss. — Aus allen diesen venösen Stasen, welche dem Dünndarm zunächst seine auffallende Injection geben, kann man natürlich die seröse Transsudation nicht herleiten. Jene ist ja — wie eben bemerkt — eher die Folge dieser (und Folge der Herzschwäche); viel stärkere, langdauernde Stasen, bei Verschliessung des Pfortaderstamms u. dergl. haben keine solche Transsudation zu Folge und die starke Injection des Darms fehlt — wie die äussere Cyanose — bei der Cholera in manchen Fällen sehr profuser Ausleerungen oder ist wenigstens sehr gering.

Ergibt nun die anatomische Untersuchung eine andere palpable Grundlage des Transsudationsprocesses? — In vielen Fällen sicher nicht. Die wässrige Durchtränkung der Darmhäute und die allerdings sehr kurz nach dem Beginn der Transsudation erfolgende Schwellung der Follikel sind natürlich nicht die Bedingungen und Factoren, sondern die gleichzeitigen Ergebnisse der Transsudation, welche theils auf die freie Fläche der Schleimhaut, theils in das Gewebe geht, und manche heftige, ja gerade solche, recht rapid verlaufende Fälle zeigen fast gar keine Veränderungen in Darm, — die Schleimhaut ist hier oft wie bei einem ganz Gesunden oder noch blutärmer. Hieraus erhellt, dass die Transsudation im Darm ohne alle bis jetzt bekannte, palpable Veränderung des Apparates vor sich gehen kann und es ist ganz unbekannt, durch welchen Mechanismus die starke exosmotische Strömung aus den Capillaren auf die freie Fläche zu Stande kommt.

Demungeachtet kann — worauf namentlich schon Virchow aufmerksam machte — neben jener vorhin erörterten cyanotischen Injection des Darms in vielen Fällen noch eine andere Art von Röthung in der Schleimhaut unterschieden werden, welche einer activen Congestion zuzuschreiben sein und in einer näheren Beziehung zu dem Transsudationsprocess stehen dürfte. Es sind diess die besonders im untersten Ileum vorfindigen, feinfleckigen oder gleichmässigen, helleren, mitunter die Follikel und die Peyerschen Platten besonders umgebenden Röthungen, welche öfters schon im Stadium algidum zur ausgedehntesten Ecchymosirung ·der Schleimhaut (Darmblutung) führen, deren weitere Steigerung es auch offenbar in vielen Fällen ist, welche im typhoiden Stadium als blutige Imbibition und diphtheritische Entzündung erscheint. So haben wir also in der Cholera doch auch eine, nur inconstante und sehr oft geringe active „entzündliche" Hyperämie, eines der Elemente der sogenannten catarrhalischen Erkrankung; die Schwellung der Schleimhaut, ihrer Zotten und Drüsen, die Exfoliation der Epithelien wird man ohne Bedenken auch als catarrhalische Veränderungen anerkennen. Man wird sich erinnern, dass die Darmschleimhaut auch ohne alle Hyperämie reichliche Secrete liefern kann (viele Diarrhöen ohne alle Blutüberfüllung oder deren Folgezustände in der Leiche) und dass man auch sonst — namentlich im kindlichen Alter — solche Processe ohne alle Hyperämie als „Darmcatarrhe" anerkennt, dass es aber auch Cholerafälle gibt, wo das Secret im Darm ein durchaus dickschleimiges und zuweilen ein dickliches und sehr blutiges bei stark geschwellter, injicirter und ecchymosirter Schleimhaut (Willigk u. A.) ist, dass also zuweilen ganz unverkennbar gewönliche, einfach - catarrhalische oder hämmorrhagisch - catarrhalische Producte geliefert werden, dass sich endlich zuweilen, wie bei anderen Darmcatarrhen, Follikularverschwärung als unmittelbares Folgeleiden ausbildet.

So haben wir bei der Cholera — sehr ähnlich wie bei der Ruhr — mehrere Elemente der Schleimhauterkrankung, welche in den verschiedenen Fällen, ja vielleicht selbst in verschiedenen Stadien der Epidemieen und an verschiedenen Orten in differenter Häufigkeit und Ausbildung vorkommen. Wir haben die seröse Transsudation, welche sich in der grossen Mehrzahl der Fälle durch ihre Menge und ihren ungeheuren Wasserreichthum von den sonstigen pathologischen Secretionsprocessen im Darm unterscheidet, wir haben verschiedene Arten und Grade von Hyperämie, von Hämorrhagie, von croupöser und diphtherischer Entzündung, von catarrhalischer und selbst ulcerativer Affection der drüsigen Elemente der Darmschleimhaut. Wenn Pirogoff versuchte, eine ziemlich feine und detaillirte Eintheilung der Choleraprocesse vom anatomischen Standpunkte aus auf das Vorhandensein oder Vorwiegen einzelner jener Elemente der Darmerkrankung zu begründen, so ist diesem Verfahren sein Werth für die genauere Detailkenntniss und Würdigung der anatomischen Krankheitselemente nicht abzusprechen; es müssen aber bei einem solchen Versuche

— wie bei der Ruhr — nicht nur immer die ätiologische Einheit und Zusammengehörigkeit aller dieser Veränderungen, sondern auch, rein anatomisch betrachtet, ihre steten und vielfachen Uebergänge in einander im
Auge behalten werden, welche jeder specifischen Sonderung wider-
streiten.

§. 480. Der eigentliche nächste Grund und Hergang der Transsudation auf der Darmschleimhaut ist natürlich nicht bekannt. Ueber die Stelle,
von wo aus das Movens der Transsudation wirkt, wird man hauptsächlich
zweierlei Annahmen aufstellen können. — Entweder wirkt etwas von der
Oberfläche der Darmschleimhaut aus und erregt von aussen her den
Transsudationsprocess aus den Gefässen, oder es wirkt etwas im Blute
selbst vom Innern der Gefässe her, die Darmschleimhaut erkrankt vom
Blute aus. Die erstere Ansicht ist in verschiedener Weise weiter ausgebildet worden, in neuester Zeit in der viel zu weit getriebenen Vergleichung
der Choleraursache mit einem irritirenden Gift, welches auf die Darmschleimhaut wirke, oder in der von Pacini erneuerten Hypothese, dass lebende
Thierchen die Schleimhaut angreifen. Der anderen Ansicht muss der Vorzug gegeben werden. Dass vom Blut aus rasche und lebhafte Transsudationen auf die Darmschleimhaut und die verschiedensten catarrhalischen, ruhr-
artigen u. dergl. Erkrankungen derselben erregt werden können, beweisen die Erfolge der Injection von Tartarus emeticus, Kupfer-, Zinkpräparaten
in das Blut und die Wirkung der Injection putrider Stoffe; dass das
Choleragift im Blute wirklich vorhanden ist, das scheint mir unwi-
derleglich aus einem auch schon von Anderen hervorgehobenen Umstand
hervorzugehen, dass nämlich der Fötus zuweilen an Cholera erkrankt
(p. 284). Ein allerdings wichtiger Einwand gegen die Annahme, dass ein im
Blute selbst gelegenes Agens die Transsudation der wässrigen Stoffe ein-
leite, dass nämlich alsdann wohl auf vielen verschiedenen Schleimhäuten
solche Transsudationsprocesse vor sich gehen müssten (Pfeufer), dürfte
seine Erledigung in der Analogie mit den Wirkungen der oben angeführten Injectionen in das Blut finden, welche auch ganz überwiegend oder
ausschliesslich auf der Darmschleimhaut Transsudation einleiten. — Wollte
man eine Wirkung von der Darmfläche aus statuiren, so gäbe es für die
Fälle, wo die Kranken evident durch Contagium, durch ihren Verkehr mit
Cholerawäsche u. dergl. erkrankt sind, nur eine Möglichkeit, nämlich,
dass das Gift verschluckt worden wäre; hiemit wäre aber wieder
die Existenz einer längeren Incubation sehr schwer zusammenzu-
reimen.

§. 481. Die nächsten und unmittelbarsten Folgen der profusen wässrigen Transsudation im Anfalle bestehen in bedeutender Verminderung des gesamten Blutvolums — ein Verhältniss, das die Vergleichung der Cholera mit einer starken Hämmorrhagie (Jähnichen 1830.
Stromeyer 1832. Hamernyk 1850) einigermassen rechtfertigt;
sodann in rascher und beträchtlicher Eindickung des Blutes, Wasserresorb-
tion aus den Körpergeweben, Trockenheit und Collapsus der Theile. —
Wie weit sich aber nun ferner die Wirkungen der Transsudation erstrecken? und namentlich ob aus derselben alle übrigen Erscheinungen des Anfalls, in specie die Circulationsstörungen nebst ihren
weitern Folgen erklärt werden sollen? — diese Frage wird derzeit in verschiedenem Sinne beantwortet. — Die Herleitung sämtlicher weiterer Phänomene von den Ausleerungen, nämlich direct von der Verminderung und
Eindickung des Blutes, war von den ersten Epidemieen an vielfach be-

liebt; man muss sagen, dass sie früher unter jenen tüchtigeren Aerzten, welche die Mysterien des Sonnengeflechts und des N. vagus mit Widerwillen in die Theorie der Cholera eingeführt sahen, vorzugsweise Anhänger fand und bis heute als die einfachste und scheinbar klarste Ansicht gut vertreten wurde (Hamernyk, Güterbock, Dietl u. A.).

Ich verkenne das Gewicht der Gründe nicht, welche für diese Betrachtungsweise geltend gemacht werden können, kann mich ihr aber doch nicht ganz anschliessen, sondern glaube, dass die Circulationsstörung, von der wieder eine ganze Hauptreihe weiterer pathologischer Folgen ausgeht, noch von anderen Vorgängen als von der blossen Quantitätsabnahme und Eindickung des Blutes herrühren muss.

Die Tiefe der Herzschwäche, die Intensität des Algors und der Cyanose, die Schnelligkeit ihres Eintritts stehen im Allgemeinen nicht im Verhältniss zur Zahl und Menge der Entleerungen; zwischen den Todten und Genesenden ist kein durchgreifender Unterschied in der Heftigkeit der Dejectionen; Fälle mit sehr copiösen Dejectionen werden sehr oft nicht asphyctisch, während umgekehrt gerade in manchen foudroyanten Fällen die Ausleerungen unbedeutend sind; haben doch erfahrene Cholerabeobachter (Romberg, Grainger u. A.) den Eindruck erhalten, reichliche Dejectionen seien sogar im Allgemeinen günstiger als sparsame und die Hemmung derselben vermöge den tödtlichen Ausgang nie abzuwenden; scheint es doch ganze Epidemieen zu geben, wo die Menge der serösen Ergüsse relativ gering ist und doch alle übrigen Cholerasymptome vorhanden sind (z. B. Berlin 1855). — Hiergegen wird von anderer Seite geltend gemacht, dass eben doch ungemein häufig die Kranken nach den ersten paar copiösen Reiswasserstühlen rasch und wie unmittelbar in Folge derselben collabiren, dass dann oft, wenn nach einigen Stunden die Ausleerungen wieder seltener und weniger copiös geworden sind, die asphyctischen Erscheinungen wieder nachlassen, dass ferner die Menge der geschehenen Transsudation nicht nach der Menge der entleerten Diarrhöe beurtheilt werden könne, dass die Ausleerungen sparsam erscheinen und doch die Transsudation, von der in schlimmen Fällen gerade viel im Darm zurückbleibe, reichlich gewesen sein könne. Man sagt ferner, die Widerstandsfähigkeit für Säfteverluste sei verschieden, für den einen könne eine gewisse Menge individuell profus sein, die bei dem andern noch mässig sei, d. h. noch wohl ertragen werde; Kinder, Greise, schon zuvor durch Diarrhöe Geschwächte können desshalb schon nach geringen Dejectionen in Herzschwäche verfallen und erliegen. Allein man sieht zuweilen eben zuvor ganz gesunde und robuste Individuen nach 2—3 Ausleerungen, welche kaum 3—4 Pf. betragen können, pulslos werden, in den tiefsten Collapsus und Eiseskälte verfallen, während schwächliche Individuen mehrere Tage copiösere Diarrhöen haben können und doch noch keine Spur dieses Verfalls zeigen, während sonst copiöse Säfteverluste durch Dysenterie, drastische Purganzen u. dergl. keine dieser Folgen haben.

Die sporadische Cholera (nostras) hat in der grossen Mehrzahl der Fälle bei zuweilen ganz immensen Dejectionen durchaus nicht diese Herzschwäche, diesen Algor und diese Cyanose zu Folge; in einzelnen Fällen (auch meiner eigenen Beobachtung) kommen solche, ganz wie bei der asiatischen Form, nach mässigen, stets noch gallig gefärbten Entleerungen. Und es gibt acute Unterleibsaffectionen ohne alle Ausleerungen, welche oft in ganz kurzer Zeit ein vollständiges Sinken des Pulses, totalen Collapsus, Kräfteverfall und graue Färbung der Haut, sehr ähnlich

der Cholera herbeiführen, wie namentlich manche Fälle sehr acuter Brucheinklemmung noch vor aller Peritonitis. Es muss also noch eine andere,
wahrscheinlich durch die Nerven vermittelte Entstehungsweise der Herzschwäche von der Darmerkrankung aus, die auch ich für den Ausgangspunkt des weitern Processes halte, geben, und es ist sehr wahrscheinlich,
dass auch in der Cholera die Bluteindickung nicht die einzige Ursache derselben ist. Desshalb wird natürlich doch zugegeben, dass die durch copiöse
Ausleerungen gesetzte Bluteindickung sehr viele und höchst bedeutende
weitere Folgen habe (§. 481), dass überhaupt aus der Transsudation eine
Menge Erscheinungen direct hervorgehen; ich glaube auch nicht, dass
man eine primäre Wirkung der Cholera-Intoxication auf verschiedene Organe (Darm, Herz, Nieren) anzunehmen braucht, sondern halte die
Darmerkrankung für den eigentlichen Heerd und Ausgangspunkt des ganzen Processes. — Die Symptome der zweiten Periode vollends sind noch
weniger das Ergebniss der fortwirkenden primären toxischen Wirkung,
sondern ganz überwiegend Producte des vorausgegangenen Anfalles; auch
der Cholera nostras kann ein Analogon des Typhoids folgen. —

§. 482. 2) Circulation und Respiration. — Nach gesche-
hener, reichlicher Transsudation, meistens in der Zeit, wo das Erbrechen
und die Krämpfe kommen, fängt der Kreislauf an die bedeutendsten Störungen zu erleiden. Heftige Palpitationen mit allgemeinem Klopfen der
Arterien und grossem Angstgefühl begleiten nicht selten den Beginn des
Anfalls; sind sie vorüber (nur ganz ausnahmsweise setzen sie sich lange
fort), so kommt eine Abschwächung der Circulation, die vor Allem an der
abnehmenden Kraft des Herzstosses und dem Kleinerwerden und allmähligen
Schwinden des Pulses bemerklich wird; hiermit stellen sich dann die cyanotischen Erscheinungen ein.

§. 483. Das Herz zeigt an der Leiche keine constante und erhebliche
Veränderung; auch der Wasserverlust im Herzmuskel soll weniger stark und
der Harnstoffgehalt geringer sein als in andern Körpermuskeln (Buhl).
Die Auscultation ergibt im Stadium algidum vor Allem das zunehmende
Dumpfer- und Schwächerwerden der Töne und der zweite Ton wird bald
nur noch nahe seinen Ursprungsstellen, über den grossen Gefässen, später oft dort nicht mehr gehört; ausnahmsweise hört man ein systoli-
sches Blasen, wohl meistens ohne palpable Veränderung (hier und da
vielleicht durch Blutgerinnsel), sehr selten ein pericardiales Reibungsgeräusch,
welches von Trockenheit des Herzbeutels hergeleitet wird. — Die starke
Füllung des rechten Herzens scheint während des Lebens noch nicht vorhanden zu sein; die Percussion ergibt (constant?) einen kleinen Umfang des
Herzens.

§. 484. Am Arterienpuls ist die Frequenz im Anfall verschieden, zuweilen beschleunigt (90 — 120), öfter kaum vermehrt oder normal; zuweilen ist er unregelmässig. Auch so lang er — im Beginn des
Anfalls — noch ziemlich voll ist, sinkt er doch ungemein leicht zusammen; mässige Körperbewegungen können ihn, unter Eintritt eines ohn-
machtartigen Zustandes, zum Verschwinden bringen, beim Heben des Ar-
mes kann der noch ziemlich volle Radialpuls sogleich verschwinden u. s. f.
Nach und nach werden die Arterien leerer, der Puls wird fadenförmig und
sehr häufig an der Radialarterie gar nicht mehr fühlbar; an den dem Herzen näheren Gefässen, der Carotis etc. ist ein ganz schwaches Pulsiren
meist bis zum Tode bemerklich. Aus Untersuchungen, die schon in den

ersten Epidemieen gemacht wurden (Magendie u. A.; hauptsächlich aber
Dieffenbach), geht hervor, dass im Stadium asphycticum die (blossge-
legten) Arterien eng und klein, schlaff und dünnhäutig erscheinen, dass
sie aufgeschnitten sehr selten einen vollen Strahl hellrothen Blutes, meist
nur wenig, mitunter gar kein Blut mehr geben, selbst ganz leer sind, so
dass man in sie hineinsehen kann, hier und da auch schon während des
Lebens Klümpchen geronnenen Blutes enthalten; ja Dieffenbach führte
bei einem Asphyctischen, schon Agonisirenden einen Catheter durch die
Axillararterie bis ungefähr an das Herz ein, es floss auch da noch kein
Blut und auch in dem Catheter fand sich keines. Nach dem Tode enthalten
zuweilen solche Arterien Blut, welche während des Lebens blutleer gewesen waren. Diese Erscheinungen lassen sich wohl nur aus immer zu-
nehmender Schwäche der Herzthätigkeit erklären; Verlegung des Arterien-
ostiums durch Blutgerinnsel kann (bei Sterbenden) hier und da mitwirken.
Ob die Arterienwand selbst im Choleraanfall in ihrer Elasticität und ihrem
Tonus verändert sei, möge für jetzt dahingestellt bleiben*). Die nächste
Folge der Schwäche des linken Herzens ist der bedeutend herabgesetzte
Druck im ganzen Körperarteriensystem, das Erkalten der Theile und die
Reduction' des Stoffwechsels auf ein Minimum. Im kleinen Kreislaufe
scheint sich alles entsprechend zu verhalten; die Lungen werden blutarm
wegen der schwachen Contraction des rechten Herzens, das Blut bewegt
sich langsamer; dagegen findet Anhäufung des Bluts im Venensystem statt
und das Blut steht daselbst unter einem verstärkten Drucke. —
    Das Schwinden des Radialpulses kann schon nach 1—2 Stunden,
es kann auch erst nach 24—30 Stunden kommen und man kann keinen
bestimmten Zeitraum angeben, wie lange die Pulslosigkeit dauern kann,
bis der Zustand tödlich wird; manche Kranke leben 1, 2, sehr selten 3
Tage' lang (Romberg) pulslos; letzteres sind eigentlich protrahirte Ago-
nieen. Das Fehlen des Radialpulses kann (mit Hamernyk) als das Haupt-
unterscheidungsmerkmal der schweren von den leichten Choleraanfällen betrachtet werden; immer verschlimmert es bedeutend die Prognose; es
genesen zwar noch manche, die es zeigen, aber doch nur nach einer kurzen Dauer völliger Pulslosigkeit lässt sich die Herstellung des Kreislaufes
erwarten. Andererseits freilich ist ein wohl fühlbarer Puls noch lange
kein sicheres Zeichen eines günstigen Standes der Dinge.
    In der Reactionsperiode*) und im Typhoid kommen allerlei Anoma-
lieen des Pulses vor, Doppelschlag, Intermittenz, auffallende Härte, Kleinheit, Frequenz, deren Verwerthung nicht im Allgemeinen angegeben werden kann, sondern sich nach der Gestalt des einzelnen Falles richtet; bedeutende Verlangsamung des Pulses (bis auf 40) während der Periode
unvollständiger Reaction, um den 5—7. Tag nach schwerem Anfall, soll
nur in Fällen, die mit Genesung endigen, vorkommen (Leudet).

*) Schon die einfachen Thatsachen werden verschieden aufgefasst und berichtet.
Während Pfeufer auf einen besonders starken Blutgehalt der Arterien in der
Leiche die Ansicht von der Paralyse der Ringfaserhaut gründet, stützt Hamernyk
gerade auf die Leerheit der Arterien die Analogie mit einer Verblutung. Es scheint
in der That, als ob ein besonderer Blutgehalt der arteriellen Gefässe in der Choleraleiche nur ausnahmsweise vorkomme und auch Dieffenbach's angeführte
Beobachtungen sind dieser Annahme nicht günstig.
**) Von Interesse scheint mir die Bemerkung von J. Meyer (Charitéannalen VII. 1),
dass bei der spontanen Reaction der Puls lange ausbleibe, aber, wenn er sich
einmal entwickelt hat, nicht leicht mehr verschwinde, bei der künstlich durch
Reizmittel hervorgerufenen Reaction es sich dagegen umgekehrt verhalte.

§. 485. Während im Anfall die Arterien immer leerer werden, füllt sich das Venensystem immer mehr. Das Blut stagnirt hier hauptsächlich wegen der Abnahme der vis a tergo; sollte — später — das rechte Herz schon während des Lebens überfüllt sein (§. 477), so läge hierin ein weiteres Hinderniss für Entleerung der Venen. Die Abnahme der vis a tergo ist es auch vorzüglich, die es macht, das auf der Höhe des Anfalles das Blut nicht mehr aus der Vene fliesst; beim Anstechen eines reichlich gefüllten Gefässes kommen hier einige Tropfen dickes, schwarzes Blut, aber es hört gleich auf zu fliessen und nur mit Mühe kann durch Streichen und Drücken noch etwas weniges erhalten werden. — Uebrigens darf man sich nicht alle venösen Gefässe gleichförmig gefüllt denken; die Blutmenge ist sehr vermindert und eben bei der äusserst geringen vis a tergo können zufällige Umstände, Lage, Druck von Seite der Muskeln oder umgebenden Theile u. dgl. den Blutgehalt der Venen sehr modificiren, das Blut stellenweise verdrängen oder anhäufen. So fand Dieffenbach im Stadium asphycticum eine strotzende Anfüllung mit dem syrup- oder theerartig dicken Blut meist nur an den grössten, dem Herzen nahen Stämmen, der V. axillaris, jugularis interna etc.; die mittleren Venenstämme fanden sich meist sehr ungleich ausgedehnt, hier ganz dick, dicht daneben ganz dünn, das Blut liess sich mit dem Finger leicht wegdrängen und das Gefäss füllte sich nicht wieder von selbst. — Gleichförmiger ist wieder die Stagnation in der feinsten Venenverzweigung; sie gibt die Cyanose der peripherischen, den Einfluss der verminderten Herzkraft immer zuerst spürenden Theile (Lippen, Finger, Zehen etc.); die Cyanose wird übrigens durch die dunkle Farbe des Blutes und durch vorhandenen Blutreichthum sehr begünstigt und verstärkt; Chlorotische, von Hause aus oder durch chronische Krankheiten Anämische, Marastische bekommen keine ausgesprochen violette, sondern nur grauliche Färbungen. Sie verliert sich auch nicht gleich wieder vollständig mit der Rückkehr des Pulses in der Reaction, sondern erst mit seiner dauernden Wiederherstellung zur Norm.

§. 486. Die Gründe der Circulationsstockung im Choleraanfall sind offenbar complexer Art. In erster Instanz muss immerhin die sehr bedeutende Eindickung, die zunehmende Viscosität des Bluts die Widerstände für die Fortbewegung in den Capillaren in hohem Grade verstärken und dort ein Stocken bedingen. Noch ein anderes, bisher nicht zur Sprache gekommenes Moment, nemlich die Abkühlung des Bluts *) in den peripherischen, kalt gewordenen Theilen trägt wohl auch wesentlich zur Stockung gerade in diesen äusseren Theilen (Händen, Füssen etc.) bei. Diese veränderten physicalischen Verhältnisse des Bluts würden den Kreislauf verlangsamen auch bei gleich gebliebener Kraft des Herzens. Dass aber die Herzkraft selbst auch bedeutend sinkt, geht aus den beschriebenen Beschaffenheiten des Pulses und aus der Leerheit der Arterien in manchen der Dieffenbach'schen Beobachtungen unzweifelhaft hervor; diese Schwäche des Herzens ist offenbar eines der folgenreichsten Momente für den ganzen Verlauf des Anfalls und die Ursache der meisten Todesfälle im Stadium algidum. Nicht unmöglich, doch am wenigsten wahrscheinlich ist sie eine primitive, gleich mit dem Darm auch das Herz

---

*) Das Fliessen von Wasser in Röhren erfolgt wenigstens schneller bei höherer als niederer Temperatur der Flüssigkeit. Vgl. Dove, Repertor. der Physik. Bd. VII. p. 135.

betreffende Wirkung des Giftes (wie solche allerdings manchen anderen Giften zukommt); weit mehr lässt sich für eine Art sympathischer Wirkung vom Darm aus geltend machen, namentlich die Analogie der hier und da eintretenden Erscheinungen von Depression der Herzthätigkeit nach acuter Brucheinklemmung, in einzelnen Fällen heftiger irritirender Vergiftungen; sehr wichtig dürften auch die im Herzmuskel selbst (durch Bluteindickung) mehr und mehr stockende Circulation und die völlig darniederliegenden Processe des Stoffwechsels und der Ernährung in ihm sein, wie denn auch in allen anderen Körpermuskeln die extremste Schwäche sich kundthut; hierdurch hauptsächlich würde das erkrankte Blut lähmend auf das Herz wirken. In den letzten Zeiten des Lebens mögen freilich noch viele andere Verhältnisse, und freilich auch directe motorische Schwächezustände in den Nerven und im Rückenmark zu der Herzparalyse mitwirken. Durch Transfusion gesunden Blutes in die Venen *) kann die Herzkraft vorübergehend wieder angeregt werden, der Puls kehrt zurück, das Auge bekommt wieder Glanz u. s. w., aber dies ist immer nur von kurzer Dauer und in Dieffenbach's Fällen starben alle Kranke bald nach der Transfusion.

§. 487. Die Respiration kann während des Choleraanfalls normal oder doch ohne grosse Beschwerde vor sich gehen; selbst in schweren Fällen kann es bei einer bloss zunehmenden Schwäche derselben bleiben. In der Mehrzahl der Fälle höheren Grades indessen ist das Athmen von Anfang an mehr oder weniger erschwert, der Kranke fühlt Druck, Beklemmung, mitunter wie eine Centnerschwere auf der Brust und diess kann sich zu wahrem, höchst quälendem Lufthunger mit bedeutender Beschleunigung der Respiration gestalten. Dabei ergibt aber die Auscultation normales und lautes Athmungsgeräusch, nur bei einzelnen Kranken etwas Pfeifen und die Obduction zeigt im Ganzen normale, aber in der grossen Mehrzahl der Fälle blutarme Lungen. Man wird berechtigt sein, die Oppression und Athemnoth zum grossen Theil von der Blutarmuth der Lungen in verschiedenem Sinne herzuleiten, indem theils das durch seine Viscosität träge circulirende Blut sich zu selten in ihr erneuert (in derselben Zeit nicht mehr dieselbe Menge Blut in die Lungen kommt), theils die allgemeine Verminderung der Blutmenge und die geringere Kraft des Herzens den Kreislauf auch durch die Lungen beschränkt. Man muss aber auch annehmen, dass das eingedickte Blut viel von seinem Vermögen, in richtige Wechselwirkung mit dem Sauerstoff der Luft zu treten, verloren hat, ebenso wie seine nutritive und secretorische Wechselwirkung mit den Geweben darniederliegt; nur sehr selten kann eine krankhafte Affection der Intercostalmuskeln, des Zwerchfells etc. als Respirationshinderniss betrachtet werden. Aus diesen Verhältnissen der trägen Bewegung und der veränderten Quantität des Blutes kommt es zu einem verminderten Athmen und die Blutmenge nimmt eine immer mehr allgemein. venöse Beschaffenheit an. — Mehrfach hat man versucht, die Verminderung der Respiration quantitativ zu bestimmen **) und man fand in der That im Stadium

---

*) Dieffenbach u. A.
**) Schon in Indien stellte Davy derartige Versuche an; später Rayer (Gazette médicale. 1832. Nr. 37), Doyère (Comptes rendus 1849. Tom. 29. p. 454), Bouchut (Union médic. 1854. Nr. 127). Man wird bei der grossen Schwierigkeit dieser Experimente viel an der Exactheit der Resultate auszusetzen haben; doch gibt ihre Uebereinstimmung unter sich und mit allen sonstigen Phänomenen der Cholera eine gewisse Präsumtion für ihre wenigstens annähernde Richtigkeit.

algidum die Kohlensäure in der Exspirationsluft verglichen mit der Gesunder bedeutend verringert, hier und da selbst gar keine Veränderung der eingeathmeten Luft mehr. Die Kälte des Athmens zeigt ebenfalls den in den Lungen bedeutend verringerten Stoffwechsel. — Die „Asphyxie" der Cholerakranken ist daher so zu verstehen, dass in Folge der erwähnten Verhältnisse allerdings die Oxydation des Bluts am Ende aufhört, wobei aber der anatomische Befund der Lunge (Blutarmuth) sehr wesentlich von dem bei den meisten sonstigen Asphyxieen abweicht, und auch das von den übrigen Asphyxieen differirt, dass die Herzthätigkeit lange vor der Respiration ins Stocken geräth.

§. 488. Im Anfall ist die Reizbarkeit der Bronchialschleimhaut geschwächt; die Kranken husten kaum, auch wenn Secrete da sind, und reizende Dämpfe wirken nicht wie sonst auf die Respiration. An der Leiche findet sich, neben seltenen Veränderungen der Lunge (§. 465) die Bronchialschleimhaut oft geröthet, wahrscheinlich ein Product der schliesslichen Blutstockung, wie die Röthe des Darms. Einige haben eigenthümliche primäre Localisationen des Choleraprocesses auf der Bronchialschleimhaut und im Lungenparenchym, eine Art „Lungencholera" analog dem Pneumotyphus angenommen und solche namentlich in den hier und da schon nach dem Stadium algidum sich findenden Bronchiten, hepatisirten oder hämorrhagisch infarcirten Stellen und Lungenödemen, zuweilen auch noch in den Pneumonieen des Typhoids erkennen wollen (Pirogoff, Walther in Kiew, zum Theil auch Parkes und Wedl). Gegen ein so unvermitteltes „Localisiren" wird man gerechte Bedenken und weit mehr Grund zu der Annahme haben, dass alle diese Veränderungen ganz secundärer Art seien; gäbe es eine primitive Lungencholera, so wären wohl nicht in so vielen Epidemieen Lungen- und Bronchialerkrankungen überhaupt viel seltener, während die Masse gastrischer Erkrankungen den ganzen einseitigen pathologischen Zug nach der Darmschleimhaut hin zeigt.

In der zweiten Periode der Cholera kommen sowohl Bronchiten, als entzündliche Processe im Lungenparenchym nicht selten, in einzelnen Epidemieen besonders häufig vor, theils ohne andere, erkennbar erhebliche Veränderungen, theils neben Urämie und neben diphtheritischen Processen verschiedener Schleimhäute. Das Fieber und die subjectiven Symptome sind bei allen diesen Processen gering, blutige Sputa können vorhanden sein, Husten fehlt aber zuweilen bei den betäubten Typhoidkranken fast ganz. — Alle diese Complicationen verschlimmern die Prognose bedeutend; ausserdem ist tiefes, langsames, gezogenes Athmen und in einzelnen Fällen heftige Dyspnoe ohne palpable Veränderung den urämischen Zuständen eigen und von der schlechtesten Bedeutung.

§. 489. Die vox cholerica, d. h. die Rauhigkeit, Schwäche und Klanglosigkeit der Stimme bis zu ihrem gänzlichen Verschwinden beginnt meistens nach den ersten profusen Ausleerungen; man will Fälle gesehen haben, wo die Veränderung der Stimme allen übrigen Krankheitserscheinungen vorausgieng (? Finger). Jedenfalls ist das Phänomen durchaus nicht constant und fehlt hier und da auch in schweren Fällen. Man erklärt es gewöhnlich aus der Trockenheit der Kehlkopfschleimhaut, Andere aus Atonie der Kehlkopfmuskeln (Samoje, Buhl); denn durch Willensanstrengung vermag der Kranke zuweilen die Stimme hell tönen zu lassen. — Zuweilen setzt sich noch in die Reaction Heiserkeit fort; dies erweckt wenigstens den Verdacht eines secundären Kehlkopfleidens, wie solche (Diphtheritis der Schleimhaut, Verschwärung an der hinteren Kehlkopfwand,

Oedem der Schleimhaut, serös-eitrige Infiltration des submucösen Gewebes)
hier je und je in Begleitung secundärer Entzündungsprocesse auf andern
Schleimhäuten vorkommen. Zunehmende Heiserkeit, Schmerz und Empfindlichkeit des Larynx, erschwerte und beschleunigte Respiration, Schlingbeschwerden sind die weiteren Erscheinungen dieser, im Ganzen seltenen
Leiden; die Symptome können aber bei der Benommenheit dieser Kranken sehr gering sein, bis es zu Oedem und tödtlichem Ausgang kommt.

§. 490. 3) Nieren und.Urinsecretion. — Woher rührt in der
Cholera das cháracteristische Stocken der Urinsecretion und die Erkrankung der Nieren, welche im Anfall beginnt und in den Fällen längerer
Dauer mit typhoiden Erscheinungen sich weiter ausbildet (§. 472)? — Man
kann nicht das erstere aus dem letzteren erklären; die Erkrankung der
Nieren ist während des Anfalls noch bei weitem nicht so stark, dass die
Secretion ganz aufhören müsste; man erinnere sich der so viel schwereren Erkrankung des Nierenparenchyms im acuten Morbus Brightii, wo
doch immer, wenn auch sparsamer Urin secernirt wird und des Umstands,
dass gerade im Choleratyphoid bei viel stärkerer Erkrankung der Nieren sehr
oft Urin gelassen wird. Das Aufhören der Urinsecretion scheint mir vielmehr
ganz nach Analogie der Ludwig-Gollschen Experimente *) hauptsächlich
aus der starken Verminderung des Blutdruckes im Arteriensystem erklärt werden zu müssen, während durch den eben hiermit im Venensystem steigenden
Druck die Nierenerkrankung und die bei Wiederherstellung der Secretion
albuminöse Beschaffenheit des Harns eingeleitet wird. Dass die starke
Eindickung des Bluts hierbei die Wirkungen des veränderten Blutdrucks
eigenthümlich modificirt, namentlich bald zur gänzlichen Unterdrückung der
Secretion führen wird, lässt sich einsehen. Die Erkrankung der Nieren ist
ein Coëffect des nämlichen Momentes, welches die Harnsecretion reducirt
und albuminös macht, nämlich der starken venösen Stauung bei geringer
Spannung im Arteriehsystem, wodurch alle Gewebe mit Eiweisslösung
durchtränkt werden (L. Meyer); sie scheint also in derselben Weise zu
entstehen, wie der „Morbus Brightii," der sich nach längerer einfacher
Albuminurie bei den Emphysematikern und Herzkranken mit Ueberfüllung.
des Venensystems ausbildet, nur höchst acut. Wäre ihr Blut nicht so
ausserordentlich eingedickt, so würden die Cholerakranken vermöge der Art
ihrer Circulationsstörung wahrscheinlich acut hydropisch werden. Gleicht sich
die Bluteindickung durch Wasserresorption wieder aus, so sind schon auch
die anomalen Circulationsverhältnisse wieder ausgeglichen. — Da es nicht
die Bluteindickung allein ist, welche die Anurie im Anfall macht, sondern wesentlich der ungemein gesunkene Spannungszustand im gesammten Körperarteriensystem, so erklären sich hieraus auch die Fälle,
wo zuweilen die Anurie und die Nierenerkrankung schon nach wenig
copiösen Ausleerungen kommen.

§. 491. Ausnahmsweise wird noch in der ersten Periode der Cholera Urin secernirt, und zwar nicht nur in leichten Erkrankungen (Cholerinen), wo alsdann ein sparsamer, salz-reicher, uratisch sedimentirender,

---

*) Henle u. Pfeufer Zeitschr. N. F. IV. p. 78 ff. — Traube (Ueber den Zusam-
menhang zwischen Herz- und Nierenkrankheiten. Berlin 1856) hat neuerlich diese
Experimente und andererseits die über erhöhten Blutdruck in den Nierenvenen
(Albuminurie) zur Erläuterung der Verhältnisse der Harnsecretion bei den Herzkranken benützt; ein grosser Theil der dort gegebenen Auseinandersetzung passt
für den Cholerakranken.

oft albuminöser Harn die Regel ist, sondern auch in schweren Anfällen. Diesen in seltenen Fällen im Anfall entleerten oder mit dem Catheter entzogenen Harn will Dundas-Thomson*) von normaler Zusammensetzung und eiweisslos gefunden haben (sehr wahrscheinlich vor dem Anfall schon secernirte Harnreste), während Andere (z. B. Heimann) bereits Eiweiss in ihm constatirten; und zwar theils in Genesungs- theils in tödtlichen Fällen. — Manchmal ist zwar scheinbare Anurie vorhanden, aber es kommt nur nicht zur Entleerung und mit dem Catheter kann Harn entzogen werden. In sehr vielen Fällen aber, eigentlich bei fast allen Asphyctischen, wird wirklich bis zum Tode kein Tropfen Harn secernirt und es können in dieser Weise 8 Tage bis zum Tode vergehen (unvollständige Reaction — meist urämisches Typhoid). Der erste Harn, wenn es zur Reaction kommt, erscheint in ausgebildeten Cholerafällen nicht leicht vor dem 2. oder 3., selbst Anfang des 4. Tags nach Beginn des Anfalls **), nur in leichten Fällen noch innerhalb der ersten 24 Stunden; Fälle, wo erst im Lauf des 4. Tags und später der erste Urin kommt, geben eine sehr schlechte Prognose; ist am 6. Tag noch keiner da, so ist er auch ferner nicht mehr zu erwarten und der Kranke immer dem Tod nahe (Buhl).

Der erste wieder gelassene (oder mit dem Catheter entleerte) Urin zeigt fast immer ein sehr characteristisches Verhalten. Er ist meist sparsam, trüb, schmutzig-bräunlich oder gesättigt gelb, leicht (1007—1010 nach Lebert), fast immer, doch nicht ganz ausnahmslos, mehr oder weniger, oft sehr stark eiweisshaltig ***), meistens sehr arm an Harnstoff und Kochsalz, letzteres zuweilen ganz entbehrend (ohne Zweifel Folge der starken Kochsalzentleerung durch den Darm im Anfall) †). Er macht ein Sediment von Harnblasen-Epithel, Faserstoff- und Epitheliencylindern, Eiter-, öfters auch Blutkörpern (aus der Harnblasenschleimhaut), Crystallen von Harnsäure und oxalsaurem Kalk (Güterbock); kleine Menge Zucker, Gallenfarbstoff, blauer Farbstoff, viel Hippursäure sind seltenere Vorkommnisse. — Der zweite Urin kommt meist einige Stunden nach dem ersten, er ist schon copiöser und sehr oft schon eiweissfrei. Bei ungestörtem Verlauf zur Genesung vermehrt sich nun, wo das Blut wieder Wasser aufnimmt, die Circulation und der Stoffwechsel sich wieder ordnen, die Harnsecretion rasch, so dass sie gewöhnlich am 3.—6. Tage ihr, die gewöhnliche Harnmenge des Gesunden weit übersteigendes Maximum erreicht und dann wieder abnimmt, um ins Normal überzugehen; in jenen grossen Urinmengen werden zu gleicher Zeit auch die grössten, das 2—3-fache der Normalmenge betragenden Harnstoffquantitäten entleert; dagegen erreicht nach Buhl das Kochsalz erst, wenn der Harnstoff wieder abnimmt, seine höchste Ziffer; Güterbock will selbst vor dem 8. Tage nach Eintritt der Harnsecretion nie Kochsalz in wägbarer Menge gefunden haben.

Alle diese Verhältnisse geben für die Prognose sehr wichtige Anhaltspunkte. Vor allem ist nach dem Anfall eine frühzeitig kommende und rasch zunehmende Urinsecretion eines des allerbesten Zeichen, alle

---

*) Lond. med. Gazette. X. 1850. p. 208.
**) Vgl. namentlich die statistischen Angaben von Buhl (l. c.), Lebert (Cholera in der Schweiz) und E. Müller (Charité-Annalen VII. 2.)
***) Die wichtige Thatsache wurde zuerst von Hermann in Moskau (1830) gefunden. l. c. p. 20.
†) Im gewöhnlichen Brechdurchfall soll nach Güterbock der Urin viel Chloride enthalten.

Störungen der Harnsecretion in der Reaction, namentlich das völlige Wiederausbleiben derselben oder ihre sehr geringe Menge, fortdauernder erheblicher Eiweissgehalt dagegen sind sehr bedenklich. In einer Menge von Fällen bleibt die Reaction unvollständig und unregelmässig, es sind noch Reste von Cyanose, Algor, Unruhe, Betäubung vorhanden, bis die Urinsecretion gehörig in Gang kommt; geschieht dies nicht, so ist ein tödtlicher Ausgang zu erwarten; einzelne Fälle mit reichlicher Diurese gehen freilich auch noch an Complicationen zu Grunde. Ein sehr starker Eiweissgehalt des erstens Urins, geringe Harnstoffausscheidung in der ersten Zeit der wiederhergestellten Secretion, nach Buhl auch ganz geringer Kochsalzgehalt in der Reaction sind erfahrungsgemäss ungünstige Zeichen.

Im Anfall vicariirt die Intestinalschleimhaut zum Theil für die Nieren, indem sie Harnstoff abscheidet; in der zweiten Periode ist dies bei mangelhafter Urinsecretion zum Theil durch die Haut der Fall, indem durch diese reichliche Harnstoffabscheidungen erfolgen (Schottin, Drasche); gewiss muss das Blut schon sehr harnstoffreich sein, wenn auf diesem Wege eine Ausscheidung desselben eintreten soll. Er scheint dann auch noch in andere Secretionen zu gelangen, bei einer Puerpera soll die Milch Harnstoff enthalten haben (Drasche) und im Erbrochenen findet sich zuweilen kohlensaures Ammoniak.

Uebrigens verhält sich die Urinsecretion in der zweiten Periode sehr verschieden. Bald kommt gar kein, bald sparsamer und sehr eiweissreicher (oft auch durch Pyelitis und Harnblasencatarrh alcalischer), bald reichlicher und nur wenig, selbst gar kein Eiweiss enthaltender Harn. Diese Verschiedenheiten lassen sich nicht immer aus dem Grade der durch die Obduction aufgezeigten Nieren-Erkrankung erklären; diese ist mitunter auch bedeutend in Fällen mit ziemlicher Urinsecretion. Das Verhältniss der Urämie und der Nierenerkrankung zu den typhoiden Zuständen überhaupt und insbesondere ist schon oben (§. 461) erörtert worden. — Retention des Harns in der Blase ist in den typhoiden Zuständen sehr häufig, seltener schmerzhafter Harnzwang, Erscheinungen von Blasenlähmung mit blutiger Excretion u. dgl.; die erstere Erscheinung kann ohne alle Veränderung der Harnblase oder bei nur leichtem Catarrh sich finden, die letzteren sind Ergebniss starken Catarrhs oder diphtheritischer Processe der Schleimhaut. — Chronischer Morbus Brightii als Nachkrankheit kommt sehr selten vor; bildet sich die Erkrankung der Nieren nicht schnell zurück, so wird dies eben nach dem Choleraanfall in der Regel tödtlich.

§, 492. 4) Blut. — Eine primäre Blutveränderung ist bei der Cholera so wenig als bei den andern Infectionskrankheiten bekannt; auf die Angaben *), dass man öfters schon während der Epidemieen auch bei Gesunden das Aderlassblut dick, dunkel, den Blutkuchen weich und sich wenig an der Luft röthend gefunden haben will, können wir keinen grossen Werth legen. — Die in neuerer Zeit mit dem Blut Cholerakranker angestellten Gährungsversuche haben vollends ganz unzuverlässige und vieldeutige Resultate gegeben. — Dagegen erleidet das Blut im Verlauf der Cholera sehr rasch und dann stetig fort so bedeutende Umänderungen, wie in wenig anderen Krankheiten. Von diesen Veränderungen sind hauptsäch-

---

*) S. z. B. Seidlitz aus St. Petersburg 1831. l. c. p. 219. Jörg aus America, Mittheil. über Cholera. Leipz. 1849. p. 5. Heimann aus Cöln 1849. l. c. p. 61 u. a.

lich drei, den bisher betrachteten Hauptstörungen entsprechend, näher bekannt.

a) Die Eindickung. — Im Beginn des Anfalls fliesst das Blut noch frei aus der Vene und gerinnt rasch zu einem weichen, gallertigen Kuchen. Sobald reichliche Transsudation durch den Darm erfolgt, Collapsus der äussern Theile und Algor eingetreten ist, so fliesst es höchstens noch im Beginn der Entleerung in schwachem Strahl, bald sickert es nur tropfenweise aus oder es lässt sich nur mühsam durch Pressen etwas entleeren. Dieses Blut ist Theer- oder Syrup-dick, bildet beim Stehen eine homogene, weiche, geléeartige Masse mit sehr langsamer und sparsamer, oder ohne alle Serumausscheidung; es ist dabei auffallend dunkel, röthet sich indessen beim Schütteln mit Luft und durch Zusatz starker Salzlösungen; dem entspricht die dicke, klumpige Beschaffenheit des Bluts an der Leiche. — Die chemische Untersuchung zeigt einen stark verminderten Wassergehalt *), der um 10—13% unter das Normal sinken kann. Nimmt man (mit Dittel) an, dass in manchen starken Anfällen das Blut 5—8 Pfund Wasser verliere, was kaum zu viel sein dürfte, so wird, trotz aller Aufsaugung aus den Körpergeweben, bei der gehemmten Resorption aus Magen und Darm, die obige procentische Abnahme noch relativ sehr mässig erscheinen. Durch diesen Wasserverlust mit sehr wenig festen Bestandtheilen wird nicht nur die Menge der Blutkörper relativ bedeutend vermehrt, sondern auch das Plasma viel dichter, so dass das Serum ein specifisches Gewicht von 1036 (Hermann), 1044 (Wittstock), selbst 1057 (? Thomson) erreichen kann. Die Steigerung der Dichtigkeit des Bluts erreicht (nach C. Schmidt) ihr Maximum nach 36 Stunden Krankheitsdauer; dann wird, wenn es zur Reaction kommt, wieder Wasser aufgenommen, aber in der ganzen zweiten Periode, gestalte sie sich günstig oder zum Typhoid, bleibt der Wassergehalt des Bluts noch unter dem Normal. Es erhellt hieraus, wie leicht hier die Störungen fortdauern oder sich von neuem entwickeln können, welche aus dem langsameren Fliessen des eingedickten Bluts hervorgehen.·

b) Das eingedickte Blut wird aber auch mit fortschreitendem Anfall immer weniger in den Lungen oxydirt; es bleibt immer mehr venös. Es fliesst dann oft ganz schwarz aus geöffneten Arterien (Searle); Asphyxie ist die Folge.

c) Der reichliche Harnstoffgehalt des Blutes ist von den ersten Epidemieen an (O'Shaughnessy 1832) festgestellt worden und es hat sich durch die Untersuchungen der Neueren als sicher ergeben, dass er im Stadium algidum noch viel geringer ist als in der zweiten Periode, namentlich in den Typhoiden mit ganz sistirter Harnabsonderung; mehrfach ist auch kohlensaures Ammoniak, angeblich auch Harnsäure (Herapath) im Blute gefunden worden.

Ausserdem ist der Gehalt des Bluts an farblosen Körpern im Cholera-Anfall, wie in vielen anderen Krankheiten vermehrt, ein Umstand, dessen Deutung nicht mit Sicherheit sich geben lässt.

§. 493. Schon aus diesen wohl bekannten veränderten Qualitäten des Blutes erklären sich die wichtigen Störungen der Circulation und die geringe Befähigung desselben zum Fortgang aller Ernährungs- und Secretionsprocesse. Namentlich die mangelnde Ausscheidung des Harnstoffs führt nach und nach zu einer Ueberladung des Bluts mit diesem Stoffe, welche ihm, wie es scheint, nicht mehr ge-

---

*) Auch diess schon von Hermann in Moskau 1830 festgestellt; er gründete darauf (l. c. p. 33) den therapeutischen Vorschlag der Wasserinjection in die Venen.

stattet, die neuen, aus fortgehender Zersetzung der Gewebe in diesen
gebildeten Mengen desselben aufzunehmen. In den Muskeln, der Milz,
der Hirnsubstanz ist ein erheblicher Gehalt von Harnstoff nachgewiesen
(Buhl); wiewohl immer etwas von solchen aus dem Blute in die Secretionen
übergeht — auch der Liquor Pericardii, cerebrospinalis, der Schweiss etc.
enthalten solchen — so vermag doch das überladene und entwässerte Blut
denselben nicht mehr in genügender Menge aus den Geweben auszu-
schwemmen.

Das Blut muss aber noch eine Menge anderer Veränderungen erleiden, welche bis jetzt nur annähernd gekannt sind. Neben den Harnbe-
standtheilen müssen noch viele andere Zersetzungsproducte bei den darniederliegenden Secretionen sich im Blute anhäufen; namentlich für Gal-
lenbestandtheile ist diess wahrscheinlich und Zimmermann*) fand auch
einmal im Stadium algidum im Blute einen bitterschmeckenden, in kaltem
Alcohol löslichen Farbstoff (in der Umbildung zu Gallenbestandtheilen be-
griffenes Haematin?), während im reactiven Stadium bei demselben Kranken sich der Blutfarbstoff wieder wie im gesunden Blute verhielt. —

Sodann zeigen die quantitativen Verhältnisse der festen Bestandtheile
bedeutende Abweichungen vom Normal. Das Fibrin scheint sich in wechselnden Mengen zu finden und es existiren wenig Untersuchungen (nach
Polunin ist es schon im Beginn des Anfalls verringert, nach C. Schmidt
auf der Höhe desselben; in der Reaction soll es eher vermehrt sein
(Maclagan); das Blut zeigt hier auch zuweilen eine Kruste (Frey);
das Eiweiss ist natürlich vermehrt. — Der Salzgehalt des Blutes ist anfangs — wegen der Bluteindickung — gegenüber dem Normal vermehrt
(C. Schmidt, Becquerel u. A.); mit fortdauernder Transsudation und
mangelndem Wiederersatz nimmt die Menge der Salze anhaltend ab (namentlich des Kochsalzes, während Phosphate und Kaliverbindungen relativ
vermehrt sind). — Der Mangel normaler Resorption aus dem Darm, später öfters die Resorption der schon geschehenen pathologischen Ergüsse
müssen weitere Quellen von Blutanomalieen sein. — Kann man auch
nicht sagen, wie jedes einzelne dieser vielfachen und verschiedenen
Momente schädlich wirkt, so lässt sich doch als sicher betrachten, dass
dieselben zu wichtigen Quellen der secundären Störungen (der zweiten
Choleraperiode) werden können.

§. 494. 5) Ernährung und Secretionen. — Indem das Blut
die besprochenen Veränderungen erleidet, indem mit der raschen Aufnahme von Liquor nutritius aus den Geweben in das wasserarme Blut jene
gleichsam trocken gelegt werden, stockt die Ernährung. Das Einzelne der
hiebei stattfindenden Vorgänge kennt man nicht; aber gerade dieses Moment dürfte meistens das eigentlich Ausschlag gebende für die Functionsunfähigkeit der Organe sein.

Die meisten Secretionen hören während des Anfalls auf oder werden
doch sehr sparsam, nur die Milchsecretion scheint — wie schon in den
ersten Epidemieen beobachtet worden ist — am längsten und stärksten, doch
gewöhnlich auch in vermindertem Masse fortzudauern. — Die Gallensecretion scheint auch nicht ganz aufgehoben, doch auf ein Minimum reducirt. Schon Otto (1832) machte darauf aufmerksam, dass man öfters
(in der Leiche nach dem Stadium algidum) Galle im Duodenum und Spuren
davon auch weiter unten finde und dass der vermeintliche gänzliche Gallen-

*) Deutsche Clinik 1855. Nr. 5.

mangel in den Dejectiònen nur von der grossen Verdünnung herrühre. Gairdner (1849), Wedl, Lehmann u. A. haben diese Ansicht bestätigt; zuweilen kommt es auch vor, dass die Stühle ganz entfärbt erscheinen, das Erbrochene aber durch Galle grün gefärbt ist. Die Menge der in den Darm abgegebenen Galle ist freilich sehr gering, wie in allen Krankheitszuständen mit ganz aufgehobener Verdauung. Der Hauptgrund, warum die Galle in der Blase während des Anfalls stockt, dürfte in ihrer Eindickung liegen; ein mechanisches Hinderniss findet sich nicht, die Hypothese eines Krampfs ist mit Recht obsolet, eher lässt sich vielleicht die Stockung an die allgemein geschwächten Reflexfunctionen (S a m o j e.) anknüpfen.

Das Lÿmphsystem spielt in der Cholera nur eine untergeordnete Rolle; der Ductus thoracicus findet sich in der Leiche leer (Magendie). Wie rasch die Resorption aus den Geweben vor sich geht, zeigen die Fälle, wo bedeutender Hydrops mit Eintritt der Choleraausleerungen schnell verschwindet; aus dem Darm ist sie dagegen fast ganz sistirt; in der Haut ist sie jedenfalls sehr vermindert, doch will man Fälle gesehen haben, wo mit Morphium verbundene Vesicatore im Anfall selbst Narcotisation gemacht haben.

§. 495. 6) Temperaturverhältnisse.— Das Sinken der Temperatur an den peripherischen Theilen ist so characteristisch für die Cholera, dass es zur Bezeichnung eines ganzen Zeitraums, des str. algidum benützt wurde. Doch ist die wirkliche Temperaturabnahme nicht so bedeutend, wie die zufühlende Hand· sie empfindet, sei es, dass die gleichzeitige Feuchtigkeit den Eindruck der starken und widrigen Kälte gibt, sei es, dass die Wärmeausstrahlung der Haut wirklich vermindert ist, worauf das auffallend langsame Steigen des Thermometers hindeutet *) (Bärensprung). Oft ist die Temperatur für sich kalt anfühlenden Hände und Füsse gemessen worden. Zahlen, wie 20—25° C. (Magendie, Czermack 1831) dürften als unrichtig oder doch extrem, Temperaturen von 29 — 31° C. (bei denselben Beobachtern) im Allgemeinen als richtiger zu betrachten sein; zuweilen erhält sich aber auch noch in schwereren algiden Fällen die Temperatur in der Hand auf 35° C. (Bricquet und Mignot); durch Hautreize, wie Handbäder mit Senf kann sie auf ein paar Stunden erhöht werden (Buhl).— Die Abkühlung in der Mundhöhle und an der Zunge ist auch in vielen Fällen eine beträchtliche und immer bedeutender als in der Achselhöhle; doch dürfte sie kaum je unter 30° sinken.

Dieses Erkalten geschieht bald langsamer, bald — besonders in sehr schweren Fällen — ungemein rasch. Es wird den Kranken gar nicht oder kaum fühlbar; sie klagen weit mehr über (innere) Hitze und entblössen sich oft. Der Grund der Temperaturabnahme ist, wie schon Magendie lehrte und Dóyère **) später besonders aus seinen Respirationsver-

---

*) Dieses langsame Steigen macht, dass viele Beobachter irrige Resultate erhielten, indem sie die Thermometermessung nicht lange genug fortsetzten. Es gilt dies namentlich auch für sehr viele Zahlen der von Bricquet und Mignot an 86 Kranken gemachten Temperaturmessungen; sie sagen (p. 290), man habe das Thermometer „oft über ¼ Stunde in der Achselhöhle liegen lassen müssen." Dies ist aber bei der Cholera zu kurz.

**) Comptes - rendus 1849, tom. 29, p. 454. — Er fand die Incongruenz der Temperatur mit der Kohlensäureexhalation, namentlich dass kurz vor dem Tode die Temperatur steigt, während gerade die Kohlensäure - Exhalation auf ein Minimum reducirt ist.

suchen ·schloss, zum grössten Theile in der geschwächten Circulation zu suchen, welche den peripherischen Theilen nicht mehr die gehörige Menge arteriellen Blutes liefert; dem entsprechend, steht das Erkalten auch in ziemlich geradem Verhältniss zur Cyanose. Doch ist öfters darauf aufmerksam gemacht worden*), dass man hier und da auch bedeutenden Algor bei noch ziemlich gehobenem Pulse finde; man wird hier annehmen müssen, dass das Blut, wenn gleich den Theilen in ziemlicher Menge zugeführt, doch nicht mehr zu den Wärmeerzeugenden Processen in den Geweben fähig sei (gleichsam eine Art acutester Inanition der Gewebe).

Am Rumpf ist die Temperatur für die zufühlende Hand selten erheblich vermindert. Sie hält sich in der Achselhöhle während des Stadium algidum meistens um das Normal (37° C.) herum, öfter etwas darunter als darüber; mehrfach wurde sie hier — namentlich bei älteren Individuen und mit sehr schlechter prognostischer Bedeutung — bis auf 35° C. herabgegangen gefunden. Wie es sich mit der Temperatur der inneren Theile im Anfall verhält, ist zweifelhaft. Man sollte erwarten, dass das aus der Peripherie immer mehr abgekühlt zurückkehrende Blut **) und die stockende Respiration allmählig eine immer grössere Erkältung aller Theile auch im Innern zur Folge haben werde und im Rectum und Scheide findet sich in der That zuweilen eine mässige Abkühlung. Aber andere Beobachtungen stehen hiemit im Widerspruch. Schon in der Achselgrube findet man in einzelnen Fällen eine bedeutende Temperaturzunahme, bis zu 40° C. (Bricquet); im Rectum fand Zimmermann***) bei 2 Kranken eine Erhöhung auf 39° und 39,2° C. Es müssen also auch im Stadium algidum innere Wärmequellen thätig sein, welche der äussern Abkühlung entgegenwirken. Aber weit entfernt, Zimmermanns Schluss aus jener Temperatursteigerung beizutreten, dass die Cholera desshalb bei einzelnen Kranken eine „entzündliche" Krankheit sei oder etwa aus Bricquets Achselhöhlen-Beobachtung zu schliessen, sie sei zuweilen fieberhaft, glaube ich in den angeführten Temperatursteigerungen lediglich solche sehen zu müssen, welche auch in anderen Krankheiten, namentlich im Typhus (§. 234) erfahrungsgemäss öfters dem Tode vorangehen, und welche speciell für die letzten Lebenszeiten der Cholera Doyère nachgewiesen hat†). Die Ursache dieser Erwärmung vor dem Tode kennen wir freilich nicht; sie scheint den ganzen Körper oder nur die innern Organe betreffen zu können, aber mit dem Fortgang vitaler Processe nichts gemein zu haben. Denn die Temperaturzunahme kommt in manchen Fällen auch erst nach dem Tode, nicht nur so, dass hier und da erkaltet gewesene Theile sich wahrhaft heiss anfühlen können, sondern sie wurde auch schon in der Achselhöhle und im Innern thermometrisch nachgewiesen††). Dabei erkalten die Choleralei-

---

*) Göppert in Radius Mittheil. über die asiat. Cholera 1831, p. 128. Roger in Union 1849, Nr. 97. u. A.
**) Göppert (l. c.) schob im Stadium algidum eine sehr kleine Thermometerkugel in eine geöffnete Vene und fand 33° C.
***) Deutsche Clinik 1856, Nr. 7 ff.
†) Zimmermann's beide Kranke starben 4 und 5 Stunden nach der angeführten Temperaturmessung; die bedeutendsten Temperatursteigerungen bei Bricquet (39,7° und 40° C.) sind von sehr schwer algiden, tödtlichen Fällen. Doyère (l. c.) beobachtete einmal in der Agonie in der Achselhöhle 42° C.; constant ist übrigens diese Temperaturzunahme nicht, so wenig wie im Typhus.
††) Diese mehrfach angefochtene, übrigens nach Einigen auch bei sonstigen asphyctischen und anderen Todesarten vorkommende Erwärmung ist nicht in Abrede zu zu stellen. Sie scheint zuweilen eine Fortsetzung jener schon in der Agonie

chen oft auch weiterhin auffallend langsam; jene Verminderung der Wär-
meabgabe, die an den Kranken auffällt, scheint sich nach dem Tode noch
fortzusetzen.

§. 496. In der Reaction soll sich die Kälte der peripherischen
Theile verlieren, aber es ist schon oben bemerkt worden, wie oft bei
schleppender Reaction Reste des Algor bestehen bleiben, wie oft ein
langes Schwanken zwischen Warmwerden und Wiedererkalten die schlimmen Fälle auszeichnet. — Man sollte in den typhoiden Zuständen allgemein eine febrile Temperatursteigerung erwarten. Dem ist indessen nicht
so. Schon Göppert (1831) hat den Unterschied des Choleratyphoid vom
gewöhnlichen Typhus hervorgehoben, dass bei diesem die (thermometrisch
gemessene) Körpertemperatur beträchtlich, bei jenem nur sehr wenig erhöht sei. Auch Bärensprung fand im Typhoid die Temperatur bald
über, bald unter dem Normal (bald Fieber, bald Collapsus) und Bricquets
zahlreiche Beobachtungen ergaben meist nur eine Temperaturzunahme von
einigen Zehntheilen bis 1°C., hier und da von 2°C., öfters aber auch noch
Temperaturverminderung. Ein regelmässiger, rhythmischer Temperaturgang
scheint im Typhoid gar nicht vorzukommen und so interessant die Thatsache ist, dass auch die schwersten Fälle von Typhoid ohne alle Temperaturerhöhung verlaufen können, so lässt sich doch bis jetzt diesen Verhältnissen nichts für practische, namentlich prognostische Zwecke entnehmen, als was sich von selbst versteht, die ungünstige Bedeutung des fort-
bestehenden theilweisen Algor und der ungleichen Wärmevertheilung am
Körper.

§. 497. 7) Kopf- und Nervensymptome. — Die Cholerain-
toxication unterscheidet sich von der typhösen sehr wesentlich durch den
Mangel der primären depressiven Einwirkung auf die Nerven-Centralorgane
(§. 150), indem sämmtliche nervöse Erscheinungen in der Cholera schon als
Folgen anderweitiger, beträchtlicher Störungen zu betrachten sind. Die
oft ausgesprochene Hypothese von bedeutender Betheiligung der Nervenge-
biete des Sympathicus bei der Mechanik des Choleraanfalls lässt sich
beim gegenwärtigen Standpunkte der Wissenschaft keineswegs verwerfen,
aber noch weniger in der vagen Formulirung, die ihr bis jetzt allein gegeben werden konnte, als richtig anerkannt.
     Tiefere, anatomisch-characterisirte Erkrankungen der Cen-
tralorgane sind in der Cholera äusserst selten und kommen höchstens ganz
exceptionell in den späteren Krankheitszeiten vor; so wurden schon im
Typhoid hin und wieder einmal eitrige Meningitis (Müller in Petersburg)
oder encephalitische Heerde (Virchow unter 180 Sectionen einmal) beobachtet. Derlei vereinzelte Fälle können für die Phänomenologie der Cholera ganz ausser Betracht bleiben. — Schon wichtiger dürften die Verän-

---

vorkommenden Temperatursteigerung, aber sie kommt auch vor in Fällen, wo
kurz vor dem Tode die Temperatur nieder war. Hübbenet (l. c. p. 78) sah
bei einem Knaben die Temperatur (der Mundhöhle?) wenige Minuten nach dem
Tode um 6° R., Buhl die Temperatur der Achselhöhle von 35° auf 37°C. steigen, Doyère fand 6 Stunden nach dem Tode bei einer Leiche, die nur mit einem
Tuch bedeckt, 4 Stunden an der Luft gelegen war, in der Beckenhöhle 41,7°;
diese Person hatte 5 Minuten vor dem Tode in der Achselhöhle 37,2° gezeigt.
(Doyère selbst statuirt übrigens keine Erwärmung nach dem Tode, sondern
nur in der Agonie mit langsamem Erkalten der Leiche; nach dem Angeführten
nicht richtig).

derungen in den Kreislaufsverhältnissen der Schädelhöhle sein. Die starke Gefässfüllung im Schädel im Stadium algidum, die besonders in den rasch verlaufenden Fällen sehr ausgesprochen ist, wird am wahrscheinlichsten einer Resorption von Cerebrospinalfluidum oder von Wasser aus der Hirnsubstanz selbst, also einem Vacuum im Schädel zuzuschreiben sein. Im Typhoid wird umgekehrt öfters sehr viel Cerebrospinalfluidum (bis zu starkem Oedem der Häute und Erguss in die Ventrikel) bei geringerer Füllung der Blutgefässe gefunden; doch ist dies Verhalten nicht constant, zuweilen ist gerade hier bedeutende Hyperämie der Häute und der grauen Hirnsubstanz vorhanden und es lassen sich an diese Verhältnisse, auf die übrigens die Todesart vom grössten Einflusse ist, bis jetzt keine wesentlichen Symptomen-Unterschiede knüpfen. — Am meisten Werth für die Deutung der Störungen der Hirn- und Nervenfunctionen dürften indessen die physicalisch-chemischen und trophischen Anomalieen haben, welche die Nervencentralmasse erleidet. Soweit man sie bis jetzt kennt, bestehen sie einerseits in beträchtlichem Wasserverlust, sodann in Ueberladung mit Zersetzungsproducten, namentlich Harnstoff, welcher reichlich in der Hirnsubstanz (Buhl), aber auch, schon im asphyctischen Stadium, im Cerebrospinalfluidum als solcher (Lehmann) und in kohlensaures Ammoniak umgesetzt (C. Schmidt) aufgefunden wurde; seine Anhäufung ist auch hier als Ergebniss des mangelhaften Umtausches des Blutes mit den Geweben zu betrachten.

§. 498. Im Anfall bestehen, bei im Allgemeinen frei erhaltener Intelligenz, die hauptsächlichsten Störungen einmal in dem Schwindel und den Angstempfindungen, welche mit dem ersten Kleinerwerden des Pulses, wie es scheint mit der ersten copiösen Darmtranssudation eintreten. Sie sind begleitet von Veränderung der Physionomie, Verstörtwerden der Züge, grosser Schwäche, Ohrensausen etc. und können, wenn sie rasch eintreten, bis zum ohnmächtigen Umsinken des Kranken gehen. Von da an dauert die Kraftlosigkeit an, gesunder Schlaf fehlt ganz, die Mehrzahl der Kranken liegt, nach Anfangs unruhigerem, ungeduldigem Verhalten, bald ziemlich still, ruhig und apathisch da. Diese so viel bemerkte Theilnahmlosigkeit und Indolenz der Kranken ist öfters nur scheinbar, auf Vermeidung oder Unmöglichkeit aller Thätigkeitsäusserungen beruhend, und die Kranken sind dabei auf ihren eigenen Zustand und auf ihre Umgebung wohl aufmerksam und aller durch die Umstände natürlich erregter Gemüthsbewegungen fähig. In den höheren Graden der Krankheit aber ist die Apathie gewöhnlich eine wirkliche, mit grosser geistiger Stumpfheit, Schwerbesinnlichkeit, Neigung zum Schlummern, Schwächung und Vergehen der Sinne, Schwerhörigkeit, einiger Abstumpfung der Hautsensibilität, selbst hier und da Amblyopie mit weiter Pupille verbundene. Es ist dann ein sehr gutes Zeichen, wenn in der Reaction die Indolenz mit den genannten Erscheinungen nachlässt, die Kranken theilnehmender und munterer werden; das Gegentheil bezeichnet gewöhnlich den Uebergang ins Typhoid.

Andere Kranke verhalten sich im Anfall nicht so apathisch, sondern klagen viel und laut über den Schwindel, heftigen Durst, über die Schmerzen der Krämpfe, werfen sich unruhig herum von Präcordialangst und innerer Hitze gequält, die Beklemmung steigert sich zu heftiger Todesangst, die Kranken weinen, wehklagen oder suchen sich, soweit die Kräfte erlauben, durch ungestüme Bewegungen zu helfen. Dies kann bis in die Nähe des Todes andauern; allein diese Fälle sind selten und der Eindruck, wenn man zum erstenmal in ein Cholerahospital kommt, ist zumeist der

der Verwunderung, wie wenig die Kranken klagen und wie ruhig sie sich
verhalten.
Delirien fehlen im gewöhnlichen Verlauf der Cholera ganz; Greise,
Trinker u. dergl. Kranke können zwar zeitweise divagiren, und gegen das
tödtliche Ende hin umnebelt sich mehr oder weniger auch die Intelligenz.
Im Typhoid dagegen sind die Erscheinungen tieferer Benommenheit, blande
Delirien neben Schlaflosigkeit und starkem Kopfschmerz, in höheren Graden soporöse Zustände sehr häufig, ja in den schwereren Fällen die Regel; ihre Bedeutung ist schon oben erörtert.
    Unter den Rückenmarksactionen scheinen im asphyctischen Stadium
besonders die Reflexthätigkeiten zu erlöschen (Samoje) *). Bespritzen
des Gesichts macht kein Blinzeln mehr, Kitzeln des Rachens keine Brech-
und Schlingbewegungen, Clystire fliessen sickernd ab, reizende Dämpfe
bringen den Kranken nicht zum Husten, wiewohl er den Reiz fühlt und
auch willkührlich Husten kann u. s. f. — Dass das Rückenmark, dass die
Unterleibsganglien, welche besonders in den ersten Epidemieen mit über-
spannter Neugier betrachtet wurden, keine palpable Alteration zeigen,
braucht kaum ausdrücklich bemerkt zu werden.

    §. 499. Die am meisten charakteristischen Erscheinungen des Cho-
leraanfalles auf nervösem Gebiete sind aber die Muskelkrämpfe. Wo
einmal ein wahrer Choleraanfall besteht, da fehlen sie selten ganz, doch
kommt dies vor und in ganzen Epidemieen finden sie sich ausnahmsweise nur sparsam; sehr heftige und ausgebreitete Krämpfe sind nicht
häufig; bei Kräftigen, Jungen, zuvor Gesunden sind sie im Allgemeinen stärker als bei Schwachen; schon in Indien bemerkte man, dass sie
bei den Europäern viel häufiger als bei den weichen Eingeborenen waren
(Searle). Sie beginnen in der Regel mit den ersten copiösen Reiswasser-
Dejectionen, mit dem Sinken des Pulses, sehr selten schon vor den charakteristischen Ausleerungen (wo doch schon Transsudation in den Darm
erfolgt sein kann). Immer sind es nur tonische Krämpfe, vor Allem häufig
in den Wadenmuskeln, nächstdem in den Fusszehen, Armen, Fingern, Händen und Oberschenkeln, selten und meist nur in sehr schweren Fällen im
Gesicht, der Kinnlade **), dem Rectus abdominis, den Thoraxmuskeln; allgemeine oder tetanische Formen kommen fast nie vor. — Die Krämpfe kün-
digen sich oft durch Ziehen und Kriebeln in den betreffenden Muskelparthieen an und treten dann plötzlich, von selbst oder auf die kleinste Bewegung ein, sie dauern gewöhnlich einige Minuten, setzen dann auf kurze
Zeit aus und kehren wieder. Sie sind schmerzhaft, zuweilen in sehr hohem
Grade, während ihrer Dauer fühlen sich die Muskeln hart, rigid an; gegen
das tödtliche Ende, schon im eigentlich asphyctischen Zustande lassen sie
in der Regel bedeutend nach, ebenso und rasch in der Reaction.
    Diese Krämpfe lassen eine verschiedene Deutung zu. Gegen ihre Er-
klärung aus directer Intoxication des Rückenmarkes, welche von Einzelnen
als wesentlicher und Grundprocess bei der Cholera angesehen wird, spricht
ihr nicht ganz constantes Vorkommen und der Mangel anderer entschiedener Rückenmarkssymptome. Eher liessen sie sich (mit Frey u. A.) als
Reflexerscheinungen vom Darm aus auffassen, wie solche sich öfters bei
schmerzhaften Unterleibsleiden vorfinden; doch passt diese Erklärung nicht

---

*) Deutsche Clinik 1850. 9. Februar.
**) Bouillaud führt einen Fall von so heftigen Krämpfen der Unterkiefermuskel an,
dass der Unterkiefer luxirt wurde.

auf die hier und da vorkommenden Fingerkrämpfe, Gesichtskrämpfe, Trismus — jene Reflexkrämpfe befallen doch sonst nur die unteren Extremitäten und die Bauchmuskeln — und letztere sind gerade wieder bei der Cholera seltner befallen. Am richtigsten scheint mir ihre Herleitung aus der Blutarmuth und Bluteindickung (P o l u n i n u. A.), analog den Krämpfen bei bedeutenden Blutverlusten, und ich möchte es für wahrscheinlicher halten, dass dieses Moment örtlich in den Muskeln, als dass es durch die Nervencentren wirkt. Die rasche Verminderung der Blutmenge in den Muskeln bei dem stockenden arteriellen Zufluss scheint das Phänomen ebenso hervorzurufen, wie man zuweilen bei eingewanderten Pfröpfen in den Arterien solche schmerzhafte Muskelkrämpfe beobachtet. Im Uebrigen weichen die chemisch-physicalischen Charactere der Muskeln in der Cholera in vielen Beziehungen von den normalen ab und lassen auch hier schon einzelne, bis jetzt nicht weiter pathologisch verwendbare Seiten eines bedeutend veränderten Stoffwechsels erkennen: Der Wassergehalt ist erheblich vermindert (M i d d e l d o r p f f), es findet sich viel Harnstoff (B u h l), der Kreatingehalt ist stark vermehrt (H o p p e), die electrische Contractilität soll erhöht und das Electrisiren des Muskels sehr schmerzhaft sein (S c h u l t z).

Eine andere Bedeutung haben die sehr selten vorkommenden Convulsionen in ausgesprochenen urämischen Zuständen der zweiten Periode. Sie sind auch wohl immer unbedingt tödtlich, während die Prognose im Anfall nur durch eine ganz ungewöhnliche Heftigkeit und Ausbreitung der Krämpfe erheblich verschlimmert wird.

§. 500. Am A u g e kommt im Stadium asphycticum öfters eine eigenthümliche Störung vor, welche auf Vertrocknung der Conjunctiva und Sclerotica bei mangelnder Thränensecretion und steter Exposition der gleichen Stellen an die Luft, weil die Augenlider sehr wenig bewegt werden und in den letzten Tagen des Lebens nur den obern Theil des Auges bedecken, beruht. Die Conjunctiva an der freien Stelle zwischen den Lidern zeigt bräunliche bis schwärzliche Flecke, im Umkreis injiciren sich die Conjunctivalgefässe; die Vertrocknung kann auch an der Cornea beginnen, wo sie dann ein undurchsichtiges, wie bestäubtes Ansehen bekommt. Erfolgt in solchen schweren Fällen Genesung, so löst sich die vertrocknete oberflächliche Schichte als Schorf los, es entsteht eine Verschwärung der Cornea, von mehr oder weniger Conjunctivalkatarrh begleitet.

§. 501. 8) H a u t f u n c t i o n u n d E x a n t h e m e. — Ausser der schon besprochenen Temperaturveränderung und Cyanose sind an der Haut besonders der Verlust des Turgors und der Elasticität, das Verhalten der Sensibilität und der Schweisssecretion von Interesse. — Jene geben die welke, runzlige, lederartige, etwas teigige Beschaffenheit der Haut, an der die aufgehobenen Falten, besonders am Handrücken, am Hals etc. stehen bleiben, — Erscheinungen, die bei Kindern und fetten Personen viel weniger stark ausgesprochen sind als bei Erwachsenen, Alten und Mageren und gewiss vor Allem dem Wasserverlust der Haut zuzuschreiben sind. Diese Erscheinungen sind für die Cholera höheren Grades höchst characteristisch und finden sich in dieser ausgesprochenen Weise bei keiner andern Krankheit. Bei Einschnitten findet man die Haut der kalten, pulslosen Kranken ganz blutleer und die Fettschichte von matter Färbung, zäh und trocken, die Wundränder klaffen fast gar nicht, weil sich die Haut nicht retrahirt und bleiben, wenn man sie auseinanderzieht in dieser Stellung, wie am Leichnam (D i e f f e n b a c h); übrigens erfolgt die Conglutination der Wunden schnell. — Der Hautschnitt ist zwar in der Regel schmerzhaft; doch kommt auch bedeutende Abschwächung der Schmerzempfindung bis zu gänzlicher Unempfindlichkeit beim Einschneiden vor (Polunin). Ebenso ist die Sensibilität der unverletzten Haut oft annähernd normal, namentlich für Temperaturunterschiede; in anderen Fällen scheinen sehr heisse Applicationen oder starke chemische Hautreize nur wenig empfunden zu werden, wenigstens kaum Schmerzen zu machen. Vesicatore und Anbrennen der Haut machen im Anfall keine Blasen, letzteres nur geringe Röthung oder Verdorren der berührten Fläche, und die mit weissglühendem Eisen gemachten Brandstellen können noch nach einigen Tagen aussehen, wie an der Leiche gemacht; erfolgt Genesung, so kommt nachträglich reactive Entzündung. Das Absorptionsvermögen oder wenigstens die Imbibition der Haut ist nicht ganz aufgehoben; Belladonna auf die Augenlider oder die Stirne gestrichen, erweitert die Pupille auch im Stadium algidum. Die Haut fühlt sich im Anfall gewöhnlich nicht ganz trocken, sondern feuchtkalt an und in vielen Fällen erscheint im asphyctischen Stadium auf Gesicht, Hals, Händen etc., kalter, klebriger, übrigens selten copiöser Schweiss. Derselbe soll constant neutral reagiren (erst in der Reactionsperiode wieder sauer, Burguiéres) und nach Doyère das Kupferoxyd in der Barreswill'schen Lösung reduciren (Zucker?), was die nicht klebrigen Schweisse, das Blutserum und die Darmtranssudation nicht thun. Diese klebrigen Schweisse sind natürlich von schlechter Bedeutung, um so mehr, je profuser sie sind. — Kritische Schweisse in der Art, dass solche den Uebergang des Anfalls in Genesung vermitteln müssten, gibt es nicht; durch Erwärmen kann man oft Schweiss hervorrufen, aber ohne den geringsten Nutzen. Dagegen kommen oft im Fortgang der Reactionsperiode, namentlich bei jungen Individuen, warme, allgemeine und wohlthätige Schweisse vor und namentlich die prodromalen Zustände können sich wohl unter duftender Respiration zurückbilden; hier ist eine günstige Bedeutung der Schweisse sehr deutlich. — Der Harnstoff niederschläge auf der Haut in den urämischen Zuständen ist schon oben gedacht.

§. 502. Niemals im Choleraanfall, sondern nur im Reactionsstadium, zuweilen bei schon fast gesicherter Genesung, viel öfter in den Zuständen zögernder, unvollkommener Reaction oder auch bei ausgebildetem Typhoid, am häufigsten um den 9ten Tag, seltner schon am 4ten, oder erst am 11—13ten Tag der Krankheit, kommen eigenthümliche Hauterup-tionen vor. Sie gestalten sich verschieden in den einzelnen Fällen und können fast alle Formen acuter Hauterkrankung annehmen, die des Ery-thems, der gewöhnlichen Roseola und der Roseola papulata, der Scarlatina, der Morbillen, der Urticaria, des Gesichtserysipels, selbst der Variola (Papeln, auf denen sich ein genabeltes Bläschen oder eine solche Pustel entwickelt). Sie beginnen bald als diffuse Erythemplatten, die nur flüchtig bestehen und alsbald mit Desquamation endigen oder die länger andauern und sich weiter entwickeln oder unter Zurückziehen und Intensivwerden der Hyperämie an kleineren Flecken und Wiedererblassen der Zwischenräume sich zu gehäuft stehender Roseola umbilden. Oder sie beginnen gleich mit vereinzelten oder gruppirten Roseolaflecken, welche grösser und heller als die des Typhus sind und eine Zeit lang für sich fortbestehen oder zu Erythemen, Erysipelas, Erythema Iris, Roseola annulata u. dergl. zu-sammenfliessen können. Oft auch entwickeln sich aus der Roseola oder dem Erythem papulöse Formen, theils fein, dichtgedrängt, confluirend, Morbillen ähnlich, theils Lichenartig, theils grösser und flacher, in die

Quaddelform der Urtiaria übergehend und zuweilen auch von der blassen Färbung mit rothem Rande, wie bei der Urticaria, aber mit nur leichtem oder gar keinem Brennen verbunden. Diese Exantheme finden sich bei weitem an häufigsten an den Extremitäten, namentlich zuerst an den Vorderarmen und Handgelenken, doch auch am Rumpf und Gesicht, sind meistens auf einzelne solche Stellen beschränkt, zuweilen aber auch über einen grossen Theil des Körpers verbreitet. Sie brechen gewöhnlich ohne alle merkliche Allgemeinstörung, zuweilen unter leichter Fieberbewegung aus, stehen sehr verschieden lang (von 2 bis 8 Tagen) und am Ende schuppt sich die Haut an den befallenen Stellen, 3—8 Tage lang ab.

Die Exantheme kommen häufiger bei Weibern als Männern, häufiger bei jungen als älteren Individuen, bei Kindern aber selten vor. Sie sind in einzelnen Epidemieen frequenter (z. B. Berlin 1855), selbst so, dass die Mehrzahl der Cholerakranken in der Reactionsperiode solche zeigt (Bremen 1848), andermal selten (Berlin 1852, Wien 1836) oder erst in der Abnahme der Epidemie erscheinend (Wien 1831 und 32 u. a. a. O.); mitunter nimmt die Frequenz des Exanthems deutlich ab mit Abnahme der schweren, asphyctischen Fälle (Breslau 1855 nach Joseph). Die Behandlung scheint keinen Einfluss auf das Entstehen der Ausschläge zu haben; die Art ihres Zusammenhangs mit den inneren Störungen ist so unbekannt wie bei den Hauteruptionen des Typhus oder der acuten Exantheme.

Der prognostische Werth des Exanthems ist bedeutend. Zwar erfolgt auch noch bei Manchen, die dasselbe bekommen, ein tödtlicher Ausgang, und es scheint, dass einzelne Fälle mit dem Ausbruch des Exanthemes wenigstens eine Steigerung der subjectiven Beschwerden erfahren, und dass leichte Typhoidfälle hier und da durch die Eruption etwas protrahirt werden. Aber die sehr grosse Mehrzahl der Fälle mit Exanthem endet günstig*) und nicht selten tritt sehr erhebliche Besserung unmittelbar mit dem Erscheinen desselben ein, freilich ohne dass man zu sagen vermöchte, ob die Eruption selbst einen modificirenden Einfluss für die inneren Hergänge ausübe, oder ob solche schon eine günstigere Wendung genommen haben müssen, wenn es überhaupt zu der Exanthembildung kommen soll. Ein plötzliches Erbleichen des Ausschlages geht zuweilen dem rasch erfolgenden Tode voran (Joseph).

§. 503. Andere Exantheme, wie Herpes labialis oder Miliaria sind sehr selten; Furunkel kommen hier und da am Ende der Krankheit vor. Grössere, aus venöser Stase in der Haut entstehende, blaurothe Flecken werden zuweilen an Händen, Vorderarmen und Füssen im ersten Beginn der Reaction sichtbar, wenn diese zögert und noch einzelne Erscheinungen des Anfalls, Collapsus, Schwäche des Herzens etc. andauern; in schweren asphyctischen Fällen kommen zuweilen wahre, kleine Petechien vor. Beide Erscheinungen sind ungünstig.

§. 504. 9) Genitalien. — Von den männlichen Genitalien ist in der Cholera nichts besonderes zu bemerken, die weiblichen sind oft der

---

*) Joseph hatte unter 678 Kranken 78 Fälle mit Exanthem, darunter 62 Genesene, 16 Todte; bei J. Meyer bekamen von 41 schwereren Fällen 19 Exantheme und genasen alle, bei Haller (Wiener Zeitschr. 1855 7. 8) unter 225 Kranken nur 8, wovon 7 genasen, bei Müller (Berlin 1853) unter 275 Fällen nur 7 und alle genasen; bei Lebert unter 96 Fällen nur 3, bei Härten in Utrecht unter 440 Kranken nur 10 (meist Kinder und junge Leute) mit 5 Todesfällen.

Sitz erheblicher Erkrankung. Oft findet schon im Anfall starke Congestion und Blutung in die inneren Genitalien, namentlich auch in die Follikel der Ovarien statt. Ebenso kommen häufig in der Reactionsperiode blutige Ausscheidungen, welche nicht mit der Zeit der Menses zusammenfallen und auch bei alten Frauen vor; ein theils catarrhalischer, theils diphtheritischer Process mit blutiger Infiltration der Schleimhaut der Gebärmutter ist häufig in den Zuständen protrahirter Reaction und kann sich — mitunter in bedeutender Intensität — soweit in der Scheide abwärts verbreiten, dass er dort durch den Gesichtssinn erkannt werden kann. ' Diese Processe, in den ersten Epidemieen zwar wohl gekannt (Rayer), aber doch noch nicht gehörig beachtet, haben mehr Interesse gewonnen durch die Erkenntniss ihrer Identität mit den diphtheritischen Entzündungen auf der Darmschleimhaut, als Theilphänomene einer allgemeinen Diathese, die so manche Fälle von Typhoid begleitet oder ihnen zu Grunde liegt. In etwas stärkerer Entwicklung geben diese Processe eine sehr schlechte Prognose.

Schwangerschaft erhöht die Gefahr der Cholera, doch nicht immer in sehr bedeutendem Verhältniss. Zuweilen geht doch die Krankheit gut vorüber und es erfolgt nachher die Geburt eines gesunden Kindes, öfter erfolgt Abortus mit Tod oder Genesung der Frau, Viele sterben, ohne dass es zu solchem kommt. Ueber die Häufigkeit des Abortus lauten die Angaben der einzelnen Beobachter sehr verschieden *); er soll leichter nach dem fünften Schwangerschaftsmonate erfolgen und meistens um so schneller eintreten, je heftiger die Krämpfe sind. — Zuweilen hört mit erfolgtem Geburtsact die Cholera wie abgeschnitten auf (Helm) oder es erfolgt doch bald Besserung. — Werden Wöchnerinnen von der Cholera befallen, so ist der Verlauf im Allgemeinen sehr schwer, oft schnell tödlich; die Lochien hören bald auf, bald fliessen sie fort, die Milchsecretion versiegt selten ganz; Croup des Uterus kommt bei Wöchnerinnen und Abortirenden öfter vor. Bei schon Puerperalfieberkranken wird die Cholera wohl ohne Ausnahme rasch tödlich.

§. 505. 10) Unter den metastatischen Processen sind die häufigeren: Parotitis **) im Verlauf einer protrahirten Reaction oder des Typhoids, meistens in Eiterung endigend und nicht gerade von ungünstiger Bedeutung; die ziemlich seltenen Venenthrombosen, der gleichfalls sehr seltene mumificirende Brand an den Fingern oder Fusszehen (Magendie, Delbrück u. A.) ***), der Decubitus, der nur in einzelnen Epidemieen etwas häufiger vorkommt (Delbrück), die Perichondritis laryngea mit Abscessbildung, das Oedem der Glottis, die zahlreichen Furunkel. Wohl characterisirte Pyämie ist selten, diphtheritische Diathese häufig und auch ausser den schon oben angeführten Stellen, dem Darme und den weibli-

---

*) Bei Bouchut abortirten von 50 Schwangeren 25, wovon 16 genasen; von den 25, welche nicht abortirten, genasen nur 6. Hirsch (Bd. 88 pag. 253) hat aus den Epidemieen von 1854 eine kleine Statistik zusammengestellt, wonach von 25 Schwangern 16 starben, 9 genasen; von jenen 16 hatten 11 zuvor abortirt oder waren entbunden worden, von den 9 Genesenen hatten 6 abortirt. Nach Freschi (Hirsch, Schmidt Jahrb. Bd. 92 pag. 239) sollen in Genua fast alle an der Cholera erkrankten Schwangeren erlegen sein. In Utrecht 1849 starben von 12 erkrankten Schwangeren nur 7 (Härten).
**) Rayer fand sie unter 200 Kranken 4mal, Müller (Berlin 1853) unter 275 Kranken 3mal.
***) Man will selbst schon im Anfall Brand der Nasenspitze oder der Zunge durch gänzliches Stocken der Circulation gesehen haben.

chen Genitalien, zuweilen auch auf der Schleimhaut des Rachens oder der Gallenblase localisirt. Alle diese Vorkommnisse sind unendlich viel seltener als im Typhus und natürlich immer ungünstig.

4) Verschiedenheiten des Verlaufs der Cholera. Complicationen und Nachkrankheiten. Dauer. Mortalität.

§. 506. Wenn man absieht von den ganz fragmentären Erkrankungen, durch die Choleraursache, von den Choleradiarrhöen und der Cholerine, sowie von einigen noch ganz problematischen Krankheitsformen (Hautcholera, Lungencholera), und den ganz abweichenden Krankheitsbildern einzelner Localepidemieen *), so handelt es sich vor Allem von graduellen Verschiedenheiten der Verlaufsweise, zu denen übrigens ,doch auch mehrfache qualitative Besonderheiten der einzelnen Fälle kommen.

Leichtere Cholerafälle sind im Allgemeinen diejenigen, wo der Radialpuls immer deutlich fühlbar und die Urinsecretion nicht total unterdrückt ist; zur Cyanose kommt es hier kaum, der Collapsus ist mässig; die subjectiven Beschwerden, Uebelsein. Schwindel, Angst können doch bedeutend sein. Natürlich kann sich im Verlaufe des Anfalls seine Intensität rasch steigern oder es kann, doch nicht häufig, auch ein solcher leichterer Fall noch in ein schweres Typhoid übergehen. Auch können zuvor Geschwächte, Greise u. dergl. schon einem Anfall unterliegen, der erst die genannten leichteren Charactere darbietet.

Als schwere Fälle sind solche zu betrachten, wo der Radialpuls (kurz oder lang) nicht oder fast nicht mehr zu fühlen ist und diejenigen, wo die Urinsecretion ganz stockt; algor, vox und facies cholerica sind hier wohl immer auch vorhanden, alle Choleraerscheinungen zeigen in der Regel eine hohe Entwicklung und der Uebergang in Typhoid ist sehr zu befürchten. — Die foudroyanten Fälle haben mitunter kaum merkliche, selbst gar keine oder nur sehr kurzdauernde Prodomi; profusen Ausleerungen nach oben und unten folgt alsbald tiefer Collapsus, bedeutender Algor, Cyanose, Pulslosigkeit und starke Krämpfe und die Kranken sterben innerhalb 3 — 24 Stunden. Die rapidesten Fälle der Art wurden früher aus Indien berichtet, wo Leute plötzlich auf der Strasse anfiengen zu erbrechen, über Schwindel, Taubheit und Blindheit klagten und in einigen Minuten starben (Gordon u. A.); man wird annehmen dürfen, dass bei solchen Kranken fast immer mehr oder weniger Diarrhöe vorausgieng. In unseren Epidemieen stellen sich besonders oft, doch durchaus nicht constant, die ersten, wohlentwickelten Cholerafälle in der foudroyanten Form dar. — Diesen Fällen stehen gegenüber die Fälle mit von vornherein mehr schleppender Entwicklung, mit mässiger Ausbildung der Circulationsstörungen, protrahirtem, durch mehrfach auftauchende, aber wieder cessirende Reaction anscheinend remittirendem Verlauf, in günstigem Falle nur langsamer Besserung.

§. 507. Manche qualitative Abweichungen vom gewöhnlichen Verlauf der Cholera scheinen auf der Individualität der Kranken zu beruhen, andere auf unbekannten Differenzen in der Wirkung der epidemischen Ursache. Es ist wenigstens ein unläugbares, wenn gleich ganz unerklärliches

---

*) Vgl. z. B. die ganz eigenthümlich, fast gar nicht mehr als Cholera erkennbare Beschreibung aus der Zuckerfabrik von Wegeleben 1850 (Riecke, Beiträge III. p. 45); auch die Beschreibung von Dann aus der Danziger Epidemie von 1831, u. dergl. m.

Factum, dass mitunter zu einzelnen Zeiten der Epidemieen manche sonst characteristische Symptome, Cyanose, vox cholerica, Krämpfe nur wenig entwickelt oder selten, zu anderen sehr gewöhnlich und stark erscheinen, dass sich zeitweise der Choleraprocess in seiner ganzen Gestaltung dem Ruhrprocesse sehr nähern kann u. dergl. m. — Ungleichmässige Entwicklung der Symptome, Vorherrschen des einen, Zurücktreten eines andern ist häufig und macht. dass eine Menge Fälle von der einförmigen Gestalt des bekannten Bildes beträchtlich sich entfernen. So kann das Erbrechen ganz fehlen, der Algor sehr mässig, die Cyanose (bei Blutarmen) kaum angedeutet sein, die Diarrhöe kann untergeordnet, in Ausnahmsfällen bis zum Tode fäculent bleiben u. dergl. Die Unterscheidung einer Cholera enterica und asphyctica (Romberg) ist in dem Sinne wohl begründet, als in manchen Fällen die Erscheinungen vom Darm, Brechen und Laxiren, (mit Schmerz, Beklemmung, starken Krämpfen und Unruhe) ganz überwiegen, sehr lange, 24—36 Stunden andauern, kurz Situationsbeherrschend und Formbestimmend für den Fall werden, in andern dagegen chon bei mässigen Ausleerungen und nach kurzer Dauer derselben Cyanose, starker Algor, Apathie, Pulslosigkeit sich einstellen. — Minder wichtig erscheinen die Unterschiede, die sich mehr auf das subjective Verhalten der Kranken im Anfall gründen, die Formen mit überwiegendem Torpor, überwiegender Aufregung u. dergl.

Mitunter scheint es, als ob die Darmtranssudation nicht das erste Ereigniss des Anfalls sei; noch vor der ersten characteristischen Entleerung kommen heftiges Unwohlsein, Schwindel, Sinken des Pulses, selbst Collapsus und Krämpfe, und manche dieser Fälle verlaufen dann fulminant. Hier ist zweierlei möglich. Es kann hier die prodromale Diarrhöe schon besonders stark gewesen sein, wenigstens den Kranken schon in hohem Grade angegriffen haben, so dass eine nur kleine, neue, wahrhaft cholerische Transsudation alsbald, und noch ehe sie entleert worden ist, zur Einleitung der weitern Symptome genügt und letzteres kann bei alten, geschwächten Individuen selbst noch ohne besondere Intensität der Prodromaldiarrhöe der Fall sein, oder es kann selbst eine starke Transsudation erfolgt sein, aber aus irgend einem Grunde (Füllung des Dickdarms mit festen Fäces bei mangelnder prodromaler Diarrhöe, vollkommener Körperruhe, atonischem Zustand des Darms?) die Ausleerung sich verzögern; dann können die genannten Erscheinungen vorhanden sein, noch ehe Dejectionen erfolgten, aber der Bauch ist voll, quatschend, matttönend und gibt man ein einfaches Clystir, so fliesst das wässrige Transsudat massenhaft ab *). Auch die Cholera sicca ist im Wesentlichen auf dieses Verhalten zurückzuführen, soweit die betreffenden Fälle überhaupt zur Cholera gehören und nicht schnelle Todesarten aus anderen Ursachen zur Zeit einer Epidemie sind.

§. 508.   Bei Kindern erscheint die Cholera auch zuweilen unter eigenthümlichem Bilde.   Bei Neugeborenen und überhaupt sehr jungen Kindern ist der Verlauf oft ein rapider und zeigt mehr die Erscheinungen sehr schneller Erschöpfung, durch Darmausleerungen, als characteristische Cholerasymptome; prodromale Diarrhöe fehlt oft, auch Erbrechen im Anfall ist nicht constant.   Wässrige Diarrhöe ist immer vorhanden, die Kin-

---

*) Vgl. Heimann, l. c. p. 41. — Grainger, in Report etc. Append. B. p. 100. u. A.

der werden sehr unruhig, das Gesicht verfällt und wird bläulich, Haut und Musculatur sehr welk, Krämpfe sind selten, Cyanose wenig ausgebildet; bald werden sie soporös und liegen kalt, mit schwacher Respiration und Herzbewegung, mit offenen, starren Augen, erloschener Stimme, ohne Urin da; zuweilen entwickelt sich auch ein consecutiver typhoider Zustand, oder ein dem Hydrocephaloid ähnlicher Erschöpfungszustand mit Sopor und leichten convulsivischen Bewegungen, aber gut von statten gehender Urinabsonderung, wo dann oft Genesung eintritt. — Von Neugeborenen genesen kaum 3—6 Procent, und überhaupt noch unter 4 Jahren kaum 20—30 Procent. Kräftig genährte, robuste Kinder sollen mehr den sehr rapiden, mehr anämische, magere mehr den schleppenden Verlauf der Krankheit zeigen (Löschner). —

§. 509. Da die Cholera so häufig schon zuvor kranke und sieche Individuen befällt und so gut wie gar kein Exclusionsverhältniss gegen andere Krankheiten zeigt, so findet man eben häufig, namentlich in grossen Hospitälern, vielerlei Complicationen. Man sieht sie hinzutreten zu anderen Krankheiten, zu Typhus, Pneumonie, Lungencatarrh, Erysipelas, Puerperalkrankheiten, Dysenterie, Intermittens, acutem Rheumatismus, Pocken etc., oder zu chronischen, wie habituellen Magen- und Darmcatarrhen, Magengeschwür, Hydrops aus den verschiedensten Ursachen, Tuberculose, Nerven- und Geisteskrankheiten, Carcinom, Syphilis, Herzkrankheiten, Emphysem u. s. w. —

Sehr interessant ist in vielen Fällen der modificirende Einfluss der Cholera auf diese älteren Processe. Zuweilen findet sich bei den acuten Krankheiten eine Mischung der fortschreitenden Erscheinungen der alten und neuen Krankheit und ein Fluctuiren zwischen beiden; noch häufiger stehen jene mit dem Beginn der Cholera ganz still, indem sie zunächst nur die einmal gesetzten Producte und Residuen hinterlassen; nach dem Erlöschen der Cholera kehren sie meistens zurück, vollenden sich, wenn es acute sind, oder dauern, als chronische, unbestimmt fort. Bei Pocken, Pneumonie u. dergl. hört alsbald mit dem Eintritt der Cholera das Fieber auf, der örtliche Process der Pneumonie verbreitet sie nicht weiter, das Exsudat bleibt liegen und soll in der Leiche besonders trocken erscheinen; acute Rheumatismen verschwinden oft ganz, treten aber nachher wieder ein, der Milztumor des Typhus soll schnell abschwellen (Hamernyk). Bei Intermittenskranken tritt die Cholera zuweilen mit dem Anfall auf und endet rasch tödlich (Heidenhain); beginnt sie in der Apyrexie, so kann der nächste Fieberparoxismus nicht eintreten. — Grosse pleuritische Exsudate, starken Ascites und allgemeinen Hydrops sieht man meistens gleich mit dem Eintritt der Dejectionen schnell abnehmen; Ovariencysten aber bleiben gefüllt; der Hydrops (aus Leber-, Herz- u. dgl. Leiden) kehrt natürlich später zurück. Auch den Zuckerdiabetes sah man plötzlich aufhören und nach der Genesung wiederkehren; in einem Fall (Hirsch in Danzig) verlor der Urin auf der Höhe des Anfalls auf einige Tage den Zuckergehalt und das specif. Gewicht sank sehr bedeutend. Was überhaupt sonst an Wasser für andere pathologische Processe verbraucht wird, das reisst das eingedickte Blut des Cholerakranken an sich. — Auch den Keuchhusten sah man mit Eintritt der Cholera aufhören und nachher wieder ausbrechen, die Beschwerden der Tuberculose sich auf ein Minimum vermindern, nachher aber mit neuer Heftigkeit zurückkehren (Dittel); bei Geisteskranken ist selten ein erheblicher Einfluss auf das psychische Leiden zu bemerken. — Uebrigens ist beim Hinzutreten der Cholera zu den meisten obengenannten Leiden Genesung nicht häufig, sondern ein rascher lethaler Ausgang der Regel; sehr selten werden chronische Krankheiten durch die Cholera ganz sistirt und nur bei leichteren kann dies der Fall sein.

§. 510. Nach der Cholera bleibt oft lange allgemeine Körperschwäche zurück, aber eigentliche Nachkrankheiten sind nicht besonders häufig. Der, dem Typhussiechthum analoge Choleramarasmus, der den Anfällen besonders bei sehr schwächlichen Subjecten und unter sehr ungünstigen Aussenverhältnissen folgt, z. B. bei Armeen im Feld, characterisirt sich durch rasche Abzehrung, total darniederliegende Verdauung, trockene kühle Haut, Fortdauer wässriger Diarrhöen, zuweilen mit Oedemen; die Obductionen ergeben Aufzehrung der Blutmasse und catarrhalische Processe im Darm, letztere oft sehr wenig ausgesprochen, zuweilen auch Atrophie und Follicularverschwärung; diese Zustände können einige Wochen oder Monat-lang bis zum Tode währen.— Mässigere, chronische Digestionsbeschwerden bleiben oft nach der Cholera zurück: ungleicher Appetit, zeitweiser Durchfall oder Verstopfung, Gastralgieen und Coliken; zuweilen auch Nervenleiden, Paraplegie, Anästhesie und Formication in den Beinen, schmerzhafte Contracturen, Krämpfe und Lähmungen in den Fingern, die übrigens oft bald wieder verschwinden, Neuralgieen, Geistesstörungen, bald als Melancholie, die sich unter Kopfschmerz und Schwindel entwickeln kann, als Manie von plötzlichem Ausbruch, als schwachsinniger Zustand, als Delirium tremens. Die Geisteskrankheiten nach Cholera geben im Ganzen eine nicht ungünstige Prognose, verlieren sich zuweilen selbst sehr rasch mit der Regulirung der übrigen Functionen. — Furunkel und Abscesse entwickeln sich hier und da in der Reconvalescenz; Hornhautgeschwüre, welche zur Ruptur führen können, Gangräna spontanea nach Blutgerinnung in den Arterien sind selten; ebenso chronischer Morbus Brightii und daraus entspringender Hydrops. Diabetes mellitus sah man schon unmittelbar nach der Cholera entstehen (Dietl), auch vorübergehende einfache Polyurie; endlich auch, aber sehr selten, Tuberculose.

§. 511. Der Choleraprocess selbst ist ein so acuter, dass ihm eine Dauer von höchstens 36—48 Stunden (ungerechnet die Prodromi) zugeschrieben werden kann; in dieser Zeit entscheidet es sich jedenfalls, ob der Kranke dem Anfall unterliegt oder ihn übersteht; die secundären Processe haben keine bestimmte Dauer. Das Stadium asphycticum dauert selten über 24 Stunden anhaltend fort; gar nicht selten aber sind die Fälle, wo der Zustand zwischen begonnener, aber nicht gehörig zu Stande kommender Reaction und asphyctischem Status schwankt, und wo 'sich dies 2—3 Tage hinzieht.

Was die Dauer der tödtlichen Fälle betrifft, so sterben einzelne Kranke schon nach ein paar Stunden (fulminante Fälle); wenigstens die Hälfte aller Todesfälle aber erfolgt im Laufe der ersten 48 Stunden und die grosse Mehrzahl von diesen wieder am ersten Tag *); auf der Höhe grosser Epidemieen erscheint die mittlere Dauer der tödtlichen Fälle kürzer **). Todesfälle kommen aber noch bis zum 9.—12. Tag der Krank-

---

*) Instructiv sind in dieser Beziehung die Angaben aus London 1850: Von 10682 Choleratodesfällen erfolgten 6651 in den ersten 24 Stunden, 2461 nach einem Tag, 1045 am zweiten Tag, die übrigen später (F a r r).

**) Von den fast 5000 Todesfällen der ersten Pariser Epidemie soll die mittlere Dauer im Ganzen 61, auf der höchsten Höhe der Epidemie aber nur 43 Stunden betragen haben. Mit diesem Verhalten stimmt denn auch die Erfahrung überein,

heit, an den unmittelbaren Folgen des Anfalls (typhoiden Zuständen, Pneumonie etc.) und noch viel später an dem secundären Marasmus vor. — Die Dauer der tödtlichen Fälle ist im Allgemeinen kürzer, d. h. der Tod tritt früher ein bei zuvor Geschwächten, Reconvalescenten von anderen Krankheiten, Marastischen, alten Personen*) und kleinen Kindern; eigentliche Neugeborene, meist am 3. — 6. Tag des Lebens befallen, sollen wieder einen relativ längeren, 3 — 4 tägigen Verlauf der Krankheit zeigen (Helm).

In den Genesungsfällen tritt die vollständige Reconvalescenz bei zuvor Gesunden am 4—8. Tag nach Beginn der Krankheit ein, indem die gänzliche Ausgleichung der Störungen des Anfalls doch mindestens 3—6 Tage bedarf. Bei vielen schwereren oder zuvor geschwächteren Kranken zieht sich die Erholung bis in die zweite und dritte Woche hinaus, um so mehr dies, je mehr typhoide Zustände sich in der Reaction entwickelt haben.

Neuer Ausbruch der Krankheit, im ersten Beginn der Reconvalescenz kommt öfters, namentlich in Folge grober Diätfehler vor; wahre Rückfälle, bald nach schon befestigter Genesung sind äusserst selten.

§. 512. Der Tod an der Cholera erfolgt entweder im Anfall, d. h. an den unmittelbaren Erschöpfung durch den Anfall und an den Vorgängen der asphyctischen Periode (circa $\frac{2}{3}$ der Fälle) oder — wie es scheint, in etwas über $\frac{1}{3}$ der Fälle — in der zweiten Krankheitsperiode (unzureichenden Reactions- und Erschöpfungszuständen, urämischen, diphtheritischen Vorgängen) oder — relativ sehr selten — an consecutivem Marasmus. Die Sterblichkeit an der Cholera scheint keineswegs — wie man öfters angegeben findet — eine überall gleiche und unabänderliche zu sein. Zwar ergeben die meisten neueren Epidemieen eine Mortalität von circa 50, nicht selten auch circa 60 Procent**) und dies Verhältniss gilt nicht allein für die Epidemieen grosser Städte, sondern es wird zuweilen in kleinen Dörfern noch übertroffen ***), wie letztere auch zuweilen so enorme Erkrankungs- und Todtenzahlen im Verhältniss zur Population haben (analog ihren Typhus- und Ruhr-Epidemieen). Allein die Mortalität differirt doch auch wieder orts- und zeitweise nicht unerheblich und ihre Höhe scheint vorzüglich von einer Anzahl einzelner Elemente abzuhängen, von denen folgende die wichtigsten, wenigstens die bekanntesten sind.

1) Das Lebensalter der Erkrankten. Während die Cholera bei Neugeborenen fast immer tödtlich ist, im ganzen ersten Lebensjahr eine Mor-

---

dass in der Zunahme der Epidemie der Tod öfter im Anfall, in der Abnahme öfter im Typhoid erfolgt. —

*) In London 1850 war die Dauer der tödtlichen Fälle im Allgemeinen um so kürzer, je höher das Lebensalter, z. B. von 15—35 Jahren kam auf einen Fall eine mittlere Dauer von 50, 9, über 55 Jahre von 47, 3 Stunden (Farr).

**) Ich will beispielsweise einige Zahlen aus grösseren Beobachtungskreisen anführen. In London 1832 — 33 war die Mortalität = 47°/₀, 1848 — 49 = 48 (Report p. 11), in Breslau 1831 = 60, in Hamburg 1848 = 47,8, in Paris 1853—54 = 52—53°/₀; in Berlin immer sehr hoch, von 62,5 (1831) bis 67,2 (1832), in 7 von den 10 Epidemieen über 65, und im Durchschnitt aller = 65,2°/₀ (Mahlmann); in Strassburg betrug sie 1849 (sehr kleine Epidemie) 62, in ganz Württemberg 1854 (254 Fälle) 50, in ganz Belgien 1854 bis zum 31. October (über 14,000 Fälle) 47,6°/₀. — Von nur mässigem inneren Werthe scheinen mir die sehr grossen Zusammenstellungen aus allen Ländern der Welt (z. B. bei Hirsch, l. c. Bd. 88. p. 255), wo sich aus der Epidemie von 1854 eine Mortalität von 42,5°/₀ ergibt.

***) Z. B. nach Brauser (l. c. p. 22) kam in dem Dorf Liebenberg bei 266 Kranken eine Mortalität von 77 Procent vor; derlei Beispiele aus kleinen Orten liessen sich viele anführen.

talität von 80—90 Procent, und durch das ganze Kindesalter bis zum 10. Jahr eine hohe Mortalität gilt, so ist das Sterblichkeitsverhältniss am günstigsten von 10—20 Jahren *), relativ auch noch sehr günstig von 20—30; dann steigt es mit dem Alter und wird schon vom 50. Jahre an sehr schlecht; nach dem 70. Jahr kann man wieder, wie im ersten Jahr, eine Sterblichkeit von 80—90 Procent als Regel annehmen.

2) Das weibliche Geschlecht scheint im Allgemeinen etwas günstigere Mortalitätsverhältnisse zu haben **); doch mit zahlreichen und zum Theil sehr beträchtlichen Ausnahmen.

3) Von sehr grossem Einfluss sind die frühere Lebensweise und der Gesundheitszustand des Individuums. In den Epidemieen grosser Städte scheint nahezu die Hälfte aller Todesfälle früher Kranke oder Kränkliche zu betreffen; bricht die Krankheit in Siechenhäusern oder Hospitälern aus, so ist immer die Sterblichkeit ungemein hoch; dagegen hat das Militär, als Elite der gesunden (und jugendichen) Bevölkerung gewöhnlich eine auffallend geringe Todtenzahl. Wenn man an manchen Orten bemerkte, dass aus den höheren Ständen Wenige erkrankten, aber relativ Viele starben, so ist diess auch wahrscheinlich mit Casper so zu erklären, dass hier eben. nur die (durch Kränklichkeit) Disponirtesten ergriffen werden. Eine sehr hohe Mortalität haben auch die Trinker ***).

4) In der grossen Mehrzahl der Epidemieen ist die Sterblichkeit in der Zeit ihres Steigens viel grösser (circa 70 Proc.), während der Abnahme geringer, so dass nun auch von den schweren Fällen die Hälfte bis ²/₃ genest †). — Hievon gibt es allerdings manche Ausnahmen, wo in der zu- und abnehmenden Epidemie die Mortalität sich fast gleich bleibt (z. B. im Wiener Krankenhause 1854 nach C. Haller) oder selbst in der ersten Zeit die Mortalität geringer ist als später (Berliner Charité 1855 nach J. Meyer); aber das erste Verhalten ist ganz die Regel.

5) Vom bedeutendsten Einfluss auf die Sterblichkeit ist natürlich die Form und der Grad der Krankheit. Von Cholera asphyctica genest nur etwa ¹/₅, von den Fällen mit erhaltenem Puls ²/₃. Dies wird keiner weiteren Erörterung bedürfen ††).

6) Auch die Zeit, in der die Kranken in Behandlung kommen, scheint von Bedeutung — ein mit dem vorigen zunächst zusammenhängendes Moment †††).

7) Wie wichtig die hygieinischen und diätetischen Einflüsse sind, un-

---

*) Nach Schütz (Berlin 1848) starb zwischen dem 11. und 14. Jahr nur ¹/₇ der Erkrankten; von 10—20 Jahren kann man die Genesung von ²/₃ als Regel annehmen.

**) Vgl. Hirsch l. c. Bd. 88. p. 255.

***) Adams (Edinb. journ. vol. 72. p. 302) gibt eine Statistik über den Einfluss der Trunksucht und des früheren Gesundheitszustandes. War die frühere Gesundheit ganz intact und die Lebensweise ganz mässig, so soll die Sterblichkeit nur circa 20 Proc., traf Trunksucht mit ausgesprochener früherer Kränklichkeit zusammen, bis zu 90 Procent betragen haben.

†) So war, nach Dittel in Wien 1849 die Sterblichkeit in der ersten Zeit der Epidemie (Mai bis Juni) = 69, zu Ende derselben (im Novbr.) = 45 Procent. Ein analoges Verhältniss ist sehr häufig.

††) Beispiel. In Glasgow 1848 starben von blossen Diarrhöefällen (1145 Fälle) 0,538 Procent, von biliöser Diarrhöe mit Erbrechen und Krämpfen (43 F.) 7, von „Reiswasserstühlen und Erbrechen" (108 F.) 39, von „Reiswasserstühlen mit Erbrechen und Krämpfen" (281 F.) 53 Procent. Report. App. A. p. 48.

†††) In Glasgow starben von denen, welche in den ersten 6 Stunden (heftiger Erkrankung) Hülfe suchten, nur 21, zwischen 6—12 Stunden 33, zwischen 12—24 Stunden den 45, bei noch späterer Hülfe 66 Procent (ibid.)

ter denen die Kranken stehen, zeigt am besten die oft so enorme Sterblichkeit der Armeen im Feld oder auch nur im Lager. Auch manche kleine Epidemieen oder Fragmente von solchen, wo sehr starke Hilfsursachen namentlich putrider Art wirksam sind, sind sehr mörderisch; so verhält es sich gerade bei manchen, ganz beschränkten Dorf-Epidemieen. Hieraus ergibt sich nothwendig und durch Erfahrung bestätigt der Satz, dass durch Besserung der hygieinischen Verhältnisse die Mortalität erheblich gemindert werden kann.

In den Hospitälern ist die Mortalität bald grösser bald geringer als in Privatverpflegung. Das erstere ist das häufigere und rührt theils daher, dass da gar keine ganz leichte Fälle in Rechnung kommen, theils dass manche Kranke durch den Transport in das Hospital bedeutend verschlechtert werden, theils und besonders da, wo es sich von einem allgemeinen, nicht einem eigenen Cholera-Hospital handelt, von der contagiösen Ausbreitung, welche unter der schon kranken Bevölkerung zahlreiche Opfer fordert; in einem ausschliesslichen Cholera-Hospital, wo letzteres Moment wegfällt, kann trotz der beiden erstgenannten Momente die Sterblichkeit viel günstiger sein, als in den Privathäusern oder sie können so ziemlich gleich sich verhalten *).

8) Der Einfluss der verschiedenen Behandlungsweisen auf die Mortalität ist äusserst schwierig festzusetzen, und von dem der bisher aufgezählten Momente auszuscheiden. Wenn sich hierüber irgend etwas bis jetzt sagen lässt, so dürfte es das sein, dass bei einer möglichst einfachen Therapie die Sterblichkeit etwas geringer zu sein scheint.

§. 513. Je mehr von den genannten ungünstigen Momenten in einer Epidemie oder einem Bruchstück einer solchen zur Wirkung kommen, um so grösser fällt die Mortalität aus. Aber es gibt noch eine andere Hauptquelle der differenten Sterblichkeitsverhältnisse, welche in äusseren Umständen liegt, nemlich in den verschiedenen statistischen Grundsätzen, nach denen, und der verschiedenen Genauigkeit und Gewissenhaftigkeit, mit denen bei den Zählungen verfahren wird. Je strenger bei der Diagnose der Cholera zu Werke gegangen wird, je mehr blosse Diarrhöen und Cholerinen — nicht ganz aus der Statistik ausgeschlossen, aber besonders (als leichte Fälle nach ihrer Art) rubricirt werden, um so grösser wird natürlich die Sterblichkeit an der Cholera. Wenn man z. B. wie in Prag 1849 amtlich verordnet war (Löschner), nur solche Fälle als Cholera aufführt, wo „das Stadium algidum vollkommen entwickelt war," so wird die Mortalität hoch (55% im dortigen Krankenhause nach Finger); ebenso scheint in Berlin stets ein sehr strenger Massstab angelegt worden zu sein, denn die Mortalität in den 25 Jahren von 1831 — 1856 betrug (12,565 Individuen) 65,2 Proc. — Am meisten dürfte sich in dieser Beziehung die Annahme des Princips empfehlen, dass alles das zur wahren Cholera gerechnet werde, was die characteristischen (farblosen) Stühle zeige, wie dies schon mehrere Aerzte der 30er Jahre, unter den Neueren besonders

---

*) In Berlin 1850 betrug die Mortalität im Hospital 52,5, in der Stadt 60% (Leubuscher); auch im Stettiner Regierungsbezirk soll 1831 die Cholera in den Hospitälern viel weniger tödtlich gewesen sein, als in den Privathäusern. In Breslau starben 1848 — 49 im Ganzen 51 — 52, im Hospital (Specialhospital?) 50 — 51% (Ebert). — Dagegen sollen in Glasgow und Livrepool 1848—49 in den Hospitälern 53,8, in den Häusern 36,9 Procent gestorben sein. Zu Ungunsten der Hospitäler wirken eben immer am meisten die im Hospital selbst Erkrankten; diese hatten z. B. 1854 im Wiener Krankenhause eine Sterblichkeit von 74%, während die gesamte Choleraabtheilung eine solche von 53% hatte (C. Haller).

Reinhard und Leubuscher als Criterium der Cholera aufstellten und solches auch in München 1854 officiell anerkannt und aufgestellt wurde *). Hiebei wird man durchschnittlich eine Mortalität von circa 50%, bei Annahme des Prager Princips jedenfalls immer darüber bekommen. Wo dagegen auffallend geringe Mortalitäten berichtet werden, da ist allerdings zunächst daran zu denken, dass sehr viele leichte Fälle (ganz wie beim Ileotyphus §. 295) eingerechnet worden seien.

Demungeachtet ist es wahrscheinlich, dass doch nicht alle Differenzen der Mortalität aus dem Ueberwiegen einzelner der im vorigen §. aufgezählten Momente oder aus Unzuverlässigkeit der Zahlen und Verschiedenheit der statistischen Grundsätze zu erklären sind, sondern dass wirklich die Krankheit zeitweise gutartiger auftritt. Diess scheint in Indien früher, anfangs auch noch in Europa und noch später hier und da in einzelnen Gebirgsländern und sonst **) der Fall gewesen, aber auch das Gegentheil, eine ausgezeichnete Bösartigkeit der Seuchen ***) vorgekommen zu sein.

5) Diagnose.

§. 514. Bei der ungeheuren Mehrzahl der epidemisch vorkommenden Fälle waltet gar kein Anstand in Betreff der Diagnose ob; in einzelnen Fällen sind schwere und den Arzt zum Theil sehr compromittirende Irrthümer möglich. — Es können bei herrschender Epidemie Verwechslungen mit anderen, in den Symptomen Aehnlichkeit bietenden Krankheiten vorkommen, oder es kann sich darum handeln, ob ein bestimmter, ohne Epidemie vorkommender Fall wirklich asiatische Cholera sei. Diese Frage erhebt sich eben auch bei den ersten Fällen einer Epidemie, wo denn der oben geschilderte Symptomencomplex und Leichenbefund und meist die rasche Tödtlichkeit der ersten Fälle massgebend ist.

Verwechslungen scheinen schon öfters vorgekommen zu sein mit metallischen Vergiftungen, namentlich Arsenik- oder Sublimat-Intoxication. Man gebe bei verdächtigen Umständen stets diesem Gedanken Raum und beachte hauptsächlich folgende Punkte: den eigenthümlichen Geschmack mancher Metallgifte, das oft vorhandene Brennen im Schlund, das bei den Metall-Intoxicationen dem Durchfall vorangehende, bei der Cholera sich fast immer umgekehrt verhaltende Erbrechen, die bei der Intoxication in der Regel heftigeren Coliken, die weniger copiösen, nicht reiswasserartigen, sehr übelriechenden, oft blutigen Ausleerungen, die nicht vollständige Unterdrückung der Urinsecretion, das zwar collabirte, aber doch nicht die eigentliche facies cholerica darbietende Aussehen und die wohl nicht leicht

---

*) Stein l. c. p. 21.

**) Nach Melzer (Studien p. 12) starben im Adelsberger Bezirke in Kärnthen 1836 von 419 Kranken nur 49 (11 — 12%), in ganz Kärnthen und Krain zusammen (über 17,000 Kranke) 17—18%. — Im illyrischen Bezirke Auersperg erkrankten 335 unter sehr ungünstigen hygieinischen Verhältnissen, namentlich grosser Armuth und genasen 290 (Mortalität von 14—15%). Wittmann, östr. Jahrhücher 1836. Bd. 24. p. 36. Dagegen starben 1849 in Krain 27% der Erkrankten und in Laibach bei geringerer Ausbreitung der Epidemie 34, 1836 nur 27,9% (Melzer Prager Vierteljahrschr. 1851. Bd. 31. p. 144). — In Tyrol betrug 1836 bei 23,500 Kranken die Mortalität 31—32 Procent (östr. Jahrb. 1839. p. 181). — Riga hatte 1848 eine sehr ausgedehnte Epidemie mit 35,4 Procent Todten, ganz Liefland hatte 32—33% (Rigaer Bericht p. 123); 1847 soll in Russland in den Dniepergegenden nur ¹/₃ der Erkrankten, in den Wolgagegenden ²/₃ und noch mehr gestorben sein (Prager Vierteljahrschr. 1849. Bd. 23. p. 27.) u. s. f.

***) Z. B. aus Bergamo 1854 werden 83%, aus Lodi 86% Todte angegeben (zuverlässig? — Hirsch l. c. Bd. 92. p. 244).

so erlöschende Stimme; ausserdem manche Nebenumstände wie das Erkranken nach einer bestimmten Speise, die in der Mundhöhle und an der Lippe oft sichtbaren Veränderungen, die Isolirtheit oder Mehrfachheit des Falles u. s. w.

Mit Ruhr — Ruhrfällen zur Zeit einer Choleraepidemie —, mit Intermittens cholerica (§. 76), welche aber nicht epidemisch vorkommt und doch durch ihren intermittirenden Character ausgezeichnet ist, bei der auch die Choleraerscheinungen ganz im Verlauf oder Gefolge eines Wechselfiebers kommen und bei der die Ausleerungen fast immer gefärbt sind, mit Peritonitis, Brucheinklemmung oder innerer Incarceration, mit Typhus, welcher im Beginn ein ungewöhnlich starkes Erbrechen und Laxiren macht (§. 222. 243) dürften ausserdem am ehesten Verwechslungen vorkommen; die Reiswasserstühle, der Habitus, die facies cholerica (tiefliegende Augen mit grauen Rändern umgeben, halb geöffnet, nach oben gerollt, injicirte Conjunctiva, collabirtes livides Gesicht, kühle bis marmorkalte Extremitäten, teigige Haut, sich nicht verstreichende Hautfalte, unlöschbarer Durst, Krämpfe etc.) und vox cholerica, das gleich im Beginn grosse Oppressionsgefühl im Epigastrium, das Herrschen oder die Nähe einer Epidemie dürften am meisten zu beachten sein.

Von den schweren Fällen der Cholera nostras lässt sich die asiatische Cholera nicht mit Sicherheit unterscheiden (s. unten) und es sind hier fast nur die Aussenverhältnisse, welche mehr oder weniger Licht geben; die Cholera nostras kommt bei uns fast immer nur im Spätsommer vor, entsteht oft auf sehr eclatante Schädlichkeiten ohne allen Verdacht der Contagion oder Verschleppung; die Harnsecretion dürfte auch in den schweren Fällen selten so lange und total unterdrückt sein, wie bei der asiatischen Form. Eine kleine Epidemie von Cholera nostras, wie solche zuweilen vorkommen, erkennt man an der grossen Mehrzahl leichterer Fälle und der sehr geringen Mortalität.

§. 515. Die Prognose der Cholera ist von Anfang bis zu Ende unsicher, und die hohe Gefährlichkeit der Krankheit ergibt sich aus den oben angegebenen Mortalitätsverhältnissen; der Kranke hat im Ganzen ungefähr ebensoviel Chançen zu genesen als zu sterben, im Beginn der Epidemie weniger, an ihrem Ende mehr. Leicht erscheinende und eben scheinbar in günstiger Umänderung begriffene Fälle steigern sich nicht selten in kürzester Zeit zum schwersten asphyctischen Zustand oder collabiren rasch, aber auch einzelne hofflungslos erscheinende Fälle genesen noch unerwartet. Die Schwere der Epidemie überhaupt und ihr Stadium haben einen allgemeinen Einfluss. Kinder und alte Leute, (über 50 Jahre), Schwächliche, Heruntergekommene, Schlechtgenährte, Schwangere, Trinker, zuvor chronisch Kranke sind weit mehr gefährdet; denn die hier und da vorkommenden Fälle, dass Tuberkulose, Krebskranke etc. die Cholera ganz gut überstehen, sind doch Ausnahmen gegen die grosse Mehrzahl der Fälle; moralisch kräftige und ruhige Naturen scheinen auch einen Vortheil vor nervösen, verzagten und kleinmüthigen zu haben. Von den einzelnen Umständen, die von Einfluss auf die Prognose sind, dürften folgende die wichtigsten sein. Die Fälle ohne prodromale Diarrhöe scheinen im Allgemeinen von üblerer Prognose (Buhl, Dechambre u. A.) und die rasch ohne alle Vorboten entwickelten, ein kurz dauerndes Transsudationsstadium zeigenden und schnell in den asphyctischen Zustand übergehenden (foudroyanten) sind die allergefährlichsten; aber auch die Fälle sind entschieden ungünstig, welche aus lang bestehenden, verschleppten

Diarrhöen entstehen. Schlechte Zeichen im Anfalle sind: starke Cyanose,
kalte und feuchte, schmierige Beschaffenheit der Haut, vollständige
Welkheit derselben, sehr kalte Zunge, kalter Athem, Pulslosigkeit, Schwin-
den des 2ten Herztons, blutige Stühle, baldiges Wiederaufhören der Ausleerungen, während die übrigen Symptome anhalten, ganz unwillkürliche
Ausleerungen, vollkommene Anurie, Verworrenheit, heftige Dyspnöe und
Angst, absolute Theilnahmlosigkeit, comatöse Zustände. In der Reactionsperiode berechtigt nur die vollständige, mässige, andauernde und allseitige
Reaction zu guten Hoffnungen, während alles Schwanken in der Reaction,
Wechsel der Erwärmung mit Wiedererkalten etc., schlimm ist. Günstig
ist hier das Wiedereintreten galliger Ausleerungen, wiewohl viele noch
sterben, die solche wieder gehabt haben, das langsame und anhaltende
Sicherheben des Pulses, das subjective Gefühl von entschiedener Erleichterung, Aufhören aller Oppression und Schwinden der Apathie, besonders
aber rechtzeitig sich einstellende und reichlich fortgehende Harnsecretion.
Alle Typhoid-Zustände sind schlimm. — Mässige, breiige Diarrhöen sind
in den secundären Zuständen günstiger als angehaltener Stuhl. Ausgebildete urämische Symptome sind fast als hoffnungslos zu betrachten, die
Kranken mit dem Harnstoffbeschlag der Haut sollen alle sterben.

8) Therapie.

§. 516. Gegen die Cholera ist schon fast die ganze Materia medica,
in neuester Zeit selbst — horribile dictu — die Heilgymnastik empfohlen
worden. Und doch zeigte schon von den ersten Epidemieen an sattsam
die Erfahrung, dass in der einmal ausgebrochenen Krankheit, und gerade
in ihren gefährlichsten Zuständen, die Natur mehr als der Arzt thut, dass
das überhaupt Erreichbare mit einfachen Mitteln erreicht werden kann und
dass arzneiliche Vielgeschäftigkeit hier wie überall nur schädlich ist. Wir
verhalten uns der Cholera gegenüber ähnlich wie beim Typhus; ohne
Macht, den Mittelpunkt des ganzen Processes mit unsern therapeutischen
Massregeln zu treffen und ihn damit direct zu beseitigen, sind wir in der
Hauptsache darauf angewiesen, die Kranken durch ihn durchzuführen,
indem wir den dringendsten, hier eigentlich lauter vitalen Indicationen zu
genügen suchen; auch das scheint möglich, den eben beginnenden Process
zu verlangsamen (Skoda) und hiermit den Uebergang der noch leichten
Anfänge in die stürmische und gefährliche Form der ausgebrochenen Krankheit zu hindern. — Auf letzteres Moment, die Behandlung des Prodromal-
Stadiums, ist in den neuern Epidemieen mit Recht ein sehr grosser Werth
gelegt worden. In diesem Punkt, ferner in der Bekämpfung der Ausbreitung der Epidemieen, und überhaupt in der Prophylaxis gegen die Cholera
sind in neuerer Zeit sehr entschiedene, grosse Fortschritte gemacht worden, so dass man gegenwärtig dem Herannahen einer Cholera-Epidemie
mit viel weniger Sorge entgegensehen braucht als früher; bei der Therapie der ausgebrochenen Krankheit besteht der Fortschritt hauptsächlich
in ihrer Vereinfachung.

§. 517. 1) Allgemeine öffentliche Maassregeln. — Da die
Cholera sich einerseits durch den Verkehr verbreitet, andrerseits durch
eine Anzahl von Hülfsursachen gesteigert und ausgebreitet wird, so hat
die öffentliche Hygiene von beiden, dem „contagiösen" und dem „miasmatischen" Gesichtspunkte aus zu handeln; sie hat ausserdem noch gewisse besondere Massregeln für Gesunde und Kranke zur Zeit einer Epidemie zu treffen.

a) Die Verbreitung durch den Verkehr könnte in einer wahrhaft wirksamen Weise nur durch absolute Absperrung gegen allen
Verkehr gehindert werden. Man sieht leicht, dass dies nur unter
ganz seltenen Verhältnissen, auf kleinen Inseln in der See oder in ganz
verkehrsarmen Gegenden auf dem Festlande, überhaupt möglich wäre.
Die früher zur Absperrung ganzer Länder angeordneten Sperren und Cordons*) sind gegen die Cholera illusorisch und für immer als beseitigt zu
betrachten, weil die Choleradiarrhöe, durch welche sehr wahrscheinlich
die Verbreitung hauptsächlich vor sich geht, sich jeder Sperrmassregel
entzieht und die Incubationszeit zuweilen lange dauert, weil sich doch
nie alle Staaten Europas zu gleichmässigen Massregeln vereinigen und
die starken Interessen des Verkehrs doch jedenfalls die Bevölkerungen
zu steter Uebertretung derselben veranlassen würden; auch die gewöhnlichen Quarantainen in den Seehäfen**) sind gegen die Cholera von
äusserst geringem Werth und werden es, so wie die Umstände liegen,
wohl auch immer bleiben. Eine Absperrung endlich in einzelnen Häusern
mitten in einer grossen Stadt, in der eine Epidemie herrscht, ist als vollkommen unnütz zu betrachten.

Dagegen lassen sich andere, entschieden zweckmässige Massregeln
gegen die Verbreitung durch den Verkehr treffen. Man verhüte oder be-
schränke alles Zusammenströmen vieler Personen zur Cholerazeit, die
Märkte, Volksfeste, Processionen u. dgl., man unterlasse Dislocationen von
Truppen; man gestatte den Transport von Leichen nur mit besondern Vorsichtsmassregeln und entferne die Leichen möglichst bald aus der Nähe
der Gesunden; man suche die Ersterkrankten eines Ortes oder die von
aussen hereingekommenen Kranken möglichst zu isoliren; man belehre
die Bevölkerung über die Verschleppbarkeit der Diarrhöe und alles Weitere, was sich hieraus ergibt, und namentlich auch über die Verschleppbarkeit durch Cholerawäsche; man rathe ihr, nicht die Kranken, aber die
Ausdünstungen der Dejectionen und einen unnöthigen Besuch der Häuser,
wo sich Kranke befinden, zu meiden; vor allem aber, man desinficire und
dringe auf möglichst allgemeine Desinfection der Ausleerungen der Kranken, überhaupt aller diarrhoischen Ausleerungen, mittelst einer Lösung von
1 Theil Eisenvitriol in 8 Theilen Wasser, auch auf Desinfection der Betten
und Wäsche der Kranken durch Kochen mit Lauge, durch Schwefel- oder
Chlordämpfe, durch Erhitzen in einem Backofen und auf Verbrennung aller
werthlosen Effecten. Von diesen Massregeln, welche natürlich an kleinen
Orten, bei zerstreuter Bevölkerung viel eher und genauer durchführbar
sind als in Mitten grosser Städte, darf man sich um so eher einen bedeu-

---

*) Eine der letzten umfänglichen Quarantainen gegen die Choera wurde 1847—50
in Schweden eingerichtet. Die Massregeln waren umfassend und schienen
zweckmässig angelegt, allein sie nützten sehr wenig, die Cholera übersprang
überall den Cordon und das Verfahren zeigte sich so lästig, dass es gemildert
werden musste (Berg, Collectivbericht etc. Prager Vierteljahrsschr. 1853. 4.
p. 12). — Auch noch in Mailand und in einige Gegenden Oberitaliens 1854
wurden Sperren vielfach, mit einem zu mindesten zweifelhaftesten Erfolge gemacht.

**) Der Pariser internationale Sanitätscongress v. 1850 und die auf ihn gegründete
Convention zwischen Frankreich, Sardinien etc. bestimmte, dass die Provenienzen
aus Choleragegenden in den Häfen des mittelländischen Meeres einer 5tägigen
Beobachtungsquarantaine unterworfen werden können; ob es geschehen soll,
bleibt dem Ermessen der höheren Behörde anheimgestellt (Tardieu, Dict. d'Hyg.
III. p. 275). — Diese Bestimmung erscheint mehr wie eine Concession gegen einige kleine italienische Staaten, als wie eine ernsthafte Massregel.

tenden Erfolg versprechen, je mehr dieselben um jeden einzelnen Cholerafall mit Umsicht und Energie ausgeübt werden, was natürlich nur im Beginn, bei isolirtem oder kaum erst gruppenweisem Vorkommen, und hauptsächlich eben bei eingeschleppter Krankheit ohne erhebliche Veränderungen in der gesamten Krankheitsconstitution angeht.

§. 518. b) Viel mannigfaltiger und von ausgedehnterer Wirksamkeit sind
die Massregeln gegen die Hülfsursachen der Cholera. Auch
diese müssen, wenn sie Erfolg haben sollen, rechtzeitig, im ersten Beginn
der Epidemie, zum Theil schon bei ihrer Annäherung, und nicht bloss
stückweise, sondern systematisch, consequent und unausgesetzt getroffen
werden. Sie müssen die Ermittelung und möglichste Entfernung aller
Schädlichkeiten für die öffentliche Gesundheit und Verbesserung aller hygieinischen Verhältnisse ins Auge fassen, mit Rücksicht auf deren besondern Einfluss auf die Cholera. Folgendes sind die wichtigsten Momente.
Die ganz allgemeinen, in der Bodenbeschaffenheit überhaupt, in seiner Porosität, in der Höhe und Tiefe der Lage etc. gelegenen, Cholera begünstigenden Dispositionen müssen, da sie selbst nicht beseitigt werden
können, wenigstens dazu auffordern, in allen übrigen erreichbaren Punkten
um so strenger zu sein. Die Orte, welche die Cholera bei einer früheren
Epidemie auffallend stark befiel, sind auch am genauesten auf die einzelnen, ihnen anhaftenden Schädlichkeiten zu untersuchen, und so ferne dies
besonders unreinliche, feuchte, ungesunde Wohnungen betrifft, durch gründliche Reinigung, Tünchen, langdauernde Ventilation möglichst zu purificiren.
Wo sich die begünstigenden Momente nicht entfernen lassen, da ist es
doch oft möglich, die Menschen von ihnen zu entfernen; die Bewohner
der überfülltesten, schlechtesten, verdächtigsten Häuser, namentlich derer,
wo mehr als 1 Todesfall vorkam, können zum Verlassen derselben veranlasst und in temporären Zufluchtshäusern — unter steter ärztlicher Aufsicht — untergebracht *) oder zerstreut werden. —
Sehr wichtig und am leichtesten ausführbar ist die Entfernung und
Zerstörung alles Unraths und aller faulenden Substanzen aus den Strassen,
Häusern, Höfen, eine scrupulöse Reinhaltung der Plätze, Märkte, Gässchen,
aller der Orte, wo organische Ueberreste sich anhäufen können, die Trockenlegung aller Wasserpfützen und Tümpel in der Nähe der Wohnungen,
die Ausleerung der Abzugscanäle, Dungstätten, Ställe etc., die Freihaltung
und Regulirung der durch die bewohnten Orte fliessenden Gewässer, die
genaue Inspection und Reinigung der Brunnen. Ob in allen diesen Beziehungen sich Schädlichkeiten finden, muss schon bei herannahender Cholera Gegenstand einer ausgedehnten Untersuchung sein, und die gefundenen Uebelstände müssen alsbald beseitigt werden.
Alle öffentlichen Orte und Anstalten, Gefängnisse, Hospitäler, Armen-
häuser, Fabriken, Erziehungsanstalten u. dgl. müssen unter specielle sani-
tätspolizeiliche Aufsicht gestellt werden und diese muss besonders die genaueste Reinlichkeit in denselben im Auge behalten, Wo in einem Hause
mehrere Krankheitsfälle vorkommen, muss dasselbe sogleich genau untersucht werden; man wird die meisten Uebelstände in der Beschaffenheit
der Höfe, in der Senkung der Gewässer nach dem Hause zu, in der
Feuchtigkeit der unteren Stockwerke, in der Ueberfüllung der Wohnräume,
in den Abtritten, in der Armuth und den schlechten Lebensverhältnissen der
Bewohner finden. —

*) Solches geschah z. B. in der Basler Epidemie v. 1855 wie es scheint mit ent-
schiedenem Nutzen.

Besondere Aufmerksamkeit ist auf die Abtritte zu richten. Beim Herannahen der Epidemie sollen solche fleissig ausgeleert und wo Fehler in der Construction bestehen, diese wo möglich noch verbessert werden. Wo ein ganz fehlerhaftes System herrscht, kann dies freilich nicht plötzlich geändert, aber die schlechtesten und ungesundesten Abtritte können gleich ganz unterdrückt und geschlossen werden. Namentlich ist darauf zu sehen, dass die Abtrittgase nicht in die Wohn- und Schlafräume eindringen und [dass der Inhalt der Abtritte nicht durch poröse Wandungen in den umgebenden Boden sickern und in das Haus hinein verdunsten oder dem Trinkwasser sich zumischen könne. Die grösste Empfehlung aber verdient die allgemeine, systematische Desinfection aller Abtritte durch Eingiessen der erwähnten Eisenvitriollösung; besonders die Abtritte aller öffentlichen Orte, Schulen, Wirthshäuser etc. sollten alle Tage von Polizeiwegen in dieser Weise behandelt werden; in den Privathäusern kann solches alle paar Tage während der Dauer der Epidemie geschehen *). Auch in Wasser suspendirter oder trockener Chlorkalk kann zu dieser Desinfection genommen, oder Holzkohle in die Abtrittsgruben geworfen werden: sie sind aber weniger zuverlässig **). Aber die Hauptsache bei allen diesen Desinfectionsmassregeln ist, dass sie gleich beim ersten Anfang der Epidemie begonnen und streng durchgeführt werden; auf der Höhe der Epidemie nützen sie nichts mehr.

Die Nahrungspolizei ist zur Zeit der Cholera strenge zu überwachen; unreifes Obst, verdorbenes Fleisch, verdächtige Würste und Käse, halbfaules Gemüse, Schwämme u. dergl. sind nicht zu dulden; dagegen ist für die gehörige Menge guter Nahrungsmittel zu sorgen. — Das Eis, dessen man vielfach zur Behandlung der Cholera bedarf, ist für die Stadt, der eine Epidemie droht, in gehöriger Menge herbeizuschaffen. —

§. 519. c) Zum Behufe der Initiative und der ungesäumten Durchführung aller Massregeln, welche die Epidemie nothwendig macht, ist es nach allseitiger Erfahrung am zweckmässigsten, dass in grösseren Städten eine temporäre Commission aufgestellt werde, zusammengesetzt aus Aerzten und Verwaltungsbeamten oder intelligenten Bürgern, welcher in grossen Städten wieder Untercommissionen für die einzelnen Quartiere beigegeben werden. Jene Commission hat täglich zusammenzukommen und einerseits alle Berichte, Anzeigen, Nachweisungen über die Seuche und deren Einzelheiten anzunehmen, andrerseits das ganze Verfahren dagegen in ihre Hand zu nehmen.

Zum Behufe der vollständigen Sammlung und späteren wissenschaftlichen Verarbeitung aller die Epidemie betreffenden Thatsachen ist unverweilte, alsbaldige Aufnahme derselben und hiebei ein ganz specielles Eingehen in alle Verhältnisse der Theilepidemieen, aus denen eine grosse Epidemie sich zusammensetzt, nothwendig; zu diesem Behufe sind daher den Aerzten gleichmässige und umfassende Plane zur Sammlung und Ord-

---

*) Nicht nur hat man, wie oben erwähnt, in der Epidemie von 1854 an mehreren Orten die glücklichste Beschränkung der Cholera durch diese Desinfection erzielt, sondern ich könnte auch eine süddeutsche Stadt namhaft machen, wo seither die Desinfectionen, wenn auch nur in beschränkter Weise, fortgesetzt wurden und wo nun auch der früher sehr häufige Ileotyphus sehr selten geworden ist.

**) In den 30er Jahren hielt man sehr viel auf das Chlor als desinficirendes Mittel und machte den ausgedehntesten Gebrauch davon; allein viele Leute erkrankten, von Chlordämpfen umgeben, selbst Arbeiter in Chlorkalkfabriken. Dies ist allerdings kein Beweis gegen seine desinficirende Wirkung überhaupt.

nung der Thatsachen zuzuweisen. Die Zahl der Todesfälle kann während
der Epidemie täglich bekannt gemacht werden; die Publication der Krankenzahl unterbleibt besser, da sie den Umständen nach doch nie ganz zuverlässig sein kann.

Mit Nutzen kann eine populär gefasste Instruction in den Häusern
vertheilt werden, in welcher das Publicum über die Wichtigkeit der prodromalen Diarrhöe, über die Verschleppbarkeit der Cholera durch bloss
Diarrhöekranke, über die Nothwendigkeit einer geregelten Lebensweise
und einer zweckmässigen Diät, der Reinlichkeit und der Desinfectionsmassregeln belehrt und vor der selbstverordneten Anwendung der vielen, mindestens unnöthigen, häufig positiv schädlichen prophylactischen oder cu-
rativen Medicamente, die zur Cholerazeit überall auftauchen, gewarnt
wird.

Die unteren Volksclassen müssen — nach Umständen unentgeldlich —
mit zweckmässigen Speisen, Suppen u. dergl. versehen, mit Brennmate-
rial, Decken, Kleidern unterstützt und Jedermann Gelegenheit zu schneller
und wo es nöthig ist unentgeldlicher ärztlicher Hülfe gegeben werden.
Meistens ist es zu diesem Behufe zweckmässig, die Zahl der Armenärzte
zu vermehren, ärztliche Berathungsanstalten, auch Hülfsbureaus einzurichten, in denen Tag und Nacht sich ablösende Aerzte gegenwärtig sein müssen und wo sich die nöthigen Hülfsmittel zu allen momentanen Hülfeleis-
stungen und zum Transport der Kranken in die Hospitäler finden. Zuerst
in England, dann in Mittenwald (Pfeufer) und in München a. 1837,
später an vielen Orten, besonders wieder Englands (1848 — 49) ist das
System der „Haus - zu Hausbesuche" eingeführt worden. Hier werden in
allen Armenwohnungen täglich von Amtswegen ärztliche Besuche gemacht,
hauptsächlich um alle Diarrhöen und gastrischen Affectionen alsbald zu erfahren und ihrer Vernachlässigung durch ärztliche Berathung, natürlich
ohne allen Zwang und mit alsbaldiger Austheilung der Medicamente entgegenzutreten; ein ebenso grosser Vortheil besteht darin, dass hiebei eine
Menge Uebelstände in den Häusern, in der Diät, Kleidung etc., und eine
Menge hygieinischer Bedürfnisse aufgefunden und berücksichtigt werden
können. Diese, bei relativ geringen Kosten evident nützlichen und im Allgemeinen empfehlenswerthen Massregeln dürften — wie Reuss (l. c.) richtig
bemerkt — an solchen Orten viel weniger nothwendig sein, wo die är-
mere Classe gewöhnt ist, jeden Augenblick in Krankheitsfällen unentgeld-
lichen Rath zu finden und sie dürften auch dadurch eher entbehrlich werden, dass mehr eine Ueberzeugung darüber unter dem Publicum Platz
greift, wie ernstlich zur Cholerazeit jede Diarrhöe zu nehmen ist. —
Uebrigens ist ein vollständig begründetes Urtheil über die Wirkungen der
„Haus - zu Hausbesuche" nicht leicht. Man citirt Fälle, wo gleich mit
Einrichtung der Massregel die Cholera rasch abgenommen habe und bald
ganz erloschen sei (in Dumfries in Schottland z. B. soll sie 9 Tage nach
der Einführung total aufgehört haben); allein ein solches schnelles Aufhören kommt zuweilen auch ohne dieselbe vor, (z. B. Havre und Brüssel
1853) und an manchen Orten war die Seuche sehr mörderisch trotz der
Hausbesuche (Newcastle 1853) *). Man stellt sich zuweilen vor, ein grosser Theil der bei den Hausbesuchen in Behandlung genommenen zahlreichen Diarrhöen **) wäre ohne diese Behandlung in Cholera übergegangen;

---

*) Tardieu, Dict. d'Hyg. III. p. 596.
**) In München wurden 1837 auf diesem Wege nach amtlichen Berichten über 12,000
Fälle von Diarrhöe behandelt, in London 1849 innerhalb 3 Wochen 43,737 Diar-

allein man weiss durchaus nicht, in welchen Verhältnissen dies der Fall gewesen wäre, man weiss nur, dass auch 1832, wo von dieser Massregel noch nicht die Rede war, die Epidemieen schon von zahllosen Fällen von Diarrhöe begleitet waren, die nicht in Cholera übergingen und man wird desshalb die ungeheure Mehrzahl dieser Diarrhöen nicht als abgeschnittene Prodromen, sondern als an sich leichte Diminutivformen des Choleraprocesses zu betrachten haben. Diese Bemerkungen sollen natürlich nicht gegen die Massregel selbst, sondern nur gegen überspannte Hoffnungen, die man namentlich in England von ihr hegte, gerichtet sein; über die Art ihrer Ausführung kann ein sehr detaillirter Reglementsentwurf bei Tardieu (III. p. 601 ff.) eingesehen werden.

§. 520. Die Armen und Alle, welche zu Hause keine gehörige Pflege haben, sind (aber nicht zwangsweise) in die Hospitäler aufzunehmen. Die Errichtung eigener temporärer Cholerahospitäler — eines auf eine Population von 10 — 20,000 Menschen und möglichst vertheilt in verschiedenen Quartieren grosser Städte — ist der Aufnahme in die gewöhnlichen Krankenanstalten in vielen Beziehungen vorzuziehen: es wird dadurch anderen Kranken der nachtheilige Einfluss des Anblicks der Cholerakranken und der vielen Sterbenden erspart und namentlich die so mörderische Weiterverbreitung in den Hospitälern vermieden. Die Befürchtung, dass die Cholerahospitäler Infectionsheerde werden, bestätigt sich erfahrungsgemäss nicht und ist durch genaue Desinfectionsmassregeln zu beseitigen; mit der Verbringung der Kranken in das Hospital wird dagegen die Zahl der Infectionsheerde in der Stadt sehr reducirt und diese zu ihrem eigenen Vortheil der Atmosphäre ihrer Erkrankung entzogen. —
In den Cholerahospitälern sollten 3 Abtheilungen bestehen, eine für bloss Verdächtige und Leichtkranke, eine für die eigentlich Cholerakranken, eine für die Reconvalescenten. Der Transport ins Hospital geschieht besser mittelst Tragkörbe oder Sessel als mittelst Fuhrwerks. In den Sälen muss für eine mässige Erwärmung (14 — 15⁰ R.), eine recht freie Lüftung, grosse Reinlichkeit der Fussböden, Betten etc., schnelle Wegschaffung und Desinfection der Ausleerungen, der Bettschüsseln und Nachtstühle gesorgt werden, namentlich aber muss eine gehörig grosse Anzahl brauchbarer Wärter zur Disposition der Aerzte sein. Die Ausleerungen dürfen in keinen gemeinschaftlichen Abtritt ausgeleert werden, sondern werden an besten in eigene Gruben mit Chlorkalk gebracht; über Betten, Wäsche etc. gilt das oben Gesagte. — Wo man keine eigenen Cholerahospitäler hat, ist in einem allgemeinen Krankenhause wenigstens eine eigene Abtheilung für die Cholerakranken einzurichten; unzweckmässig ist es, aus Besorgniss vor Concentration der Miasmen die Cholerakranken unter andere Kranken zu legen und in einem Hospital zu zerstreuen.

§. 521. 2) Massregeln der individuellen Prophylaxis. — Furchtsame Menschen, die keinerlei Pflicht an dem Orte der Epidemie festhält, mögen denselben verlassen; nur sollte dann gleich in Anfang der Epidemie die Flucht ergriffen und die Reise nicht mehr angetreten wer-

rhöefälle, worunter 1000 schon von reiswasserartiger Beschaffenheit; nur 58 davon giengen in Cholera über. In 15 grossen englischen Städten wurden damals zusammen 130,000 Personen präventiv behandelt und nur 250 bekamen die Cholera (ibid. p. 598).

den, wenn einmal Unwohlsein besteht; als Ziel der Reise mögen dann am
passendsten Gebirgsgegenden gewählt werden. Jeder Choleraflüchtling
sollte sich übrigens die ungeheure Verantwortlichkeit klar machen, die
durch Verbreitung seiner etwaigen Diarrhöe auf ihn fallen kann. — Das Verlassen des am stärksten befallenen Quartiers in einer grossen Stadt, mag
schon für Solche, die dies leicht ausführen können, eine nicht werthlose
Massregel sein. — Wer am Orte der Epidemie bleibt, der vermeide Alles *) was bei ihm überhaupt Unwohlsein, speciell aber Diarrhöe hervorrufen könnte, hauptsächlich Diätfehler und Erkältungen und suche eine
vollkommene Integrität der Verdauungsorgane zu erhalten. Es ist ganz
richtig, dass Diätfehler und Excesse zur Zeit der Cholera oft ohne Schaden gemacht werden, aber ebenso richtig, dass ihnen zuweilen die Krankheit auf dem Fusse folgt; wer zu Dyspepsie und Diarrhöe geneigt ist, hat
doppelte Vorsicht zu beobachten. Man wird mit Vortheil die Speisemenge
gegen früher ein wenig verringern, sich an eine im Allgemeinen leichte,
mehr animalische Kost halten, alle blähenden, im Geringsten abführenden
oder überhaupt individuell schlecht bekommenden Speisen, namentlich
aber viel kaltes Wasser, Gefrornes, saure Getränke, unvollkommen ge-
reiftes Obst, Gurken, Melonen, Pflaumen, saure Milch u. dergl. vermeiden; unzweckmässig dagegen ist alles Fasten, alle radicale Umänderung
der ganzen Diät (exclusive Suppen- und Fleischnahrung), die gänzliche
Vermeidung des Wassers und das reichliche Trinken rother Weine bei
Ungewohnten. — Ausserdem halte man die Füsse und den Unterleib
warm, besonders bei früherer Neigung zu Diarrhöe durch eine Flanell-
binde, vermeide die Nachtluft, Nachtwachen und Ermüdung, setze sich
nie lange einer Abtrittsausdünstung aus, unterlasse den Gebrauch aller
gemeinschaftlichen Abtritte an öffentlichen Orten und gebrauche keinerlei
prophylactische Geheimmittel; sobald aber die leichteste Diarrhöe kommt,
beobachte man das im folgenden §. anzugebende Verfahren; sich Muth und
heitere Stimmung zu erhalten, ist in hohem Grade wünschenswerth.

    Ein neuestens gemachter Vorschlag **). durch einen Luftfiltrirapparat
von Baumwolle oder anderen porösen Stoffen, der vor Mund und Nase
anzubringen wäre, die Athemluft von dem in ihr schwebenden Choleraagens zu reinigen und dieses dadurch vom Eindringen in den Körper ab-
zuhalten, ist wohlgemeint, wird aber wohl nie practisch werden.

    §. 522. 3) Behandlung der Choleradiarrhöe. — Man muss
zwar annehmen, dass es zur Zeit der Choleraepidemieen ebenso gut wie
sonst viele Diarrhöen nicht specifischer Art, aus den gewöhnlichen Ursachen gibt; allein da man sie nicht von den specifischen unterscheiden
kann, so ist es gerathen, in dieser Zeit allen Diarrhöen grosse Sorgfalt
und Beachtung zu schenken, wie wenn alle specifische wären. Immerhin
muss man dabei ihre näheren veranlassenden Ursachen, wenn solche erkennbar sind, therapeutisch berücksichtigen, z. B. bei evidenter Indigestion
ein Emeticum geben, oder vielleicht besser durch viel laues Wasser und
Reizung des Gaumens Brechen hervorrufen u. dergl. — In allen Fällen aber
erweist sich als zweckmässig der Aufenthalt im Bette, Fasten oder Genuss
nur der allerleichtesten und einfachsten Nahrungsmittel (Schleimsuppen),

---

*) Specielle Anweisungen zu einem zweckmässigen Verhalten finden sich in zahl-
reichen Schriften, unter denen P f e u f e r s „Zum Schutze wider die Cholera" (in
vielen Ausgaben) immer noch die interessanteste ist.
**) Vgl. M e l z e r, Zeitschr. der kk. Ges. Wien 1856. p. 583.

Trinken von Gerstenwasser, Gummiwasser oder Wasser mit etwas rothem Wein, warme Bedeckung des Unterleibs, bei Schmerzen warme Cataplasmen, auch warme Bäder, mässige Beförderung der Transpiration durch ein warmes, leicht-aromatisches Infus, Flor. Til., Melisse, Mentha u. dergl. — Eine Menge der verschiedensten, ja entgegengesetztesten Arzneimittel sind daneben empfohlen worden, einerseits die stopfenden oder als solche geltenden Mittel, vor Allem das Opium und seine verschiedenen Präparate, die Schleime, die tanninhaltigen Mittel, das Argentum nitricum innerlich und in Clystiren, die Ipecacuanha in Infus, die Nux vomica etc., andererseits — namentlich von der Theorie aus, dass durch die Stühle ein Gift entleert werde, die evacuirenden Mittel, Salze, Rhabarber, Calomel, bis zum Crotonöl, ausserdem noch vieles andere, Aethereo-Oleosa wie Valeriana, Ol. menth. u. dergl., Mineralsäuren, Chinin etc. — Diese copia medicamentorum scheint darauf hinzuweisen, dass den Arzneien überhaupt nur ein geringer Antheil an der Heilung dieser Diarrhöen zukommt, und dass das vorzüglich Wirksame in Ruhe und Diät besteht. Die Erfahrung lehrt aber, dass unter den genannten Medicamenten das Opium für die grosse Mehrzahl der Fälle das passendste ist; es kann als Op. purum zu Gr. $^{1}/_{4}$— $^{1}/_{2}$ p. dos., in Tinctur (oft mit Tr. valeriana und etwas Ol. menth.), oder als Pulv. Doweri gegeben, ganz gut auch, besonders bei schon hartnäckigeren Diarrhöen in Clystir angewandt werden; belegt sich die Zunge nach dem Gebrauch des Opium stärker, so lasse man es weg, und bleibe vorzüglich bei Ruhe, strenger Diät, Schleimen, schwachen aromatischen Infusen; bei geschwächten Individuen sind letztere stärker anzuwenden und ein kräftiger rother Wein zu geben. — Steigert sich die Diarrhöe trotz aller dieser Massregeln, so rühmen Einige besonders das Argentum nitricum innerlich zu Gr. β täglich 3—4mal oder in Clystiren, Andere das Calomel zu etwa 1 Gran alle 1—2 Stunden, mit oder ohne etwas Opium, immer noch neben allgemeiner erwärmender Behandlung, Trinken warmer Flüssigkeiten, Beförderung der Transpiration etc. Ich besitze hierüber keine eigenen Erfahrungen, halte aber das Calomel in dieser Weise und in diesen Fällen nach den vorliegenden fremden Beobachtungen für unschädlich, einer Probe werth und dem Argentum nitricum vorzuziehen; die von vornherein abführende Methode, die übrigens bei uns nie Beifall fand und jetzt auch in Frankreich wieder abzukommen scheint, ist nicht zu empfehlen.

In analoger Weise, wie die Diarrhöe, sind die andern Prodromen oder Erscheinungen der Constitutio cholerica, der blosse Status gastricus, die Präcordialangst etc. zu behandeln; mehr oder weniger strenge Diät, Brausepulver, Melissen- oder Chamillenthee, Warmhalten des Unterleibs, bei den nervösen Erscheinungen Senfteige, Valeriana, Liq. anodynus, etwas Opium dürften die Hauptmittel sein. Beruhigung des Gemüths bildet bei vielen Kranken eine wichtige Aufgabe des Arztes.

Bei den Cholerinen kann man das Erbrechen Anfangs durch vieles Trinken von Chamillenthee zu fördern suchen, bei starkem Erbrechen und Ausleerungen gibt man am besten Brausepulver und Opium, welches oft den Anfall schnell sistirt; über die Wirkungen des von Manchen sehr gerühmten Calomel stehen die Erfahrungen nicht fest, ebenso über das Argentum nitricum.

§. 523. 4) Behandlung des Choleraanfalls. — Wie für die Diarrhöe, so gibt es für den Choleraanfall einige einfache, entschieden nützliche und nothwendige Massregeln, welche unter allen Umständen anzuwenden und wahrscheinlich das hauptsächlich Wirksame der Therapie

sind und daneben eine grosse Zahl der verschiedensten besonderen Proceduren und Arzneimittel, deren Wirksamkeit viel zweifelhafter ist.

Zu jenen gehört vor allem eine gute Erwärmung der erkaltenden
Hautoberfläche mittelst wollener Decken, Wärmflaschen, mit heissem Sand
gefüllter Säckchen u. dergl.; sodann der reichliche Genuss wässriger Getränke, welche nach dem Geschmacke des Kranken warm (dünne Auf-
güsse von flor. til. oder Melissen) oder, für die grosse Mehrzahl der Fälle
viel geeigneter, kalt gegeben werden; hiezu dient einfaches kaltes Wasser, besser kaltes Selterser Wasser (durstlöschender, wohl auch durch
die Natronverbindungen nützlich) oder Wasser mit kleinen Mengen Brausepulver, mit sehr wenig Wein, ein verdünntes Weissbier, ein sehr dünnes,
wohl gekühltes Salepdecoct u. dergl., abwechselnd hiermit werden mit
Nutzen kleine Eisstückchen gegeben; dabei absolutes Fasten (keine Versuche mit Suppen, Bouillons u. dergl.); am ehesten kann noch hier und
da eine Tasse schwarzer Caffee gegeben, erst nach vollständig beendigtem
Anfall Hühner-, Kalbfleisch-Bouillon u. dergl. gestattet werden. Bei starken Krämpfen sind Frottirungen der betreffenden Muskelparthieen von
Nutzen; grosse Sinapismen können vielleicht zur Erwärmung der Haut etwas
beitragen. Dabei ist auf möglichst sorgfältige Pflege, auf reine Luft und
psychische Beruhigung des Kranken zu sehen und derselbe muss, da sein
Zustand so sehr wechseln kann, möglichst häufig besucht werden. —
Die angegebene einfache Behandlung ist während der ganzen Dauer des
Anfalls fortzusetzen; dass sie im Durchschnitt ebenso viel leistet, als die
Anwendung mannigfaltiger Proceduren und Arzneien, zeigen die Erfahrun-
gen Hübbenets, Skoda's, J. Meyers (Berlin 1855) u. A.; dass sie
auch für hoffnungslose Kranke noch die wohlthuendste und erleichternd-
ste ist, davon kann man sich überall überzeugen. Ob irgend ein starker
Eingriff im Beginn des Anfalls wirklich im Stande ist, ihn schnell rückgängig zu machen, ist im höchsten Grade zweifelhaft und jedenfalls können die hiezu angewandten Mittel möglicherweise auch erheblich schaden.
Dagegen muss auch im Choleraanfall — wie sonst immer — nach der
Art und Eigenthümlichkeit der vorliegenden Umstände, nach dem Vorwiegen der einzelnen Elemente der Krankheit und einzelner lästiger und
gefährlicher Symptome und nach der Individualität das Verfahren einigermassen modificirt werden und es lassen sich hierzu einzelne der in den
folg. §§ aufzuführenden Medicamente verwenden. —

§. 524. Unter den einzelnen Vorgängen des Anfalls wur-
den bald diese, bald jene, theils nach theoretischen Ansichten, theils nach
scheinbaren empirischen Erfolgen zum. Hauptangriffspunkt der Therapie
gewählt. Indem man sich Rechenschaft zu geben sucht, was in dieser
Hinsicht erreichbar und vom Standpunkte unserer gegenwärtigen Kenntnisse des Choleraprocesses rationell erscheint, hat man Gelegenheit, die
wichtigsten der in der Cholera empfohlenen Mittel uud Methoden wenigstens kurz zu berühren. — Vor Allem ist nun hier daran zu erinnern,
dass in schweren Anfällen, namentlich aber in den asphyctischen Zuständen nur noch ausserordentlich wenig oder gar nichts von Medicamenten
aus dem Darm resorbirt zu werden scheint, dass alles, was in
den Magen und Dünndarm gelangt, durch die grosse Menge Flüssigkeiten
(Getränke und Transsudat) hier ausserordentlich verdünnt und Manches
auch alsbald (man denke an den Kochsalzgehalt des Fluidums) chemisch
zersetzt werden muss, und dass jedenfalls der grösste Theil der Medicamente
immer wieder durch Erbrechen entleert wird. Die Erwägung dieser Um-

stände, namentlich des ersteren, wird schon nicht zu beseitigende Zweifel an der kräftigen Wirkung vieler Medicamente erwecken. —

a) Der Darmtranssudation wird derjenige von Anfang an mit allen Kräften entgegenzuarbeiten suchen, der in ihr den Ausgangspunkt für die Gesamtheit aller schweren und gefährlichen Erscheinungen der Cholera sieht; wer umgekehrt Diarrhöe und Erbrechen für relativ günstige Vorgänge, Processe der Elimination des Giftes hält, der wird den Versuch, sie anzuhalten, im Allgemeinen widerrathen und sich ihnen gegenüber zum mindesten passiv verhalten; wer keine dieser beiden Ansichten theilt, aber anerkennt, dass jedenfalls die starken Wasserverluste durch den Darm eine bedeutende Rolle in der ungünstigen Verkettung der pathologischen Vorgänge spielen, der wird jedenfalls sehr wünschen, dass man Mittel besitzen möge, ihnen unter Umständen rasch Einhalt zu thun. Es ist indessen sehr fraglich, ob es solche gibt; die Wirkung der Aderlässe und der Diaphoretica ist illusorisch; die Hauptmittel, die man zu diesem Behufe angewandt hat, sind einerseits das Opium, andrerseits einige Metallpräparate, besonders Calomel, sodann salpetersaures Silber, früher auch Magisterium Bismuthi und — von Einzelnen empfohlen — das essigsaure Blei, sodann das Tannin, Kalkwasser etc. Man beabsichtigt hier eine rasche Modification der Schleimhaut und man bedürfte hiezu wahrscheinlich der Resorptionswirkungen dieser Mittel gar nicht. Allein es ist fraglich, ob sie in nur überhaupt gehöriger Menge und nicht allzusehr verdünnt an die vorzüglich transsudirenden Stellen, in den unteren Dünndarm kommen, und vor allem — es fehlt für alle diese Mittel an entscheidenden Resultaten, an solchen, denen nicht immer ebensoviele oder noch mehr Erfahrungen ihrer Wirkungslosigkeit entgegenstehen würden. — Eher noch scheinen das innerlich, reichlich gegebene Eis und Clystire mit Eiswasser die Transsudation und damit die Diarrhöe zu mässigen und auch die blutigen Stühle und die paralytischen Zustände des Darms, wo die Ausleerungen unwillkührlich ablaufen und durch Druck auf den Bauch entleert werden können, scheinen noch am besten mit Eiswasserclystiren behandelt zu werden; ebenso scheinen eiskalte Umschläge auf den Bauch in diesen Zuständen und bei der sehr profusen Transsudation überhaupt von Nutzen zu sein.

b) Ein sehr starkes und hartnäckiges Erbrechen muss mit geeigneten Mitteln bekämpft werden; bei verschiedenen Individuen nützt Verschiedenes; am allgemeinsten anwendbar sind fein zerstossenes, Caffeelöffelweise gegebenes Eis, Brausepulver, Potio Riverii, Senfteige aufs Epigastrium, kalte oder im Umständen zuweilen besser warme Umschläge auf den Unterleib; weitere Mittel, welche öfters Nutzen zeigen, sind wiederholte Gaben Morphium (gr. $1/8$ p. dos.), Aether, Creosot, eiskalter Champagner, Bier. Das Erbrechen wird, wie immer, erleichtert, wenn viel getrunken wird; wo es bei sehr heftiger Präcordialangst gar nicht zum Erbrechen kommen will, kann eine volle Gabe Ipecacuanha gegeben werden. — Auch gegen den Singultus dient Verschiedenes; die vorigen Mittel alle können versucht werden, ausserdem Valeriana, Liq. ammon. anisat., Aq. Laurocerasi, kleine Stückchen Zucker. — Auf den Gang der ganzen Krankheit hat diese ganze Palliativ-Behandlung gar keinen Einfluss.

§. 525. c) Von der Blut-Eindickung gehen ohne Zweifel höchst wichtige und gefährliche Folgen aus und alle Versuche, dem Blute das verloren gegangene Wasser (nebst dem Salzverluste) zu ersetzen, sind jedenfalls als rationell anzuerkennen; nur muss man bedenken, dass es sich dabei für das Blut von einer (organisch chemischen) Restitution im Ganzen handelt, wozu ihm durch den direkten Ersatz der Verluste doch höchstens das Material geboten werden kann. — Reichliches, d. h. sehr oft wiederholtes, aber in kleinen Einzelmengen geschehendes Trinken wässriger Flüssigkeiten, passend mit einem Zusatz von Natronverbindungen, (Selterwasser, Brausepulver, sehr kleine Mengen Kochsalz), ist das einfachste Verfahren; stärkere Kochsalzlösungen z. B. alle Stunden 1—2 Drachmen Salz in Wasser gelöst, (in den Petersburger Hospitälern 1848, übrigens schon 1831 daselbst angewendet) sind nicht zu empfehlen; Molken scheinen, wenn sie vertragen werden, ihrer Zusammensetzung nach jedenfalls sehr passend. — Freilich ist eine geraume Zeit lang, während der starken Strömung aus den Capillaren nach der Oberfläche der Darmschleimhaut, die Resorption im äussersten Grade beschränkt und bei vielen Individuen werden auch alle Getränke bald wieder durch Erbrechen entleert. Allein man weiss doch nicht, wann die Resorption wieder beginnt und es ist jedenfalls wichtig, dass, sobald dies auch nur in geringem Grade wieder der Fall sein kann, genug Wasser zur Aufsaugung dargeboten sei. Um übrigens für die ungenügende Resorption in der Digestionsschleimhaut einen Ersatz zu geben, hat man vielfach versucht, auf anderen Wegen dem Blute Wasser zuzuführen. Von der Haut, mittelst einfacher oder salzhaltiger Bäder, ist hier, eben bei dem Zustande der äusseren Oberfläche in der Cholera, gar nichts su erwarten. Wasserinhalation durch die Lunge zeigte sich erfolglos (Piorry, C. Haller u. A.); Piorry's eigenthümlicher Plan, von der Harnblase aus eingespritztes Wasser absorbiren zu lassen, ist unausführbar und wäre der geringen Quantitäten wegen jedenfalls unzureichend. So bliebe nur noch die directe Injection von Wasser (nebst Salzen, Kochsalz, etwas Natron carbonicum etc.) in die Venen; auf diesem Wege können natürlich, ohne häufige Wiederholung der keineswegs unbedenklichen Operation dem Blute auch nur ganz kleine Wassermengen zugeführt werden und die erfahrungsmässigen Erfolge dieses Verfahrens[*] sind bis jetzt so schlecht, dass man in keiner Weise zu demselben rathen kann, wenn gleich die oft bedeutende und plötzliche Erleichterung, die manche Kranke unmittelbar nach der Injection verspüren, der frischere Blick, die Hebung der Pulses zeigen., dass der Weg selbst kein falscher ist und wenn man gleich zugeben muss, dass die ungeheure Mehrzahl der Injectionen bis jetzt an hoffnungslosen Kranken ausgeführt worden ist. —

Den übrigen Veränderungen des Bluts dürfte noch viel weniger beizukommen sein; die Elimination des Harnstoffs aus ihm und aus den Geweben wäre das Erwünschteste; allein eine directe Beförderung der Urinsecretion während des Anfalls ist eine Unmöglichkeit. Wird aber einmal, nach beendetem Anfall oder in seinem Rückgange, wieder Wasser in

---

[*] Mehrere günstige Erfahrungen aus den ersten Epidemieen, namentlich aus England 1832, werden berichtet, auch sonst vereinzelte Fälle von Genesung (ein Fall von Zimmermann, Hufel. Journ. 1832. p. 101. Injection von 12 Unzen Wasser, in dem 1 Quent Kochsalz gelöst war). Aber bei fast Allen, welche die Procedur versuchten, starben ausnahmslos alle Kranke, so bei Dieffenbach, Robertson, Bricquet, Polunin 1848, Hübbenet, Piorry 1853; 25 Fälle aus Edinburg 1849, 15 Fälle in Strasburg 1854, mit Salzlösungen, selbst mit Strychnin! s. bei Reuss l. c. 9 Fälle von Duchaussoy (1854) mit Injection von Salzlösungen und verschiedenen Arzneien mit 8 Todesfällen; ebenso ganz ungünstige Erfahrungen aus England und Amerika 1854. s. bei Hirsch l. c. Bd. 88. p. 276). —

Menge aufgenommen, so kann es allerdings nur vortheilhaft sein, wenn dieses mässig diuretische Bestandtheile enthält, wie das Selterwasser, Weissbier u. dgl.

§. 526. d) Unter allen Erscheinungen des Anfalls aber ist keiner Gegenstand zahlreicherer Heilversuche gewesen als die stockende Circulation und die daran geknüpften algiden und asphyctischen Zustände. Die sinkende Herzkraft zu erhalten, die Reaction hervorzurufen, die erlöschende Nervenaction zu beleben, dies scheinen in der That die dringendsten, vitalen Indicationen. Mehrerer Arten von Mitteln hat man sich hiezu bedient:

Vor allem der innerlich gegebenen Reizmittel, hauptsächlich des Camphers, der Ammoniakpräparate (Liq. ammon. caust., Liq. ammon. carb. pyro-oleos., succin, acet.), der Spirituosen (warmer Wein, Grog, Punsch), der verschiedenen Aetherarten und Präparate, des schwarzen Caffees, Carbo trichloratus, der Zimmttinctur u. dgl. m. — Man kann die Anwendung dieser Klasse von Mitteln auf keinen Fall ganz verwerfen, im Allgemeinen scheinen sie aber weit eher geeignet eine schon beginnende Reaction zu unterstützen und festzuhalten, als sie, wo sie ganz fehlt, wie bei den Asphyctischen, hervorzurufen; dass sie im Durchschnitt bei der Behandlung des Anfalls entbehrt werden können, zeigt die nicht grössere Mortalität bei Methoden, von denen sie ganz ausgeschlossen wurden, bei Salzwasserbehandlung u. dgl. und der eher günstigere Erfolg der einfachen, ziemlich indifferenten Therapie. Am geeignetsten sind sie bei zuvor geschwächten, alten Individuen und bei einem zu den anderen Symptomen unverhältnissmässig und ganz überwiegend starken Sinken des Pulses (immer übrigens ganz schlimme Fälle); ihre spätere, auf einmal in der zweiten Krankheitsperiode kommende, aufregende und erhitzende Wirkung, nachdem sie längere Zeit unresorbirt liegen geblieben, kann bedenklich werden und im Allgemeinen wird — nach jetzt allgemein anerkannter Erfahrung — durch grosse Sparsamkeit mit den Excitantien viel weniger geschadet als durch ihren reichlichen Gebrauch. Campher zu grjj. p. dos. alle Stunden bis 2 Stunden (in Pulver in Oblaten oder in Gummischleim) oder Liq. ammon. caust. (nach Ebers ʒj—jj auf ʒvj Zuckerwasser alle 1/4—1/2 Stunden ein Esslöffel), scheinen noch die geeignetsten; einiger Wechsel mit den Excitantien scheint zweckmässig, die Anwendung der Spirituosa aber am wenigsten zu empfehlen, doch bei entschiedenem Verlangen der Kranken nicht zu versagen; wird alles erbrochen, so kann Campher in Clystiren angewendet werden.

Offenbar auch als Excitans, wiewohl durch ein pharmacodynamisches Missverständniss, ist neuerlich (in Frankreich) auch das Strychnin angepriesen worden; es kann natürlich, wo es zur Einwirkung kommt, nur schaden.

Eine andere Reihe von Verfahrungsweisen zur Belebung des Kreislaufs besteht in äusserlichen Applicationen, mit denen man den Kreislauf in den feineren Gefässen der Haut zu bethätigen und die Nervenactionen wieder zu erregen beabsichtigt. Hiezu gehören grosse, warme Sinapismen auf Brust, Unterleib und Schenkel, fortgesetzte Frottirungen mit oder ohne medicamentöse Zusätze (Campherspiritus, Linim. volatile, Opodeldoc, Tinct. Capsici u. dgl., auch mit starker Kochsalzlösung), laue oder heisse Bäder (30—35° R), Dampfbäder, Bäder mit Senf, Kochsalz oder Kali causticum, namentlich aber — und wohl am empfehlenswerthesten — die vorübergehende kräftige Einwirkung der Kälte *) auf die Haut, Abreibungen der Haut

---

*) Die kalte Behandlung der Cholera, äusserlich kalte Abreibungen und nach Um-

mit Eisstücken, mit in Eiswasser getauchten Tüchern, mit einer Mischung von gestossenem Eis und Salz, auch mit Aether, endlich die kalten Uebergiessungen des Körpers in leerer Wanne, nach denen die Kranken genau abgetrocknet in das warme Bett eingehüllt werden. — Unter diesen verschiedenen Proceduren haben zwar alle allgemeine Bäder und Begiessungen die Inconvenienz, dass schon durch das Herausnehmen aus dem Bette manche Kranke verschlimmert werden; doch können kalte Begiessungen welche stark auf die Haut, aber auch sehr kräftig auf das Athmen und vielleicht dadurch auf die Circulation wirken, bei grossem Colapsus versucht werden; im Allgemeinen aber sind die Abreibungen mit Eis und kaltem Wasser, namentlich bei kalter, matschiger, profus schwitzender Haut (Leubuscher) das geeignetste dieser äusseren Mittel; sie haben nach 5 — 6 Minuten in der Regel eine Erwärmung der Theile zu Folge, welche dann schnell warm abgetrocknet und bedeckt werden. Die Dampfbäder, heissen Bäder, und das Einschlagen in nasse Tücher haben sich nicht als nützlich erwiesen.

§. 527. e) Was die Nervensymptome betrifft, so werden die Krämpfe im Anfall durch fortgesetzte mässige Frictionen mit Flanell, durch Einreibungen von warmem Oel, Campherspiritus oder Chloroform erleichtert. Bei allgemein heftigen Schmerzen und Krämpfen dient ein laues Bad, Opium innerlich, Chloroform in die schmerzhaften Gegenden eingerieben und innerlich, auch bei bedeutendem Grade in Inhalation. — Bei starkem Kopfschmerz und ausnahmsweiser Hitze des Kopfes werden kalte Umschläge gemacht, bei hohen Graden von Präcordialangst das Erbrechen gefördert, Senfteige gelegt oder in Alcohol gelöstes Senföl eingerieben, auch eiskaltes Wasser auf das Epigastrium übergeschlagen.

§. 528. 5) Einige Mittel und Methoden verdienen noch eine besondere Besprechung.

Die Venäsection wurde in den ersten Epidemieen, namentlich in Russland und Frankreich (Gendrin u. A.) für den Beginn der Krankheit — für das asphyctische Stadium verbietet sie sich von selbst — vielfach dringend empfohlen, unter den Neueren von Rigler, Heimann u. A. noch ziemlich oft angewandt. Man dachte sich ihre Wirkung vorzugsweise als eine „revulsorische," den Zug der Säfte nach dem Darm aufhaltende, Absorption befördernde, oder man erwartete Erfolg von der durch die Venäsection gegebenen Entlastung des rechten Herzens und kleinen Kreislaufs. Man rühmte von ihr, dass die eben beginnende Darm-Transsudation zuweilen plötzlich zum Stehen gebracht werde, damit die Präcordialangst schwinde, Schweiss eintrete, und der ganze Process rückgängig werde; Einige schrieben ihr übrigens hauptsächlich da Nutzen zu, wo ohne erhebliche Ausscheidungen, Schmerz im Epigastrium, Schwindel, Oppression und Schwäche eintreten (Armstrong), Zustände, welche alsbald durch die Venäsection coupirt werden sollen. Es wird sich nicht läugnen lassen, dass die in Schwindel, Beklemmung u. dgl. bestehenden Prodromi bei vollblütigen Individuen einem Aderlasse weichen können;

---

ständen Begiessungen, neben dem inneren Gebrauch des Eises und kalten Wassers kam schon 1831 in Riga, Berlin, (Casper, Romberg), Wien (Güntner Seeburger u. A.) in Gebrauch. Sie änderte die Mortalitätsverhältnisse nicht, zeigte sich aber im Allgemeinen als die den Kranken wohlthuendste, wohl hauptsächlich durch das hier reichlich gestattete kalte Trinken.

gegen die Ausleerungen und damit gegen den ganzen Process wird man ihn theoretisch sicher sehr bedenklich finden in einer Krankheit, wo es rasch zu einer so enormen Verminderung der Blutmenge kommt, dass man sie schon so oft mit einer Verblutung verglich; von Seiten der Erfahrung kann man nur sagen, dass zuweilen auf den Aderlass unmittelbar der Uebergang in Asphyxie folgt (Pfeufer), und dass manche Aerzte, die ihn früher ziemlich oft anwandten, mit weiteren Erfahrungen ganz von ihm abkamen und ihn wegen seiner oft erwiesenen Schädlichkeit auch in kleinen Quantitäten ($\mathfrak{Z}$iii—iv) und bei der stärksten Oppression ganz vermieden. Diess genügt gewiss, um gegen die Anwendung der Venäsection zu stimmen.

Alles diaphoretische Verfahren, mag es bestehen, in was es wolle, hat nur in der Prodromalperiode Sinn und Werth. Sobald der Anfall mit mehr oder weniger Circulationsstockung da ist, ist von Schwitzen nichts mehr zu erwarten. Nicht nur scheint es theoretisch ganz irrationell, dem Blut auch noch durch die Haut Wasser zu entziehen, sondern es ist erfahrungsgemäss, dass manche Kranke mit Schweiss bedeckt sterben und dass gerade die Fälle mit spontan stark schwitzender Haut durchschnittlich ganz ungünstige sind.

Die Brechmittel aus Ipecacuanha sind indicirt in der Prodromalperiode nach Diätfehlern, denen noch durch Entleerung des Magens gesteuert werden kann, und bei zunehmender Präcordialbeklemmung in dieser Zeit; sie gehören aber auch zu den gebräuchlichsten und zum Theil gerühmtesten Mitteln im Beginn des Anfalles (zu etwa $\ominus$i pro dosi mit Wasser angerührt, mehrmals wiederholt bis zum Erbrechen). In der That haben sie zuweilen eine alsbald wohlthätige, den Kranken erleichternde, hauptsächlich die Angstempfindungen, vielleicht den ganzen Anfall mässigende Wirkung. Manche empfehlen sie auch, wenn die Ausleerungen schon farblos geworden sind, aber noch kein asphyctischer Zustand eingetreten ist, selbst bei schon gesunkener Hauttemperatur und schwach gewordenem Puls, als das beste Mittel, der völligen Entwicklung der weiteren Symptome noch vorzubeugen und trauen ihnen eine Modification (Galligwerden) und dann Verminderung des Transsudativprocesses zu. — Das Mittel scheint im Allgemeinen nicht schädlich, aber bestimmte Indicationen lassen sich nicht für dasselbe aufstellen und Viele, welche es anwandten, konnten sich von dem gerühmten Erfolge nicht überzeugen.

Das Calomel, dessen Indication ursprünglich hauptsächlich auf den Mangel der Galle in den Stühlen begründet wurde, wurde zuerst von Searle in Indien in grossen Gaben (alle 1—2 Stunden $\ominus$i „bis Urin und gallige Stühle kommen") der bis dahin in Indien üblichen Opiumbehandlung entgegengesetzt, scheint bessere Resultate als die letztere geliefert zu haben und wurde in den ersten Epidemieen in England zum Theil (Ayre, Wilson u. A.) sehr gerühmt, in Gaben, bei denen auch oft mehr als 100 Gran auf den Tag kamen. Andere bekamen schon damals schlechte Erfolge *) und die in der Anwendungsweise von Searle wiederholten Versuche von Leubuscher (1850), wobei einzelne Kranke alle $^{1}/_{2}$ Stunde $\ominus$i, im Ganzen 10—12 Scrupeldosen bekamen, gaben gleichfalls keine günstigen Resultate. — Die kleineren Gaben Calomel im Anfall (gr. β—v pro dos.) haben noch mehr Anhänger gefunden, namentlich im ersten Beginn (Pfeufer zu gr. i—iiβ alle $^{1}/_{2}$—1 Stunde, Niemeyer zu

---

*) Vgl. Graves, clin. lectures I. p. 416.

gr. i alle 1—2 Stunden, Frey zu gr. iii alle $1/_2$—$1/_4$ Stunden u. A.); es soll hier oft alsbaldige Hemmung des Transsudationsprocesses, Wiederkehr galliger Ausleerungen und damit dauernde Heilung bewirken. Andere haben sich von dieşem Erfolge nicht überzeugen können; die Gallensecretion während des Anfalls mittelst Calomel, das hier sicher nicht resorbirt wird *), anregen zu wollen, ist wohl ein erfolgloses Bemühen, das Galligwerden der Stühle hat auch durchaus nicht den grossen Werth für die Heilung der Cholera, wie Einige glaubten, denn viele Kranke sterben ja noch trotz galliger Ausscheidungen; die empirischen Erfolge des Mittels stehen in keiner Weise fest; für schädlich wird es bei der grossen Verdünnung, die sich im Darm ergibt, kaum zu halten sein. —

Fast noch weniger lässt sich zum Lobe des Argentum nitricum (gr. i—ii auf ℥iv Wasser, $1/_2$—2 stündlich 1 Esslöffel) sagen. Levy, sein hauptsächlichster Empfehler in neuerer Zeit, der übrigens Reizmittel dabei anwandte, bekam eine Mortalität von 34%, was allerdings günstig wäre, Güterbock aber von 56% (41 Kranke; durchschnittlich kamen auf einen Kranken 9 Gran des Salzes); Manche loben es — für die leichteren Fälle. Bei dem Kochsalzgehalt der Flüssigkeiten in den Verdauungswegen ist seine alsbaldige Zersetzung und Unwirksamkeit höchst wahrscheinlich.

Das Opium, ein Hauptmittel für die prodromale Diarrhöe und früher — Anfangs von der Theorie aus, dass die Cholera eine krampfhafte Affection sei, und nach Analogie der einheimischen Cholera — sehr viel auch im Anfall gegeben, ist in neuerer Zeit zu grossem Theile verlassen worden; fast allgemein gilt jetzt die Erfahrung, dass, sobald einmal die Stühle reiswasserartig sind, das Mittel weit mehr schade als nütze. Allerdings scheinen andere, aber mehr vereinzelte Erfahrungen der neueren Zeit auch wieder zu seinen Gunsten (Heimann, C. Haller), namentlich bei excessiven Ausleerungen zu sprechen; man würde es zu gr: β alle 2—3 Stunden oder entsprechende Gaben Laudanum, auch Opiumklystiere von grossem Volum (circa Pfund i Flüssigkeit, damit das Mittel mehr in den oberen Theil des Dickdarms gelange, wie Einige empfahlen) geben; dass es bei den ersten Zeichen von Reaction alsbald auszusetzen wäre, versteht sich.

Der Reizmittel ist schon oben ausführlicher gedacht worden; sie haben mit dem Fortgang der Erfahrungen eigentlich stets mehr an Vertrauen verloren. Das Chinin, die Mineralsäuren und tausend andere solche Mittel, welche auf unrichtige theoretische Ansichten oder auf ganz wenige und ganz zweifelhafte praktische Erfahrungen hin von Einzelnen empfohlen worden sind, bedürfen keiner eingehenden Besprechung.

§. 529. b) In der Reaction, wenn solche keine besonderen Erscheinungen darbietet, kann der Kranke ohne Arznei bleiben, hält aber noch strenge Diät, und setzt das reichliche Trinken wässeriger Dinge, solange er es mit Lust thut, kalt und mit Eis, später warm, fort und kommt dann allmählig zu Fleischbrühen und Schleimsuppen. — Die secundären Erkrankungen bieten grosse Schwierigkeiten der Behandlung und geringe Erfolge. In den Zuständen protrahirter, unvollständiger Reaction lässt man viel trinken und setzt, je mehr die Erscheinungen ein Zurücksinken in den algiden Zustand befürchten lassen, auch die äussere Erwär-

---

*) In München 1854 kam häufig Salivation vor; allein die Resorption dürfte hier doch nicht im Anfall geschehen sein.

mung und den Gebrauch der Reizmittel in mässigen Gaben fort. Die weiteren typhoiden Zustände werden symptomatisch behandelt. Die Urinsecretion, wo solche nicht in Gang kommen will, suche man durch viel Selterser Wasser, durch ein warmes Bad, durch Getränke mit Citronensäure, Weinsäure, durch Cremor tartari, Liq. Kali acetici, auch durch Einreibungen von Terpentinöl zu fördern. Sodann scheint Entleerung des Darms mit Ricinusöl, mit Calomel und Rheum u. dgl. öfters zu nützen. Bei fortdauernden Diarrhöen kann Calomel in kleiner Gabe, bei hohen Graden derselben Tannin versucht, gegen fortdauerndes Erbrechen Eispillen, Brausepulver, Morphium, Schröpfköpfe, Senfteige, bei starker Hitze des Kopfes und Betäubung kalte Umschläge, selbst Begiessungen angewendet werden; im Allgemeinen scheint eine einfach kühlende (Mineralsäuren, Waschungen der Haut mit Essig und Wasser etc.) Behandlung ohne vielerlei, stark wirkende Medicamente noch am besten zu sein; von positiven Erfolgen der Therapie in den typhoiden Zuständen ist bis jetzt keine Rede.

In der Reconvalescenz ist eine höchst vorsichtig gewählte Diät so lange nothwendig, bis jede Spur des Leidens der Digestionsorgane verschwunden ist, die Stühle ganz normal geworden und die Kräfte wiedergekehrt sind. —

II. CHOLERA NOSTRAS *). (Europäische Brechruhr.)

§. 530. Die unter diesem Namen begriffenen Processe sind lange vor der asiatischen Cholera, zu allen Zeiten bei uns vorgekommen, haben aber mit der asiatischen Cholera in sehr vielen Fällen eine so grosse, bis zu fast gänzlicher Identität gehende Aehnlichkeit der Symptome, dass die Erscheinungen allein keine hinreichenden Anhaltspunkte geben würden, um sie ganz von dieser zu trennen. Wohl aber muss beim heutigen Stand unserer Kenntnisse die Cholera nostras vom ätiologischen Standpunkt aus von der asiatischen Cholera getrennt werden, indem die letztere durch eine eigenthümliche, von den Kranken oder ihren Ausleerungen ausgehende Intoxication entsteht, während Solches für die einheimische Form nicht nur bis jetzt gar nicht bekannt, sondern selbst sehr unwahrscheinlich ist und sie, soviel bekannt ist, wesentlich durch andere, nicht specifische ursächliche Momente entsteht. Das Verhältniss beider Krankheiten zu einander lässt sich dem des gelben Fiebers zu manchen Fällen des bei uns vorkommenden Icterus gravis, wie dies oben (§. 139), bezeichnet wurde, vergleichen. — Doch ist es immerhin sehr beachtenswerth, dass diejenigen Momente, welche wir bis jetzt für die eigentlichen (wirklichen) Ursachen der Cholera nostras halten, zu grossem Theile zusammenfallen mit mehreren derer, welche für die Cholera asiatica zu den wichtigsten Hilfsmomenten gehören; es ist auch anzuerkennen, dass die Cholera sporadica sehr häufig ganz den Eindruck einer Intoxicationskrankheit macht; es ist möglich, dass die wahren Ursachen der Cholera nostras noch ganz unvermuthete und versteckte sind und dass wir bis jetzt von ihr auch nur die Hülfsursachen kennen; in diesem Fall könnte sich vielleicht auch in ätiologischer Beziehung noch eine grössere Annäherung an die asiatische Cholera mit der Zeit ergeben. Jedenfalls ist derzeit, trotz der Symptomenähnlichkeit,

---

*) Die Cholera der Neugebornen und Säuglinge ist in Bd. VI. p. 351 abgehandelt und wird im Folgendem nicht berücksichtigt.

die Auffassung beider Krankheiten als wesentlich verschiedene, in allen Beziehungen gerechtfertigt.

§. 531. Aetiologie. Die Cholera nostras kommt fast nur im Hoch- und Spätsommer, am öftesten im Monat August, sodann im Juli und September, besonders in heissen Jahrgängen vor; theils ganz sporadisch, theils in gruppirten Fällen, sehr kleinen Epidemieen, mitunter so, dass alle diese Fälle eines Ortes innerhalb ganz weniger Tage zusammenfallen, mitunter so, dass auch gastrische und intestinale Störungen leichter Art sehr verbreitet sind. Der Wechsel kühler feuchter Nächte mit heissen Tagen scheint ihrem Vorkommen besonders günstig. Erkältung der schwitzenden Haut ist eine häufige und evident wirksame Gelegenheitsursache; von Gemüthsbewegungen wird dasselbe weniger zuverlässig behauptet. Dagegen haben Diätfehler und überhaupt Schädlichkeiten, welche auf die Magen- und Darmschleimhaut wirken, in genannter Jahreszeit zuweilen den Ausbruch der Krankheit zur unmittelbaren Folge, namentlich reichliches Trinken von kalten Getränken oder Genuss von Eis bei erhitztem Körper, säuerliches und wässeriges Obst neben Wasser u. dergl. — Man darf übrigens, wenn man nicht alle möglichen Intoxicationen oder selbst die Wirkungen des Tartarus stibiatus unter die sporadische Cholera rechnen will, die Fälle von Brechen und Purgiren, welche öfters nach alimentären Schädlichkeiten, dem Genuss von angegangenem Fleisch, von manchen Muscheln, Fischen und Fischeiern, von einzelnen Früchten, gegen die bei gewissen Individuen eine Idiosyncrasie besteht, zu allen Jahreszeiten vorkommen, nicht hieher rechnen; es ist gerade für die sporadische Cholera characteristisch, dass sie ohne eine bekannte Intoxication entsteht, wenn man gleich zugeben muss, dass ihre Abgrenzung von jenen toxischen Krankheiten unmöglich eine ganz scharfe sein kann. — Wichtig sind die, freilich nur vereinzelten Erfahrungen, wo die sporadische Cholera direct durch die Wirkung fauliger Ausdünstungen hervorgerufen wurde, wie in dem schon von Searle *) citirten Falle aus der Nähe von London 1829, wo in einer Knabenschule eine mit faulendem Schlamm gefüllte Gosse geleert und dieser heftig stinkende Inhalt in den Garten entleert wurde; von 30 Zöglingen erkrankten 2 Tage darauf 20 an ausgesprochener Cholera, wovon 2 starben mit einem der asiatischen Cholera ganz ähnlichen Leichenbefund. — Alle Lebensalter können von sporadischer Cholera befallen werden. Individuen mit habitueller Verdauungsschwäche sollen besonders disponirt sein.

§. 532. Symptomatologie. Die Störungen treten entweder ganz plötzlich oder nachdem ein oder mehrere Tage einiges Unwohlsein, zeitweise mässige Diarrhöe, Uebelkeiten, Flatulenz und Leibschmerzen vorausgegangen waren, ein, immer in der Form eines schnell ausbrechenden Anfalls, der sehr häufig bei Nacht beginnt. Es treten unter Borborygmen, Colikschmerzen und brennenden Schmerzen in der Magengrube, welche bald höchst intens, bald nur mässig sind, sehr häufige, rasch sich folgende und copiöse Ausleerungen und ebensolches Erbrechen ein; der Kranke fühlt sich alsbald ausserordentlich unwohl und ermattet, hat Kopfschmerz, lebhaften Durst und einen sehr bittern Geschmack; alles Trinken und jede Bewegung des Körpers kann Erbrechen und Abführen hervorrufen, der Unterleib ist weich, teigig und auf Druck empfindlich; mehr oder weniger Tenesmus findet

---

*) Aus der London medical Gazette 1829. Vol. IV. p. 375.

sich nicht selten. Die Zahl der Ausleerungen kann von 3—4 bis zu 15—20 in einigen Stunden gehen. Die Ausleerungen bestehen Anfangs aus verdünnten Faecal-Materien, dann aus wässerig-schleimigen, galligen, gelblichen oder grünlichen, sehr selten blutig-gefärbten, in der Regel stark riechenden Flüssigkeiten, nur in sehr seltenen Fällen werden sie reiswasserartig, — auch das Erbrochene ist fast immer gallig gefärbt, bitter und sauer; schmerzhaftes Aufstossen und Schluchzen bringt oft später nur kleine Mengen derartiger Stoffe herauf. Häufig kommen sehr schmerzhafte Krämpfe, anfangs bloss Spannen in den Waden, dann tonische Contractionen und Zuckungen in den Muskeln des Unter- und Oberschenkels, nicht selten auch in den Vorderarmen, Fingern und Zehen, zuweilen Zittern des Unterkiefers und Zusammenfahren des ganzen Körpers. In den bedeutenden Fällen kommt wahrer Collapsus. Die Haut erkaltet, trocken oder feucht, das Gesicht wird eingefallen, der Puls klein und frequent, die Stimme matt, die Muskelschwäche ausserordentlich. Der Kopf ist hell, die Stimmung ängstlich oder resignirt, auch bei kräftigen Individuen in der Regel sehr decouragirt. In den schweren Fällen kommen auch, doch seltener und weniger ausgesprochen, als in der asiatischen Form, neben starkem Algor cyanotische Erscheinungen, welche ich in einem (genesenen) Falle an Gesicht und Händen ganz ebenso stark wie in hohen Graden der asiatischen Cholera beobachtete (während übrigens der Kranke noch herumgehen konnte); sonst ist gewöhnlich das Gesicht blass, mit mehr oder weniger lividem Schein. In einzelnen Fällen soll die Zunge erkalten und der Athem kühl sein. Der Urin ist in der Regel sehr sparsam und kann auf der Höhe des Anfalls, namentlich wenn dieser eine schlimme Wendung nimmt, ganz unterdrückt sein *).

. In den schweren Fällen sinken auf dieser Höhe des Anfalls die Kräfte immer mehr; die Herzbewegungen werden immer schwächer und frequenter, das leichenähnliche Gesicht drückt vollständigen Collapsus und das tiefste Leiden aus, die Hautfalte bleibt stehen, der Kranke verfällt in Ohnmachten, zeigt zeitweise Verwirrtheit und allmälig mehr Betäubung; die Ausleerungen können dabei aufgehört haben oder doch nur noch mässig sein oder noch, aber nie so häufig und copiös wie im Beginn immer fortgehen; der Bauch ist eingezogen, der extrem geschwächte Kranke, der jede Bewegung scheut oder zu solcher unfähig ist, lässt dabei alles unwillkürlich von sich laufen; die Urinsecretion ist auf ein Minimum reducirt oder cessirt ganz. Ein tödtlicher Ausgang erfolgt unter diesen Umständen, ohne neue Erscheinungen, in zunehmender Entkräftung, fast allein bei alten oder sehr jungen, oder zuvor durch anderweitige Krankheiten sehr heruntergekommenen Individuen **).

---

*) In 2 schweren Fällen, die ich neuerdings beobachtete, war er bei dem in Genesung endenden nicht albuminös, bei dem tödtlich endenden wurde in den ersten Stunden des Anfalls noch ziemlich reichlicher, nicht albuminöser Harn entleert, später konnte keiner mehr aufgefangen werden und am Ende scheint die Secretion ganz aufgehört zu haben.

**) Ein in meiner Clinik Gestorbener war durch syphilitische Tertiär-Processe und Cachexie und durch vorausgegangene Jodkaliumcur (12 — 15 Gran täglich 5 Wochen lang) geschwächt. Die syphilitischen Erscheinungen waren übrigens schon alle gehoben und der Kranke befand sich ganz wohl und sollte demnächst entlassen werden, gebrauchte auch schon einige Tage kein Medicament mehr, als er von Cholera ergriffen wurde, und nach 30 Stunden erlag. Er war mehrmals hinter einander an kühlen, nebligen Morgen zu Ende Julius heimlich in aller Frühe an den Brunnen gegangen und hatte sich mit kaltem Wasser begossen.

In der grossen Mehrzahl der Fälle werden mit Nachlassen des Erbrechens und sodann auch der Ausleerungen, nach 3 — 6 Stunden, alle übrigen Erscheinungen rückgängig, ja sie verschwinden oft alle sehr schnell, indem die Haut warm und schwitzend wird, der Kranke einschläft und zwar sehr matt und erschöpft, aber ohne bestimmte Beschwerden mehr wieder erwacht und eine rasche und vollständige Reconvalescenz sich anschliesst.

Sehr oft aber erfolgt die Genesung aus dem Anfall nicht so schnell; es entwickelt sich vielmehr ein fieberhafter Zustand mit fortdauernder Appetitlosigkeit, Durst, Magendruck, Frontalschmerz, Schwindel, Ohrensausen, rother und belegter, zuweilen trockener Zunge, Verstopfung oder zeitweisen dünnen Stühlen, in den sich anfangs auch noch einzelne Erscheinungen des Anfalles, leichte Krämpfe, Vomituritionen fortsetzen können und der nach 3 — 4 Tagen erst wieder anfängt, rückgängig zu werden. Dieser Zustand, ein Analogon der stürmischen Reactionsform und der leichteren Formen des Typhoids bei der asiatischen Cholera, scheint indessen niemals gefährlich und nie mit urämischen Vorgängen verbunden zu sein[*]. Er endigt in allmälige vollständige Genesung; Exanthem kommt dabei niemals vor. Recidiven auf leichte Ursachen, namentlich Diätfehler, sind in den nächsten Tagen und Wochen nach der Genesung häufig; lange Mattigkeit und Schmerzen in den früher von Krämpfen befallenen Theilen bleiben zuweilen zurück.

§. 533. D i a g n o s e. — Die sporadische Cholera kann hauptsächlich verwechselt werden mit blosser Indigestion, von der in der That auch die Abgrenzung unmöglich eine ganz genaue sein kann, von der sie sich aber dadurch unterscheidet, dass in vielen Fällen sporadischer Cholera keine alimentären Schädlichkeiten vorausgingen, dass die Ausleerungen viel copiöser sind und Krämpfe, Erkalten etc. leicht eintreten. — Viel wichtiger ist die Möglichkeit einer Verwechslung mit Vergiftungen durch irritirende Substanzen, Metalle, Schwämme etc.; die diagnostischen Momente sind dieselben wie bei der asiatischen Cholera. — Von dieser letzteren gibt es den Symptomen nach kein ganz bestimmtes Unterscheidungsmerkmal; das epidemische Herrschen und die fast immer gallige Beschaffenheit der Dejectionen, das bei der asiatischen Cholera wohl immer nach der Diarrhöe, bei der einheimischen oft vor oder zugleich mit dieser kommende und diese bedeutend überwiegende Erbrechen bedingt den Hauptunterschied; zur Zeit einer Choleraepidemie könnte ein Fall, der zur sporadischen Form gehörte, nie von der asiatischen unterschieden werden. — Endlich kommen seltene Fälle vor, wo der Typhus mit Choleraähnlichen Erscheinungen beginnt, namentlich wenn die Infiltration sehr weit nach oben im Dünndarm reicht; auf diese Möglichkeit wird zunächst die herrschende Epidemie aufmerksam machen, der weitere Verlauf wird erst sichern Aufschluss geben. —

Die Prognose richtet sich nach dem Alter und früheren Gesundheitszustande des Individuums und nach der Schwere der Symptome. Greise, decrepide, sehr schwächliche Individuen sind nicht unbeträchtlich

---

[*] Ein von R ö s e r (Würt. med. Corrbl. 1854, Nr. 36) angeführter Todesfall im soporösen Zustand, nachdem der Anfall mehrere Tage aufgehört, und mit eiweisshaltigem Urin in der Blase, ist in B e t r e f f seiner Natur als Cholera nostras etwas verdächtig; ganz sicher scheint der von H a m b u r g e r (deutsche Clinik 1855) mitgetheilte Fall mit Albuminurie zur asiatischen Cholera zu gehören.

gefährdet; Verschwinden des Pulses, bedeutendes Erkalten, Erlöschen der Stimme, unstillbare Ausleerungen, Versinken in Betäubung lassen das Schlimmste befürchten. Im Allgemeinen ist aber der Tod bei Erwachsenen doch nur eine seltene Ausnahme und die Krankheit auch bei sehr drohend aussehenden Erscheinungen wenig gefährlich. —

§. 534. Pathologische Anatomie. — Ma nbesitzt nur wenige brauchbare Thatsachen über den Leichenbefund nach sporadischer Cholera. Er entspricht im Allgemeinen dem nach der asiatischen Form; namentlich in einem von mir beobachteten im Anfall erfolgten Todesfall glich er ihm in jeder Beziehung. — Die Leiche war nach 24 Stunden noch auffallend warm, die Finger und Nägel schwarzblau, die Schädelknochen sehr blutreich; die Pia von mehr als mittlerem Blutgehalt, die Hirnsubstanz fest; die Pleuren klebrig, schlüpfrig, die Lungen vorn und oben trocken, blutarm, mit dunkeln, dicken Bluttropfen auf der Schnittfläche, hinten und unten blutreicher und feuchter; das Herz stark mit sehr dunkeln, dicken, klumpigen, speckhäutigen Gerinnseln gefüllt; die Leber ziemlich klein, schlaff, blutarm, die Blase strotzend gefüllt von dünner dunkelbrauner Galle; Speckmilz (alte Syphilis); im Magen viel hellgraugelbe, wässerige Flüssigkeit, die Schleimhaut fast überall lebhaft fein punctirt und geröthet, an einzelnen Stellen geplatzte Solitärfollikel; der Dünndarm durch starke Injection der feinen Venennetze rosenroth, seine Wandungen mässig imbibirt und geschwellt; im ganzen Dünndarm, namentlich aber im Jejunum eine grosse Menge einer sehr dünnen, sehr hell gelb (etwas gallig) gefärbten Flüssigkeit; die Schleimhaut oben blass, im unteren Theile des Ileum stellenweise, wie der Magen, in dichten, feinen Punkten stark geröthet; die Solitärfollikel gegen die Ileocoecal-Klappe hin immer zunehmend, stark, bis zu Hanfkorngrösse geschwellt; beim Anstechen liefern sie ein dickliches, trübes weissliches Fluidum und collabiren; ebenso sind die untersten Peyer'schen Drüsenhaufen stark geschwollen und stechen durch ihre weisse Farbe stark von der dunkelgerötheten Schleimhaut ab; viele derselben zeigen geplatzte Follikel und damit ein areolirtes Ansehen. Nur noch im Beginn des Dickdarms finden sich, bei übrigens blasser Schleimhaut, noch einzelne geschwellte Follikel. Beide Nieren, namentlich aber die linke, etwas geschwellt, an dieser die Corticalsubstanz entfärbt, weiss, mit wenigen Gefässramificationen; im Nierenbecken einige Tropfen trübes Fluidum; die Nierenpapillen lebhaft roth, auf dem Durchschnitt stark streifig und beim Druck in der grössten Menge ein dickliches, schleimiges Fluidum entleernd, in der Harnblase wenige Tropfen Schleim ohne Urin. —

Die wenigen brauchbaren fremden Sectionsbefunde *) die ich noch vergleichen konnte, stimmen mit dem so eben mitgetheilten im Allgemeinen überein. J. Brown**) sagt, wenn die sporadische Cholera im Anfall tödte, finde man keine Veränderungen; erfolge der Tod an der secundären Gastroenteritis (dem typhoidähnlichen Nachstadium), so sei die Gastrointestinalschleimhaut lebhaft geröthet. Andral, Ferrus u. A. stimmen hinsichtlich der Geringfügigkeit des Leichenbefundes überein.

Wir müssen, allem Bisherigen zu Folge, die sporadische Cholera für einen acuten Transsudationsprocess auf der Darm-, namentlich der Dünndarmschleimhaut halten, der, wenn er hohe Grade erreicht, sich mit nahezu denselben Störungen der Circulation, der Urinsecretion und der Innervation verbinden kann, wie bei der asiatischen Form, der aber durch

---

*) Gietl (die Cholera etc. 1855. p. 36 ff.) theilt 3 Sectionen mit.
**) Cyclop. of pract. med. vol. I. 1833. p. 382.

wesentlich andere Ursachen entsteht, als letztere, und auch in der grossen Mehrzahl der Fälle viel leichter in Genesung übergeht. Gegen die Betrachtung der Cholera sporadica als Form des Gastrointestinalcatarrhs spricht die wirksame Behandlung. —

§. 535. Therapie. — Die wirksamste Behandlung in allen schwereren Fällen ist diejenige, welche alsbald auf Stillung des Erbrechens und der Diarrhöen gerichtet ist; eine Unterstützung des Erbrechens wird, wenn der Arzt kommt, sehr selten mehr nöthig sein und dürfte bloss in Anwendung reichlichen Chamillenthees bestehen. Der Kranke verweilt im Bette, bleibt warm bedeckt, wird möglichst psychisch beruhigt, geniesst nichts, trinkt auch so wenig als möglich, zum Getränk kann kaltes Selterwasser oder ein dünner Thee aus flor. til., nach dem Geschmack des Kranken warm oder kalt, aber immer in kleinen Mengen, dienen; er bekommt Eisstückchen, die er im Munde zergehen lässt und die er zum Theil verschluckt und Opium, am besten in Pulver, zu Gr. β, später ¼ alle halbe Stunden, bis das Erbrechen aufgehört hat; im Laufe einiger Stunden können einige Gran Opium gegeben werden; die flüssigen Opiate scheinen weniger zweckmässig. doch keineswegs verwerflich; bei sehr copiösen Ausleerungen können auch kleine Amylumclystire mit Laudanum gegeben, bei starken Schmerzen warme Cataplasmen auf den Unterleib angewendet werden. — Haben Ausleerungen und Erbrechen aufgehört, so wird eine Saturation, eine Gummilösung oder etwas dergl. gegeben und sehr langsam und vorsichtig werden flüssige Nahrungsmittel gestattet. — Starker Collapsus im Anfall bedarf der Reibungen, Hautreize und inneren Reizmittel wie bei der asiatischen Cholera, namentlich aber der Spirituosa und Aetherea mit oder ohne Laudanum; der nachfolgende typhoidähnliche Zustand wird exspectativ behandelt.

Christoph Logik * **Popken, Minna** Im Kampf um die Welt des Lichts. Lebenserinnerungen und Bekenntnisse einer Ärztin * **Prutz, Hans** Neue Studien zur Geschichte der Jungfrau von Orléans * **Rank, Otto** Psychoanalytische Beiträge zur Mythenforschung. Gesammelte Studien aus den Jahren 1912 bis 1914. * **Rohr, Moritz von** Joseph Fraunhofers Leben, Leistungen und Wirksamkeit * **Rubinstein, Susanna** Ein individualistischer Pessimist: Beitrag zur Würdigung Philipp Mainländers * Eine Trias von Willensmetaphysikern: Populär-philosophische Essays * **Sachs, Eva** Die fünf platonischen Körper: Zur Geschichte der Mathematik und der Elementenlehre Platons und der Pythagoreer * **Scheidemann, Philipp** Memoiren eines Sozialdemokraten, Erster Band * Memoiren eines Sozialdemokraten, Zweiter Band * **Schlösser, Rudolf** Rameaus Neffe - Studien und Untersuchungen zur Einführung in Goethes Übersetzung des Diderotschen Dialogs * **Schweitzer, Christoph** Reise nach Java und Ceylon (1675-1682). Reisebeschreibungen von deutschen Beamten und Kriegsleuten im Dienst der niederländischen West- und Ostindischen Kompagnien 1602 - 1797. * **Stein, Heinrich von** Giordano Bruno. Gedanken über seine Lehre und sein Leben * **Strache, Hans** Der Eklektizismus des Antiochus von Askalon * **Thiersch, Hermann** Ludwig I von Bayern und die Georgia Augusta * **Tyndall, John** Die Wärme betrachtet als eine Art der Bewegung, Bd. 1 * Die Wärme betrachtet als eine Art der Bewegung, Bd. 2 * **Virchow, Rudolf** Vier Reden über Leben und Kranksein * **Wecklein, Nikolaus** Textkritische Studien zu den griechischen Tragikern * **Weinhold, Karl** Die heidnische Totenbestattung in Deutschland * **Wellmann, Max** Die pneumatische Schule bis auf Archigenes - in ihrer Entwickelung dargestellt * **Wernher, Adolf** Die Bestattung der Toten in Bezug auf Hygiene, geschichtliche Entwicklung und gesetzliche Bestimmungen * **Weygandt, Wilhelm** Abnorme Charaktere in der dramatischen Literatur. Shakespeare - Goethe - Ibsen - Gerhart Hauptmann * **Wlassak, Moriz** Zum römischen Provinzialprozeß * **Wulffen, Erich** Kriminalpädagogik: Ein Erziehungsbuch * **Wundt, Wilhelm** Reden und Aufsätze * **Zoozmann, Richard** Hans Sachs und die Reformation - In Gedichten und Prosastücken, Reihe ReligioSus Band III